颈肩腰腿疾病非手术治疗

Nonsurgical Treatment of Neck, Shoulder, Waist and Leg Diseases

主编　刘岚庆

编写　卞海缘　张廷华　赵宇兰
　　　祝旻捷　胡晓兰　崔　君

上海科学技术文献出版社
Shanghai Scientific and Technological Literature Press

图书在版编目（CIP）数据

颈肩腰腿疾病非手术治疗 / 刘岚庆主编 . 一上海：上海科学技术文献出版社，2020
ISBN 978-7-5439-8066-2

Ⅰ.① 颈… Ⅱ.①刘… Ⅲ.①颈肩痛—中西医结合疗法②腰腿痛—中西医结合疗法 Ⅳ.① R681.505

中国版本图书馆 CIP 数据核字 (2020) 第 076976 号

责任编辑：付婷婷　忻静芬
封面设计：樱　桃

颈肩腰腿疾病非手术治疗
JINGJIANYAOTUI JIBING FEISHOUSHU ZHILIAO

主编 刘岚庆　编写 卞海缘　张廷华　赵宇兰　祝旻捷　胡晓兰　崔　君
出版发行：上海科学技术文献出版社
地　　址：上海市长乐路 746 号
邮政编码：200040
经　　销：全国新华书店
印　　刷：常熟市人民印刷有限公司
开　　本：787×1092　1/16
印　　张：30.5
字　　数：611 000
版　　次：2020 年 6 月第 1 版　2020 年 6 月第 1 次印刷
书　　号：ISBN 978-7-5439-8066-2
定　　价：198.00 元
http://www.sstlp.com

前　言

  颈肩腰腿疼痛是人体运动系统的常见疾病,现代人或因长期劳作、运动过多而产生运动性的损伤,或因缺乏锻炼、长期久坐而产生静力性的损伤,过劳与不及皆会引起肌肉韧带等软组织的损伤与无菌性炎症,骨与关节的力学失衡,轻者仅感酸痛不适或轻度活动受限,重者影响工作及生活自理能力。

  除重症影响日常生活及保守治疗无效必须手术者,大多数的患者都可以通过非手术的治疗方法改善症状与功能。本书旨在通过介绍常见颈肩腰腿疾病的各种非手术治疗方法,为临床医生提供多样化的治疗手段,开拓诊疗思路,更快更有效地缓解患者的症状。其中包括推拿、针灸、理疗等多种方法,以简便廉价的治法达到最优的治疗效果,也可减轻患者的经济负担。早发现、早诊断、早治疗,才是诊治的根本法则。

  全书除介绍与颈肩腰腿痛相关的疾病外,还编录了颞下颌关节疾病、周围神经损伤、中风后遗症和骨关节损伤康复等章节。分别从病因、临床表现、诊断、治疗、注意事项等方面进行介绍,使读者了解到相关疾病的基础与临床知识,可作为骨伤科、推拿科、针灸科等医师的临床工具用书,并提高其临床技能。

  笔者长期从事临床工作,以解剖、生理为基础,理论联系实践,结合个人及前人经验,整理汇编成本书,其中难免有疏漏之处,还望同行指正!

  此外,在本书的编写过程中上海宏康医院中医理疗科的同仁们给予了大力协助,在此一并对所有帮助过我的朋友们表示衷心的感谢!

刘岚庆

Contents 目 录

Chapter 01 第一章
康复治疗总论

第一节　关节松动技术

一、定义

关节松动技术是医师在关节活动允许范围内完成的手法操作技术。属于被动运动范畴,用于治疗关节功能障碍,如疼痛、活动受限或僵硬,具有针对性强、见效快、患者痛苦小、容易接受等特点。

二、原理

关节松动技术的基本原理是利用关节的生理运动和附属运动作为治疗手段。

1. 生理运动

关节在生理范围内完成的运动,如屈、伸、内收、外展、旋转等。生理运动可以由患者主动完成,也可以由医师被动完成。

2. 附属运动

关节在自身及其周围组织允许范围内完成的运动,是维持关节正常活动不可缺少的一种运动,一般不能主动完成,需要由其他人帮助才能完成。

3. 生理运动与附属运动的关系

生理运动与附属运动二者关系密切。当关节因疼痛、僵硬而被限制了活动时,其关节的生理运动和附属运动都有可能受到影响。如果生理运动恢复后,关节仍有疼痛或僵硬,则可能关节的附属运动尚未完全恢复正常。治疗时通常在改善关节的生理运动之前,先改善关节的附属运动;而关节附属运动的改善,又可以促进关节生理运动的改善。

三、关节松动技术与我国传统医学手法的区别

关节松动技术在手法操作上有些类似于我国传统医学中的手法治疗(推拿术或按摩术),但在理论体系、手法操作中二者有较大的区别。在我国的传统医学中,推拿又称按摩,二者所指相同,但在西方治疗技术中,推拿术与按摩术是两个完全不同的概念。

1. 西方按摩术

西方按摩术[①]是指作用于皮肤、皮下组织、肌肉、肌腱、韧带等组织的一些手法操作,其手法比较简单,主要有揉法、推法、叩击法、震颤法。临床上常用来治疗软组织损伤,如烧伤后的皮肤瘢痕,肌腱移植或缝合术后的组织粘连和瘢痕等。

2. 西方推拿术

西方推拿术[②]是指作用于脊柱及四肢关节的一种快速、小范围的手法操作,多在关节活动的终末端,乘患者不注意而突然发力。一般分为快速推拿术和麻醉下推拿术两类。临床上主要用于治疗脊柱小关节紊乱、椎间盘突出、四肢关节脱位后的复位等。

关节松动技术在广义上可以归入推拿术的范畴,但在实施时其操作手法的速度比推拿术要慢。20多年来,国外关节松动技术发展很快,临床应用广,已经形成了独立的体系,与按摩术、推拿术一起共同构成了治疗骨科疾患的三大基本操作技术。由于澳大利亚的麦特兰德(Maitland)对这一技术的发展贡献很大,因此,也有将其称为"麦特兰德手法"或"澳式手法"。

四、手法分级

关节松动技术的特点是对操作者施加的手法进行分级。这种分级具有一定的客观性,不仅可以用于记录治疗结果,比较不同级别手法的疗效,也可以用于临床研究。手法分级中澳大利亚麦特兰德的4级分法比较完善,应用较广(图1-1)。

1. Ⅰ级

医师在关节活动的起始端,小范围、节律性地来回推动关节。

2. Ⅱ级

医师在关节活动允许范围内,大范围、节律性地来回推动关节,但不接触关节活动的

---

① massage.

② manipulation.

起始端和终末端。

3. Ⅲ级

医师在关节活动允许范围内,大范围、节律性地来回推动关节,每次均接触到关节活动的终末端,并能感觉到关节周围软组织的紧张。

4. Ⅳ级

医师在关节活动的终末端,小范围、节律性地来回推动关节,每次均接触到关节活动的终末端,并能感觉到关节周围软组织的紧张。

上述4级手法中,Ⅰ级、Ⅱ级用于治疗因疼痛引起的关节活动受限;Ⅲ级用于治疗关节疼痛并伴有僵硬;Ⅳ级用于治疗关节因周围组织粘连、挛缩而引起的关节活动受限。手法分级范围随着关节可动范围的大小而变化,当关节活动范围减小时,分级范围相应减小,当治疗后关节活动范围改善时,分级范围也相应增大。

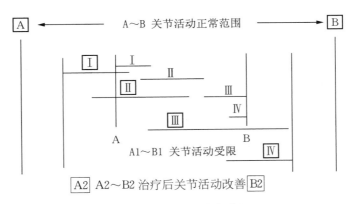

图1-1　关节松动技术分级

五、治疗作用

1. 缓解疼痛

关节松动可以促进关节液的流动,增加关节软骨和软骨盘无血管区的营养,缓解疼痛;同时防止因活动减少引起的关节退变,这些是关节松动的力学作用。关节松动的神经作用表现在松动可以抑制脊髓和脑干致痛物质的释放,提高痛阈。

2. 改善关节活动范围

动物实验及临床均发现,关节不活动可以引起组织纤维增生,关节内粘连,肌腱、韧带和关节囊挛缩。关节松动技术,特别是Ⅲ级、Ⅳ级手法,由于直接牵拉了关节周围的软组织,因此,可以保持或增加其伸展性,改善关节的活动范围。

3. 增加本体反馈

目前认为,关节松动可以提供下列本体感觉信息:关节的静止位置和运动速度及其变化,关节运动的方向,肌肉张力及其变化。

六、临床应用

1. 适应证

关节松动技术主要适用于任何因力学因素(非神经性)引起的关节功能障碍,包括关节疼痛、肌肉紧张及痉挛,可逆性关节活动降低,进行性关节活动受限,功能性关节制动。对进行性关节活动受限和功能性关节制动,关节松动技术的主要作用是维持现有的活动范围,延缓病情发展,预防因不活动引起的其他不良影响。

2. 禁忌证

关节松动技术的禁忌证为关节活动已经过度、外伤或疾病引起的关节肿胀(渗出增加)、关节的炎症、恶性疾病以及未愈合的骨折。

3. 治疗反应

一般治疗后即感到舒服,症状有不同程度的缓解,如有轻微的疼痛多为正常的治疗反应,通常在 4～6 h 后应消失。如第二天症状仍未消失或较前加重,提示手法强度太大,应调整强度或暂停治疗一天。如果经 3～5 次的正规治疗,症状仍无缓解或反而加重,应重新评估,调整治疗方案。手法治疗有时也可以引起疼痛,轻微的疼痛为正常的治疗反应。若治疗后 24 h 疼痛仍不减轻,甚至增加,说明治疗强度过大或持续时间过长,应降低治疗强度或缩短治疗时间。

七、操作程序

1. 患者

治疗时患者应处于一种舒适、放松、无疼痛的体位,通常为卧位或坐位,尽量暴露所治疗的关节并使其放松,以达到关节最大范围的被松动。

2. 医师

手法操作时,医师应靠近所治疗的关节,一侧手固定关节的一端,另一侧手松动另一端。本节中除特别说明,凡是靠近患者身体的手称内侧手;远离患者身体的手称外侧手;靠近患者头部一侧的手为上方手;靠近患者足部一侧的手为下方手。其他位置术语与标准解剖位相同,即靠近腹部为前,靠近背部为后,靠近头部为上,靠近足部为下。

3. 治疗前评估

手法操作前,对拟治疗的关节先进行评估,分清具体的关节,找出存在的问题(疼痛、僵硬)及其程度。根据问题的主次,选择有针对性的手法。当疼痛和僵硬同时存在时,一般先用小级别手法(Ⅰ级、Ⅱ级)缓解疼痛后,再用大级别手法(Ⅲ级、Ⅳ级)改善活动。治疗中要不断询问患者的感觉,根据患者的反馈来调节手法强度。

4. 手法应用技巧

掌握以下操作技巧有助于提高临床治疗效果。

(1) 手法操作的运动方向。操作时手法运动的方向主要是根据关节的解剖结构和治疗目的(如缓解疼痛或改善关节活动范围),可以平行于治疗平面,也可以垂直于治疗平面。

(2) 手法操作的幅度。治疗疼痛时,手法应达到痛点,但不超过痛点;治疗僵硬时手法应超过僵硬点。操作中,手法要平稳,有节奏。不同的松动速度产生的效应不同,小范围、快速度(如Ⅰ级手法)可抑制疼痛;大范围、慢速度(如Ⅲ级手法)可缓解紧张或挛缩。

(3) 手法操作的强度。不同部位的关节,手法操作的强度不同。一般来说,活动范围大的关节如髋关节、胸腰椎,手法的强度要大于活动范围小的关节,如手腕部关节和颈椎关节。

(4) 治疗时间。每次治疗时一种手法可以重复 3～4 次,治疗的总时间在 15～20 min。根据患者对治疗的反应,可以每天或隔天治疗一次。

(5) 治疗反应。治疗后一般症状有不同程度的缓解,如有轻微的疼痛多为正常的治疗反应,通常在 4～6 h 后应消失。如第二天症状仍未消失或较前加重,提示手法强度太大,应调整强度或暂停治疗一天。如果经 3～5 次的正规治疗,症状仍无缓解或反而加重,应重新评估,调整治疗方案。

第二节　物理疗法

一、电疗法安全知识

(一) 基础知识

1. 安全电压与电流

电压越高时人的危险性越大,在干燥的情况下,直流电的安全电压不应超过 65 V,在潮湿的情况下不应超过 40 V,绝对安全电压为 24 V,交流电的电压一般不应超过 36 V,井下、坑道、水疗室、泥疗室的绝对安全电压应小于 12 V。电流越大对人的危险性也越大。50 Hz 交流电电流应在 10 mA 以下,直流电应在 50 mA 以下。

2. 仪器接地的目的

仪器外壳必须接有地线,以避免触电危险,如仪器发生故障,其外壳可能短路带电,工作人员操作时有触电的危险。如仪器外壳接有地线,机壳上的电流经导电良好的地线进入地下,通过工作人员身体的电流极小或无,可以保证安全。

(二) 安全技术设施

1. 环境

电疗室的地面应是木板地或其他绝缘材料。暖气管和上下水管外加绝缘材料的外罩,并远离治疗床、治疗椅。治疗床、治疗椅应由木材或其他绝缘材料制成。

2. 电源

治疗室的电源开关、插座、电源线、地线应按安全用电要求进行设计安装,各治疗室有分电闸与总电闸。

3. 设备

所有电器设备必须接地,应绝缘部位均应有良好的绝缘,要有保险设备。高频电疗仪不应与中频电疗仪同置一室或共用一条线路,至少不应同时工作。

(三) 安全操作要求

(1) 使用仪器前应先检查仪器及其各部件是否完好无损,能否正常工作,不得使用有故障、破损、接触不良的仪器。

(2) 操作者手足、皮肤和衣服应保持干燥。潮湿时不得操作电器设备。

(3) 治疗部位有金属物品或体内金属异物、治疗部位潮湿(如有汗水、尿液)或有湿敷料时均不得进行电疗。

(4) 患者接受治疗时必须保持安静,不得看书报或入睡,不得任意挪动体位,不得触摸暖气管、上下水管或仪器外壳,亦不得自行调节治疗仪。患者身体有异常感觉时应及时告诉工作人员。感觉或血液循环障碍患者治疗时应对其注意观察,严格控制治疗剂量。

(5) 植有心脏起搏器者不得进行电疗,也不得接近高频电疗室,以免高频电对心脏起搏器发生干扰。

(6) 手表、助听器、收录机、移动电话均应远离高频电疗仪。

(7) 仪器使用期间应注意仪器的维护,保持清洁卫生,防止尘埃、异物或水滴进入仪器内。

(8) 必须在金属床上进行电疗时,应在患者身体与电缆、金属床间垫以棉被、毡垫或橡皮布。

(四) 电疗电伤的原因与处理

1. 电伤的原因

(1) 设备不合格,包括绝缘不良,如导线破损,绝缘区潮湿破损等;电压、电流超过规定数值;安全设施不完善,应接地的设备未接地;安装错误或设备本身漏电。

(2) 使用者缺乏电学知识,不了解设备构造,修理设备时未切断电源,本人没有绝缘保护,盲目操作。

(3) 完全意外。

2. 触电致死的主要原因

因交流电通过呼吸肌致使人不能按正常呼吸节律呼吸,而按交流电每秒 50 次的频率呼吸,以致呼吸停滞;交流电通过心脏使心脏按交流电每秒 50 次的频率颤动,因而最后造成呼吸心搏障碍,脑缺血缺氧而死亡。

3. 触电伤的现场急救措施

(1) 迅速切断电源,如不能切断电源,可用绝缘的木棒、橡皮手套、木凳、木椅等使伤者离开电源。

(2) 伤者离开电源后就地进行人工呼吸、体外心脏按压。如心电图示有心室颤动,应立即除颤。其他抢救措施与心脏骤停相同。应用必要的药物。

二、低频电疗法

低频电疗法是采用频率为 0～1 000 Hz 的电流治疗疾病的方法,包括直流电疗法、感应电疗法、电兴奋疗法、间动电疗法、电睡眠疗法、经皮电神经刺激疗法、神经肌肉电刺激疗法、痉挛肌电刺激疗法、功能性电刺激疗法、超刺激电疗法、直角脉冲脊髓通电疗法等。

(一) 生物学效应

1. 兴奋神经肌肉

由于低频脉冲电流的方向和强度不断发生变化,刺激细胞膜,使细胞膜通透性发生变化,膜内外的离子浓度和电位改变,破坏膜的极化状态,引起除极化,形成动作电位,发生兴奋,引起肌肉收缩。引起肌肉单收缩的较适宜的电流频率是 1～10 Hz,引起肌肉完全性强直收缩的较适宜的电流频率是 50 Hz。

2. 促进血液循环

低频脉冲电流,尤其是 50 Hz 的电流作用于人体时可促进局部组织血液循环,其作用机制有以下几方面。

(1) 轴突反射。皮肤感受器接收低频脉冲电流刺激后产生冲动,经传入神经,再沿轴突的传出神经,传导至小动脉壁,引起动脉扩张。

(2) P 物质与乙酰胆碱的释放。感觉神经接收低频脉冲电流刺激后释放少量 P 物质与乙酰胆碱等物质,引起血管扩张。

(3) 组胺的释放。皮肤接收低频脉冲电流刺激后分解释放组胺,使毛细血管扩张,引起较持久的充血。

(4) 肌肉代谢产物。低频脉冲电流刺激引起肌肉收缩,肌肉收缩后的代谢产物如乳酸、ADP、ATP 等有强烈扩张血管的作用,可以改善肌肉的血液供应。

(5) 抑制交感神经。低频脉冲电流作用于交感神经节,可引起抑制作用,使血管扩张。兴奋交感神经的低频电流频率是 1～10 Hz,降低交感神经兴奋性的低频电流频率是 100 Hz。

3. 镇痛

镇痛作用较好的低频电流频率是 100 Hz。

(1) 即时镇痛作用。

① 闸门控制学说，低频脉冲电流的作用为非痛性刺激，经感觉神经粗纤维传至脊髓。因粗纤维的兴奋阈低、传导速度快、易于兴奋，兴奋传导至脊髓使脊髓后角胶质细胞兴奋，关闭疼痛的闸门。细纤维兴奋阈高、传导速度慢，它所传导的痛觉冲动传入受阻，因而达到镇痛。

② 体液机制假说，低频脉冲电流刺激人体，中枢神经系统神经介质释放，神经系统释放出内源性吗啡样物质(脑啡肽、内啡肽)而产生镇痛作用。③皮质干扰假说，低频脉冲电流刺激与痛觉冲动同时上传到皮质，在皮质互相干扰而引起镇痛效应。

(2) 镇痛作用叠加。

① 单次治疗的即时镇痛作用叠加。

② 血管扩张减轻局部组织的贫血、酸中毒，降低组织间水肿的张力，加速致痛物质、代谢产物、病理产物的排出，营养改善。

4. 消散炎症

低频脉冲电流可以促进组织血液循环，减轻水肿，促进炎症产物排出，免疫功能好转，疼痛缓解，因而可以消散炎症。

(二) 神经肌肉电刺激疗法

1. 定义

应用低频脉冲电流刺激神经肌肉引起肌肉收缩的治疗方法称为神经肌肉电刺激疗法。刺激失神经肌肉的疗法称为失神经肌肉电刺激疗法，亦称电体操疗法。

2. 治疗作用

(1) 加速神经的再生和传导功能的恢复，促使失神经支配肌肉恢复运动功能。

(2) 肌肉收缩的泵效应改善肌肉本身的血液循环，减轻失水和代谢紊乱，防止、延缓或减轻废用性肌萎缩和挛缩的发生，抑制肌肉纤维化、硬化。

(3) 对痉挛肌的拮抗肌进行刺激，引起拮抗肌强直收缩，使痉挛肌张力下降。

(4) 先后对痉挛肌和拮抗肌进行刺激时，通过肌梭和腱器官反射，发生交互抑制，使痉挛肌抑制、松弛，拮抗肌兴奋、张力增高，从而使伸肌、屈肌的张力达到平衡(这种疗法又称痉挛肌电刺激疗法)。

(5) 刺激平滑肌可提高平滑肌的张力。

3. 临床应用

(1) 适应证。失神经肌肉电刺激适用于下运动神经元伤病肌肉失神经支配、废用性肌萎缩、习惯性便秘、宫缩无力等。痉挛肌电刺激适用于脑卒中偏瘫、脑性瘫痪及脊髓损伤后的痉挛性瘫痪、多发性硬化。

（2）禁忌证。失神经肌肉电刺激禁用于植有心脏起搏器者、痉挛性瘫痪患者，其他禁忌证与直流电疗法相同。痉挛肌电刺激禁用于肌萎缩侧索硬化症、多发性硬化进展期，其余禁忌证与直流电疗法相同。

三、中频电疗法

中频电疗法是采用频率为 $1 \sim 100$ kHz 的电流治疗疾病的方法，包括等幅正弦中频电疗法、调制中频电疗法、干扰电疗法、音乐电疗法等。

中频电疗法的生物学效应如下。

1. 组织作用深度

中频电疗法对人体的作用深度大于低频电疗法。人体对低频电流的阻抗较高，随着电流频率的增高，人体的电阻逐渐下降。此外，人体还具有电容的特性，频率较高的电流较容易通过电容，中频电流比低频电流容易通过电容。因此中频交流电通过人体时人体的电阻和容抗都低于低频电流通过时。人体对 4 000 Hz 电流的阻抗仅为 50 Hz 电流阻抗的 1/77，为 70 Hz 电流阻抗的 1/57。中频电流易于通过人体，所能达到的深度较深。

2. 无电解作用

中频交流电作用于人体时，在电流的每一个周期的正半周与负半周内，人体组织内的离子都向不同方向往返移动，不能移到电极下引起电解，电极下没有酸碱产物产生。因此中频电疗时可以使用由 $2 \sim 3$ 层绒布制成、厚 $3 \sim 4$ mm 的较薄衬垫。患者皮肤上不会受到电解产物刺激，因而耐受较好，能坚持较长疗程治疗。有的患者在中频电疗后出现的组织损伤，不是因电解所致的电烧伤，而可能由于电流过大、电极衬垫不平或皮肤破损而致电流密集于局部产生热烫伤。

3. 神经肌肉兴奋作用

中频电流对神经肌肉的兴奋作用不明显。周围运动神经每兴奋一次后都有一个持续 $1 \sim 2$ ms 的绝对不应期，在此期间不论给予多大强度的刺激都不能引起再次兴奋。只有在两次电流刺激之间间隔不小于 1 ms，电流频率不大于 1 000 Hz 时才能引起第二次兴奋。中频电流的频率大于 1 000 Hz（振荡间隔小于 1 ms），往往不会引起周围神经的兴奋和肌肉的收缩。只有综合多个周期连续作用，并且达到足够强度时才能产生可传播的兴奋，引起一次肌肉收缩，这就是中频电刺激的综合效应。

4. 镇痛作用

中频电流对感觉神经没有强烈刺激而其镇痛作用较明显。电流强度增大时只有针刺感，无明显不适和疼痛，持续通电时针刺感逐渐减弱，电流强度很大时才出现束缚感。强度大的中频电流刺激引起肌肉收缩时的感觉比低频电刺激时的感觉舒适得多,尤以 6 000～8 000 Hz 电流刺激时肌肉收缩阈值明显低于痛觉阈值,肌肉收缩时无疼痛感,故患者能耐受较大的电流。中频电流对周围感觉神经粗纤维的非痛性刺激可产生镇痛效应,其机制可能为闸门控制、皮质干扰、内源性吗啡样物质释放、血液循环改善所致。

5. 改善局部血液循环

局部开放的毛细血管数增多,血流速度及血流量均有增加,局部血液循环改善,增强组织营养和代谢,可使水肿消散,致痛物质和炎症产物排出。

6. 提高生物膜通透性

提高细胞膜的通透性,扩大细胞间隙或组织间隙,从而促使营养物质和代谢产物的流通,有松解粘连、软化组织的作用。

四、高频电疗法

采用频率在 100 kHz 以上的电流治疗疾病的方法,包括共鸣火花疗法、中波疗法、短波疗法、超短波疗法、分米波疗法、厘米波疗法、毫米波疗法等。

高频电疗法的生物学效应如下。

1. 作用于人体组织深度较深

在高频电流的作用下,人体组织可以形成导体、电容体、电介质和导磁体的性质。高频交流电通过人体组织时人体对高频交流电的电阻和容抗都低于低频电流和中频电流,高频电流易于通过人体电容,治疗电极与皮肤保持一定距离时也可进入人体通过细胞膜进入细胞,因此达到一定能量强度的高频电疗法作用于人体组织的深度较深。

2. 温热效应

(1) 人体内含水量多的组织液、血液、淋巴液中含有较多的电解质,高频电流作用于人体时在外电场作用下,电解质电离为正负离子,离子移动产生传导电流。各种离子高速往返移动时,离子之间、离子与周围媒质之间发生摩擦,克服阻力,引起能量损耗和产热,称为欧姆损耗。欧姆损耗的产热量与电流密度的平方和组织的电阻率成正比。中波疗法的温热效应是以这种效应为基础的。短波、超短波疗法的温热效应部分由这种机制产生。

(2) 高频电场作用于人体时组织及体液内产生位移电流,电介质中的偶极子在高频交流电的电场中高速旋转,偶极子之间、偶极子与周围媒质之间发生摩擦,克服阻力,引起能量损耗和产热,称为介质损耗。介质损耗的产热量与电流频率、电场强度的平方和电介质的介电常数成正比。电容场法短波、超短波疗法的温热效应部分由这种机制产生。分米波、厘米波疗法的温热效应主要由这种机制产生。

(3) 高频电磁场作用于人体环形组织时人体组织感应产生涡电流欧姆损耗而产热,与热敷、蜡疗等传导热疗法以及白炽灯、红外线等辐射热疗法相比,高频电疗法的作用较深。

3. 非热效应

小剂量或脉冲式高频电流作用于人体不足以引起温热感和组织温度升高时,组织内仍有离子的高速移动和偶极子的高速旋转等效应,以及蛋白质结构造形变化,细胞膜上荷电粒子的浓度改变、膜通透性改变、细胞结构改变等效应,并能产生治疗作用,这就是非热效应(又称热外效应)。小剂量的短波、超短波、分米波、厘米波、毫米波治疗时非热效应明显,频率越高的电磁波的非热效应越明显。

4. 对神经系统的作用

小剂量短波、超短波作用可使感觉神经兴奋性下降,痛阈升高;作用于受损的周围神经,可以加速其再生和传导功能的恢复。中小剂量超短波作用于头部时可能出现嗜睡等中枢神经抑制的现象;大剂量则可使脑脊髓膜血管通透性增高,可能导致颅内压增高。高频电作用于神经节段、反射区及交感神经节部位可使该神经所支配的相应区域的神经、血管、器官的功能得到调节。

5. 对血液和造血器官的作用

中小剂量短波、超短波、分米波、厘米波作用于人体后,短时间内周围血液中白细胞总数增多,中性粒细胞数增多,对红细胞、血小板则无明显影响,对骨髓等造血器官的功能无抑制、破坏作用。小剂量超短波有刺激骨髓造血的功能。毫米波有保护骨髓造血的作用,甚至可增强骨髓的增殖过程。

6. 对生殖器官的作用

大剂量超短波、分米波、厘米波可使雄性动物睾丸发生坏死、退行性改变,精子生成减少并有活动障碍,使雌性动物生育能力受损并发生早产、流产。但长期接触小剂量高频电的人员中未发现生殖功能受影响的现象。

五、超短波疗法

1. 概念

频率为 30～300 MHz、波长为 1～10 m 的电流为超短波电流。应用超短波电场治疗疾病的方法为超短波疗法。超短波疗法采用超短波电容电极所产生的高频电场进行治疗,故又称为超高频电场疗法或超短波电场疗法。

2. 物理特征

超短波电流的波长范围为 1～10 m,频率范围为 30～300 MHz。通常采用频率为 38.96 MHz、40.68 MHz、42.85 MHz、50.00 MHz,波长为 7.7 m、7.37 m、7.0 m、6.0 m 的电流。常用于医疗的超短波波段有两种:一种波长 7.37 m、频率 40.68 MHz,另一种波长 6 m、频率 50 MHz,一般治疗多采用连续波。常用治疗机输出功率分为两种:小功率 50～80 W,用于五官或较小、较浅表部位伤病治疗;大功率 250～300 W(分为台式和落地式两种),用于较大、较深部位伤病的治疗。脉冲超短波疗法所采用的电流波长 7.7 m、频率 38.96 MHz,或波长 6 m、频率 50 MHz,脉冲持续时间 1～100 μs,脉冲周期 1～10 ms,通断比为 1：25 或 1：100～1：1 000,脉冲重复频率 100～1 000 Hz,脉冲锋功能 1～20 kW。

3. 治疗作用

短波与超短波作用于人体时由于传导电流、欧姆损耗与位移电流,介质损耗的机制,可引起明显的温热效应。短波作用可达深部肌层与骨。但采用不同的治疗方法时,不同层次组织产热的情况也有所不同,电容场法时脂肪层产热较多,电缆法(线圈场法)时浅层肌肉产热较多。除温热效应外,还存在非热效应。

(1) 改善局部血液循环。温热效应通过轴突反射可引起毛细血管、小动脉扩张,血流加快还可通过组织蛋白微量变性分解产生血管活性肽、组胺等物质使血管扩张,局部血液循环改善,组织营养增强,水肿消散,代谢产物清除。过大剂量则常使血管麻痹,产生瘀血,使毛细血管内栓塞,在血管周围发生出血、水肿加重的现象。

(2) 镇痛。中等强度的温热效应可使痛阈升高,并干扰痛觉传入中枢,达到镇痛。肌肉痉挛缓解,血流加速而改善缺血缺氧,促使病理产物、致痛物质的清除加快,水肿减轻降低了组织张力,疼痛减轻。

(3) 消散炎症。中等强度的温热效应可以促进渗出吸收,水肿减轻,炎症产物排除;中小剂量时还可使网状内皮系统免疫功能加强,吞噬细胞数量增多、吞噬能力增强,同时抗体、补体、凝集素、调理素增加,炎症组织中钙离子增多、钾离子减少,伤口分泌物的 pH 值趋向碱性,周围血液白细胞碱性磷酸酶活性增高,白细胞干扰素效价升高,均有利于炎症的控制和消散。超短波对急性化脓性炎症的疗效尤为显著。但急性炎症的早期采用大剂量治疗则可能引起肿痛加重。

(4) 加速组织再生修复。中小剂量超短波可引起局部血液循环增强,组织营养改善,酶活性提高,氧化过程增强,并促进细胞的有丝分裂,肉芽组织和结缔组织生长加快,促使组织修复、伤口愈合。大剂量则抑制组织生长。

(5) 缓解痉挛。中等强度的温热效应可通过降低神经兴奋性,使骨骼肌、平滑肌的痉挛缓解,张力下降,收缩运动减少、减弱。

(6) 调节神经功能。超短波作用于神经节段、反射区与交感神经节,有调节相应区域神经、血管和器官功能的作用。中小剂量可加速神经纤维再生,过大剂量可抑制再生。

(7) 调节内分泌腺和内脏器官的功能。作用于肾上腺,可调节肾上腺皮质的功能,皮质类固醇的合成增多;作用于肾区,可增加尿液的分泌;作用于胃肠,可调节胃肠运动与分泌的功能。

(8) 抑制、杀灭肿瘤细胞。高频电的强热作用与放疗、化疗综合应用时可产生相加、互补和协同作用,抑制、杀灭肿瘤细胞,并阻滞其修复,提高治疗肿瘤的效果。

4. 治疗剂量

国内外沿用按治疗时患者的温热感觉程度进行治疗分级的方法。一般采用四级剂量分级法。Ⅰ级剂量又称无热量,在温热感觉阈下无温感,适用于急性炎症、水中显著、血液循环障碍者。Ⅱ级剂量又称微热量,有刚能感觉的温热感,适用于亚急性、慢性炎症。Ⅲ级剂量又称温热感,有明显的、舒适的温热感,适用于慢性炎症、慢性疾病。Ⅳ级剂量又称热量,有刚能忍受的强烈热感,适用于恶性肿瘤治疗。

5. 临床应用

(1) 适应证

① 一般疾病治疗。软组织、五官、内脏、骨关节的炎症感染,关节炎、扭挫伤、神经炎、神经痛、胃十二指肠溃疡、慢性结肠炎、肾炎、骨折愈合迟缓、颈椎病、肩关节周围炎、腰椎间盘突出症、静脉血栓形成、急性肾功能衰竭等。超短波与抗痨药物联合应用可以治疗胸膜、骨关节等部位的结核病。

② 恶性肿瘤热疗。与放疗、化疗联合治疗适用于皮肤癌、乳癌、淋巴结转移癌、恶性淋巴瘤、甲状腺癌、宫颈癌、膀胱癌、直肠癌、骨肿瘤、食管癌、胃癌、肺癌等。

③ 急性炎症、水肿显著及血液循环障碍患者拟采用Ⅰ级无热量治疗,小功率超短波治疗时间 6～8 min,大功率超短波治疗时间 10～15 min。

④ 亚急性、慢性炎症的患者拟采用Ⅱ级剂量治疗,小功率超短治疗时间 10～15 min,大功率超短波治疗时间 20～30 min。

⑤ 慢性炎症、慢性疾病患者拟采用Ⅲ级剂量治疗。

⑥ 恶性肿瘤患者拟采用Ⅳ级剂量治疗,治疗时间 20～30 min。

⑦ 一般每次 10～15 min,慢性疾病可达 20 min,每日或隔日 1 次 10～20 次为 1 疗程。

(2) 禁忌证。恶性肿瘤(热量短波、超短波治疗与放疗、化疗联合应用时除外)、活动性出血、局部金属异物、植有心脏起搏器、心肺肾功能不全、颅内压增高、青光眼、妊娠。超短波疗法慎用于结缔组织增生性疾病,如冻结肩、瘢痕增生、软组织粘连、内脏粘连等,以免刺激结缔组织增生,不利于疾病的治疗。

六、激光疗法

(一) 生物物理学特征

激光是受激辐射放大的光,与普通光一样,具有波动性和微粒性,它也可受光的反射、折射、吸收、透射等物理规律的制约。

1. 高度定向性

激光的散射角非常小,辐射出来的几乎是平行光线,在其传播进程中有高度的定向性。

2. 高亮度性

激光的辐射强度大，加上方向性好，高强度的激光可以集中到很小的面积上，因此亮度高。

3. 高单色性

激光的光波波长范围非常小，因此是目前世界上光谱最纯的光。

4. 相干性

激光光波的频率相同、方向相同、光波波动的位相相同，因此相干性好。

(二) 激光的生物学效应

1. 热效应

激光进入生物机体后被组织吸收，并将光能转变为热能，使组织温度升高。

2. 压强效应

激光的辐射压力比普通光强得多。高能量的激光本身可产生很强的辐射压力。激光照射产生的压强作用有两种：一种是激光本身的辐射压力所形成的压强，称为一次压强。另一种是激光作用生物组织后继发而产生的二次压强，它是机体组织吸收高能量激光后再次产生的压强。

3. 光化效应

组织吸收了激光的光子之后可产生光化学反应、光电效应、电子跃迁、热能、自由基和组织分解等。

4. 电磁场效应

激光和一般光一样，是一种电磁场，伴随着激光的存在，必然有电磁场的产生。电磁场效应可引起或改变生物组织分子及原子的量子化运动，引起生物组织发生一系列的改变。

(三) 治疗作用

1. 调节内分泌

低强度激光照射可影响内分泌的功能，加强甲状腺、肾上腺等的功能，因而可调节整个机体的代谢过程，改善全身状况。

2. 消炎

低强度激光刺激机体的防御免疫系统，使白细胞吞噬能力增强，免疫球蛋白增加，肾上腺皮质功能增强，增加机体免疫功能，提高局部抗感染能力，有明显的消炎作用。

3. 镇痛

低强度激光对组织产生刺激、激活、光化作用，可改善组织血液循环，加速代谢产物和致痛物质的排除。通过抑制致痛物质的合成，提高痛阈，达到镇痛效果。

4. 促进酶的活性

低强度激光照射皮肤时,可影响细胞膜的通透性,促进蛋白质合成和胶原纤维、成纤维细胞的形成,增强酶的活性,促进组织代谢与生物合成,加速线粒体合成 ATP,加速组织修复。因此,有利于伤口、溃疡的修复和愈合,促进毛发和断离神经再生,促进骨折愈合。

5. 对穴位的作用

低强度激光照射穴位时,有"光针"的作用。通过对经络的影响,改善脏腑功能,从而起到治疗作用。

6. 调节神经及免疫功能

低强度激光照射时,可刺激神经反射区的神经末梢,反射性地作用于相应节段和全身,有调节神经功能与免疫功能的作用。

(四) 适应证

主要用于人体体表照射治疗,对于各种疼痛及功能障碍、运动系统的急慢性损伤,如坏疽性脓皮病、下肢慢性溃疡、丹毒、带状疱疹、骨关节炎等疾病均有疗效。

1. 理疗科、神经内科、针灸科方面的疾病

骨关节滑囊炎、腰部肌肉韧带筋膜劳损、肩关节周围炎、急性膝关节韧带损伤、跟腱炎、浅静脉炎、网球肘、腱鞘炎、骨折及骨折后疼痛、类风湿关节炎及颈、肩、腰、背、四肢痛等软组织筋膜损伤性疼痛;各类神经痛如偏头痛、血管神经性头痛、急性面神经炎、三叉神经痛、带状疱疹后神经痛、面神经麻痹、脑损伤后遗症、脑瘫、头顶部疼痛、后枕部疼痛、肋间神经痛、中枢神经痛;中风后遗症如中枢性疼痛、肌紧张;急性面神经炎等疾病。

2. 骨外科、皮肤科、脉管炎科、妇科方面的疾病

软组织损伤、骨折愈合不良、手术后、颈椎病、骨关节炎、腰肌劳损、术后感染、肩关节周围炎、肌筋膜炎、腱鞘炎、肋软骨炎、骨折部位肿痛、皮下瘀血、皮瓣感染、坐骨神经痛;带状疱疹、湿疹、过敏性皮炎、神经性皮炎、糖尿病溃疡、瘙痒症;急性或慢性盆腔炎、急性或慢性附件炎、外阴瘙痒、外阴炎、外阴白斑、术后创面愈合、轻中度宫颈炎、盆腔积液、经痛、内分泌紊乱、急性乳腺炎、产后尿潴留。

3. 口腔科方面的疾病

颞下颌关节紊乱综合征。

(五) 禁忌证

恶性肿瘤、皮肤结核、活动性出血、光过敏、心肺衰竭、心脏安装有起搏器者、出血性疾病等患者禁用。禁止对眼睛、性腺部、男性阴部、孕妇腹部进行照射。新生儿、婴儿及医嘱认为不适宜者。

Chapter 02 第二章
四肢软组织急性损伤的非手术治疗

软组织包括人体的皮肤、皮下筋膜、肌肉、肌腱、腱鞘、韧带、关节囊滑膜囊、周围神经及血管等组织。中医学将人体的软组织都称之为"筋"。当遭受外界暴力如跌仆、坠落、撞击、闪挫、扭捩等因素造成上述组织病理损害时,即为软组织损伤。中医学称为"伤筋"。

急性伤筋患者若治疗不及时,迁延日久,则瘀血凝结,局部组织可有肥厚、粘连,以致气血瘀滞、血不荣筋,导致筋肉挛缩、疼痛、活动受限,变为慢性伤筋。

软组织急性损伤(伤筋)一般是指伤后即刻或伤后1周之内的新鲜损伤。但是在临床上,常遇到外伤后局部肿胀疼痛明显、活动功能障碍时再就诊的患者,此刻首要鉴别这究竟是"伤筋"? 还是"动骨"(包括骨折、脱位)? 属伤筋者可推拿治疗,属动骨者应按骨伤治疗。所以在急性损伤中如何鉴定这属伤筋,那属动骨是头等重要的。

第一节 四肢软组织急性损伤的诊断与鉴别

肌肉、韧带、筋膜等软组织损伤(伤筋),与骨、关节损伤(动骨),都有相同的症状。即有较明显的外伤史和损伤部位疼痛、肿胀和功能障碍。所以在选择推拿疗法之前一定要与骨、关节损伤作一鉴别,否则可因误诊误治而造成医源性伤害,我们可通过以下几方面做出对骨、关节损伤的鉴别。

一、病史采集

首先应明确外伤的原因,如从高处坠下、撞车、直接打击、机器碾轧等遭受较强大暴力者,多为骨、关节损伤。而一般的旋转、牵拉、跌仆、挤压等遭受较小暴力者,多为软组织损伤。

二、畸形外观和畸形运动

遭受外力后骨折端移位,受伤肢体的形态改变。如肩部外伤后失去正常圆形膨隆的外观,变为平坦成角的方肩(图 2-1),多提示肩关节脱位。滑倒或是跌仆时,手掌着地,腕部疼痛、肿胀,桡骨远端向背侧桡侧移位,呈餐叉样畸形(图 2-2),桡骨远端压痛明显,多为桡骨远端骨折。老年人髋部外伤后下肢出现短缩屈曲、外旋畸形,常提示股骨颈囊内骨折。凡是在肢体没有关节的部位,外伤后局部处出现像关节一样能屈伸、旋转等不正常的活动,称为畸形运动,又称为假关节现象。这就是骨折的特有征象。

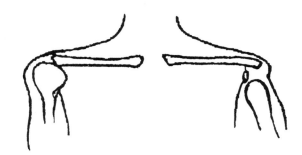

图 2-1 右肩关节脱位外观示意图

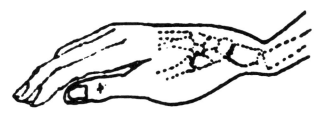

图 2-2 餐叉样畸形外观示意图

三、骨擦音

当医者对肿胀、疼痛和压痛最明显的部位用手做触诊检查时,在手指下有种骨擦感,并可听到骨摩擦音(简称骨擦音)。这是骨折断端相互碰触或摩擦而产生的。可提示为骨折,而不是脱位。因脱位是没有骨擦音的。一旦已明确诊断为骨折,就不要再做骨擦音检查,减少患者的痛苦。

四、纵轴叩击征阳性

将肢体理直,在肢体的远端轻轻叩击(图 2-3),在骨折端间夹有血肿或软组织会发出剧痛,则为阳性,常提示该部位骨折。

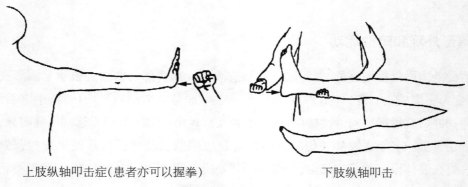

上肢纵轴叩击症(患者亦可以握拳)   下肢纵轴叩击

图 2-3　纵轴叩击症

五、X 线检查

为了明确诊断,进一步了解骨折局部的病理变化,X 线检查是必要的。根据需要正、侧位摄片是首选的;必要时可加特殊位拍片,或包括近端、远端的关节,有助于进一步了解骨折发生的原因、性质及正确处理。

对于解剖结构复杂、重叠较多的部位,如颅面骨、椎体、骨盆,以及检查关节内有无碎骨片等,常规 X 线检查就难以发现,然而 CT 检查可弥补其不足。

在此特别强调腕舟骨骨折、肱骨外科颈嵌插型骨折、股骨颈嵌插型骨折等,早期在 X 线摄片上不易看到骨折线,应在两周左右再进行 X 线复查,以免漏诊。在此期间暂按骨折处理并注意保护。千万不可以未见到骨折线为由,盲目给予推拿治疗!

通过以上甄别,若确定骨、关节损伤则不能进行推拿治疗。当甄别后,在否定骨、关节损伤的基础上,确诊为软组织损伤则可接受推拿治疗。

第二节　四肢软组织急性损伤的治疗

肩、肘、腕、手、髋、膝、踝足周围或附近软组织急性损伤后都可用同一种方法处理。不再一一列举说明。

在软组织急性损伤中所出现的疼痛、肿胀、功能障碍等症状中,首先是消肿,只有消肿才能止痛。一般软组织损伤都有不同程度的局部肿胀,其肿胀程度与外力的大小和损伤程度成正比,外力小,损伤程度轻,局部肿胀相对就轻。外力大,损伤程度重,局部肿胀相对就重。损伤后血管破裂出血是形成局部血肿的基本病理改变,加之伤后局部组织液的渗出形成水肿,更使局部肿胀明显。对于血管破裂出血和组织液渗出形成的肿胀,按传统的抹法、摇法、拔伸法等关节运动类手法治疗会加重软组织的损伤和出血量进一步增多,笔者认为是不可取的。正确的治疗方法,首选冰按摩。

一、冰按摩

冰按摩即用冰进行按摩治疗的方法,其原理与急性损伤的处理相同(RICE 原则[1])。

选用大小适宜无棱角的冰块(家用冰箱中的冰块亦可用),用布包裹后置于损伤后肿胀、疼痛处,医师手握冰包对损伤局部进行轻柔而缓慢的按摩。当冰块融化后,可再更换,每次治疗 20 min 左右,损伤当天(24 h 内),不少于 2 次治疗。

因冰块能使血管收缩,降低毛细血管的通透性,所以可迅速、有效地控制损伤部位的出血和渗出,从而能够消肿及减少产生淤血的机会。冰又具有抑制肢体表浅疼痛感受器的作用,所以又能起止痛作用。

有人担忧冰性大寒用之不当会寒气入骨,造成风湿等证,遗留后患。其实自古就有用冰外敷治疗的记载。《本草纲目》曰:"伤寒阳毒,热甚昏迷者以冰一块置于膻中,良。亦解烧酒毒"。《中药大辞典》上册亦明确记载冰的用法有内服含化和外用罨敷(即冷敷法)。以此为鉴,可大胆使用。

二、加压包扎

当冰按摩结束后,即刻用弹性绷带将损伤局部加压包扎,压迫破裂的微血管,有效减少失血,以起到压迫止血作用。因为在接受低温冰按摩时血管处于收缩状态,能有效地控制出血和渗出;但是当低温冰按摩结束后,血管继而又会扩张。为避免血管扩张,用弹性绷带加压包扎,压迫止血是不可缺少的第二步骤。

弹性绷带加压包扎需要有一定的力度,才能起到压迫止血作用。太松达不到压迫止血的目的;但过紧包扎,会影响正常血液循环。当包扎后其远端手指、足趾血运正常,无麻木感,知觉活动如常者为佳。

---

[1]　RICE 原则即 rest(休息):充分休息以减轻受损部位水肿,缓解疼痛;ice(冰敷):以冰做按摩,一日 2～3 次,各 20 min。能抑制出血,减轻组织水肿和炎症反应;compression(压迫):压迫可以降低软组织血流速度,减少出血和压迫止血;elevation(抬高):将受伤肢体抬高,增加静脉回流,能有效减轻水肿和血肿。

三、制动

有利于受损伤组织的修复。

四、抬高患肢

平卧时使患肢高于心脏位置,可有利于血液回流,肿胀消退。

经以上对症处理后,24 h 内有望出血停止、肿胀消退、疼痛缓解。通常在二三天后,再以传统的方法予以推拿治疗。但是仍要遵循手法刺激量要轻并在近期内不得使用关节运动类手法的治疗原则。在具体操作时以局部取穴与远道取穴相结合;手法以推法、揉法、抹法、擦法为主。通过 3～5 天治疗后局部仍留有轻度肿胀、疼痛时,可辅以湿热敷或中药熏洗法。

湿热敷法或中药熏洗法具有温通经络舒松关节、活血止痛等功能。可用于慢性软组织损伤、风湿痹痛、肌肤麻木、脊椎及四肢关节强直、拘挛等症。

第三节　附方

一、上肢损伤洗方

1. 组成

伸筋草 15 g　透骨草 15 g　荆芥 9 g　防风 9 g　红花 9 g　千年健 12 g　刘寄奴 9 g　桂枝 12 g　苏木 9 g　川芎 9 g　威灵仙 9 g

2. 功效与适应证

活血舒筋。用于上肢骨折、脱位、扭挫伤后筋络挛缩后痛及痹痛。

3. 制用法

煎水后熏洗患肢。

二、下肢损伤洗方

1. 组成

伸筋草 15 g　透骨草 15 g　五加皮 12 g　三棱 12 g　莪术 12 g　秦艽 12 g　海桐皮 12 g　牛膝 10 g　木瓜 10 g　红花 6 g　苏木 10 g

2. 功效与适应证

活血舒筋。用于下肢骨折、脱位、扭挫伤后挛痛及痹痛。

3. 制用法

水煎后熏洗患肢。

三、热敷方

本热敷方是经验方供参考。

1. 组成

伸筋草 15 g　千年健 15 g　钻地风 12 g　路路通 12 g　香樟木 15 g　虎杖根 15 g
豨莶草 12 g　红花 6 g　桑枝 15 g　木瓜 10 g　苏木 10 g　乳香 10 g　没药 10 g

2. 功效与适应证

活血舒筋。用于慢性劳损,骨关节退行性病变,风湿痹痛等。

3. 制用法

(1) 中药置于布袋内,将口袋扎紧,放入锅中,加水煮沸 10 min,取出第一锅药液。再将原药加水继续煮沸 10 min,取出第二锅药液。将二次药液调和以后待用。夏季可置放冰箱,以防变质。

(2) 首先取置药布袋作局部热敷使用,若温度太高,可垫些毛巾,隔毛巾热敷。

(3) 湿热敷时,先将毛巾折成方形或长方形(根据治疗部位需要而定),并且保有一定的湿度,取煮后的药液均匀地洒在毛巾上。将含有药液的毛巾放入微波炉内,高火 2 min 取出热毛巾,随即敷在需要治疗的部位上。若烫就迅速拿起毛巾;不烫就可多敷一会,如此反复。待药巾凉后,可如前法再取另一条毛巾,重复施治。每次热敷时间 5～10 min 即可。患者不能忍受可降低温度、减少热敷时间。

4. 注意事项

药巾平整,有利热量均匀透入;严密观察,以免皮肤烫伤;局部热敷后不可再局部按摩。

Chapter 03 第三章
颞下颌常见病的非手术治疗

颞下颌关节(图 3-1)又称下颌关节,由下颌骨的下颌头与颞骨的下颌窝构成。下颌头为下颌支向上后方突起,形状为横卵圆形,其表面有纤维软骨覆盖。下颌窝的凹面向下,关节凹全部被纤维软骨覆盖,关节窝比下颌头约大 2 倍,故夹于凹内活动范围较大,关节的灵活性亦大,但这一特点也是导致关节周围组织易受损伤的因素。在下颌头与下颌窝之间有纤维软骨构成的关节盘,盘的周缘附着关节囊,将关节腔分隔成上、下两个关节腔。关节盘小于关节凹,大于下颌头,这弥补了由窝大头小可能产生在运动中的不稳定因素,从而使此关节的运动既灵活又稳定。关节囊松弛,向上附着于下颌窝和关节结节的周缘(此关节结节位于关节囊内),向下附着于下颌颈。囊的外侧有从颧弓根部至下颌颈外侧韧带予以加强。

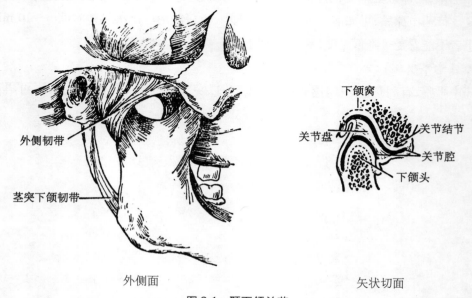

外侧面　　　　　　　　　　　　矢状切面

图 3-1　颞下颌关节

运动下颌时,两侧下颌关节同时活动,所以称之为联合关节,也是头颅中唯一能运动的关节。其运动包括开口(下降)、闭口(上提)、前移(前进)、后移(后退)以及侧方运动。开口和闭口下颌骨的运动一般发生在下关节腔;当开口幅度较大即下颌骨下降超过 2 cm,除下关节腔外,上关节腔同样也发生运动。闭口运动则是下颌头及关节盘回复到原有的位置。下颌的前后运动主要是移动,运动发生在上关节腔,即下颌头连同关节盘一起对下颌窝做运动。下颌骨的侧方运动是一侧的下颌头对关节盘做旋转运动,而对侧的下颌头和关节盘一起对关节窝做前进的运动。

第一节　颞下颌关节紊乱综合征

颞下颌关节紊乱综合征是颞下颌关节疾病中的常见病,主要表现为关节疼痛、运动障碍和弹响等综合征。多发于 20～40 岁的青壮年。

颞下颌关节是人体中唯一的双侧联动关节,与咀嚼、吞咽、语言、表情等运动均有关。在咀嚼运动中,该关节具有负重功能,因有关节盘、韧带和强大的肌肉使其稳定。另外在咀嚼、吞咽、语言、表情等运动中,关节活动又非常灵活,因此颞下颌关节的关节窝比下颌头明显为大,关节盘附着肌肉、关节囊和韧带(较为松弛)等,这样才保证了该关节的稳定性和灵活性,且两者可高度地协调统一。

颞下颌关节功能紊乱,由于神经、肌肉功能紊乱引起,主要为咀嚼肌功能不协调,功能亢进或痉挛,临床特点以开口度和开口型的改变以及肌肉疼痛为主。颞下颌关节结构紊乱,尤其是关节盘与髁突之间的关系异常改变,例如关节盘移位、关节盘附着处松弛或撕脱、关节囊附着松弛或撕脱、关节囊扩张等,主要表现为开口运动中不同时间的弹响或杂音,或开口受限伴有不同程度的疼痛。颞下颌关节器质性改变,即关节面、关节盘及覆盖关节面的软骨有器质性病变,如关节盘穿孔或撕裂,髁突的软骨和骨质发生破坏,使关节面不光滑等,临床即可出现咀嚼肌功能紊乱和关节结构紊乱的症状。这就是本病根据病情划分的两个阶段。

一、病因病机

本病的病因至今虽然尚未十分清楚,但多与下列因素有关。

(1) 颞下颌关节的急、慢性损伤(局部遭受外力或经常咀嚼硬性食物等)使关节盘损伤,发生下颌关节交锁而出现临床症状。

（2）因牙齿咬合关系不良，通过牙周膜的本体感受器反射性引起颞下颌关节周围肌肉群的功能紊乱、痉挛，出现疼痛。

（3）颞下颌关节先天性畸形，使关节在运动时出现不协调状态。

（4）精神因素（精神紧张、情绪焦虑等）致咀嚼肌痉挛和功能不协调等。

二、临床表现

1. 颞下颌关节局部疼痛

多以慢性钝痛为主，但有时也可因闭口不当或一不小心咀嚼到硬性食物同样也会出现一过性剧痛，并且可向耳后部放射。

2. 运动障碍

主要表现为开口活动受限，如张口刷牙、大笑时都有困难，在某一瞬间失控时突然张口，局部即出现牵掣性剧痛和弹响。

3. 关节弹响

正常情况下颞下颌关节活动时无弹响和任何杂音出现，只有在颞下颌关节功能和结构发生紊乱时，当颞下颌关节活动时才会发生不同程度的弹响或杂音。

起病时仅表现为一侧，日久则可影响到对侧。少数患者由于神经受卡压，可发生听觉障碍、眩晕、头痛等症状。

三、诊断要点

（1）有颞下颌关节疼痛、运动障碍及弹响临床表现。

（2）下颌关节区髁突后缘及各咀嚼肌附着的压痛点。

（3）下颌运动检查。

① 张口运动。张口度的大小，可以厘米计，亦可以手指计（正常张口可容纳三指宽度）。另外要注意张口时的口型，张口时下颌骨中线有无偏位，偏向何侧。

② 前伸运动。注意下颌骨前伸的距离，下颌骨中线有无偏移。

③ 侧向运动。注意下颌骨能否向左右侧方向运动，运动时是否对称。

（4）弹响。下颌骨任何方向的运动，均需注意有否弹响声出现。

（5）X 线检查常提示髁突位置不正常及运动度异常。后期可有髁突或关节凹骨质破坏和形态改变，必要时可行关节造影检查。

四、鉴别诊断

1. 骨折

即刻发病有明显外伤史，局部肿胀、疼痛，张口闭口功能丧失。X 线检查可明确诊断。

2. 类风湿关节炎

好发于年轻女性,以四肢对称性小关节发病为特征,可见有典型的类风湿手、类风湿足畸形。血沉加快,类风湿因子呈阳性。X线检查可有助于诊断。

3. 肿瘤

本病与肿瘤的鉴别见表 3-1。

表 3-1　颞下颌关节功能紊乱与肿瘤的鉴别诊断要点

鉴别点	颞下颌关节功能紊乱	颞下颌关节肿瘤	颞下窝肿瘤
病　程	长,有反复发作史	短	短
症　状	疼痛可出现在关节区、咀嚼肌区;运动受限;可有弹响	疼痛限于关节区,进行性张口受限,中、后期局部有肿胀	进行性张口受限,三叉神经第三支分布区疼痛,下唇麻木,颞下深区疼痛
影像学诊断	早期、中期关节头位置异常,运动受限,后期有骨质破坏	关节区骨质破坏或增生	关节区正常,CT检查见颞下窝区有肿块阴影

五、非手术治疗

(一) 推拿治疗

本病病因比较复杂,尽可能在明确病因的前提下进行治疗。对初次发病,无器质性病变者可行推拿治疗。

1. 取穴与部位

耳门、下关、颊车、外关、合谷等穴以及患侧颞部、颊部和耳后等部位。

2. 手法

揉法、一指禅推法、指揉法、擦法等。

3. 操作

(1) 患者取仰卧位,头偏于一侧,使患侧在上(或取侧卧位),医师坐于其右侧。为防止局部皮肤损伤,可外涂护肤霜或用治疗巾(或自带毛巾)护肤。先在颞颌关节周围用鱼际揉法,以松解咀嚼肌和面颊部软组织 3～5 min。

(2) 继以上体位,以一指弹推法(此法不熟练者,可以指揉法代之)分别对患侧耳门、下关、颊车、阿是穴等穴及颞部、颊部和耳后部施以不间断的轮流治疗,10 min 左右。

(3) 继以上体位,以鱼际揉法施于面颊部、颞部 1～2 min。再以指揉法施于耳门、下关、颊车、阿是穴诸穴,并嘱患者做主动张口、闭口、前伸和左右侧向运动。尤其是指揉耳门、下关穴时,动作要缓慢、幅度要小,使指力直达组织深层,有明显得气的感觉,真可谓以指代针。

(4) 最后在患侧颞下颌关节施以擦法,以热为度。用热敷设备,再加以局部热敷治疗。

(5) 指揉外关,拿合谷结束治疗。

(二) 针灸治疗

1. 基本治疗

(1) 治则。祛风散寒、舒筋活络,针灸并用,泻法或平补平泻。

(2) 处方。以颞下颌关节局部取穴为主,下关、颊车、听宫、合谷穴。

(3) 加减。肝肾不足者加肝俞、肾俞;头晕加风池、太阳;耳鸣加耳门、翳风。诸穴均常规针刺,得气后行泻法,使针感向面颊及颞颌关节部放射;寒湿痹阻者加灸。

2. 其他治疗

(1) 温针灸治疗。取听会、听宫、下关,进针后以 1.5～2 cm 长艾段置于针柄上灸之。初发病者每日 1 次,病程长者隔日 1 次。

(2) 耳针治疗。以颌、面颊、肾上腺为主;耳鸣加内耳、颞;头面疼痛加颞、额。

(3) 电针治疗。取下关、颊车。进针得气后行捻转泻法,正极接颊车,负极接下关,连续波强刺激 20～30 min,每周 2～3 次。

(三) 物理疗法

1. 激光疗法

3～4 mW He-Ne 激光照射耳门、下关、外关、颊车等穴位 10 min,每日或隔日治疗 1 次,10～20 次为 1 疗程。

2. 超短波疗法

小型超短波治疗机,中号电极,双颞颌关节对置,无热量至微热量,每次 10～15 min,每日 1 次,共 5～8 次。

3. 微波疗法

频率 2 450 MHz,辐射器作用于患侧关节,微热量,每次 5～10 min,每天 1 次,共 10 次。

4. 超声波疗法

将声头紧密接触患部,做缓慢环形移动,超声强度 0.7～1.2 W/cm^2,每次 5～8 min,每天 1 次,共 10～15 次。

5. 间动电疗法

直径 5 cm 的小圆电极,阴极置于痛点或患部并置。每天 1 次,共 6～8 次。

6. TDP 照射疗法

颞下颌关节区。距离 30 cm,微热感至温热感,每次 20 min,每天 1 次,共 20～30 次。

六、注意事项

(1) 避免咀嚼较硬、有韧性食物；控制过大张口。

(2) 局部保暖，尤其在冬天外出要戴好口罩。

(3) 养成良好咀嚼习惯（忌单侧咀嚼，要双侧交替）。

(4) 保守治疗无效或已有明显器质性病变者，应行手术治疗。

第二节　颞下颌关节脱位

下颌骨在张口时的旋转轴是通过两侧下颌头的冠状轴，故张口时，下颌体降向后下方，而下颌头随同关节盘滑至关节结节的下方，张口过大，关节囊过分松弛时，下颌头可能滑至关节结节的前方，而不能退回关节窝，造成下颌关节脱位。

一、分类

1. 按脱位时间和复发次数可分类

(1) 新鲜脱位。即刻发生，整复较易，预后良好。

(2) 陈旧性脱位。脱位后时间长，整复困难，预后较差，关节可留有疼痛、部分功能障碍等后遗症。手法不能整复者，则多采用手术治疗。

(3) 习惯性脱位。多见于老年人或身体虚弱者，常因打哈欠、张口过大、大笑或食物不当；或髁突发育不良，均可造成颞下颌关节脱位。虽然整复较容易，但又很容易复发。

2. 按一侧或两侧脱位可分类

(1) 单侧脱位。口不能闭，患侧耳前凹陷，中线偏向健侧。

(2) 双侧脱位。口大张，双侧耳前区凹陷，中线无偏斜，下颌前伸。

3. 按脱位方向可分类

(1) 前脱位。髁突滑过关节结节，属最常见。

(2) 后脱位。髁突后移至外耳道，仅见于损伤。

(3) 侧向脱位。髁突向内或向外脱位，多见于损伤。

二、临床表现

单侧下颌关节脱位呈半开口状，不能自然闭合，出现语言不清、吞咽困难、流涎等症状,下颌骨向健侧偏斜且低于健侧,患侧颧弓下能触及高起的髁突,患侧耳屏前可触及一凹陷。若双侧脱位时,其下颌下垂并向前突出,口大张,在双侧耳屏前可触及明显凹陷。

如无外伤,一般无需 X 线检查。若属习惯性脱位,需要对髁突发育情况作进一步了解时,可拍摄颞下颌关节正位片,以做参考。

三、手法复位

复位时必须先将下颌骨向下拉,越过关节结节,再推下颌骨向后上,才能将下颌头回纳至下颌窝。

新鲜颞下颌关节脱位,复位较容易,通常采用口腔内复位法。患者取低坐位,头枕部及背部靠墙壁。医师立于患者前面,先用小块纱布包裹自己的两拇指,然后将拇指伸入患者口腔内上下牙列间,分别置于下牙两侧臼齿后端,其余四指在口腔外托握两侧下颌骨。复位开始时,令患者尽量放松,医师双手拇指用力向下按压再向后推送,在按压推送过程中,其余四指应协调地将下颌向上端(图 3-2),此刻听到关节回复声,则表示复位已成功。同时将两拇指迅速滑向两侧齿颊之间,随即抽出手指,以免被无意咬伤。如果因局部肌肉痉挛,复位不成功时,可局部用 2% 利多卡因注射液 2 ml 封闭,或局部推拿、热敷后,再行复位。

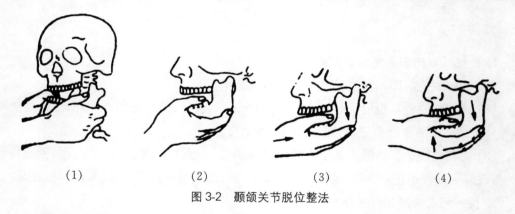

(1)　　　　　(2)　　　　　(3)　　　　　(4)

图 3-2　颞颌关节脱位整法

单侧脱位者,以脱位侧拇指用力按压推送为主,另一侧为辅助,不需用力。习惯性脱位的复位方法与新鲜脱位相同;但是在复位后,应用四头带或绷带兜住下颌做外固定,在头顶部打结固定 1~2 天或适当延长外固定时间。并告知患者在复位后 1~2 周内要避免做张口过大的动作及咬硬食物,以防止再脱位。

四、注意事项

(1) 不宜过度张口(进食、大笑、打哈欠等)。

(2) 忌咀嚼较硬食物。

(3) 可适当做闭口咬合动作,以增加咬肌肌力。

Chapter 04 **第四章**
颈部常见病的非手术治疗

颈部位于头、胸和上肢之间。以脊柱颈部为支柱,前方正中为呼吸、消化道的上段,两侧有纵行的颈部大血管和神经等,在颈根部有胸膜顶和肺尖,以及横行往返于颈部、胸与上肢间的血管和神经等。疏松结缔组织填充于器官、血管和神经干的周围,形成筋膜鞘和筋膜间隙。颈部诸肌肉作用于颈、脊柱间的连接,使头、颈活动灵活,并参与呼吸、发音和吞咽等功能。

颈部淋巴结较多,主要排列在血管和器官的周围。因此,颈部癌肿沿淋巴系统扩散时,累及的范围较为广泛。

为结合本书内容,着重以颈椎病为中心讲述有关解剖生理基础。

颈椎是头颅的支架,颈部的神经、血管是脑与肢体上下通达的桥梁。颈椎及其周围组织生理结构的复杂性,是各型颈椎病临床表现多样化的基础。要全面系统地认识颈椎病,必须首先了解颈椎病的有关解剖生理基础。

第一节　颈部的解剖

一、颈部脊椎

颈部脊椎(图 4-1)位于脊柱的上段,由 7 个颈椎、椎间盘、椎间关节及韧带连接而成。

颈椎有 7 块,除第一、第二、第七颈椎形态特殊外,其余大致相似。颈椎的共同特点:

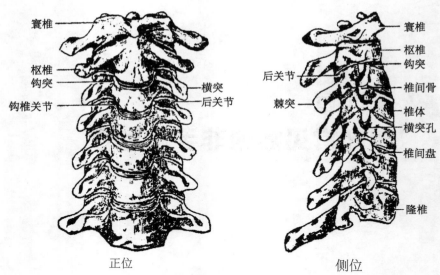

图 4-1　颈椎的正常结构

(一) 椎体

椎体较小,其前后面的高度相差甚微,通常认为前面稍高于后面;所以脊柱的颈部前凸是椎间盘前高后低所形成的。椎体的横径较大,前后径较小。

第三至第七颈椎椎体两侧上面偏后方有向上的嵴状突起,称为钩突;钩突与上位椎体下面的后缘两侧呈斜坡形的唇缘相接,构成滑膜性钩椎关节。此关节可以从左右两侧增强颈椎的稳定性,防止颈椎间盘从侧方脱出。随年龄增大,由于间盘组织的退变,钩椎关节处多有骨赘形成,尤以颈 4～颈 6 部位是骨赘的好发部位。这部位的骨赘可影响到位于外侧椎动脉的血液循环或使脊神经根受到刺激、压迫。

(二) 横突

横突略短而宽,上面有一个深沟称脊神经沟(图 4-2),有脊神经通过。横突的末端分裂成前、后两个结节。第六颈椎的前结节高而粗大,位于颈总动脉的后方,当头面部受伤出血时,可在体表将颈总动脉压于此结节上,以暂时止血。

横突孔位于横突的根部,在椎弓根的前外侧。横突孔内有椎动脉、椎静脉和椎动脉神经丛通过。而第七颈椎横突孔只有椎静脉通过。

(三) 棘突

棘突一般较短且分叉,便于肌肉附着。其中以第二颈椎(枢椎)的棘突最大。第七颈椎的棘突长而不分叉,在项部隆起,故又称隆椎,是临床上数认椎骨的重要标志。

(四) 关节突

关节突呈短柱状,关节面平滑呈卵圆状,表面覆有透明软骨。邻接的上、下关节突之间构成滑膜关节,即椎间关节,也称关节突关节。关节面较倾斜,近水平位。关节囊较松弛,有利于颈椎作前屈后伸的运动。

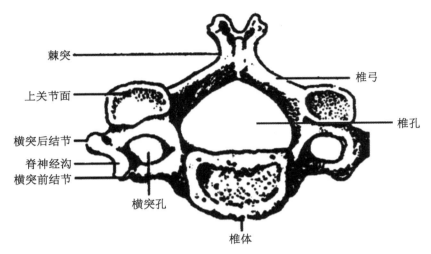

图 4-2   第三至第六颈椎(上面观)

(五) 椎间孔

由相邻椎上下椎弓根所构成的骨性管道称椎间孔。其前内壁为椎间盘、椎体钩状突的嵴部和椎体下部,后外壁为椎间关节的内侧部及其关节囊、脊神经及其滋养动脉亦经此孔进入椎管。椎间孔矢状切面呈椭圆形,横径小于纵径。椎间孔横径的最小值,女性为5.8 mm,男性5.7 mm;纵径的最小值,女性为 6.0 mm,男性为 7.5 mm;如小于此值,则为椎间孔狭窄。当椎间盘发生退行性椎间隙狭窄时,或关节突关节或钩椎关节因慢性损伤而致骨质增生时,均可能使椎间孔变狭窄,造成神经根受压。

(六) 椎孔

椎孔呈三角形(图 4-2),其内通过脊髓颈段,相当于颈丛、臂丛神经发出处。颈椎椎孔纵径平均值为 15.5 mm,横径平均值为 22.6 mm,男性大于女性。如颈椎椎管纵径小于12 mm,横径在颈 1～颈 2 小于 16～17 mm,在颈 3～颈 7 小于 17～19 mm,可认定为是颈椎椎管狭窄。

在颈椎中,第一、第二、第七颈椎又各具有特征。

第一颈椎,又称寰椎(图 4-3),呈环形,是一个无椎体、无棘突和无关节突的椎体。由前弓、后弓和两个侧块组成。前弓短,前方有一小隆起,称前结节,为颈长肌的附着处。前弓内面有圆形的齿状关节面,称齿突凹,与枢椎齿突相关节,称寰齿关节。后弓长,后面正中有后结节,是项韧带和头后小直肌的附着处。后弓与侧块连接处上面有椎动脉沟,沟内有椎动脉、第一颈神经后支又称枕下神经通过。侧块为寰椎两侧的肥厚部分,上为椭圆形的上关节面,与枕骨髁形成寰枕关节;下有圆形关节面,与枢椎的上关节面,形成寰枢关节。两侧块内面有一粗糙的结节,为寰椎横韧带的附着处。寰椎横突短小,根部有横突孔,末端不分叉。

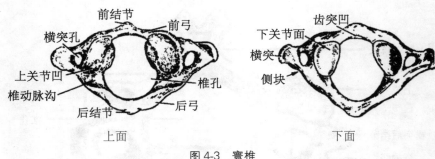

图 4-3　寰椎

第二颈椎,又称枢椎(图 4-4),下部与一般颈椎相似有椎体,在椎体的上方有一齿状的隆起称为齿突,齿突前面有一关节面,与寰椎齿突凹构成寰齿关节,作旋颈运动。国人齿突长度约为 18.4 mm,宽约 10.1 mm。齿突根部较细,易因暴力而发生骨折。枢椎的上关节面朝向上后并稍向外方,与寰椎的下关节面构成寰枢关节。枢椎的横突较小,上面无脊神经沟,末端不分叉。枢椎的棘突较其他的颈椎棘突(第七颈椎除外)长而粗大,故 X 线检查定位习惯以此为标志。

第七颈椎又称隆椎(图 4-5),其横突孔很小,仅通过一些小静脉。其棘突特别长,几乎与第一胸椎的棘突相等,末端不分叉,位于颈根部,高隆于皮下,是临床检查椎骨序数的标志。

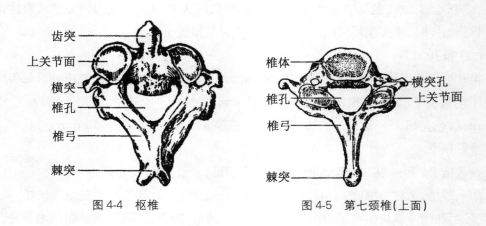

图 4-4　枢椎　　　　　　图 4-5　第七颈椎(上面)

二、颈椎的连接

颈椎的连接,除寰椎和枢椎之间的连接形式特殊外,枢椎以下各椎骨之间的连接形式则基本相同。其连接组织主要是椎间盘、韧带和椎间关节。

(一) 椎间盘

椎间盘是连接相邻两个椎体的纤维软骨盘(图 4-6)。盘的中央部分是柔软而富有弹性的胶状物质,称为髓核,是胚胎时脊索的残留物;盘的周围部分是无数按同心圆状排列的纤维软骨层构成的纤维环。因第一、第二颈椎之间没有椎间盘,故颈段只有 6 个椎间盘。颈部椎间盘前缘厚而后缘薄,以维持颈段脊柱的生理前凸。成人颈部椎间盘的总高度为颈部脊柱总高度的20%～24%。当椎间盘发生退行性改变时,其高度变小,使相应的椎间关节和钩椎关节发生功能紊乱、骨质增生,引发神经根或脊髓受压。

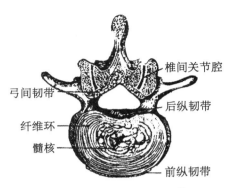

图 4-6 椎间盘与椎间关节

椎间盘由三部分组成。

1. 纤维环

纤维环由纤维软骨构成(图 4-7),以纤维成分占优势,位于髓核的四周,成同心圆层排列。每一层的纤维环与其邻层纤维的斜行方向相反,彼此交叉为 30°～60°的成角。这种排列方式利于脊柱在各方向做较大范围的运动,但同时也限制脊柱过度旋转。接近中央的纤维环板层,由软骨板起始后向外斜行,绕过髓核又走向中央而止于对侧的软骨板,使髓核呈椭圆形。最外层的纤维与前后纵韧带相融合。纤维环周边的纤维,越过软骨板的边缘进入椎体的骨质内,被称为穿通纤维。深部纤维止于椎间盘两端的软骨板。因此,椎间盘与椎体之间连接坚固,正常情况下,不可能有滑动现象。深部的纤维环渐趋向椎间盘中心,与髓核相混淆,在成人,这两者间无明显分界。

纤维环前厚后薄,即髓核不在纤维环中央而是偏后,这可能是髓核突出的原因之一。再则长期低头屈颈工作可进一步使薄弱的后纵韧带变为松弛无力,所以颈椎髓核容易向后突出。有人曾指出,颈椎间盘突出概率是腰椎间盘突出的 5 倍。纤维环前面有坚强宽阔的前纵韧带加强;后纵韧带无论在宽度和强度上都不如前纵韧带,尤其是腰部的后纵韧带,两侧更为薄弱。

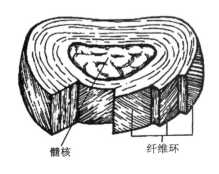

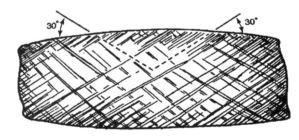

图 4-7 纤维环

2. 髓核

髓核是位于纤维环与软骨板之间的黏胶样物质,由黏多糖和胶原纤维组成。正常髓核含有大量水分,一般认为髓核水分高于80％,但含水量随个体差异及其年龄而不同。到30~40岁时仅为70％,即髓核的含水量随年龄的增长而逐渐减少。髓核组织也被纤维软骨组织所代替,故成年人髓核与纤维环间没有清楚的分界。

3. 软骨板

软骨板为透明软骨形成椎间盘的上、下壁,与椎体的松质骨相接,并与纤维环融合,将髓核密封其中,具有渗透性。白天,人在劳动或因体重的压力使髓核内含的液体经软骨板外渗;夜间,人体平卧,体重和负重对髓核的压力减小,正常髓核的渗透能力可使液体由椎体松质骨经软骨板渗入。这种正常的生理现象,可通过人体一天中身高的改变来说明,清晨起床时,人的身高往往要比入睡前高出1 cm左右。这种水分的平衡作用,有赖于软骨板的完整和髓核的正常渗透力,如此正常渗透性因疾病或损伤会降低,从而导致椎间盘变性。再则当软骨板正常完整时,髓核是不易突入上下椎体的松质骨内,造成施莫尔结节,也不易向后方突出。

椎间盘不仅使椎体牢固连接,更主要的是通过椎间盘的弹性使脊柱有可能向各方向活动,且有减缓震荡的作用。椎间盘是一个密闭性容器,具有良好的减震和负重功能。同时能遵守流体力学的帕斯卡定律:加在密闭流体上的压强,能够按照原来的大小由流体向各个方向传递(图4-8)。

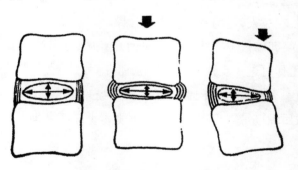

图4-8　髓核受压力情况

椎间盘是维持脊柱活动、保持内平衡的重要结构。脊柱在运动时,髓核以移位和变形来保持脊柱的协调和平衡(图4-9)。

(二) 韧带

1. 前纵韧带

前纵韧带位于椎体前面,上起枕骨的咽结节和寰椎的前结节,下至第一、第二骶骨的前面(图4-10)。此韧带由数组纤维组成,最深部的纤维仅跨越了1个椎间盘,中层纤维跨

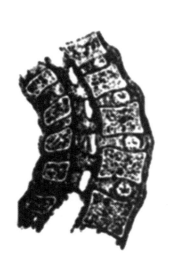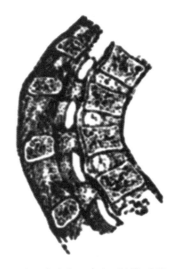

（1）仰伸位：脊髓变粗变短，　　　　　（2）前屈位：脊髓变细变长，髓核后移，压迫
　　髓核前移、前纵韧带紧张　　　　　　　　脊髓后韧带，棘间韧带、后纵韧带紧张

图 4-9　颈椎前屈后仰时髓核、脊髓的变化

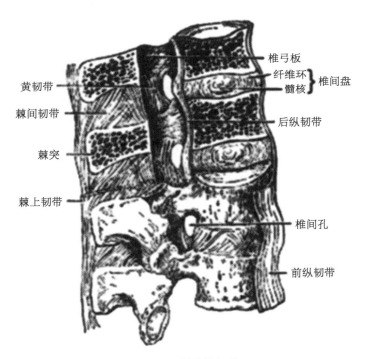

图 4-10　脊柱的韧带

越 2～3 个椎骨，浅层纤维跨越 3～4 个椎体。韧带的宽窄厚薄各部有所不同，在颈部较薄，而腰部较厚。韧带与椎骨上下缘之间及椎间盘之间结合紧密，有限制脊柱过伸和防止椎间盘脱出的作用。

2. 后纵韧带

后纵韧带位于椎体后部,上起枢椎,向上延伸为覆膜而至枕骨,下达骶骨(图 4-10)。后纵韧带分两层,深层只连接相邻椎体,浅层纤维跨越 3～4 个椎体。较前纵韧带狭窄,但在颈部较宽,而在腰部较窄。后纵韧带有限制脊柱过度前屈的作用。

3. 黄韧带

黄韧带是连接相邻椎弓板的韧带,又称弓间韧带(图 4-10)。由弹力纤维构成(弹力纤维含量高达 60%～80%),坚韧而富有弹性。上方起自上位椎弓板下缘和前面,向下止于下位椎弓板上缘和前面。两侧韧带间在中线处是一裂隙,有小静脉通过。黄韧带协助围成椎管,并有限制脊柱过分前屈的作用。黄韧带的厚度由上而下逐渐增厚,正常腰段黄韧带在椎弓板后部为 4 mm,在侧隐窝处为 2 mm。

4. 项韧带

项韧带是连接颈椎棘突尖的板状韧带(图 4-11),由弹力纤维构成,由第七颈椎棘突开始的棘上韧带向上附着于枕外隆凸;其后缘游离,前缘成膜状连接于棘突、棘间韧带。斜方肌附着其上,作为项两侧肌肉的纤维隔,具有限制颈椎前屈的作用。

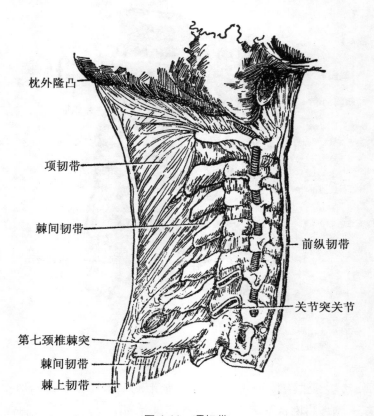

图 4-11　项韧带

5. 棘间韧带

棘间韧带是介于相邻两棘突之间,前缘接黄韧带,后缘移行于棘上韧带,以腰部较强 (图 4-11)。棘间韧带在儿童期是完整的,20 岁以后韧带中心出现裂隙,特别是第四、第五腰椎间和第五腰椎和第一骶椎间的韧带。

6. 棘上韧带

棘上韧带起自第七颈椎棘突,向上移行于项韧带,向下连接胸、腰、骶椎各棘突间的纵行韧带(图 4-11)。此韧带在胸部则较细弱,在腰部则较强。韧带随年龄而发生变化,在青年时为腱性,随年龄增长可出现纤维软骨并有部分脂肪渗入,40 岁以后可变性出现囊袋。此韧带和棘间韧带都具有限制脊柱过度前屈的作用。

(三) 钩椎关节

钩椎关节在第二至第七颈椎的相邻椎骨间 (图 4-12),由上一椎骨的斜坡与下一椎骨的钩突构成。钩椎关节具有关节囊、关节腔,关节囊有滑膜组织,曾被认为是滑膜关节。但是这种关节并非恒定的滑膜关节。钩突的发育,增强了颈椎的稳定性,可防止椎间盘的侧方突出;同时也适应了颈椎活动的灵活性。但当其增生时,可压迫侧方的椎动脉,影响其血液供应,也可压迫其侧后方的脊神经。

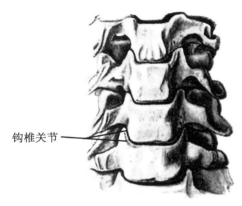

图 4-12 钩椎关节

(四) 寰枕关节和寰枢关节

寰枕关节由寰椎侧块上关节凹与枕骨髁构成(图 4-13)。呈椭圆形,为单纯滑膜关节。其前方为寰枕前膜,后方为寰枕后模,外侧为寰椎外侧韧带。此关节可使头颈做屈伸运动和左右侧屈运动。

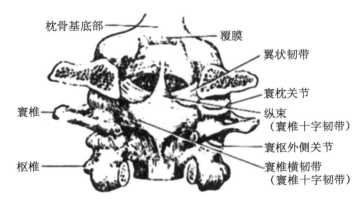

图 4-13 寰枕关节和寰枢关节

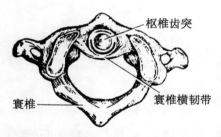

图 4-14 寰枢正中关节（水平切面）

寰枢关节包括寰枢外侧关节和寰枢正中关节（图 4-14）。90％的头颈部旋转运动发生于此关节，它不但运动灵活且周围还有众多韧带连接枕骨、寰椎、枢椎及其他的颈椎。

寰枢外侧关节。由寰椎左、右两侧的下关节面与枢椎的上关节面构成。

寰枢正中关节由齿突、寰椎前弓和寰椎横韧带形成的环形枢轴性关节。分为寰齿前关节（齿突前面与寰椎前弓的齿凹）和寰齿后关节（齿突后面与寰椎椎韧带之间，形成两个滑膜腔）。寰枕和寰枢关节周围的韧带及覆膜有：第一，寰椎十字韧带，分横部和直部，横部又称寰椎横韧带，连接两侧寰椎侧块的内侧结节，行经齿突后方，与齿突间有滑膜囊相隔，使齿突向前紧抵于寰椎前弓后面，防止齿突向后移位。寰椎十字韧带直部分上、下两束，上束由横韧带上缘伸展至枕骨大孔内部前缘；下束由横韧带后缘向下经覆膜前面伸展至枢椎椎体后面中部，有协助防止齿突前脱位的作用。第二，齿突尖韧带，为细小索状，连接齿突尖与枕骨大孔前缘间。第三，翼状韧带，自齿突两侧至枕骨髁内侧，有限制头颈过度旋转作用。第四，覆膜起自枕骨斜坡，经齿突及其韧带的后面下行，移行于后纵韧带。

（五）颈椎的运动生理

相邻两个椎骨间的活动范围很小，但整个颈部脊柱的活动范围则较大。它可沿冠状轴做屈伸运动，沿矢状轴做侧屈运动，沿垂直轴做旋转运动；也可做环转运动。其中以前屈运动范围最大。侧屈运动时，常伴有旋转运动。

颈椎做前屈运动时，上位颈椎关节突关节向前滑动，前纵韧带松弛，椎间盘前部受压，髓核后移，纤维环后部牵张，后纵韧带、黄韧带和项韧带处于紧张状态。后伸时，上位颈椎关节突关节向下向后滑动，椎间盘纤维环后部受挤压，前纵韧带紧张，髓核前移，后纵韧带、黄韧带和项韧带松弛。颈椎的屈伸运动主要发生在寰枕关节。

颈椎侧屈运动时，侧屈一侧上位椎骨的下关节突向下向后滑动，对侧的下关节突向上向前滑动。椎间盘在侧屈一侧受压，对侧紧张，髓核向对侧移动。

由于第一、第二颈椎的特殊结构，形成寰枕关节和寰枢关节，在头向两侧转动时，寰枢连同枕骨在枢椎齿突上做旋转运动。当颈椎处于中立位时，上关节突朝后上，下关节突朝前下，关节突的关节面近于额状位，故其旋转垂直轴近于椎间盘的中心。颈椎的旋转运动主要发生在寰枢关节。

三、颈椎椎管

椎管由游离椎骨的椎孔和骶骨的骶管连接而成（图 4-15）。上起枕骨大孔，下至骶管裂孔,容纳脊髓及其被膜、脊神经、马尾血管及少量结缔组织等。颈椎椎管容纳颈髓。

椎管与脊柱相适应,也有四个生理弯曲。椎管的平均长度约为 70 cm,脊柱运动时,椎管长度可有变化。脊柱在尽量后伸时,椎间盘后部被压缩,椎板间的间隙变小而使椎管变短;反之,当脊柱过屈时则椎管变长。

椎管管腔的大小和形态在脊柱各部并不相同。其前后矢状径和左右横径均大于相应节段脊髓的诸径,以使椎管内组织有一定的活动余地。在颈段,其管腔呈三角形,第一颈椎的椎管最宽大,颈3 的椎管最小,颈 4～颈 6 的椎管再次增宽,这和颈膨大的解剖结构有关。从临

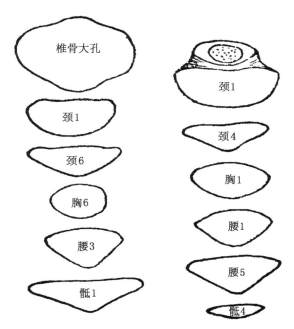

图 4-15　椎管在不同水平的横断面示意图

床观察,颈椎椎管的左右横径大,而前后向矢状径小,两者之比为 1.5：1～2：1。由于横径大而且侧壁为不活动的椎弓根,故临床上不易因横径的改变而发生神经根和脊髓受压。前后径的改变有较大的临床意义,是造成脊髓受压的重要因素。

正常人颈椎椎管前后径大小各异,其最大差别可达 10 mm。例如,颈 5 前后径平均值 17 mm;其中最大者达 22 mm,最小者仅 12 mm。另外,在临床上可发现某些患者颈部 X 线检查仅有较小的骨赘,但临床症状可以很严重;相反,有的椎体后缘有较大的骨赘,而症状却较轻微。所谓颈椎椎管狭窄症,主要是指椎管前后径缩小引起的临床表现。前后径越小越易发生颈椎病。因此,对颈椎椎管前后径的研究日益受到颈椎病研究者们的重视。

颈椎椎管矢状径自上而下,由大变小。例如,颈 1 平均为 22.9 mm,颈 5 平均为 17.7 mm (表 4-1)。若小于 12 mm 可认定为颈椎椎管狭窄。

表 4-1　布氏(Burrows)颈椎椎管矢状径测量表

椎体	椎管矢状径(mm)	椎管矢状径平均值(mm)	焦距(英寸)
1	16～27	22.9	72.5
2	15～25	20.3	72.5
3	12～23	18.5	72.5
4	12～22	17.7	72.5
5	12～22	17.7	72.5
6	12～21	17.5	72.5
7	12～21	17.5	72.5

四、颈部肌肉

颈部肌肉以斜方肌前缘为界,一般分为颈前部肌肉与项部肌肉两大部分。

(一) 颈前部肌肉

1. 颈浅肌群

(1) 颈阔肌位于颈部浅筋膜中,为一皮肌,薄而宽阔。起自胸大肌和三角肌表面的筋膜,向上止于口角(图 4-16)。

(2) 胸锁乳突肌斜列于颈部两侧,大部为颈阔肌所覆盖,是一对强有力的肌肉(图 4-17)。起自胸骨柄前面和锁骨的胸骨端,二头会合后斜向后上方,止于颞骨的乳突。一侧肌肉收缩可使头向同侧倾斜、脸转向对侧;两侧同时收缩可使头后仰。

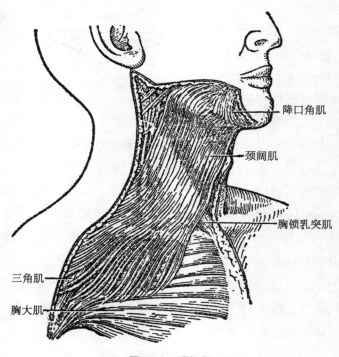

图 4-16　颈阔肌

2. 舌骨上、下肌群

(1) 舌骨上肌群在舌骨与下颌骨和颅底之间。由二腹肌、茎突舌骨肌、下颌舌骨肌、颏舌骨肌构成(图 4-17)。有上提舌骨,并可使舌升高,因而能协助推进食物入咽等功能。

(2) 舌骨下肌群位于颈前部(图 4-17)。在舌骨下方正中线的两旁,居喉气管、甲状腺的前方。有胸骨舌骨肌、肩胛舌骨肌、胸骨甲状肌、甲状舌骨肌构成。有下降舌骨和喉等功能。

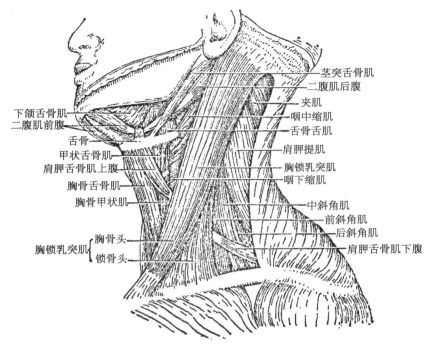

图 4-17　颈肌侧面观

3. 颈深肌群

颈深肌群可分为内侧群和外侧群,其解剖结构见图 4-18。

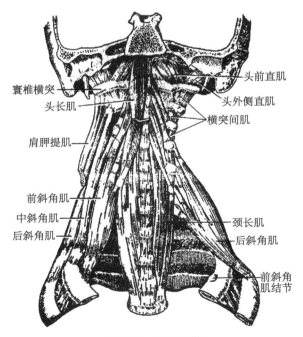

图 4-18　颈深肌群

（1）内侧群由在脊柱颈段的前方、正中线的两侧、左右侧的 4 块肌肉组成。这 4 块肌肉分别是头长肌（在颈长肌前面，起自颈椎横突，止于枕骨基底部）、颈长肌（位于寰椎至第三胸椎椎体前面）、头前直肌（位于环枕关节的前面，起自寰椎横突，止于枕骨大孔前方）、头外侧直肌（起自寰椎横突，止于枕骨外侧部下面），合称椎前肌。能使头前俯、颈前屈。

（2）外侧群由位于脊柱颈段的两侧斜角肌群组成。前斜角肌、中斜角肌和后斜角肌合称斜角肌群。各肌均自颈椎横突，其中前斜角肌、中斜角肌止于第一肋，后斜角肌止于第二肋。前斜角肌、中斜角肌与第一肋之间的空隙称为斜角肌间隙，有血管、神经通过。一侧肌收缩，使颈侧屈；两侧肌同时收缩可上提第一、第二肋，助深吸气，如肋骨固定，则可使颈前屈。

（二）项部的肌肉

1. 项部浅层肌

项部浅层肌解剖结构见图 4-19。

（1）斜方肌位于项部和背上部的浅层，为三角形的阔肌，左右两侧合在一起呈斜方形而得名。起自上项线，枕外隆凸、项韧带、第七颈椎和全部胸椎的棘突，上部的肌束斜向外下方，中部的肌束平行向外，下部的肌束斜向外上方，止于锁骨的外侧 1/3 部分、肩峰及肩胛冈。上、中、下全部肌束收缩，可使肩胛骨向脊柱靠拢；上部肌束收缩，可上提肩胛骨；下部肌束收缩，可使肩胛骨下降。如肩胛骨固定，一侧肌收缩使颈向同侧屈，脸转向对侧；两侧同时收缩，可使头后仰。

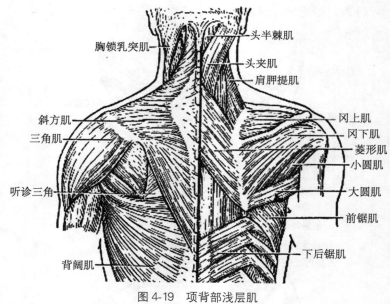

图 4-19 项背部浅层肌

（2）肩胛提肌位于项部两侧、斜方肌的深面。起自上 4 个颈椎横突，止于肩胛骨的内上角。此肌可上提肩胛骨。如肩胛骨固定，可使头后仰（双侧收缩），亦可使颈向同侧屈曲（单侧收缩）。

(3) 菱形肌位于背上部斜方肌深面,为菱形扁肌。起自第六、第七颈椎和第一～第四胸椎的棘突,止于肩胛骨的脊柱缘。此肌收缩,可使肩胛骨向脊柱靠拢并略向上。

2. 项部深层肌

项部深层肌的解剖结构见图4-20。

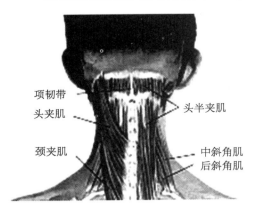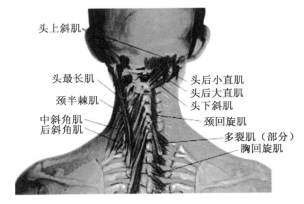

图 4-20　项背部深层肌

(1) 头夹肌起自项韧带的下部以及第三胸椎棘突,肌纤维斜向外上,止于上项线的外侧以及乳突。颈夹肌起自第三～第六胸椎棘突,止于第二、第三颈椎横突。颈夹肌单侧收缩时,使头转向同侧。两侧共同收缩时,使头后仰。

(2) 竖脊肌(骶棘肌)为背肌中最长、最大的肌肉,纵列于脊柱沟内,居上述诸肌的深部。起自骶骨背面和髂嵴的后部,向上分出很多肌齿,沿途止于椎骨的肋骨、横突和棘突,并达到颞骨乳突。位于项部的髂肋肌称颈髂肋肌,它起自上六个肋骨的上缘,止于第四～第六颈椎横突的后结节。位于项部的最长肌称为颈最长肌和头最长机。颈最长肌除起于总腱环,还止于上位部的胸椎棘突,止于上颈椎横突。头最长肌起自第五～第七颈椎横突,止于颞骨乳突。位于项部的棘肌称为颈棘肌,较薄弱。颈棘肌的作用为伸颈段脊柱,其他颈髂肋肌、颈最长肌与头最长肌都是一侧收缩时,使颈、头向同侧屈。双侧收缩时能竖直颈部。

(3) 横突棘肌由多数斜行的肌束组成,排列于骶骨到枕骨的整个项背部,被骶棘肌所覆盖。由浅入深分为三层。浅层肌束最长,跨过第四～第六个椎骨,其纤维方向较直,称半棘肌。其中位于颈段的称为项半棘肌与头半棘肌。头半棘肌位于头、颈夹肌的深方,止于枕骨上、下项线之间。体形瘦的人项部两条纵行的凸隆,即为它的体表投影。颈半棘肌位于头半棘肌的深方,大部分肌束止于第二颈椎棘突。当双侧收缩时,可伸颈段脊柱并使头伸直。单侧收缩时,颈半棘肌使颈部脊柱转向对侧;头半棘肌使头伸直并使面部稍微转向对侧。中层肌束较低短、较斜,跨过第二～第四个椎骨,称多裂肌。项部多裂肌起自于上位胸椎横突及下位4个颈椎关节突,止于除寰椎外的全部颈椎棘突。深层肌束最短、最斜,位于上、下两椎骨之间,居于多裂肌的深方,称回旋肌。在项部称为颈回旋肌。多裂肌与回旋肌的作用,两侧收缩时使颈部脊柱伸直,而单侧收缩时脊柱转向对侧。

　　(4) 椎枕肌位于头半棘肌的深方,作用于寰枕关节和寰枢关节,由头后大直肌、头后小直肌、头上斜肌、头下斜肌共同组成。头后大直肌起于第二颈椎棘突,肌纤维斜向外上,止于枕骨下项线的外侧部。头后小直肌起于寰椎后结节,肌纤维向上,止于下项线的内侧。头上斜肌起自寰椎横突,肌纤维斜向内上,止于项线上方的外侧。头下斜肌起自第二颈椎棘突,肌纤维向外上,止于寰椎横突。当上 4 块肌在两侧共同收缩时,除头下斜肌外都有使头后仰的作用。当一侧收缩时,除头上斜肌使头向对侧旋转外,其他各肌都使头向同侧旋转。此外上斜肌还可同时使寰枕关节侧屈;而头下斜肌则使寰枢关节向同侧轻微屈曲。

　　3. 颈部运动时的主要肌肉

　　(1) 颈前屈。颈前正中两侧左右共有 4 块肌肉,即头长肌、颈长肌、头前直肌、头侧直肌,合称椎前肌。双侧斜角肌同时收缩。

　　(2) 颈后伸。斜方肌、双侧胸锁乳突、肩胛提肌、头夹肌、椎枕肌等同时收缩。

　　(3) 左右侧屈。单侧斜角肌、胸锁乳突肌、横突间肌收缩。

　　(4) 左右旋转。单侧胸锁乳突肌、横突棘肌、颈回旋肌收缩。

五、颈脊髓

　　颈髓位于第一颈椎到第七颈椎的椎管内,全长约 12.5 cm,呈扁圆柱形,上端窄细,下端显著扩大。颈膨大是脊髓最粗大的部分(相当第六颈椎节段),但此处椎管并不相应扩大,故形成颈部椎管相对狭窄,这是发生脊髓型颈椎病的重要内因。

　　颈部的脊髓节段和颈椎的水平关系相差不大,故颈神经根离开脊髓时,近于水平方向。

(一) 脊髓的被膜

脊髓的被膜有 3 层,自外向内依次为硬脊膜、蛛网膜和软脊膜(图 4-21)。

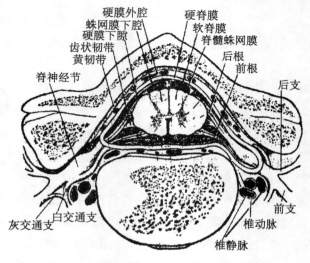

图 4-21　脊髓的被膜

1. 硬脊膜

硬脊膜是一个长管状鞘囊,上附于枕骨大孔和枢椎齿突,与后纵韧带之间有结缔组织相连;鞘囊下端达第二或第三骶椎,再向尾端成为终丝的外膜,附着于尾骨骨膜上。硬脊膜与椎管骨膜之间是硬膜外腔,腔内充满着富有脂肪的疏松结缔组织,其组织内有椎内静脉丛和动脉血管网。因椎管狭窄等因素导致静脉血淤滞时,可使椎管内静脉丛扩张并产生临床症状。外科手术分离硬膜间隙时,易伤及这些血管而出血。硬脊膜与蛛网膜之间有狭窄的硬膜下腔。

2. 蛛网膜

蛛网膜是一层薄而透明的结缔组织膜,上与颅腔的脑蛛网膜相连。脊髓蛛网膜与软脊膜之间是宽阔的蛛网膜下腔,二层间有许多结缔组织小梁相连,腔内充满透明的脑脊液。蛛网膜下腔的下端特别扩大而成终池,内有脑脊液和马尾,是进行腰椎穿刺、抽取脑脊液、注射麻醉药或注射碘剂进行脊髓造影等部位,因在此部位进行穿刺不会伤及脊髓。

3. 软脊膜

软脊膜薄而柔软,富有血管,紧贴脊髓表面,并深入脊髓的沟裂之中,至脊髓下端向下构成终丝。软脊膜上的血管分支进入脊髓。

软脊膜在脊髓两侧的脊神经即前、后根之间,有呈扇形齿状突起,称为齿状韧带,韧带突起的尖端向外侧,将蛛网膜并与之一起附着于硬脊膜上。齿状韧带不紧张,并不影响脊髓随着脊柱的运动而运动,但对脊髓有悬吊和脊神经根固定的作用。加上硬膜外腔内的脂肪组织及静脉丛具有弹性垫作用,故一般的震荡不易损伤脊髓。由于脊髓较细,其前后径和横径分别较椎管的前后径和横径为小,故脊柱运动时椎管壁并不触及脊髓,但在椎管狭窄时(尤其是当前后径变狭窄时),脊柱的运动将对脊髓有一定的影响。

(二) 脊髓的内部结构

脊髓(图4-22)的各节段中,内部结构的特点虽不尽相同,但总的特征是一致的。中心有中央管,中央管周围左右对称"H"形的灰质,它主要组成是神经细胞体和纵横交织的神经纤维。灰质的外面是白质,主要是纵行排列的纤维束。

1. 灰质

每侧的灰质,前部扩大为前角,后部狭窄为后角,前后角之间还有侧角。中央管前后的灰质称灰质联合,将两侧的灰质连接起来。

(1) 前角主管运动。前角内有大型运动细胞和小型运动细胞。前者可引起骨骼肌的收缩,后者可调节肌纤维的张力;这两种细胞在分布上是混杂的。前角运动细胞可分为内外两群:内侧群支配颈部、躯干的固有肌,见于脊髓的全长;外侧群仅见于颈膨大和腰膨大节段,支配上、下肢肌。前角运动细胞(以及脑干中支配骨骼肌的运动细胞)发出轴突直接支配骨骼肌,但前角运动细胞所执行的各种功能,是在脊髓和脑的各级中枢控制下完成

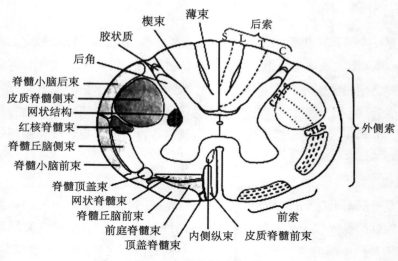

图 4-22　颈段脊髓横切面

的。当前角运动细胞的胞体受损或轴突被阻断时,它所支配的肌再接受不到自此传来的冲动,于是失去随意的反射的活动,肌张力低下,且不久发生肌肉萎缩,称为弛缓性瘫痪。

(2)侧角主要存在于胸1至腰3节段,为中小型细胞。与内脏活动和感觉有关。

(3)后角主管感觉。在后角尖部有贯穿脊髓全长的胶状质,由大量小型神经细胞构成,在痛觉的传导中起闸门控制作用。胶状质的腹侧由大型多级细胞体组成后角固有核,此核接受由后根进入的浅感觉(痛、温、触和压觉)纤维。后角的基底有边界明确的一团大型细胞,叫胸核(也称背核),此核位于第八颈髓至第二腰髓节段。Ⅵ、Ⅶ层接受后根传来的纤维并由此发出纤维传导无意识性的下肢本体感觉至小脑。

2. 白质

白质由脊髓的纵沟分为3个束。前正中裂与前外侧沟之间为前索;前外侧沟、后外侧沟之间为外侧索;后外侧沟与后正中沟之间为后索。在灰质连合内有纤维横越,称白质连合,是左右侧的纤维在此交叉通过之处。白质连合借中央管分割为白质前连合和白质后连合。

3个索的白质有许多纤维束组成。凡同起止、同机能的一束纤维,称为1个纤维索。纤维索分上行和下行两种。上行纤维束起自脊髓灰质或脊神经节细胞将各种感觉信息自脊髓传递到脑。下行纤维束起自脑的不同节段,止于脊髓。长距离的上、下行纤维束位于白质的外周。紧贴灰质边缘的是一层短距离的纤维,起自脊髓止于脊髓,称为固有束。后根、固有束及前根共同参与执行脊髓节内和节间的反射活动。

(1)后索主要为上行纤维束,在脊髓的上行纤维又分为薄束和楔束。薄束、楔束传导来自身体同侧的肌、腱、关节、皮肤的冲动,在脑内经过两次中继,最后传入对侧的大脑皮质,引起本体感觉(肌、腱、关节的位置和运动觉及震动觉)和精细的辨别性触觉(如辨别两点距离和物体的纹理粗细)。后索病变,本体觉和辨别性触觉的信息不能传入大脑皮质,患者闭眼时,不能确定各关节的位置。因此如嘱患者闭眼站立,则身体摇晃倾斜,易跌倒。此外患者不用眼看就不能说出检查者在他皮肤上所写的文字。

（2）侧索主要有上行纤维有脊髓丘脑束（传导痛觉、温度觉及浅感觉）和脊髓小脑束（本体感觉性冲动和无意识的调节运动）。下行纤维有皮质脊髓侧束（亦称锥体束）、红核脊髓索（姿势调节）和网状脊髓束等。颈髓外侧索中皮质脊髓侧索的损伤,由于其在延髓锥体交叉部以下,只产生同侧肢体锥体束损害症状。

（3）前索是人类脊髓中最大的下行纤维束,如皮质脊髓前索、顶盖脊髓束（视听反射）、内侧纵束（联络眼肌诸神经核,以形成肌肉共济活动）和前庭脊髓束（提高同侧的伸肌张力）等。

皮质脊髓束①和前角运动细胞共同组成随意运动的传导通路。前角运动细胞（或前根）损伤,产生迟缓性瘫痪,已如前述。在脊髓若一侧的皮质脊髓束损伤,同侧创面以下产生痉挛性瘫痪,出现肌张力增高、腱反射亢进、肌肉不萎缩,并出现病理反射,如巴宾斯基征等。

六、脊神经

脊神经有 31 对,每对脊神经皆由与脊髓相连的前根和后根在椎间孔处合并而成。前根属运动性,由位于脊髓灰质前角和侧角及骶副交感核的运动神经元轴突组成。前角细胞的轴突分布到骨骼肌;侧角及骶副交感核细胞的轴突分布到内脏、心肌、血管平滑肌及腺体。后根属感觉性,由发自脊神经节（椎间神经节）中假单级神经元的中枢突组成。脊神经节是躯体和内脏感觉神经元的胞体集中地,后根是节细胞的传入纤维;其主要功能是将外周的刺激传入中枢。因此,每一对由前、后根合并而成的脊神经（图 4-23）都是混合性的。

31 对脊神经,其中颈神经 8 对、胸神经 12 对、腰神经 5 对、骶神经 5 对及尾神经 1 对。脊神经经椎间孔穿出椎管。其中上 7 对颈神经由相应颈椎上方穿出,第八对颈神经自第七颈椎和第一胸椎间穿出。以下的脊神经均按此顺序分别在该节和下一节椎骨间的椎间孔穿出。

脊神经干很短,出椎间孔后立即分为以下 4 支（图 4-24）。

1. 前支

前支,粗大,混合性的,分布于颈、胸、腹、会阴和四肢的肌肉和皮肤。在脊神经前支中只有胸神经前支保持着明显的节段性,其余各支分别交织成丛,由丛再分支分布于相应的区域,脊神经前支形成的丛有:颈丛、臂丛、腰丛和骶丛等。

---

① 皮质脊髓束 { 皮质脊髓侧束:在延髓锥体交叉中央部分纤维,至对侧脊髓小脑后束的内侧下行,直达骶髓。
皮质脊髓前束:没有交叉的小部分纤维,在同侧前索中下行,居前正中裂两侧,一般下行不超过胸节。

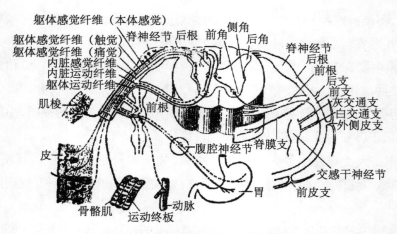

图 4-23 脊神经的组成和分布模式图

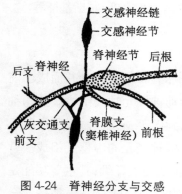

图 4-24 脊神经分支与交感
神经的关系模式图

2. 后支

后支,较细,混合性的,其分布具有明显的节段性。发出后穿椎骨横突间向后行走(骶部的出骶后孔),都有肌支和皮支分布于项、背及腰骶部深层的肌肉和枕、项、背、腰及臀部的皮肤。其中,第二颈神经后支的皮支特大,称为枕大神经,分布于枕项及耳上的皮肤。由于枕大神经粗大且浅,所以受压迫的机会较多,这就是出现枕大神经痛的主要原因。

3. 脊膜支

脊膜支,神经细小,自脊神经干发出后,由椎间孔返回椎管,分布于脊髓的被膜,含有感觉和内脏运动纤维(交感性)。

4. 交通支

交通支,连接脊神经与交感干神经节之间的细支。其中发自脊神经连接至交感干的叫白交通支。另外每条脊神经也接受来自交感干的细支,叫灰交通支。

脊神经在穿过椎间孔时附着于该孔周围的骨膜。神经根位于椎间孔后上部,占容积的 1/4～1/6,神经根周围尚有脂肪、血管和结缔组织等,由于颈椎椎弓根狭小,椎间孔的孔道较短(4 mm 左右),横径较小。当后关节突向前、向后等方向移位时,或关节突骨质增生时,可使椎间孔的横径进一步缩小,再则孔口的内侧为钩椎关节,此关节肥大亦可使椎间孔变小,致颈神经根遭受刺激或压迫。尤以第五、第六颈椎的钩突离椎间孔较近,其增生改变时易造成颈神经根受累而发生根性症状。颈神经根中的感觉纤维在上部,运动纤维在下部,当钩突增生时,常压迫颈神经根的感觉纤维而造成感觉障碍症状,对运动的影响较小。

(一) 颈丛

颈丛由第一～第四颈神经前支构成,是较小的神经丛,位于胸锁乳突肌的深面。其分支有皮支和肌支。

1. 皮支

皮支有枕小神经、耳大神经、颈皮神经及锁骨上神经(图 4-25)。它们从胸锁乳突肌后缘中点附近穿出,呈放散状分布到枕部、耳郭、颈部、胸壁上部和肩部皮肤,管理感觉。

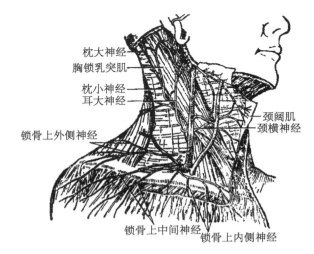

图 4-25　颈丛皮支

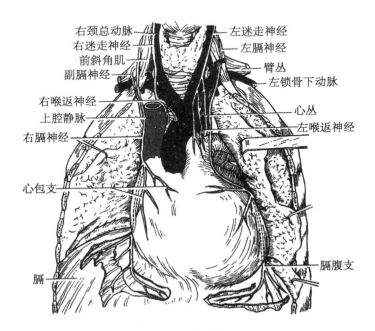

图 4-26　膈神经

2. 肌支

膈神经(图 4-26)由第三～第五颈神经前支构成,是颈丛中最重要的神经。沿前斜角肌前面下降,在锁骨下动脉、静脉之间经胸廓上口进入胸腔。在胸腔与心包膈动脉一起经过肺根前方,在纵隔胸膜与心包之间下行达膈肌。膈神经是混合性神经,其运动纤维支配膈肌运动;感觉纤维分布于胸膜、心包。膈神经还发出分支穿过膈肌或通过腔静脉孔至膈下面,分布到膈下中央部腹膜。一般认为,右膈神经的感觉纤维可分布到肝、胆囊和胆道系统。

(二) 臂丛

臂丛(图 4-27)是由第五～第八颈神经前支和第一胸神经前支的大部分纤维组成。这些神经根从前斜角肌和中斜角肌之间走出,集聚成丛,走行于锁骨下动脉后上方,以后经锁骨后方进入腋窝。臂丛发出分支分布于上胸背、上肢带,以及上臂、前臂、手部的肌肉和皮肤。是颈椎病最常累及的神经。

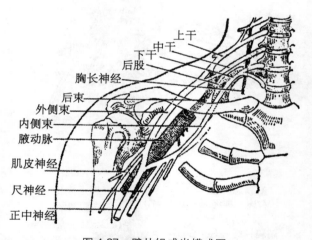

图 4-27 臂丛组成半模式图

臂丛的分支可依据其发出的局部位置分为锁骨上、下两部。

1. 锁骨上分支

锁骨上分支是一些短的肌支,发自臂丛的根和干,分布于颈深肌、背浅肌(斜方肌除外)、部分胸肌、背肌及上肢带肌等。

(1) 胸长神经来自颈髓第五～第七神经,起自神经根,从臂丛后方进入腋窝,沿前锯肌表面下降,支配此肌。损伤此神经可引起前锯肌瘫痪,发生"翼状肩"。

(2) 肩胛背神经来自颈髓第四～第五神经,起自神经根,穿中斜角肌,在肩胛骨与脊柱间下行,支配菱形肌和肩胛提肌。

(3) 肩胛上神经来自颈髓第五～第六神经,起自臂丛上干向后经肩胛骨上缘入冈上窝,转至肩峰前方入冈下窝,支配冈上肌和冈下肌。

2. 锁骨下分支

此部在腋窝皆发自臂丛的 3 个束。多为长支,分肌支和皮支,分布于肩、胸、臂和手的肌肉与皮肤。

(1) 肩胛下神经来自颈 5～颈 7,起自后束,沿肩胛下肌的腹侧面下行,支配肩胛下肌和大圆肌。

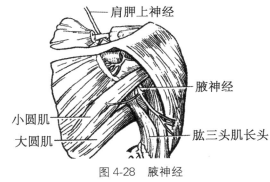

图 4-28　腋神经

(2) 胸内、外侧神经(胸前神经)来自颈 5～胸 1,起自内侧束和外侧束,经锁骨后方分 2～3 支向前,支配胸大肌和胸小肌。

(3) 胸背神经来自颈 6～颈 8,起自后束,循肩胛骨外侧缘伴同名血管下降至背阔肌,支配该肌。

(4) 腋神经(图 4-28)来自颈 5～颈 6,起自臂丛后束穿过四边孔,绕肱骨外科颈至三角肌深方。肌支支配三角肌和小圆肌。皮支(臂外侧上皮神经)由三角肌后缘穿出,分布于肩部、臂后部的皮肤。

腋神经损伤可导致三角肌瘫痪,臂不能外展,肩部感觉丧失。

(5) 肌皮神经(图 4-29)来自颈 5～颈 7,起自外侧束,斜穿喙肱肌,经肱二头肌和肱肌间下降。发出分支支配肱二头肌、喙肱肌、肱肌,终支(皮支)在肘关节稍下方穿出深筋膜延续为前臂外侧皮神经,分布于前臂外侧的皮肤。

(6) 正中神经(图 4-29)来自颈 6～胸 1,分别起自于外侧束和内侧束,两束夹持着腋动脉,向下呈锐角汇合成正中神经干。在臂部正中神经沿肱二头肌内侧沟,由外向内旋绕肱动脉下降至肘窝。从肘窝向下穿旋前圆肌,在前臂浅、深屈肌间沿前臂中线下行至手掌。正中神经在臂部无分支。在肘部、前臂和掌部的主要分支有:

① 肌支支配除尺侧腕屈肌和指深屈肌尺侧半以外的所有前臂屈肌。在手掌部支配除

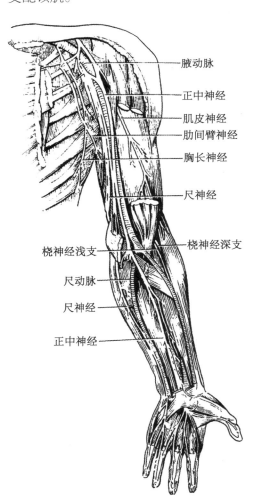

图 4-29　上肢前面的神经分布

拇收肌以外的鱼际肌和第一、第二蚓状肌。

②皮支分布于掌心、鱼际、桡侧三个半手指的掌面及其中节和远节背面的皮肤。正中神经损伤时,运动障碍表现为前臂不能旋前,屈腕能力减弱,拇指、示指不能屈曲,拇指不能对掌。由于鱼际肌萎缩,手掌显平坦,称为"猿手"。感觉障碍表现于正中神经在手上的分布区,尤以拇、示、中指的末节最为明显(图4-30)。

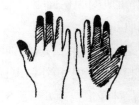

(1)拇、示指不能屈曲,　　(2)"猿手"　　　(3)感觉障碍区,以拇、示、
中指也屈曲无力　　　　　　　　　　　　　中指末端最明显

图4-30　正中神经损伤的症状

(7)尺神经(图4-29)来自颈8～胸1,起自内侧束,沿肱二头肌内侧沟随肱动脉下降,至臂中部转向后,经过肱骨内上髁后方的尺神经沟进入前臂。在沟中,神经位置浅表,隔皮肤可触摸到。在前臂尺侧腕屈肌深面随尺动脉下降至手掌。在腕部尺神经分为:

①浅支。在掌侧支配小鱼际的皮肤和尺侧的一个半手指皮肤;在背侧分布到手尺侧半及尺侧一个半手指的皮肤。

②深支。支配尺侧腕屈肌和指深屈肌的尺侧半、小鱼际肌、拇收肌、全部骨间肌及第三、第四蚓状肌。尺神经损伤时,运动障碍表现为屈腕能力减弱(尺侧腕屈肌瘫痪),无名指和小指的末节不能屈曲。小鱼际肌萎缩平坦,拇指不能内收,骨间肌萎缩,各指不能互

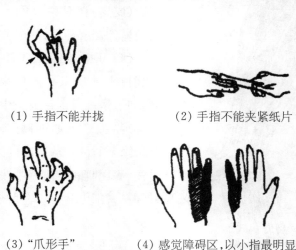

(1)手指不能并拢　　　　　　(2)手指不能夹紧纸片

(3)"爪形手"　　　　　　(4)感觉障碍区,以小指最明显

图4-31　尺神经损伤的症状

相靠拢和分开,尤其是无名指和小指无法夹紧纸片;诸掌指关节过伸,无名指、小指的指间关节屈曲,出现"爪形手"。感觉障碍以手尺侧为主,尤以小指最明显(图4-31)。当尺神经与正中神经合并损伤,由于大鱼际、小鱼际皆萎缩,手掌更显平坦,类似"猿掌"。

(8) 桡神经(图4-29)来自颈5～胸1,为臂丛最大的分支,起自臂丛后束,神经较粗大,在肱三头肌深面紧贴肱骨体中部伴肱深动脉入桡神经沟向下外行,到肱骨外上髁前方分为浅、深两支至前臂手背。桡神经本干沿途发出的分支有皮支和肌支。皮支在腋窝处发出臂后皮神经,分布于臂后面皮肤;在桡神经沟内发出前臂后皮神经,分布于前臂背面皮肤。肌支支配肱三头肌、肱桡肌和前臂伸肌。桡神经浅支为皮支,在肱桡肌深面与桡动脉伴行,至前臂下1/3处转向手背,分布于手背桡侧半和桡侧两个半手指近节背面的皮肤。深支较粗,主要为肌支,至前臂背侧,在浅、深屈伸肌之间下降,分支支配前臂所有的伸肌。桡神经损伤时,运动障碍主要表现是前臂伸肌瘫痪(不能伸腕、伸指),抬前臂时呈"垂腕"姿态。感觉障碍以手背桡侧半,其中尤以第一、第二掌骨间隙背面"虎口区"的皮肤最为明显(图4-32)。

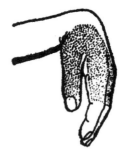

图4-32　桡神经损伤

七、椎基底动脉

(一) 椎动脉

椎动脉(图4-33)是锁骨下动脉的第一个分支,而且是最大的分支,始于锁骨下动脉的第一段,沿前斜角肌内缘上行,穿过第六到第一颈椎横突孔,经枕骨大孔入颅腔,左右会合成一条基底动脉,参与颅底动脉环的组成。

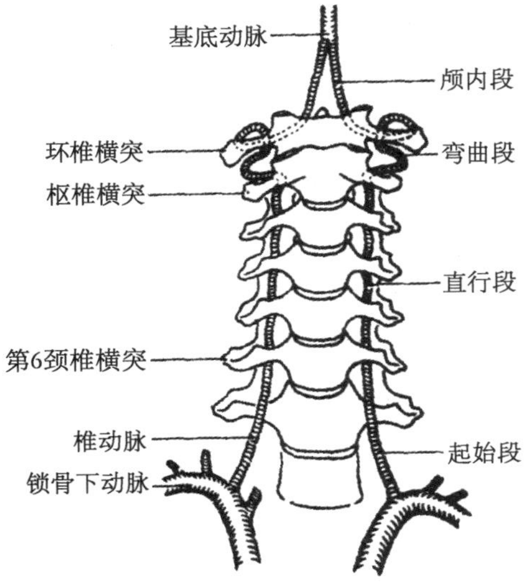

椎动脉较长,在合成基底动脉前,大致分为四段。第一段为起始段,第二段为直行段,第三段为弯曲段(从枢椎横突孔下口至枕骨大孔)。此段动脉又可分为寰枢段与寰枕段。以上第一段至第三段均位于颅外,总称为颅外段。第四段为颅内段,由枕骨大孔至基底动脉合成。

1. 椎动脉第一段(颈部或称起始段)

此段动脉自锁骨下动脉发出到第六颈椎横突孔。该动脉在颈长肌和前斜角肌的裂隙上行,故前斜角肌痉挛时,亦可出现椎动脉受压迫症状。其前方有椎静脉、颈内静脉、颈总动脉和甲状腺下动脉横过。后方与第七颈椎横突,第

图4-33　椎动脉走行与分段模式图

（左侧图标注）基底动脉　颅内段　环椎横突　弯曲段　枢椎横突　第6颈椎横突　直行段　椎动脉　锁骨下动脉　起始段

七、第八颈神经前支,颈交感神经干和星状神经节(颈下交感神经节)相邻。此神经节发出交感神经纤维,围绕椎动脉,并与其伴行,形成椎动脉神经丛,故临床上,椎动脉型颈椎病和交感型颈椎病甚易合并发生。

2. 椎动脉第二段(椎骨部或称直行段)

此段为进入第六颈椎横突孔到第二颈椎横突孔下口为止。正常情况下绝大多数此段椎动脉不出现弯曲。但是当椎体两侧的钩椎关节骨赘形成时,可造成此段椎动脉歪斜、扭曲、长度增加、管腔狭窄等病理改变(图4-34)。

椎动脉第二段在上行中发出分支(椎间动脉),经椎间孔进入椎管,以营养脊髓及被膜。

3. 椎动脉第三段(枕部或称弯曲段)

此段为第二颈椎横突孔下口到枕骨大孔处。该段动脉复杂弯曲较多,据有关学者对尸体解剖研究发现,本段共有6个弯曲,前3个弯曲位于寰枢段,后3个弯曲位于寰枕段(图4-35)。

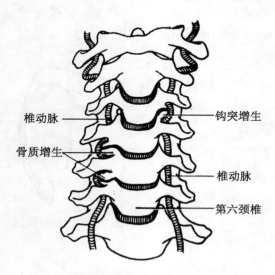

图4-34 钩突骨质增生使椎动脉第二段有弯曲产生

（左图标注）椎动脉、骨质增生、椎动脉

（右图标注）钩突增生、椎动脉、第六颈椎

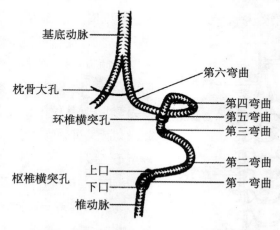

图4-35 椎动脉第三段的第六个弯曲模式图

（标注）基底动脉、枕骨大孔、环椎横突孔、枢椎横突孔、上口、下口、椎动脉、第六弯曲、第四弯曲、第五弯曲、第三弯曲、第二弯曲、第一弯曲

椎动脉第三段出现多个弯曲与人体直立、抬头有关,同时与寰枢关节的旋转活动有关。其旋转活动幅度越大,动脉的长度就相应增长,弯曲也相应增加,以确保第一、第二颈椎间活动有充分的余地,从而也保证了在颈部运动时不致影响脑部的血液供应。但由于

血管增长、弯曲增多,对血液流动带来不利,在正常情况下,由于此段动脉壁上有 Pacini's 小体的分布,通过椎动脉血压改变反射性地调节血管管径,以保证颈部血流量的正常供给。当机体退化,或颈部遭受外伤或动脉发生栓塞时,可引发椎动脉的供血不足,产生以眩晕、耳鸣、头痛等为主的症状。

4. 椎动脉第四段(颅内段)

此段为经枕骨大孔入颅腔,在脑桥延髓交界处,和对侧同名动脉汇合成一条基底动脉。椎动脉发出脊髓前、后动脉分布于脊髓。还发出小脑下后动脉,分支到小脑半球下面的后部和延髓。

(二) 基底动脉

基底动脉是左右成对的椎动脉进入颅腔后在延髓交界处合成的一条动脉。椎动脉和基底动脉的界限从解剖学上比较容易区分,但由于血流是延续的,故从功能及临床上有时很难截然分开。所以,基底动脉的供血范围也可视为椎动脉的供血范围(图 4-36)。

基底动脉的主要分支有:迷路动脉,小脑下前动脉到小脑下面的前部,也常从小脑下前动脉发出,很细,与前庭蜗神经一同经内耳门到内耳;脑桥动脉供应脑桥的基底部;小脑上动脉,起自基底动脉的末端至小脑上面;大脑后动脉,基底动脉的终支,发自脑桥的上缘附近,分支到大脑半球枕叶的全部及颞叶的底面。

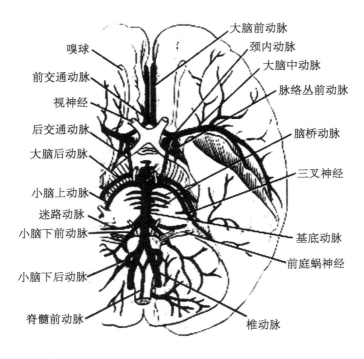

图 4-36　椎基底动脉的血液供应图

八、颈部自主神经

颈部自主神经同样包括交感神经和副交感神经两部分。交感部分由颈交感干及其干神经节发出的节后纤维所分布。副交感部分则由脑干的内脏运动核团发出的节前纤维,分别经Ⅲ、Ⅶ、Ⅸ、Ⅹ各颅神经至各副交感神经节,再发出节后纤维所分布。

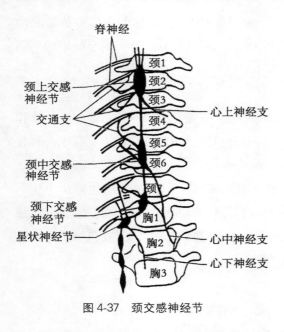

图 4-37　颈交感神经节

1. 颈交感神经

颈交感神经位于颈血管鞘的后方,颈椎横突的前方。一般每侧有 3 个交感节,分别称颈上、颈中、颈下 3 个神经节(图 4-37)。颈上神经节和颈下神经节一般会恒定存在,但颈中神经节可时有缺如。

颈上神经节是全部神经节中最大的,呈梭形,位于第二、第三颈椎横突的前方。颈中神经节最小,有时缺如,位于第六颈椎处。颈下神经节位于第七颈椎处,在椎动脉起始部的后方,常与第一胸神经合并,称颈胸神经节(星状神经节)。

颈部交感干神经节发出的节后神经纤维的分布,可概括如下:

第一,经灰交通支连于 8 对颈神经,并随颈神经分支分布至头颈和上肢的皮肤、血管、汗腺及立毛肌等。

第二,由神经节发出分支至邻近动脉,形成颈内动脉丛、颈外动脉丛、锁骨下动脉丛和椎动脉丛等。伴随这些动脉的分支,分布于头颈和上肢的平滑肌和腺体。如泪腺、唾液腺、口腔和鼻黏膜内腺体、血管、瞳孔开大肌、甲状腺等。

第三,颈神经节发出的咽支,直接进入咽壁,与迷走神经、舌咽神经的咽支共同组成咽丛。还有分别发自 3 个节的心上、心中和心下神经,下行进入胸腔,加入心底部的心丛。

颈交感神经的数个灰交通支可合并成心脏支,有的且与迷走神经的分支相吻合,至心脏和主动脉弓形成心神经丛,支配心脏。所以在临床上,上、中、下段的颈椎病变都有可能会出现心脏症状,其主要表现为心率改变。

2. 颅部副交感神经

颅部副交感神经的节前纤维在这些神经节内交换神经元,然后发出纤维到所支配的器官。

(1)随动眼神经走行的副交感神经节前纤维,起自中脑的动眼神经副核,进入眼眶内,到达睫状神经节内交换神经元,其节后纤维穿入眼球,分布于瞳孔括约肌和睫状肌,使瞳孔缩小和调节晶状体的厚度。

(2)随面神经走行副交感神经节前纤维,起自上泌涎核,一部分经岩大神经至翼腭窝内的翼腭神经节换神经元,节后纤维经上颌神经、颧神经和泪腺神经分布于泪腺;翼腭神经节发出的另一部分节后纤维分布于鼻腔和口腔,以及腭黏膜的腺体。另一部分节前纤维鼓索,加入舌神经,再到下颌下神经节换神经元,节后纤维分布于下颌下腺和舌下腺。

(3)随舌咽神经走行的副交感神经节前纤维,起自下泌涎核,经鼓室神经至鼓室丛,再由鼓室丛发出岩小神经至卵圆孔下方的耳神经换神经元,节后纤维经耳颞神经分布于腮腺。

(4)随迷走神经走行的副交感神经节前纤维,起自延髓的迷走神经背核,到达胸、腹腔脏器附近或壁内的副交感神经节换神经元,节后纤维分布于相应的器官。

第二节　落枕

落枕又称为"失枕",是颈部常见的软组织损伤,也是推拿科、针灸科、骨伤科临床常见病之一。本病好发于青壮年,冬春两季发病率较高。主要症状是晨起时突发性颈项部疼痛、僵硬、转侧不利、轻则1~2天内自行缓解;重则可拖延数日、周余不等,妨碍正常生活和工作。

一、病因病机

落枕多因睡眠时枕头高低或枕质的软硬度不适当,或睡姿不良,头颈过度偏转,使颈部一侧肌肉在较长的一段时间内处于过度被牵拉状态而发生的静力性损伤。另一原因为平素缺乏锻炼,体质虚弱,气血循环不畅,颈部肌肉舒缩功能失调,复感风寒外侵,颈局部气血瘀滞,经络闭塞所致。此类患者在临床上往往会反复出现落枕症状。也有学者认为,在睡眠时,颈部肌肉处于放松状态,颈椎松弛,由于睡姿不良,颈部一侧肌肉过度牵拉,致颈椎小关节受损,关节囊滑膜充血、水肿,甚至增厚,引发颈部疼痛和运动功能障碍,而肌肉疼痛多是反射性因素所致。

二、临床表现

多数患者在早晨起床后,突然感觉颈部不适、疼痛、僵硬,被固定于强制体位,头歪向患侧,活动受限。多数患者可回想前夜睡姿不当或受凉等因素所致。也有些患者无法确切诉说出颈部的主痛部位。

头颈部处于某一异常的强制体位,头屈向患侧,脸转向另一侧,不能自主旋转,在体检时患者常以腰部、躯干的运动来代偿颈部的旋转活动。局部斜方肌、胸锁乳突肌、肩胛提肌因痉挛而紧张,有明显压痛,个别患者在压痛部位可触摸到条束状组织。也有个别患者压痛点不明显欠确切。

三、诊断要点

(1) 晨起突发性颈项部疼痛,活动受限,强制活动后疼痛加重。

(2) 无明显外伤、发热等诱发因素,无上肢放射痛症状。

(3) 病患处肌肉有局限性压痛、痉挛。

(4) 颈部 X 线检查排除颈部骨质病变者。

四、鉴别诊断

对于儿童发现有头颈部突发性歪斜、疼痛、旋颈障碍者,不要轻易诊断为落枕。应先拍摄颈椎 X 线片,尤其是第一、第二颈椎张口位检查,以排除特发性寰枢关节半脱位或颈部其他疾病。

对于反复落枕的中年人,特别是近期内(半年左右)出现多次落枕者,应高度怀疑有患颈椎病的可能性,需做进一步的医学检查。

五、非手术治疗

(一) 推拿治疗

1. 常用穴位及部位

列缺、后溪、外关、落枕、风池、肩井、大椎、阿是穴等穴以及患侧颈背部。

2. 常用手法

㨾法、指揉法、弹拨法、拿法、抹法及颈部被动运动等,局部可辅以热敷法。

3. 治疗方法(步序)

(1) 患者取坐位,医师立于患侧。颈项疼痛较甚运动受限明显者可先采用"远取法",分别指揉列缺、落枕、后溪、外关诸穴。列缺为人体四总穴之一,有"头项寻列缺"之说。指揉列缺、落枕、后溪、外关诸穴或选取 1～2 穴施治可缓解颈项之痛。在采用远取法指揉以上诸穴时,嘱患者头部自主地向各个方向做缓慢的活动 1～2 min。

(2) 在患侧颈、背部用轻㨾法治疗,并逐步向主痛部位接近,如此从非痛部位向主痛部位,再从主痛部位移至非主痛部位,反复医治。待患者颈部疼痛稍有缓解后,一手可继续施以㨰法治疗;而另一手要扶住患者的前额、下颌或头部缓慢地做颈部前屈、后伸、左右侧屈和左右旋转的被动运动。治疗时间约 5 min。

（3）继以上体位指揉风池、肩井、大椎、阿是穴诸穴,尤其是在指揉阿是穴时刺激的量要轻重交替,同样要配合颈部的各项被动运动,约 5 min。指揉法和㨰法可交替施治,可相得益彰。

（4）当颈痛有所减轻,颈部活动功能有所改善的基础上,可对痉挛的肌肉施以弹拨法,力量由轻到重,幅度由小到大,要因人而施,在患者能忍受的情况下对痉挛的肌肉弹拨3~5 次。弹拨后局部再施以抹法或㨰法以缓解弹拨法之痛。最后以拿风池、拿肩井结束治疗。

有热敷治疗条件,可辅以热敷结束治疗。

(二) 针灸治疗

治则:温经散寒,舒筋活血。

处方:阿是穴、外劳宫、后溪、悬钟。

操作法:先针刺阿是穴、后溪、外劳宫、悬钟,用捻转泻法。在针刺的同时,令患者前后左右和旋转头颈部。局部喜热恶寒者,在阿是穴针刺后拔火罐,起罐后艾灸 5 min;颈项部瘀血者,在阿是穴刺络拔罐。

(三) 物理疗法

120~500 mW 激光照射颈椎牵扯的肌肉痛点,每次治疗时间 10 min,每日或隔日治疗 1 次,10~20 次为 1 疗程。

六、注意事项

（1）本病属于一种自限性疾病,在推拿治疗时应以手法治疗为主,被动运动为辅。只要手法到位,痉挛的肌肉即能缓解,颈痛减轻,颈部运动功能改善。

（2）不可强行做颈部的被动运动,更不能强行去做颈部扳法和刻意追求颈部扳法的弹响声。

（3）患者或由家属帮助,在颈局部热敷时须注意不要烫伤皮肤,并注意保暖。

第三节 颈椎病

颈椎病又称颈椎综合征,是指颈椎间盘退行性改变及其继发性、累及周围组织结构

(脊髓、神经根、椎动脉及交感神经等),出现相应的症状和体征,称为颈椎病。

本病是中、老年人(但有年轻化的趋势)常见病、多发病之一。随着生活水平的提高,人口老龄化程度的日益增加,目前颈椎病的发病率已明显超过以往常见的下腰痛。虽然绝大多数患者症状较轻,或者经保守治疗后症状得以改善或消失,但仍有一部分患者需要手术治疗,因此颈椎病越来越被人们所重视。据山东、沈阳等地的普查报告显示,成人颈椎病患者在成人患者中占 10%~15%。更有趣的是 1984 年,在桂林召开的颈椎病座谈会上,80 位专家、学者,其中有 24 人患有程度不等颈椎病,占 30%以上。

回顾历史,早在 1911 年贝利(Bailey)等发现 5 例局部神经根和脊髓长束受损害的患者,后来证实是继发于椎间盘退行性病变所致,故命名为"颈椎增生性骨关节炎"。1926 年埃利奥特提出,颈脊柱炎患者因神经孔变小可产生神经根症状。1935 年米特和阿格报告的椎间盘突出患者中,有 8 例患者的病变发生在颈椎。1948 年,布雷恩等明确指出颈椎病为一独立疾病。1950 年以后,国内外的多数文献都采用"颈椎病"的病名,只有个别译文中仍将此病译为"颈椎关节强硬症"。

自 1960 年以来,国内对本病渐有报道。就在此时第二军医大学屠开元教授与北京医学院第三医院均采用经后路颈椎椎板切除颈椎间盘手术摘除术,但效果不够满意,有出血多、并发症多等缺点。北京医学院第三医院从 1962 年起,改用颈椎前路手术治疗神经根型颈椎病。此后吴祖尧、汪道新等先后报道了经前路手术治疗颈椎病。1965 年米嘉祥作了颈椎病文献综述。1975 年,北京医学院第三医院骨科编写了国内第一本颈椎病专著,1981 年人民卫生出版社又出版了该书的第二版。至此,全国有条件的医学院校及大、中型医院对该病从基础理论到临床工作、中西结合治疗等诸方面都做了大量的工作,并取得了可喜的成果。先后在 1984 年 5 月于桂林,由中华骨科学会及《中华骨科杂志》《中华外科杂志》两编委会共同召开了全国第一届颈椎病座谈会,1992 年 10 月在青岛召开了全国第二届颈椎病座谈会,先后开过七届;中国康复医学会颈椎病专业委员会也先后开过十余次学术年会,这对推动我国对此病的研究和诊治工作起了积极的作用。2002 年 2 月第二军医大学附属长征医院成立了上海市脊柱外科临床医学中心,并成功完成颈椎病手术1 万例。

近年来除传统颈后路手术、颈前路手术外,经皮穿刺内镜技术作为神经根性型颈椎病微创的手术之一,具有创伤小、恢复快、对脊柱稳定影响小等优势。随着影像学的发展,射频等微创技术日趋成熟,亦已广泛应用于颈椎病的治疗。

在中医理疗方面,有关节松动术、各种推拿疗法、现代整脊治疗、针灸疗法(含普针、电针、温针、腹针、雷火灸、督灸等)、颈椎牵引、中药穴位热敷、药枕等各种外治疗法,为颈椎病的非手法治疗提供了更有效的选择余地。但是还必须沿着循证医学的道路进一步的研究以明确其作用机制,形成统一的治疗规范,真正达到"1+1>2"的医疗效果。

一、病因

颈椎病的致病因素多种多样,但总体来看不外乎内因和外因两个方面。

(一) 内因

颈椎间盘退化是极为重要的内因,是发生颈椎病的基础;颈椎的各种先天性畸形属于特殊的内因。

1. 年龄因素

随年龄的增长颈椎间盘组织渐渐发生退行性改变,其中纤维环是最早出现变性的部分,人在 20 岁以后纤维环发育停止,就开始退变。对纤维环的早期变性如能及早消除病因,则有可能终止发展甚至恢复。反之,一旦形成破裂,由于局部缺乏良好的血液供应而难以恢复。受纤维环变性的影响,髓核组织通常在 25～30 岁开始变性,水分含量减少,黏胶样基质逐渐被纤维组织和软骨细胞所代替。软骨板的退行性病变出现时间相对较晚,一旦出现,其半透膜的作用减弱,使得体液营养物质的交换减少,甚至完全消失,因而又加剧了纤维环和髓核的退变。

2. 先天性(发育性)椎管狭窄

在 X 线颈椎侧位片上椎管矢状径(前后径)小于 13 mm,平时脊髓适应而相安无事。若遇外伤(包括轻微外伤),则容易发生创伤性脊髓损伤。对此类患者应尽早施行后路减压术。一般认为,当受到同样的外伤,颈椎椎管越小,可带来越严重的脊髓损伤,预后也更坏。

3. 颈椎先天畸形

多种先天畸形,如先天性椎体或棘突融合、颈肋或第七颈椎横突过长(肥大)等,都容易诱发颈椎病。椎体或棘突融合多见于第二至第七颈椎或第三至第四颈椎,融合以下椎体的活动度必然增大,创伤机会也相应增多。又如颈肋或第七颈椎横突过长,增强了第七颈椎的稳定性,但增加了第六、第五颈椎的受损机会。这也说明了因颈部椎体结构的异常,导致了内平衡的失调及运动单位的移位。也是颈椎病常见于第六、第五颈椎的又一因素。

4. 代谢因素

由于各种原因所造成人体代谢失常者,特别是钙、磷代谢和激素代谢失调者,往往容易发生颈椎病。

5. 精神因素

在临床实践中可发现,有些患者在情绪不好时往往使颈椎病症状加重。而在颈椎病症状加重或发作时,患者的情绪会更不好,易激动和发脾气,颈椎病的症状也会更加严重,形成恶性循环。

(二) 外因

1. 急性颈椎损伤

急性外伤多数导致神经根型和脊髓型颈椎病的发生。在临床上有 5%～15% 的颈椎病患者有急性外伤史。当通过外伤史的追问,可发现青少年时期的颈椎外伤,是中年后发生颈椎病的重要原因。某些体育活动如倒顶立、前(后)滚翻、马术,以及车祸等,极易损伤颈椎。由于青少年时期颈椎间组织健康无损,周围软组织弹力良好,一般性损伤因代谢旺盛恢复较快。30 岁之后,椎间盘及椎旁的其他附属结构发生退行性改变,神经、血管受压症状逐步出现。此类的远期颈椎损伤史易被患者遗忘,或因相隔数年、数十年,患者认为与目前的疾病无关而被忽视。此类远期外伤甚为常见,多需耐心追问方可忆起。在颈椎退变、失稳的基础上,再遭受颈部外伤,更容易诱发颈椎病的产生与复发。

2. 慢性颈椎损伤

较急性颈椎损伤更为多见。颈椎位于较为固定的胸椎与头颅之间,经常活动,又需要承重并保持头部平衡。长期从事刺绣、缝纫、绘画、书写、电脑操作等人员,由于长期低头以单一体位工作,很容易发生颈椎病。随着智能手机和平板电脑的普及,低头族的队伍日益壮大。学生、年轻白领们就占了颈椎病发病的"半壁江山"。有学者认为低头幅度长期大于 30°,颈椎必然易会损伤。

3. 咽喉部或颈部炎症

当咽喉部或颈部有急、慢性炎症(急性咽炎、慢性咽炎、儿童急性扁桃体炎、颈淋巴结炎、乳突炎等)时,因周围组织的炎性水肿,韧带松弛,可出现颈痛,活动受限,诱发颈椎病症状出现,或使病情加重。

二、病理

颈椎病是一个慢性的病理过程,它的病理改变是在一个较长时期内渐渐形成的,主要病理改变有以下几点。

1. 椎间盘的变性

椎间盘的变性是颈椎病所有病理过程的基础。组成椎间盘的三个部分,髓核、纤维环和上、下软骨板全都呈现病理性改变。髓核组织含水量下降,纤维环和黏液样基质逐渐被纤维组织和软骨细胞所代替,形成一个纤维软骨性实体而导致椎间盘变薄(椎间隙狭窄),髓核的黏弹性下降,缓冲作用减弱。纤维环组织的退变如纤维增粗、排列紊乱、透明变性。变性后的纤维弹力减弱,可引发椎间盘膨出,最后导致纤维环的破裂;髓核组织可由此突出或压迫神经根,或压迫脊髓,或压迫椎动脉等,产生神经、血管受压症状。由于软骨板的损伤或缺损,使纤维环失去附着点而变弱。或由于软骨板的退变,其半透膜的作用发生障碍,体液营养物质的交换减少,从而又加速了纤维环和髓核组织的退变。

2. 颈椎骨关节和韧带的改变

由于椎间盘的变性,使椎间隙变狭窄,必然造成其附近的组织,如后关节及其关节囊、钩椎关节、前(后)纵韧带、黄韧带、棘间韧带、棘上韧带等也发生了相应的改变。一般认为,椎间盘的退变是原发性改变,而其他改变均属于继发性改变。后关节结构紊乱,使上、下关节突接触面增大,磨损机会增加;后关节囊松弛,使上、下关节突发生错位;关节突亦可发生骨赘,导致椎间孔缩小变窄。当椎间盘退变时,其上、下椎体后缘可相互接触、碰撞,久之可出现骨赘。所以,钩椎关节增生是椎间盘退变到椎间隙狭窄的必然结果。临床所指椎体后缘增生,绝大多数是指侧后缘的钩椎关节增生。此增生最易侵犯椎动脉。黄韧带和后纵韧带可因此而增厚,使椎管前后径缩小,当头颈后伸时,黄韧带和后纵韧带可以发生皱褶而突入椎管(图4-38),这样黄韧带从后方,后纵韧带从前方挤压脊髓。黄韧带的钙化和骨化也可直接压迫脊髓。

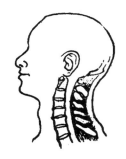 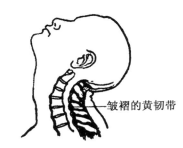

颈部正常位,黄韧带光滑　　　颈过伸位,黄韧带皱褶突向椎管内,
　　　　　　　　　　　　　　　压迫脊髓后方

图 4-38　颈椎病发病机制示意图

变性后的椎间盘耐压力和抗缓冲力都逐渐减弱,在局部负荷大、外伤多和易劳损或长时间维持在某一体位的情况下,由于椎间盘内压的增高,髓核就可沿着裂隙的方向突向边缘,直达后纵韧带下方,形成韧带下方的骨膜分离、出血等现象,导致韧带-椎间盘间隙的血肿形成。如果局部致伤因素反复作用,其血肿和渗出就越多,经过一定时间之后,血肿吸收→机化→老化和钙盐沉积,最终形成突向椎体外周的骨赘即平时所谓的骨刺、肥大、增生。骨赘的形成可见于任何椎节,但以遭受外力作用较大的第四、第五、第六颈椎最为多见。从同一椎节来看,钩突处先发居多,次为椎体前、后缘。

3. **颈脊髓改变**

突出的椎间盘、皱褶的黄韧带、骨关节的增生以及外伤等均可直接损害脊髓。发病初期表现波浪式变化,时好时坏,时轻时重;治疗后病症可以缓解甚至消失,不治疗亦有自然缓解阶段,所以常被患者忽视。当脊髓受压时间较长,未能及时治疗,病变继续发展,则可出现脊髓变性、软化,甚至出现脊髓空洞,导致形成神经不可逆转的损害。

由于对颈部交感神经和血管的影响,也可导致间接的脊髓缺血性改变。当脊髓前、后动静脉受压时,缺血可以造成局部脊髓的不可逆损害。椎管内静脉(包括脊髓本身的静脉)回流不畅,使脊髓产生充血性缺氧,同样也会影响脊髓的功能。

三、分型

颈椎病的分型虽然很多,但是 1984 年 5 月于桂林召开的全国第一届颈椎病座谈会对颈椎的分型比较确切、实用。会上将颈椎病分为以下 6 型。

1. 颈型

由颈椎间盘退行性改变,引起颈椎局部或反射性地引起枕颈肩部疼痛,颈部活动轻度受限。是颈椎病中最轻的一型。

2. 神经根型

由颈椎间盘退行性改变,导致脊神经根受压迫,引起神经根所支配区域的疼痛、麻木等症状及感觉、运动功能障碍者。

3. 脊髓型

由颈椎间盘退行性改变,造成脊髓受压和缺血,引起脊髓传导功能障碍者,此型又可分为中央型和周围型两种。中央型的发病是从上肢开始,再逐渐向下肢发展;周围型的发病是从下肢开始,逐渐向上肢发展。最终生活无法自理,甚至瘫痪,是颈椎病中最为严重的一型。

4. 椎动脉型

由于钩椎关节退行性改变的刺激,椎动脉受压迫,造成椎基底动脉供血不足者,常可引起头晕、头痛等症状。

5. 交感型

由颈椎间盘退行性改变的刺激,颈部交感神经纤维受刺激,引起一系列头晕、恶心、心律不齐等交感神经症状。

6. 食管压迫型

由颈椎间盘退行性改变、前纵韧带钙化、椎体前缘骨赘形成,呈鸟嘴状增生压迫食管主要表现为吞咽障碍(图 4-39)。

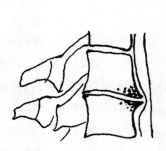
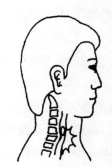

鸟嘴样增生压迫食管 　　　　　颈椎病变可以引起吞咽困难

图 4-39　食管压迫型颈椎病示意图

四、临床表现

(一) 颈型颈椎病

颈型颈椎病是其他型颈椎病共同的早期表现。以颈局部症状为主,所以又称为局部性。由于症状较轻,往往使人不够重视,以致反复发作而使病情加重,临床上所谓反复"落枕"者,绝大多数属于颈型颈椎病,或为颈椎病的前期表现。从大量的临床观察证实,此型实际上是颈椎病的初级阶段,也是治疗的最有利时机。

1. 症状

以青壮年发病居多,少数患者可在 45 岁以后首次发病。主要表现为颈项部不适、疼痛及活动受限等。患者常自诉,不知把头放在什么位置好,症状常于晨起、劳累、不良姿势或寒冷刺激后突然加重。

在急性发作期,患者不能做颈部单独活动或歪向一侧,当要回头时,颈和躯干必须共同旋转。少数患者可出现反射性肩臂疼痛、胀麻感,但是咳嗽或喷嚏时症状不会加剧。急性期过后常常感觉颈肩部或上背部酸痛,不能较持久地看书、看电视、用电脑等,时而可感头痛,后枕部疼痛,或晨起后颈部发僵,转侧不灵活或在活动时颈部会发出响声。

2. 体征

(1) 急性发作期颈部活动绝对受限,颈项部可触摸到痉挛的肌肉,有明显的压痛点。

(2) 颈椎生理曲度减弱或消失,颈椎旁肌、胸锁乳突肌、前斜角肌、患节棘突间或项韧带有散在压痛点,但多较轻。颈部活动正常或轻度受限。椎间孔挤压试验(图 4-40)和臂丛神经牵拉试验(图 4-41)阴性。

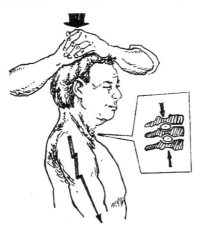
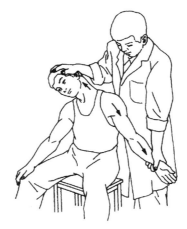

图 4-40　椎间孔挤压试验　　　　图 4-41　臂丛神经牵拉试验

X 线检查除颈椎生理曲度变直或消失外,正位片可见相邻患节钩椎关节间隙不等宽。少数病例可看到椎体边缘和钩突轻度骨质增生,以及项韧带钙化等征象。但也有的患者在 X 线片上除颈椎生理曲度变直或消失外,无明显其他骨质改变。

(二) 神经根型颈椎病

在颈椎病中,神经根型颈椎病是各型发病率最高者,占 50%～60%。此型为侧后方突出物刺激或压迫颈脊神经所致(图 4-42)。主要表现为与颈脊神经根分布区相一致的感觉、运动和反射障碍。

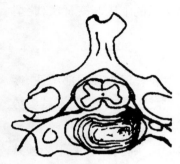

图 4-42 颈椎神经受压示意

神经根型颈椎病主要是由于髓核的突出,后侧方小关节的骨质增生,椎体侧后方钩突骨赘,以及相邻三个关节(椎体间关节、钩椎关节和椎体后关节)的松动均可对脊神经根(亦可单纯对前根和后根)造成刺激或压迫。本病多见于 40 岁以上的中年人,无明显性别差异。颈部活动度大,长期低头工作、长期高枕入睡者发病率较高。根据病变部位不同,其症状表现也不一样。如病变位于颈 4 以上,则疼痛主要表现在颈丛分布区(枕部、耳后部、颈部、项部),与颈型颈椎病的症状相似,但较颈型颈椎病严重。如病变位于颈 5 以下,则疼痛主要表现在臂丛神经分布区(主要是上肢)。神经根型颈椎病多发部位依次为颈 5、颈 6 椎间盘,颈 4、颈 5 椎间盘,颈 6、颈 7 椎间盘及颈 3、颈 4 椎间盘,有单节段发病,亦有多节段同时发病。

1. 症状

发病初期仅表现在脊神经后支分布区,颈部、背部或肩部疼痛,头颈不敢活动,数日后可发展到整个臂丛神经分布区放射性疼痛,手不知道放在何处才好,稍稍转动头颈或手稍提东西就会感到疼痛难忍,即所谓颈、肩、臂、手疼痛综合征。咳嗽、打喷嚏,甚至深呼吸均可诱发疼痛加剧。常可伴有头疼、头晕、手酸胀、麻木,夜间尤甚,无法入睡。日久,颈部活动受限,患肢疼痛、麻木加重,手不能提重物,握力减弱,手臂肌肉出现失用性萎缩。服用一般止痛药片,也不能见效。

2. 体征

(1) 活动受限。颈部活动受限,且有明显的方向性,特别是颈部向后伸和患侧侧屈时活动障碍明显。为了使椎间孔扩大,缓解神经根遭受压迫,颈椎生理前凸减小。

(2) 压痛点位置。压痛点多在受累的脊神经及其后支的支配区,如耳后风池穴、椎旁肌、棘突旁、前斜角肌、斜方肌、肱骨外上髁等。其中以棘突旁受累最为明显,压痛可向上肢远端部位放射,并且与原疼痛位置一致。在棘突旁还可扪及条索状或结节状反应物。

(3) 椎间孔挤压试验(图 4-40)阳性、臂丛神经牵拉试验(图 4-41)阳性。

(4) 感觉改变。颈神经根受刺激时,在初期或急性期可出现该神经支配的远端部位痛觉过敏。颈神经根压迫较重或时间较久,其远端部位表现为痛觉减退。临床上若能详细检查感觉障碍分布,则可推断出神经根受压的节段平面。

（5）腱反射改变。以检查肱二头肌（图4-43）、肱三头肌（图4-44）及桡骨膜反射（图4-45）为主。如腱反射活跃,则提示支配该肌腱的神经根病变较轻,多为疾病的早期。反之,如腱反射减退或消失,则提示支配该肌腱的神经根受到压迫,多为疾病成形或后期。检查肌腱反射的改变,应与健侧对比。单纯根型病变,无病理反射出现。如出现病理反射,则提示合并脊髓病变。

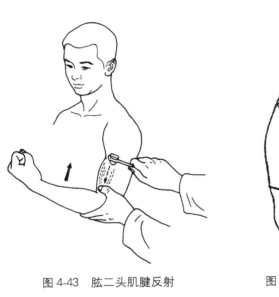

图4-43　肱二头肌腱反射　　　　图4-44　肱三头肌腱反射

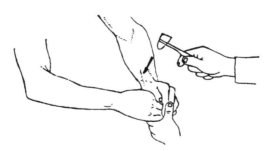

图4-45　桡骨膜反射（亦称肱桡肌反射）

（6）肌力改变。神经根受压迫后,轻者所支配的肌肉力量减退,重者出现肌肉萎缩,临床上可用左右对比的方法,检测即知,也可用握力计检查握力改变。

（7）肌张力改变。神经根型颈椎病,一般皆有肌张力改变现象,支配该肌肉的神经根受到激惹,表现为肌张力增高,甚至出现肌痉挛,多发生在病之初期或急性发作期。当支配该肌肉的神经根受到抑制时,则出现肌张力减低,即肌肉松弛乏力,多发生在疾病的慢性期。

（8）可有一定程度的自主神经功能紊乱的表现,如怕冷、发凉、发绀、肿胀等。

(三) 脊髓型颈椎病

脊髓型颈椎病是引发四肢瘫痪,致残率高的严重疾病,占颈椎病的 10%～15%。轻者可丧失部分劳动力,重者可丧失全部劳动力,四肢瘫痪,卧床不起。由于不少患者突发地表现为下肢运动麻痹,而颈部只有轻微的异常感觉,有的甚至完全没有颈部症状,因此往往被认为是神经功能性疾病(个别误诊为癔症),而未能正确治疗,使患者失去早期诊断、早期治疗的良机。到后期因出现了肢体痉挛性瘫痪、病理反射阳性,才想到是本病,延误了对疾病的治疗。

脊髓型颈椎病是因脊髓组织及其供养脊髓血管遭受中央型髓核突出、椎体后缘骨赘、增生肥厚的黄韧带及钙化的后纵韧带等的压迫或刺激,而出现髓性运动、感觉与反射障碍的疾病。症状先从上肢开始,称为中央型;先从下肢开始,称为周围型。或上下肢同时发病,这主要是脊髓前中央动脉受累所致,称前中央血管型或称四肢型。

1. 症状

患者多为中年人,除非外伤后急性发病,否则起病缓慢,早期颈痛不明显,甚至根本没有颈肩臂疼痛史,这也就是脊髓型颈椎病早期被忽视和误诊的主要原因。

2. 运动障碍

由于皮质脊髓束(锥体束)受压迫,或因脊髓前动脉痉挛缺血,临床上突然地表现为下肢乏力、沉重、步态笨拙、迈步发紧,如缚绑腿感、不能快走、更不能奔跑。震颤,足尖不能离地,逐渐出现跛行,容易跌倒或跪倒,双脚有踏在棉花上一样的感觉,晚期可出现痉挛性瘫痪。上肢可表现为手无力,持物不稳,拿小物件易落地,不能自如穿脱衣服,更不能扣衣服扣子,写字困难,甚至不能自己用餐,生活完全依靠别人照顾。

3. 感觉障碍

由于脊髓的脊髓丘脑束受累,造成肢体麻木、疼痛。其感觉障碍亦有先下后上的规律,即一般先出现下肢麻木,以后逐步向上发展。通常可出现痛觉、触觉、温度觉的减退。在躯干第二肋或第四肋以下感觉障碍,患者胸、腹部发紧,似有铁丝或绳索缠身,紧得喘不过气来,这称为束带感或称束胸感。

4. 反射障碍

下肢的膝反射(图 4-46)和踝反射(图 4-47)可出现亢进;腹壁反射(图 4-48)、提睾反射(图 4-49)可出现减弱或消失;上肢的肱二头肌腱反射、肱三头肌腱反射亦可出现亢进。

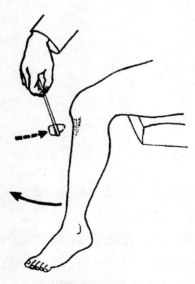

图 4-46 膝反射示意图

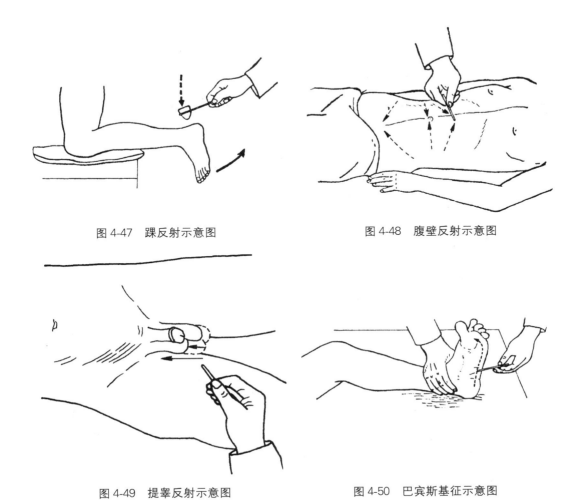

图 4-47　踝反射示意图

图 4-48　腹壁反射示意图

图 4-49　提睾反射示意图

图 4-50　巴宾斯基征示意图

　　下肢的病理反射均可出现,如巴宾斯基征(图 4-50)、查多克征(图 4-51)、奥本海姆征(图 4-52)、戈登征(图 4-53)、髌(膝)阵挛(图 4-54)、踝阵挛(图 4-55)等,均可能出现阳性。

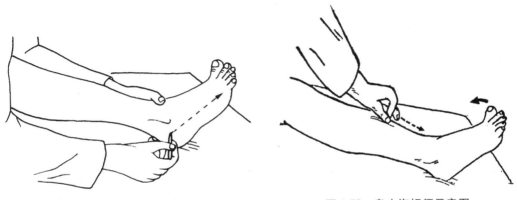

图 4-51　查多克征示意图

图 4-52　奥本海姆征示意图

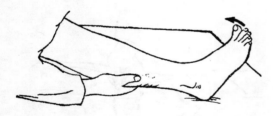

图 4-53 戈登征示意图

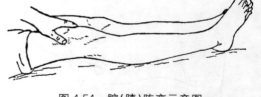

图 4-54 髌(膝)阵挛示意图

脊髓型颈椎病患者上肢病理反射霍夫曼
(Hoffmamn)征(图 4-56)要早于下肢的病理反
射。有不少患者早期已有下肢无力、步态发
紧或震颤等锥体束受累的征象,此时上肢虽
未感到运动障碍,但可出现霍夫曼征阳性。
而下肢的病理反射要数月后方可出现。这一
现象应如何解释,尚待探讨。目前常以此征
为脊髓型颈椎病早期诊断的重要体征之一。

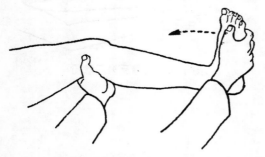

图 4-55 踝阵挛示意图

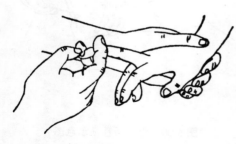

(1) 刮中指指甲

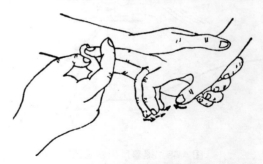

(2) 引发拇指内收及其余四指屈曲

图 4-56 霍夫曼征示意图

除上述运动、感觉和反射障碍外,有部分患者还表现为瘫痪或麻木、肢体怕冷、血运障
碍、浮肿,或胃肠、心血管等自主神经功能障碍。还有部分患者可出现尿急、排尿不尽,严
重者可发展为尿潴留等括约肌障碍或大小便失禁症状。尿急的原因可能是括约肌肌力减
弱或逼尿肌强力收缩,交感神经功能被抑制,副交感神经功能亢进所致。

5. 体征

颈部后伸或侧屈运动受限。患肢肌张力增高。腱反射多为活跃或亢进,同时可出现
髌阵挛、踝阵挛和病理反射。特别是霍夫曼征单侧或双侧阳性,这是脊髓受压的重要体
征。椎体后缘骨赘明显者,屈颈试验可现双下肢或四肢"触电"样感觉的阳性体征。感觉
常有障碍而不很规则,躯干可在第二肋以下知觉减退,或两侧不在同一平面,也可能有一
段区域的知觉减退,而其上或腰以下知觉正常。下肢则多有感觉减退。浅反射如腹壁反

射、提睾反射多消失或减弱；肛门反射（图4-57）常存在（这与脊髓横断伤不同）。深感觉如位置觉、震动觉都存在。

(四) 椎动脉型颈椎病

椎动脉型颈椎病是因为颈椎间盘退行性改变，椎间盘变薄，椎间隙狭窄，必然导致颈椎的高度短缩。而椎动脉因长期的低头旋颈等活动的牵拉，再加上中年以后可能伴发不同程度的动脉硬化，使椎动脉的弹力减弱，该血管的绝对长度增大。这一系列的椎间盘和椎动脉的病理变化导致了椎动脉与颈椎长度的平衡破坏。由于椎动脉的长度超过了颈椎

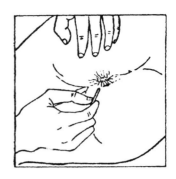

图4-57　肛门反射示意图

的长(高)度，出现了长则必曲的结果。长而迂曲的椎动脉必然血流缓慢，如再伴有颈椎骨赘等其他因素共存，就可能造成血流进一步受阻，甚至中断。颈椎横突孔的增生、狭窄，上关节的增生肥大，钩椎关节的骨赘形成（图4-34），椎间盘的侧后方突出，以及颈椎退行性改变后稳定性降低，在颈部活动时椎间关节过度移动等诸因素导致椎动脉遭受刺激或压迫。或因椎动脉壁上交感神经纤维感受刺激，使椎动脉痉挛，血管腔变小，血流发生障碍。或因椎动脉本身病变，如左右发育不对称，当一侧血管管径较小，而另一侧受骨赘影响时，易出现症状。当一侧血管扭曲，而一侧又遭受骨赘压迫，即可出现椎动脉缺血症状。当椎动脉有粥样硬化性改变，或有感染性炎症时，该动脉血流可减少或梗阻。这类患者，即使有很小的骨赘，也可发生很严重的症状。也有学者报道，颈椎病骨赘压迫对椎动脉形成慢性损伤性刺激，易发生动脉硬化，使受压的管腔进一步缩小。

椎动脉型颈椎病发病后，其特点是脑部症状多于四肢症状，对脑力的影响明显大于对体力的影响，临床症状的出现和加重，与颈椎活动有密切的关系，而且其变化多端。

1. 症状

颈性眩晕是指患者眩晕主要发生于头颈部活动时，如头颈部做前屈后伸或左右旋转动作时突发眩晕，一般持续时间较短，伴随颈部位置的复原而缓解。颈性眩晕主要为中枢性的，有不同程度的椎基底动脉供血不足的症状，主要表现为内耳、脑干（中脑、脑桥、延髓）、小脑、间脑、大脑枕叶、颞叶及脊髓等组织的功能缺损。其主要症状为：

（1）眩晕为本型的主要症状。眩晕可表现为旋转性、浮动性或摇晃性，头部活动或体位急剧变动时可诱发或加重。有的椎动脉型颈椎病患者唯一的早期症状就是眩晕，并在疾病发展的过程中常夹杂有其他症状。有1/3～1/2的患者伴有不同程度的耳鸣或听力减退。耳鸣的性质各样，有飞机轰鸣声、有蝉鸣声、有汽笛声、有钟表嘀嗒声、有空气在管内流动的呼呼声。个别患者还可听到自己的脑内杂音（脑鸣），像水管内流动的嘘嘘声。听力减退经电测听检查符合神经性耳聋的特点。耳蜗症状（耳鸣、听力减退）的出现，提示椎基底动脉的分支中听动脉供血不足。此症状可单侧，也可双侧。有一部分患

者伴有自发性眼球震颤,当头颈向某一方向活动时,即可出现垂直性或水平性眼球震颤。

(2)头痛为本型又一主要症状。头痛和眩晕可同时存在,但往往有主次,或以头痛为主伴眩晕,或以眩晕为主伴头痛,亦有交替发作的。头痛症状的出现率为60%~84%,常因头颈部突然旋转而诱发。头痛症状主要是枕部或顶枕部,也可向同侧颞部、面深部、耳部、牙部放射。头痛性质多为发作性胀痛或跳痛、刺痛状。这是由于椎基底动脉供血不足时,侧支循环血管扩张所引起。头痛常伴有恶心、呕吐等自主神经功能紊乱症状,易误诊为偏头痛。

(3)视觉障碍是一种较为常见症状。轻者表现为视雾、一过性黑蒙、暂时性视野缺损、眼前闪彩或一过性幻视;重者可突然弱视或失明。持续时间很短,一般数十秒或数分钟内即自行恢复。但可反复发作,这是由于双侧大脑后动脉缺血所致。复视也不少见,这是由于脑干内第三、第四、第六脑神经缺血或内侧纵束缺血引起。

(4)猝倒(亦称倾倒发作)是本型较少见的一种特有表现,是椎动脉受到刺激后突然痉挛缺血所致。发作前患者往往无任何预兆。患者常在站立或行走时,因头颈过度转动,下肢肌张力突然消失而倒地。患者的意识清楚,视力、听力、讲话都正常,能立即站起并继续正常活动。颈部椎动脉缺血原因,多系该段动脉硬化血流量减少;或颈椎钩椎关节横向增生的骨赘以及椎间盘退变松弛不稳定压迫椎动脉或刺激椎动脉周围交感神经而使椎动脉痉挛缺血。

(5)其他症状有不同程度的运动障碍、感觉障碍以及神经症状。运动障碍所出现的单瘫、偏瘫、交叉瘫或四肢瘫,一般多为不完全性瘫痪,可见锥体束征,延髓麻痹时可表现为讲话含糊不清、吞咽障碍、软腭麻痹、喝水返呛、声音嘶哑等。平衡障碍(共济失调)表现为走路蹒跚,躯干平衡失调。若为小脑性共济失调者,其白天和晚上症状无明显差别。若为前庭性共济失调者,白天走路尚好,黑夜无灯光时明显加重,龙贝格征阳性。面部有针刺感或麻木感,口周或舌部发麻。四肢麻木或半身麻木较为常见,并往往伴有半侧肢体酸痛,故有时颇似关节炎或肌纤维组织炎。精神症状方面有抑郁寡言,严重者可出现缄默症,脑子迷乱或异常兴奋,强笑,话多,但往往缺乏逻辑性,故常有语言障碍,颠三倒四。突出表现为记忆力减退,近事遗忘尤为显著。

本型在临床表现常为突发性、可逆性,并有反复发作倾向,且多次发作的症状有时不尽相同,发作时神经系统检查可为正常。

2.体征

本病唯一可见的体征就是旋颈试验阳性。

(五) 交感型颈椎病

交感型颈椎病的发病机制尚不十分清楚,但是当颈段硬膜、后纵韧带、小关节、颈神经根、椎动脉等组织受到压迫或外伤性刺激后,可因交感神经反射(脊髓反射和脑—脊髓反射)而出现一系列的临床表现。颈脊神经没有白交通支,但灰交通支与颈交感神经节及第一、第二胸椎交感神经节的白交通支相连。由颈交感神经节发出的节后纤维随颈神经前支而分布,其末梢可分布到咽部、内耳、心脏,上肢动脉、颈外动脉、颈内动脉、椎动脉及上肢、上胸、头部汗腺,瞳孔括约肌、眼睑平滑肌等组织。

交感神经痛的特点是酸痛,有压迫感和灼痛、钝痛,产生部位较深,界限模糊不清,并有弥散性扩散,而不沿神经干的经路传导等。

原来自主神经功能不稳定者,以及更年期妇女,易患本型(交感型)颈椎病。不同病例其症状差别较大。多见的是交感神经兴奋症状,少数出现交感神经抑制症状。

1. 交感神经兴奋症状

(1)头部症状有枕部痛、颈枕痛或偏头痛,可伴有头沉头晕。此型患者稍有感冒、受凉、睡眠不好、疲劳即可诱发头痛,女性往往在月经期发作。此型头痛与椎动脉型不同,头部症状与颈椎活动无关。严重头痛时可伴有恶心,但呕吐者远比椎动脉型少见。

(2)五官症状有视物模糊、视力下降、眼球胀痛、瞳孔扩大、眼目干涩、眼前冒金星等。可有咽、喉不适或异物感,常表现为慢性咽喉炎,或发音障碍,或耳鸣、听力下降。鼻腔疼痛或异物感,如慢性鼻炎。

(3)心血管症状有心率多表现不正常,有心动过速,亦有心动过缓,也有两者交替出现。有心律不齐和心前区疼痛,易误诊为冠心病,但心电图正常,还有表现为血压不稳,忽高忽低。

(4)周围血管症状有因肢体血管痉挛,可出现怕冷,局部温度降低,或肢体遇冷时有刺痒感。当肢体血管扩张,可出现指端发红、烧灼感、喜冷怕热、疼痛过敏、项胸背灼热感。

(5)出汗异常,以多汗表现为主。此现象只限于脸面、头、颈、四肢或一侧躯干。

2. 交感神经抑制症状

主要表现为头晕、眼花、流泪、眼睑下垂、鼻塞、心动过缓、血压偏低、胃肠蠕动增加或嗳气或肠胀气等。

(六)食道压迫型颈椎病

本型较少见,主要是由于颈椎间盘退变,椎体前缘巨大骨赘和前纵韧带骨化,从而对其前面的食管造成压迫所致(图 4-58),故称食管压迫型颈椎病。

临床表现主要为吞咽障碍。早期常在吞服硬质食物时有困难感。轻者仅在仰颈时吞咽发

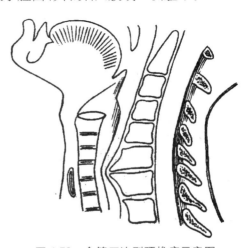

图 4-58 食管压迫型颈椎病示意图

生困难,屈颈时吞咽困难则消失;中度症状者只能服软食或流质;而重度症状者仅可进汤水。好发部位以第五～第六颈椎最多,第六～第七颈椎及第四～第五颈椎次之。

五、颈椎病的诊断与鉴别诊断

颈椎病的诊断以全国颈椎病专题座谈会制定的关于颈椎病的诊断标准为依据,介绍如下。

诊断原则由下列四条组成:

其一,临床表现与影像学所见相符合者,可以确诊为颈椎病。

其二,具有典型的颈椎病临床表现,而影像学所见正常者,应注意排除其他疾病后,方可诊断为颈椎病。

其三,仅有影像学表现异常,而无颈椎病的临床表现,不应诊断为颈椎病,但可将影像学所见在病历中加以记录。

其四,一旦明确诊断为颈椎病变后,应注明属于哪一型颈椎病。

(一) 颈型颈椎病的诊断与鉴别诊断

1. 颈型颈椎病的诊断要点

(1) 主诉颈、枕、肩部时常有反复发作性疼痛等异常感觉,颈部转动不利,并伴有相应的压痛点等体征。

(2) 颈部 X 线片上显示颈椎生理弧度变直或消失,或可见相应钩椎关节或椎体增生性改变及不稳等表现。

2. 颈型颈椎病的鉴别诊断

应除外颈部其他疾患(如落枕、肩关节周围炎、风湿性肌纤维组织炎及其他非椎间盘退行性改变所致的颈、背、肩部疼痛)。

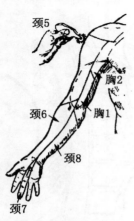

图 4-59 上肢皮肤的
节段性神经检测

(二) 神经根型颈椎病的诊断与鉴别诊断

1. 神经根型颈椎病的诊断要点

(1) 除颈痛外具有较典型的根性症状(患侧上肢放射性疼痛、麻木),且病痛部位与颈脊神经所支配的区域相一致(图 4-59)。

(2) 椎间孔挤压试验或臂丛神经牵拉试验阳性。

(3) 影像学所见与临床表现相符。

X 线侧位片显示颈椎生理弧度变直或"反曲",病变椎间隙变狭窄,椎体前后缘有骨刺形成,尤以后缘骨刺更有意义。在动态(过伸、过屈侧位片)位上,常可见颈椎不稳,表现轻滑椎(邻近两椎体后缘纵线平行,若距离大于 3.5 mm,即为颈椎不稳)。斜位片对观察椎间孔有否变形十分重要。如有椎间孔缩小,则应进一步分析骨赘是来自椎体后外侧钩椎关节,还是来自后关节的增生,以供治疗参考。项韧带已有钙化者,提示病程较长。伴随年龄增长颈椎间隙变得狭窄或骨刺形成是常见的,这些X线片上显示的改变与疼痛、麻木的程度不成正比。

2. 神经根型颈椎病的鉴别诊断

凡是颈肩痛并向上肢放射至手臂疼痛、麻木者均应注意鉴别。对肩关节周围炎、网球肘、腕管综合征等疾病,只要仔细检查即可鉴别。对于颈椎骨折、脱位、颈椎结核、炎症、骨肿瘤性疾病,通过 X 线检查即可做出鉴别。现将易与本病混淆者作如下鉴别。

(1) 胸廓上口综合征。该病是由于锁骨下动脉、静脉和臂丛神经在胸廓上口受压迫所产生的一组症候群。其中包括前斜角肌综合征、肋锁综合征和第一胸肋综合征。以颈臂痛向尺侧放射、发麻,或肢体发凉、怕冷、易疲劳;或患肢水肿、浅静脉怒张、手指僵硬等为主要症状。锁骨上窝前斜角肌(神经血管束)压迫可使症状重复出现。尺神经支配区知觉减退。斜角肌试验,超外展试验(图 4-60)等阳性。X 线检查可发现有颈肋的存在或第七颈椎横突过长等影像学改变。

(2) 肌萎缩性侧索硬化症。该病从双手小肌肉萎缩、肌纤维颤动开始,逐渐向上至全上肢出现肌束震颤,最后舌肌萎缩,发音不清、吞咽困难。一般无感觉障碍。腱反射活跃或亢进,锥体束征阳性。肌电图神经传导速度正常。病情发展较快,多数在 5 年内因中枢神经麻痹或肺部感染而死亡。

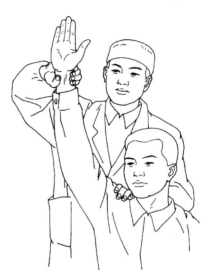

患者端坐,双上肢自然下垂,医师握住患肢腕部(注意触摸桡动脉的搏动),在上肢伸直的情况下,逐渐从侧方将患肢被动外展高举过肩至头侧,若出现桡动脉搏动减弱或消失,即为阳性。多提示超外展综合征(喙突胸小肌综合征)。

在上肢超外展时,臂丛神经和锁骨下动脉在喙突下弯曲、紧张并受胸小肌压迫。

图 4-60　超外展试验

(3) 肺尖部肿瘤。该肿瘤形成后,且可侵蚀肋骨,又可累及臂丛神经,对有可疑患者应作胸片检查。

(三) 脊髓型颈椎病的诊断与鉴别诊断

1. 脊髓型颈椎病的诊断要点

(1) 具有颈脊髓损害的临床表现。主要表现为肢体肌张力增高、下肢痉挛性瘫痪、不规则的感觉障碍;腱反射亢进、髌阵挛或踝阵挛、一个以上的病理变化,尤以霍夫曼征阳性为典型表现。

(2) 影像学检查显示椎管狭窄、颈椎退行性改变、颈脊髓受压迫等征象。X 线检查可显示颈椎变直或向后反弓,多发性颈椎间盘间隙狭窄、骨赘,尤以是椎体后缘骨赘及钩椎关节骨质增生的影像显示。从颈部过伸、过屈位观察,可发现颈椎不稳节段(滑椎、椎间隙前或后增大)。斜位片上可见椎间孔缩小,小关节重叠、增生或可见项韧带骨化,并且应测量椎管前后径的大小是否正常。中国人正常颈椎椎管前后径在 16～17 mm 之间。若前后径小于 13 mm 则提示有椎管狭窄的可能;若小于 10 mm 可明确为骨性椎管狭窄,常伴有脊髓功能障碍。颈脊髓造影(对无 CT、MRI 的条件情况下)对脊髓型颈椎病的诊断有重要价值。首先,颈脊髓造影能定性诊断,并且确定引起该病的原因是肿瘤、炎症粘连等病因。其次,可定部位,能确定颈椎病引起脊髓压迫的具体位置。当然还可以从造影片推断出脊髓受压的程度。总之,颈脊髓造影对治疗和预后的判断均有重要意义,常用在需手术治疗的病例,但属创伤性,目前已少用,由磁共振替代。通过 CT 检查对椎体后缘骨赘,椎间盘突出、后纵韧带骨化、椎管大小、侧隐窝有否狭窄、黄韧带增厚、钙化等都可显示出来(图 4-61)。MRI 的分辨能力更高,比 CT 又进了一步,可见骨、椎间盘、脊髓及其他软组织。特别脊髓是否受压,有否变细(萎缩)、空洞、肿瘤等一目了然(图 4-62)。

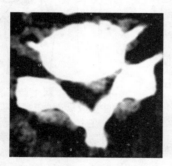 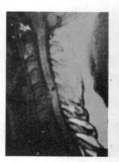 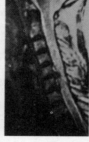

图 4-61　颈椎间盘突出 CT　　　　图 4-62　磁共振(MRI)

2. 脊髓型颈椎病的鉴别诊断

凡有脊髓受刺激或损害者,均需与脊髓型颈椎病相鉴别。

(1)脊髓肿瘤。它包括椎管内硬膜外肿瘤(大多数是恶性肿尤其是转移瘤)、硬膜下髓外肿瘤(主要是神经鞘瘤、脊膜瘤等)、脊髓内肿瘤(神经胶质瘤)以及哑铃型肿瘤(跨于硬脊膜内外或脊髓内外的肿瘤,其中以神经鞘瘤和脊膜瘤多见)。共同特点是脊髓呈进行性受压,主要临床表现有肢体疼痛、不同程度的肌无力和瘫痪、感觉异常(麻木感、蚁行感、针刺感等)和括约肌障碍,症状逐渐加重,有增无减。X 线平片可能见到椎体或椎弓根破坏,但相邻的椎间隙保持正常。脊髓造影、CT、MRI 等检查可以明确诊断。

(2)脊髓空洞症。病变发生在脊髓中央管附近,主要累及传导冷热痛觉传导束,出现痛觉温度觉与触觉分离。患者在感觉障碍区,常被热水烫伤或刀割伤(因无痛觉)去医院就诊,经检查后才发现。

(3)后纵韧带骨化症。在临床上虽不属常见病,但在东方民族中还是占有一定的比例,当骨化的后纵韧带占到颈椎前后径 30% 以上时,可引起颈椎椎管狭窄,影响脊髓血运而导致高位颈脊髓损害,发生慢性进行性痉挛性四肢瘫痪。X线侧位片可见椎体后方相当于后纵韧带部位有密度增高的骨化影(图4-63)。

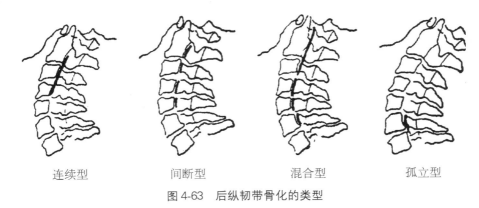

连续型　　　　间断型　　　　混合型　　　　孤立型

图4-63　后纵韧带骨化的类型

(四) 椎动脉型颈椎病的诊断和鉴别诊断

1. 椎动脉型颈椎病的诊断要点

关于椎动脉型颈椎病的诊断问题是有待于研究的问题,其诊断要点如下。

(1) 有颈性眩晕,可有猝倒发作。

(2) 旋颈试验阳性。

(3) X线片显示节段性不稳或钩椎关节骨质增生。

(4) 多伴有交感神经症状。

(5) 除外眼源性、耳源性外的眩晕。

(6) 除外椎动脉第一段(进入颈6横突孔以前的椎动脉段)和椎动脉第三段(出颈椎进入颅内以前的椎动脉段)受压所引起的基底动脉供血不全。

(7) 要确诊者,在手术前需行椎动脉造影或数字减影(Digital subtraction angiography,DSA)椎动脉造影。

2. 除椎动脉型颈椎病外的眩晕疾病鉴别

还特别要排除无症状性颈动脉斑块的患者,此病禁忌推拿治疗。手法不当可致斑块脱落,随血液循环至脑部,堵塞脑动脉引起脑卒中。选用彩色多普勒超声检测可排除本病。

(五) 交感型颈椎病的诊断与鉴别诊断

1. 交感型颈椎病的诊断要点

临床表现为头晕、眼花、耳鸣、手麻、心动过速、心动过缓、心前区疼痛等一系列交感神经症状,同时伴有颈神经或脊髓受累的临床表现,或颈部X线片有典型的颈椎病症状者,即可考虑为交感型颈椎病。但是,对单纯的交感型颈椎病因神经根、脊髓受累不明显者,诊断上往往比较困难。

作星状神经节封闭。若封闭后症状立即消失,或大部症状缓解,即首先考虑为交感型颈椎病。亦有人提出高渗盐水试验,即在上胸段硬膜外注射高渗盐水,以诱发交感神经症状或加重原来症状。这些辅助检查方法对诊断均有帮助。

总之,对本型颈椎病尚需进一步观察研究,提高诊断水平。

2. 交感型颈椎病的鉴别诊断

(1) 梅尼埃病。该病源发于中耳的原因不明的耳科疾患,症状有头痛、眩晕、恶心、呕吐、耳鸣、耳聋、眼震、脉搏缓慢、血压偏低等。其发作与过度疲劳、睡眠不足、情绪波动有关,而不是因为颈部活动而诱发。请五官科会诊,进一步检查,可以鉴别。常见眩晕症的鉴别诊断见表 4-2。

表 4-2 常见眩晕症的鉴别诊断表

疾病名称	临床症状			前庭功能检查	眼球震颤	神经系统病症	病程经过
	眩晕	耳鸣	耳聋				
梅尼埃病	重度,发作性	神经性,多为单侧	多为单侧	病侧不正常	规律性、水平性、随眩晕而消长	无	数小时至数天
迷路炎	中度至重度发作性	严重时出现,混合性	可有	病侧不正常	严重时出现	无	依类型不同而病程不同
链霉素中毒	轻度至中度,有时重度,渐进性、慢性,有时为发作性	可有神经性耳聋	可有	变化不定	较少出现	口周或四肢麻木	数周以至数月,或更长
听神经瘤	轻至中度,慢性,渐进性	神经性,病侧	病侧	不正常	可有	病侧第五、第七脑神经损害,以后有同侧小脑征及颅内高压	持续进展
椎基底动脉供血不足	轻度,中度或重度,多为发作性	可有双侧性,神经性	可有双侧性	变化不定	可有,垂直性或水平性	脑干缺血症状及体征	发作持续数分钟,多不超过 24 h,后遗不适可持续数天
延髓外侧综合征	中度至重度,突然发生	少有	少有	多属正常	可有	病侧软腭及声带麻痹,面部及躯干交叉性感觉障碍,病侧有贺纳征	持续数天至数周,好转或恶化

(2) 冠心病。心前区疼痛剧烈,伴有胸闷、气短及左上肢尺侧放射性疼痛,但没有其他节段性疼痛和知觉改变。心电图提示有病理性改变。服用硝酸甘油类药物可缓解症状。

(3) 神经官能症。患者临床表现繁多,但无神经根性或脊髓受压的症状和体征,药物治疗有一定疗效,需心理医师治疗,减除其精神上的压力。

(4) 椎动脉型颈椎病。其临床表现可与交感型颈椎病相类似的症状,两者亦可同时存在。用扩张血管药物,对鉴别诊断有帮助。极少数患者有多汗、心脏方面等症状;行硬膜外封闭,症状如故。严重者可行椎动脉造影加以鉴别。

(六) 食管压迫型颈椎病的诊断与鉴别诊断

1. 食管压迫型颈椎病的诊断要点

(1) 吞咽障碍。

(2) X 线侧位片可见颈椎椎体前缘鸟嘴样增生压迫食管。经食管钡剂检查可以证实为本型颈椎病。

2. 食管压迫型颈椎病的鉴别诊断

(1) 食管炎。该病常伴有十二指肠球部溃疡、食管裂孔疝等疾病,主要表现为胸骨后灼热感或疼痛,当食物通过时诱发或加重。有吞咽困难和呕吐。食管钡剂检查时,食管下段痉挛性收缩或狭窄,边缘光滑、规则或稍粗糙,两侧对称,仍有相当程度的舒张功能。

(2) 食管癌。一种常见的恶性肿瘤,主要表现为吞咽障碍、胸骨后疼痛等症状。食管钡剂检查可见食管黏膜皱襞消失,腔内充盈缺损或不规则狭窄,蠕动消失,钡剂通过障碍。

六、颈椎病的治疗

绝大多数颈椎病都可以采取非手术治疗,非手术治疗不仅可能使颈椎病症状减轻,明显好转或治愈,尤其是颈椎病的早期病例,而只有少数(脊髓型颈椎病和食管压迫型颈椎病等)需要手术治疗。笔者认为非手术治疗是手术治疗的基础,应该加以重视。

非手术治疗的内容十分丰富,有颈椎牵引、各种理疗方法、针灸、推拿、中西药物、围颈固定、功能锻炼等等。医师针对患者的病情拟定确切的综合治疗方案,绝大多数颈椎病,甚至包括个别脊髓型早期患者症状都可获得缓解,故所有颈椎病患者都不该失去非手术治疗的时机。对劳累后又复发者,仍可先选用非手术疗法治疗。当然对于已应用综合疗法无效而又有手术指征者,则应尽早应用手术疗法,以免耽误手术的好时机。

推拿手法治疗颈椎病是本文的重点,下面就以此为中心介绍颈椎病的推拿治疗。

(一) 非手术治疗的适应证

(1) 颈型颈椎病、神经根型颈椎病、椎动脉型颈椎病、交感型颈椎病。

(2) 脊髓型颈椎病早期(指尚未出现长传导束症状之前),或脊髓型颈椎病暂不愿手术者,或脊髓型颈椎病患者病程过长超过两年不宜手术者。

(3) 对颈椎病的诊断尚未肯定而需要一边治疗、一边观察者。

(4) 颈椎病患者无手术指征者,或因其他原因不能耐受手术者等。

(二) 推拿疗法的禁忌证

(1) 巨大中央型颈椎间盘突出症。

(2) 脊髓型颈椎病脊髓受压症状体征明显,经保守治疗无效者,或颈椎椎管前后径小于 13 mm 者。

(3) 后纵韧带骨化症者。

(4) 发育性颈椎椎管狭窄。

(5) 食管压迫型颈椎病。

(三) 推拿治疗

颈椎病的常规推拿治疗主要适用于颈型颈椎病的操作治疗;同时也可作为其他各型颈椎病的基础治疗。

(1) 常用穴位及部位为风池、肩外俞、肩井、天宗、阿是穴、曲池、外关、列缺等穴以及患侧颈背部。

(2) 常用手法有㨰法、按揉法、弹拨法、指揉法、擦法、拿法及颈部被动运动。

(3) 治疗方法:

① 患者取俯卧位。拿风池,拿项部夹肌上下多次反复,掌根按揉背部斜方肌 1～2 min,施以㨰法为主的治疗,重点是斜方肌的中、上部分,特别是肌肉痉挛处。以柔和、渗透、有力的物理刺激使痉挛的肌肉得到逐步松解。再根据压痛点及痉挛的肌肉作弹拨法;每当施完弹拨法后,要加用按揉法,可缓解其疼痛反应。而后再施以㨰法在上背部治疗,再结合弹拨法、按揉法治疗,治疗时间 8～10 min。最后上背部擦法,以热为度,结束俯卧位治疗。

② 患者取坐位。先分别指揉列缺、外关、曲池诸穴,尤其是行列缺穴指揉时,嘱患者缓慢地做颈部前屈、后伸、左右侧屈和左右旋转的主动运动。拿风池、拿项部夹肌上下多次往返。指揉项部夹肌。在指揉项部夹肌的同时适当做颈部小幅度的旋转、侧屈和屈伸的被动运动。因为项部夹肌较短,部位较深,数量较多,只有指揉法才能达到此深度。施㨰法于斜方肌的中、上部及部分胸锁乳突肌,并辅以拿肩井。对压痛点及痉挛的肌肉施以指揉法。分别指揉肩外俞、肩井、阿是穴、天宗诸穴。再施㨰法于斜方肌的中、上部分,若有颈部活动受限,可适当配合一些颈部被动运动(无颈部活动受限可免除颈部的被动运动),并结合指揉法交替治疗,5 min 左右。最后以拿风池、拿项夹肌、拿肩井结束治疗。

1. 神经根型颈椎病的推拿治疗

(1) 常用穴位及部位。在常规推拿治疗的基础上加颈神经根上肢支配区穴位及部位。例如颈 5 神经病变加肩髃、臂臑等穴及上臂外侧。颈 6 神经病变加手三里、阳溪、合谷等穴及前臂桡侧。颈 7 神经病变加阳池、中诸等穴及前臂中部。颈 8 神经病变加后溪、阳谷、小海等穴及前臂尺侧。胸 1 神经病变加青灵、极泉等穴及上臂内侧。

（2）常用手法。在常规推拿治疗的基础上加捻法、抹法、搓法、摇法等。

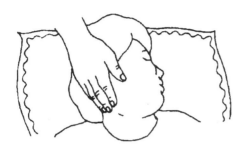

图 4-64　指揉颈侧部示意图

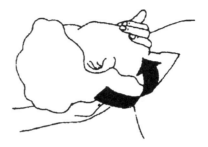

图 4-65　颈部被动左右旋转示意

（3）治疗方法：

① 基本与颈椎病的常规推拿相同，只是在常规推拿基础上增加内容。

② 在常规推拿俯卧位治疗后，加仰卧位治疗。先将头转向健侧，充分显露患侧，有利于手法治疗。首先拇指可在压痛点附近和压痛点做定点按揉法（图 4-64），并辅以抹法。在压痛点按揉时，医师的另一手可托住下颌适当做些颈部左右旋转（图 4-65）。第二，双手配合，一手置下颌部，另一手置后枕部（图 4-66），形成一种合力，并沿身体纵轴方向作徒手颈部牵引。牵引力要缓和，缓慢加力，逐渐牵引开，并且持续数秒钟；再缓缓地放松牵引力，过数秒后，再缓慢加力牵引。如此反复间歇颈椎牵引 3～5 次。

③ 取坐位治疗。在常规推拿治疗的基础上加颈神经根上肢支配区的治疗。

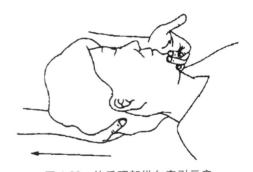

图 4-66　徒手颈部纵向牵引示意

若颈 5 神经根病变，加掌根按揉肩髃，或三角肌部用滚法治疗，搓肩关节。按揉肩髃、臂臑诸穴。拿三角肌、拿肱二头肌。并交替使用前法约 5 min。施擦法上臂外侧，以热为度，结束治疗。

若颈 6 神经根病变，加前臂桡侧及手部桡侧的滚法治疗。按揉手三里、阳溪、合谷诸穴。拿前臂桡侧肌群。捻、抹拇指与示指。并交替使用前法约 5 min。以前臂桡侧、手部桡侧施擦法，以热为度，结束治疗。

若颈 7 神经根病变，加前臂中部和手中部的滚法治疗。按揉阳池、中诸诸穴。反复捻、抹中指。并交替使用前法约 5 min。以前臂中部及手中部施擦法，以热为度，结束治疗。

若颈 8 神经根病变，加前臂尺侧和手尺侧的滚法治疗。按揉阳谷、后溪诸穴。拿小海、拿前臂尺侧肌群,拿小鱼际。捻、抹环指与小指,并交替使用前法约 5 min。以前臂尺侧、手部尺侧施擦法,以热为度,结束治疗。

若胸 1 神经根病变,加上臂内侧拿法、搓法。按揉青灵、极泉诸穴。以上两法交替使用约 3 min。在上臂内侧施擦法,以热为度,结束治疗。

2. 脊髓型颈椎病的推拿治疗

本型在治疗上可采用颈椎病的常规推拿。但是,更多地采用对瘫痪肢体的整体治疗为主。具体治疗方法如下。

(1)患者取俯卧位,在全背部施以㨰法治疗,(一侧瘫痪者,仅治疗患侧背部;若双下肢瘫痪者要治疗两侧背部),以骶棘肌为重点,上下多次往返,尽可能使骶棘肌放松一些。而后对督脉经和膀胱经背俞穴加强刺激。如大椎、筋缩、命门、腰阳关、肝俞、脾俞、肾俞、八髎诸穴,都可用按揉法或点法。对骶棘肌做自上而下的弹拨法和掌根按揉法,并可将以上方法交替施治约 10 min。最后以擦法施治督脉经(分段进行),以热为度。对体质健壮者,可选用桑枝棒进行棒击法。棒击法同样以背部督脉和膀胱经为主。但要注意在肾区(脊肋角)附近要避免一切重手法刺激,以免造成医源性伤害——肾挫伤。

(2)继续俯卧位,自臀部起用㨰法治疗,沿膀胱经股后、腘窝、小腿至跟腱,上下多次往返;重点是小腿三头肌和跟腱。跟腱㨰法治疗时配合踝背伸运动(图 4-67)。在股后及小腿均可用掌根按揉。臀部环跳,股后承扶、殷门可用肘压法,尤其是股后肌群。拿股后肌群、小腿三头肌、跟腱,按揉委中。

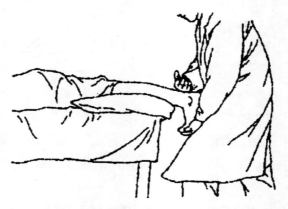

图 4-67　俯卧位踝关节背伸的被动运动

(3)患者取仰卧位,自股前、股外侧施㨰法,经小腿前外侧至足背部,上下多次往返。掌根按揉股四头肌、股内收肌群、小腿三头肌。弹拨风市、阳陵诸穴。按揉伏兔、血海、阳陵泉、足三里、悬钟、三阴交、昆仑、解溪诸穴。拿股四头肌、股内收肌群、股后侧肌群、小腿三头肌。做髋关节、膝关节的被动屈伸运动和髋关节的内收、外展和内、外旋转的被动运动。最后可以屈小腿,做牵拉跟腱被动运动(图 4-68)和踝关节屈伸被动运动(图 4-69)而结束。

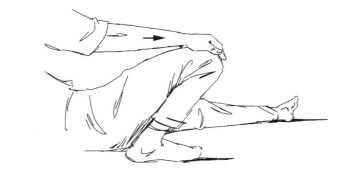

图 4-68　牵拉跟腱被动运动示意图

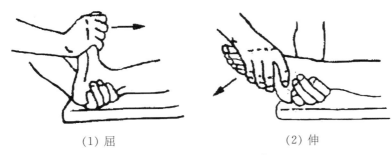

(1) 屈　　　　　　　　　　(2) 伸

图 4-69　踝关节被动运动

(4) 患者取坐位,分别拿三角肌、肱二头肌、肱三头肌、前臂桡侧肌群、前臂尺侧肌群,上下往返重复数次。前臂屈肌群施㨰法治疗,并配合屈肌的按揉和弹拨法,使前臂屈肌尽可能得到放松。然后被动伸腕,伸诸掌指、指间关节,最好能持续数秒。分别指揉手掌诸骨间肌,拿大、小鱼际肌。捻、抹诸掌指、指间关节并被动伸诸掌指、指间关节。拿极泉、小海、曲池、合谷诸穴;搓、抖上肢,结束全部治疗。

神经根型颈椎病或脊髓型颈椎病只要是在急性发作期有明显神经根或脊髓受压的临床表现,可采用脱水疗法,即甘露醇加激素静脉滴注,连续 3～5 天。这样可有效地缓解症状。

3. 椎动脉型颈椎病的推拿治疗

本型在治疗时原则上可采用颈椎病的常规推拿。但是,在治疗时更要注意观察患者对手法的忍受度;特别要慎做颈部的被动运动。除常规推拿治疗以外,要加强对头部的治疗,以改善椎基底动脉的血液供应。推拿对本型的治疗还是很受患者们的欢迎的。现介绍如下。

(1) 患者取坐位,医师一手置前额起稳定作用,不要因手法治疗使头部晃动;另一手五指分开自前发际起施五指拿法(亦称拿五经)。中指定督脉,五指自然分开,两侧依次为膀胱经和胆经,共为五经。自前发际五指拿法至头顶部,向后从枕部起逐渐变为普通的三指拿;再向下拿风池、拿项部夹肌。如此反复,双手交替。

(2) 扫散法(图4-70)用手指指端在头两侧颞部做往返的摩擦类手法,能平肝潜阳、醒脑安神、祛风散寒,可治疗头痛、头晕、高血压病、失眠症等。整个手法由拇指桡侧及四指指端两方面组成;拇指以桡侧面少商部位为着力点在太阳部位做由前向后呈直线状的往返推动,并可做少量的上下移动。另四指并拢屈曲以指端为着力点,依足少阳胆经和手少阳三焦经循行路线做弧线(即耳郭上缘、耳后至乳突这一范围内)的往返摩擦运动。两手交替治疗。

(3) 抹前额,用双手拇指螺纹自眉心起沿督脉经而上至前际施抹法(亦称开天门)交替由下而上,重复操作。用双手拇指螺纹自眉心起向眉梢施抹法(亦称分法);再从眉梢向眉心施抹法(亦称合法)。如此分合从眉起横形向上至前发际(即分合法在前额部上下移动)。如此在前额部做横向抹法(分、合),左右移动,又称为分阴阳。

(4) 在抹前额治疗的基础上,双手拇指按攒竹、头维、角孙诸穴。

(5) 推桥弓(桥弓是推拿特定穴位名,呈斜线状,位于颈侧部,相当于胸锁乳突肌部位)(图4-71)。用拇指螺纹自乳突起沿胸锁乳突肌向前下方施直推法,称推桥弓,手法力量要轻。

(6) 按百会,按四神聪,拿风池,拿项部夹肌,拿肩井,搓背部结束全部治疗。

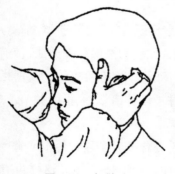
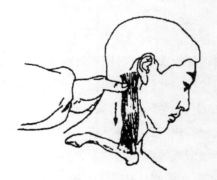

图4-70　扫散法　　　　　　图4-71　推桥弓

4. 交感型颈椎病的推拿治疗

本型在治疗上采用颈椎病的常规推拿。但因症状多变,若伴有椎动脉型症状时可加头部推拿治疗。通常可加膻中、心俞、三焦俞、内关、神门、三阴交诸穴按揉。

(四) 针灸治疗

1. 基本治疗

(1) 治则。祛风散寒、疏经活络。治法。针灸并用,泻法或平补平泻。

(2) 处方。以颈项局部取穴为主,大椎、天柱、后溪、颈椎夹脊。

（3）加减。风寒痹阻者加风门、风府祛风通络；劳损血瘀者加膈俞、合谷、太冲活血化瘀；肝肾亏虚者加肝俞、肾俞、足三里补益肝肾；肩背部疼痛者可加肩井、天宗；上肢及手指麻木者加曲池、外关、合谷；头晕、头痛、目眩者加百会、风池、太阳；恶心、呕吐者加天突、内关。

① 颈型颈椎病加肩外俞、肩中俞、肩井、天宗、列缺、阿是穴。

② 神经根型颈椎病按神经节段分布加减如下：颈 5 神经根病变加肩髃、臂臑等；颈 6 神经根病变加手三里、阳溪、合谷等；颈 7 神经根病变加阳池、中渚等；颈 8 神经根病变加后溪、阳谷、小海等；胸 1 神经根病变加青灵、极泉等。

③ 脊髓型颈椎病如影响躯干部可加督脉和膀胱经穴位，如腰阳关、命门、筋缩、大椎、肝俞、脾俞、肾俞、八髎等穴；如影响下肢可加伏兔、血海、阳陵泉、足三里、昆仑、解溪等；如影响上肢可加极泉、小海、曲池、合谷等诸穴。

④ 椎动脉型颈椎病可加风池、风府、百会等。

⑤ 交感型颈椎病可加膻中、心俞、三焦俞、内关、神门、三阴交等。

⑥ 食管型压迫性颈椎病可加扶突、天窗、天鼎等，但须避开颈动脉。

2. 其他疗法

（1）皮肤针。叩刺大椎、大杼、肩中俞、肩外俞，使皮肤发红并有少量出血后加拔火罐。

（2）耳针。取颈椎、肩、神门、交感、肾上腺、皮质下、肝、肾。每次选用 3～4 穴。

（3）电针。取颈夹脊穴、大椎、风池、肩中俞、大杼、天宗，每次选用 2～4 穴，针刺得气后接通电针仪，刺激 20 min。

（4）拔罐和艾灸有助于本病的治疗，在大椎、大杼、肩外俞、天宗拔火罐 10 min 左右，然后在颈椎阿是穴、天柱、大椎用艾条灸，每穴灸 3～5 min。

(五) 物理疗法

1. 颈型颈椎病

（1）激光疗法。830 mW 照射病变椎体或者痛区。每次治疗 10 min，每日或隔日治疗 1 次，10～20 次为 1 疗程。

（2）中频电疗法。将两电极并置痉挛肌肉处或疼痛点两侧。每次治疗 20～30 min，20～30 次 1 疗程。

2. 神经根型颈椎病

（1）激光疗法。120～500 mW He-Ne 激光照射颈背臂痛点或痛区、肌肉附着点和相关穴，或有病椎体部位。每次治疗 10 min，每日 1 次，10～20 次为 1 疗程。

（2）超短波疗法。电容电极，一电极放置颈后，另一电极置于患侧前臂。微热量至温热量，每次治疗 15～20 min，每日 1 次，共 10～15 次。

（3）超声波疗法。治疗部位颈椎两旁及患肢神经干。接触移动法，0.5～1.0 W/cm²，每次治疗 6～10 min，每日 1 次，共 10～15 次。

3. 脊髓型颈椎病

(1) 微波疗法。使辐射器的电场方向(电缆指引的方向)与神经、血管或经络走行的方向一致。要求空气间隙为 3～10 cm,功率选择在 10～30 W,治疗时间每次 15～20 min,每天 1 次,10 次 1 疗程。

(2) 激光疗法。120～500 mW He-Ne 激光照射颈背臂痛点或痛区、肌肉附着点和相关穴,或有病椎体部位。每次治疗 10 min,每日 1 次,10～20 次为 1 疗程。

4. 椎动脉型颈椎病

(1) 低频电疗法。星状神经节,肌肉跳动。直流电 16～18 mA。

(2) 激光疗法。120～500 mW 照射乳突或者颈上神经节。每次治疗 10 min,每日或隔日治疗 1 次,10～20 次为 1 疗程。

5. 交感型颈椎病

(1) 超短波疗法。见第一章第二节物理疗法中超短波治疗部分。

(2) 激光疗法。120～500 mW He-Ne 激光照射乳突或者颈上神经节。每次治疗 10 min,每日 1 次,10～20 次为 1 疗程。

七、注意事项

(1) 忌高枕。第一容易造成气管压迫,使呼吸不畅。第二使颈椎生理弧度消失,加重颈椎病。

(2) 忌长时间低头。伏案低头工作过久或电脑操作时间过长,要及时更改体位。如头颈部的过伸、扩胸运动配合深呼吸、双目远眺等。笔者呼吁不要做低头族,远离颈椎病。

(3) 忌未确诊便治疗。推拿治疗前一定要明确诊断,以免误诊误治。

(4) 忌用力不当。推拿治疗时忌蛮力、暴力及不规范的被动运动,不要追求因手法带来的弹响声。

(5) 脊髓型颈椎病患者,若经非手术治疗效果不佳者,甚至有进行性加重趋势,应动员患者及时手术,以免错失手术治疗时机酿成不可逆的神经损伤。

据笔者数十年的工作经验,对颈椎病患者的推拿治疗,有一条不成文的戒律:年龄凡是在 40 岁以上,有高血压病史,或高血脂、动脉硬化、颈动脉斑块等其他心血管疾病者,绝对不要强行去做颈部扳法及违背正常生理的大幅度的被动运动。另外,对惧怕颈部扳法的患者,绝不去做扳法。

八、功能锻炼

以徒手锻炼为主,动作要缓慢,逐步增大颈椎活动度,这是最佳选择。

（1）头颈自主缓慢完成前屈、后伸、左侧屈、右侧屈、左旋、右旋六个方向运动。而后加顺时针方向和逆时针方向环转。

（2）坚持做"米"字操。即：头前屈—中立，头后伸—中立；头向左侧屈—中立，头向右侧屈—中立；头向左前侧屈—中立，头向右后伸—中立；头向右前侧屈—中立，头向左后侧屈—中立。动作宜慢，但要到位。

（3）抗阻力训练。当头颈前屈时，以双手置前额阻抗头颈前屈。当头颈后伸时，双手交叉置枕部，阻抗头颈后伸。当头向左侧屈时，以左手置于头左侧颞部，阻抗头向左侧屈。当头向右侧屈时，以右手置于头右侧颞部，阻抗头向右侧屈。当头向左侧旋转时，以左手置于左侧下颌，阻抗头向左侧旋转。当头向右侧旋转时，以右手置于右侧下颌，阻抗头向右侧旋转。

（4）颈椎生理弧度消失、甚至有反弓者，颈部垫毛巾卷平卧 20 min，或将头垂于床边平卧 20 min（图 4-72）。

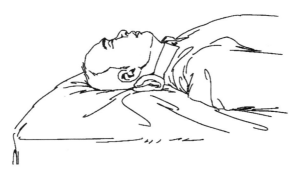

颈部垫枕毛巾卷平卧示意

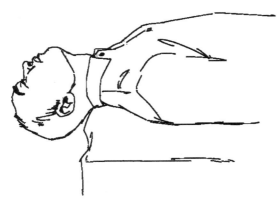

头垂于床边平卧示意

图 4-72　平卧示意图

（5）颈部注意保暖。

第四节　胸廓出口综合征

胸廓出口综合征是指在胸腔上口区域因前斜角肌肥厚痉挛或解剖学变异,或因颈肋、第七颈椎横突过长等各种因素引起的胸腔出口与肩胛带之间的关系异常,导致臂丛神经,锁骨下动、静脉遭受压迫的综合征。临床上又常以压迫的原因而单独命名,如斜角肌综合征、颈肋综合征、肋锁综合征等。

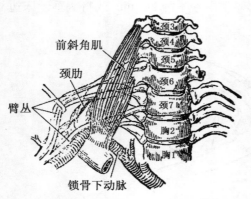

图 4-73　颈肋、前斜角肌与神经血管束的关系

斜角肌包括前斜角肌、中斜角肌、后斜角肌。前斜角肌(图 4-73)起于第三～第六颈椎横突前结节,肌纤维向前外下方止于第一肋上面的斜角肌结节。中斜角肌起于第二～第六颈椎横突后结节,肌纤维向外下方止于第一肋骨上。后斜角肌起于第四～第六颈椎横突后结节,肌纤维向下止于第二肋外面。由第四～第六颈神经的前支支配,作用为上提第一、第二肋,以助深吸气。如肋已固定则可侧屈颈段脊柱。前斜角肌的后缘、中斜角肌的前缘以及第一肋骨上面共同围成的三角形间隙,称为斜角肌间隙,有臂丛神经和锁骨下动脉通过,而锁骨下静脉则在前斜角肌的前方跨过第一肋的上面。

臂丛神经穿越斜角肌间隙时,紧靠锁骨下动脉的后方,臂丛下干呈水平位或稍向上绕过第一肋骨上面,臂丛的中干和上干位于下干的外上方。

一、病因病机

(1) 由于第七颈椎横突肥大、高位第一肋骨和高位胸骨均可刺激支配前斜角肌的神经,引起前斜角肌痉挛而压迫臂丛神经和锁骨下动脉(图 4-73)。

(2) 如前、中斜角肌肌腹合并,当肌肉收缩时极易压迫其间穿过的臂丛神经和锁骨下动脉。

(3) 由于颈部过度旋转,前斜角肌被牵拉损伤引起痉挛而压迫神经血管;神经血管遭受刺激后又加重了前、中斜角肌的痉挛,第一肋骨被抬高,斜角肌间隙更狭小,又进一步加重了对神经血管的卡压,形成恶性循环。

二、临床表现

本病好发于 30 岁以上的女性,常为单侧发生,患者可由患肢搬抬重物或受牵拉等外伤史而诱发。患肢有放射性疼痛、麻木和沉重感,以第八对颈神经和第一对胸神经支配的前臂尺侧和小指、无名指最为显。常因手或上肢的持续活动而加重。严重者可出现握力减弱,精细协调动作不灵活,大、小鱼际肌和骨间肌萎缩。

由于锁骨下动脉受压以及痉挛可引起患肢血供不足,肢体发凉,怕冷,软弱无力,易疲劳,手上举时苍白。如果锁骨下静脉遭受压迫可产生患肢的水肿,浅静脉怒张,手指发僵。

三、诊断要点

(1) 患肢握力减弱,手骨间肌萎缩,尺神经支配区针刺觉减退。

(2) 前斜角肌综合征(图 4-74),爱狄森试验(深吸气试验)①、臂丛神经牵拉试验阳性。

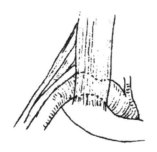

前斜角肌肥大或痉挛,压迫臂丛及锁骨下动脉　　切断前斜角肌,压迫因素消除

图 4-74　前斜角肌综合征示意图

(3) 前斜角肌所在部位明显压痛,可触及痉挛的肌腹。

(4) 高抬患肢症状减轻,向下牵拉患肢症状加重。

(5) 颈部 X 线摄片显示颈肋或颈椎横突过长即可确诊。

四、非手术治疗

(一) 推拿治疗

1. 常见穴位及部位

风池、天鼎、扶突、阿是穴、肩井、曲池、阳谷、后溪等穴,及颈外侧部、前臂尺侧和手部

---

① 患者端坐,头稍后仰,同时将下颌转向患侧,深吸气后屏住呼吸,医师一手下压患者肩部,另一手触摸桡动脉,如出现桡动脉搏动减弱或消失,即为阳性。常提示前斜角综合征。

尺侧。

2. 常用手法

按揉法、弹拨法、拿法、推法等。

3. 治疗方法

(1) 患者取仰卧位,头略偏向健侧,医师坐于患侧。按揉颈外侧肌,逐步向天鼎、扶突穴做定点按揉法,并仔细体会在深层处于痉挛状态下的前斜角肌,对痉挛的前斜角肌进行按揉法和弹拨法交替使用。并且可配合做头向健侧侧偏被动运动,使斜角肌得到牵伸。这是治疗中的重点。

(2) 患者取坐位,先对患肢尺侧做推拿治疗。以拿前臂尺侧肌群为主,拿曲池,按揉阳谷、后溪诸穴,按揉诸骨间肌和大、小鱼际,平推前臂尺侧,如此重复上法。

(3) 继续取坐位,拿风池、拿项夹肌;将头向患侧略作倾斜,弹拨前斜角肌,由上而下至锁骨上窝。对前斜角肌施擦法,以热为度,结束治疗。

(二) 针灸治疗

1. 循经辨证

臂部尺侧疼痛、麻木,属于手太阳经和手少阴经;肩臂部及上肢内侧疼痛、麻木,属于手厥阴经。

处方:

肩臂部尺侧疼痛、麻木者取颈臂穴、扶突、肩贞、极泉、少海、支正、后溪、少泽、少冲等穴。

肩臂部及上肢内侧疼痛、麻木者取颈臂穴、扶突、曲泽、内关、大陵、中冲等穴。

操作:

颈臂穴属经外穴,位于锁骨内 1/3 与外 2/3 交点处向上 1 寸,当胸锁乳突肌锁骨头外缘,沿水平方向向后刺入 0.5 寸左右,勿深刺,免伤肺尖,造成气胸。疼痛而兼有寒冷、麻木者,可加用灸法,以温通经气,增强止痛效果。

2. 风寒痹阻

治则:祛风散寒、通经止痛。

处方:扶突、颈臂穴、肩髃、曲池、外关、合谷、后溪穴。

操作:扶突、颈臂穴的刺法同上。其余诸穴均直刺捻转泻法,并可在肩髃、大椎或阿是穴加用灸法。

3. 瘀血阻滞

治则:活血化瘀、通络止痛。

处方:颈臂穴、膈俞、极泉、曲泽、少海、曲池、合谷穴。

操作:膈俞行刺络拔罐法,曲泽用三棱针点刺出血。

4. 气血虚弱

治则:补益气血,荣经止痛。

处方:扶突、颈臂穴、脾俞、少海、手三里、合谷、足三里、三阴交穴。

操作:脾俞、足三里、三阴交补法,其余穴位平补平泻。

(三) 物理疗法

(1) 激光疗法

840 mW He-Ne 激光照射锁骨上窝斜角肌痉挛处 10 min,每天 1 次,10~20 次为 1 疗程。

(2) 中频电疗法

将两电极分别置于痉挛肌肉和上臂疼痛点两处。治疗时间 20~30 min,20~30 次为 1 疗程。

五、注意事项

(1) 可配用三角巾悬吊患肢,避免肩下垂。

(2) 减少上肢外展及提取重物。

(3) 适当休息,注意项部保暖。

(4) 加强提肩胛肌、斜方肌锻炼。

(5) 症状加重,保守治疗无效者可手术治疗。

(6) 因颈肋或第七颈椎横突过长等骨性因素所致本病应手术治疗。

第五节　枕神经痛

枕神经痛是枕大神经痛与枕小神经痛的总称,亦称枕神经炎。属中医学"太阳头痛"的范畴。临床上以后枕部及上项部发作性疼痛为主要症状。

枕大神经(图 4-75)为第二颈神经后支的内侧支,属皮神经,左右各一条。自乳突和颈椎连线中点处,穿过斜方肌腱膜和颈深筋膜浅出,与枕动脉伴行,在上项线下方发出分支,分布于后枕部。

枕小神经为第二颈神经的皮支之一,沿胸锁乳突肌

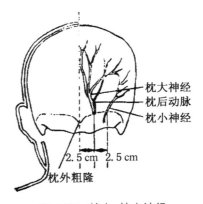

图 4-75　枕大、枕小神经

后缘中点,自深层浅出,向后上方行走,分布于枕部及耳郭背面部的皮肤。

一、病因病机

(1) 因上呼吸道感染、流行性感冒、扁桃体炎以及肩部或脊膜炎症疾患刺激枕大神经和枕小神经而引发生本病。

(2) 上颈椎疾病,如外伤、骨关节炎症、肿瘤,或颈枕部肌纤维组织炎等,均可直接刺激枕大神经和枕小神经或刺激压迫第二、第三颈经后支而引起该神经后支支配区的疼痛。

二、临床表现

后枕部和上项部疼痛是其主要症状。可为自发性,亦可因头颈部的动作、喷嚏、咳嗽等而诱发。发作时患者常保持头部僵持不动。疼痛常为持续性,亦可阵发性加剧,但在发作间歇期枕部仍可有钝痛。痛始自枕骨下区,向后头皮放射,可为压迫枕神经而加剧。严重疼痛时,常伴有眼球后痛。可有偏头痛症状出现。

检查时可找到枕神经的压痛点:

枕大神经压痛点位于乳突与第一颈椎后面中点连线的中点,相当于风池穴(即斜方肌起始部,距中线 2.5 cm 处)。

枕小神经压痛点位于胸锁乳突肌附着点的后上缘,相当于翳风穴(距中线 5 cm 处)。

当按压以上痛点时,患者可感到剧烈疼痛,其疼痛可沿着神经分布区扩散。枕部皮肤会有感觉减退现象。

三、诊断要点

(1) 有颈枕部外伤、骨关节炎、呼吸道感染等病史。

(2) 后枕部疼痛可放射至头顶及上项部。疼痛可因头颈部活动、咳嗽或打喷嚏时激发或加剧。

(3) 常可发现枕大神经或枕小神经的压痛点,后枕部皮肤知觉有减退。

四、鉴别诊断

1. 后颅窝肿瘤

后颅窝肿瘤中最常见的是小脑肿瘤,或小脑附近的肿瘤。主要临床症状为运动性共济失调,有意向性震颤,肌张力减低,以后相继出现颅内压增高症状,如头痛、呕吐、视乳头水肿三大主证。

2. 上颈(颈 1～颈 4)病变

除颈枕疼痛外,四肢瘫痪也是上颈髓区病变早期表现之一,若上颈髓合并延髓损害,可出现心律不齐、血压波动不稳、呼吸困难等危重病症。若膈神经刺激时出现呃逆、麻痹时出现呼吸困难。

五、非手术治疗

(一) 推拿治疗

1. 常用穴位及部位

列缺、后溪、百会、天柱、玉枕、阿是穴等穴,及项枕部。

2. 常用手法

指揉法、拿法、扫散法、抹法等。

3. 操作

(1) 患者取俯卧位,在后枕部及上项部施以指揉法,先是较大面积,轻快、柔和地适应性治疗 3～5 min。而后将手法治疗的重点逐步转移到枕大神经、枕小神经的压痛点附近,手法的力度应轻重交替。另一方面转移到颈 1、颈 2 附近,以拿法为主,并且做少量的上下移动。同时将以上治疗交替使用。

(2) 患者取坐位,可先取列缺、后溪穴指揉法。后枕部拿法,双手交替,按揉百会、天柱、玉枕诸穴。扫散法以四指指端为主,部位以足太阳膀胱经为主,足少阳胆经和手少阳三焦经部位为辅。在项枕部指揉法施治时,可适当配合头颈的左右旋转运动,这有利于上项部深层痉挛肌肉得到松解。指揉胸锁乳突肌,拿胸锁乳突肌。同时将以上诸法交替施治。

(3) 继续取坐位,按百会,抹后枕部,拿后枕部,拿项夹肌,拿肩井结束治疗。

(二) 针灸治疗

1. 取穴

风池、阳陵泉、昆仑、阿是穴诸穴。

2. 操作方法

风池穴针向鼻尖方向斜刺 0.8～1.2 寸,阳陵泉垂直刺入 1 寸半,昆仑垂直刺入 1 寸,得气后留针 30 min。

还可以在压痛点上用埋针治疗,以提高疗效,一到两天就取出。

(三) 物理治疗

1. 低频电疗法

两电极置于颈椎两旁夹肌,电流密度 16～18 mA。每次治疗 20 min,每天 1 次,10～20 次为 1 疗程。

2. 超短波疗法

见第一章第二节物理治疗中的超短波治疗部分。

六、注意事项

(1) 治疗期间注意头颈、项部保暖。

(2) 预防感冒、控制感染、避免损伤。

第六节　肌性斜颈

肌性斜颈又称先天性斜颈,是由一侧胸锁乳突肌纤维痉挛导致头斜向患侧、前倾、旋向健侧和颜面部畸形为特征的小儿常见病之一,女性多于男性,尤以右侧为多见。

胸锁乳突肌斜列于颈部两侧,大部分为颈阔肌所覆盖,是一对强有力的肌肉。起自胸骨柄前面和锁骨的胸骨端,二头会合斜向后上方,止于颞骨的乳突。

一侧肌收缩时,可使头向同侧倾斜,脸转向对侧;当两侧同时收缩时,可使头后仰。

一、病因病机

肌性斜颈的病理主要是患侧胸锁乳突肌发生纤维性挛缩。起初可见纤维细胞增生和肌纤维变性,最终为结缔组织所代替而成条素状挛缩硬块。斜颈发生的原因说法很多,如产伤、胎位不正、胚胎期发育异常等,但多数倾向与创伤有关。

1. 创伤因素

胎儿在子宫内头部向一侧倾斜或分娩时头位不正,均可阻碍一侧胸锁乳突肌的血运供应,而引起该肌缺血性改变。或在分娩时一侧胸锁乳突肌因受产道挤压或用产钳助产时受伤出血,日久血肿机化形成挛缩。

2. 胎位异常

可分为胎头位置异常、臀位、横位及复合先露。其中以胎头位置异常最多见。然而肌性斜颈患儿中有相当一部分为不正常分娩。当胎头位置异常时,常需徒手转位,然后用产钳或负吸术结束分娩。在整个治疗过程中,只要有伤及胸锁乳突肌的因素存在,就会造成肌性斜颈。

二、临床表现

通常在出生后不久(数周左右时间)家长就能发现有头颈歪斜,并伴随患儿发育而发展,逐渐出现头向患侧倾斜,而颜面部旋向健侧(图 4-76)。当头颈部主动或被动转向健侧或后伸时,患侧胸锁乳突肌会紧张而突显于皮下如条索状。数月后颜面大小不对称,斜颈明显。

若不及时治疗,患侧颜面部发育会受到影响(面部窄小,五官倾斜等),使颜面部不对称。晚期可伴有颈椎或上胸椎代偿性脊柱侧弯,此时非手术治疗无法矫治。

在患儿一侧胸锁乳突肌发现呈卵圆状肿块,大小各异、当按压肿块或头部被动运动该肌受牵拉时有疼痛。

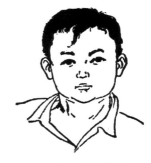

图 4-76　肌性斜颈

三、诊断要点

(1) 出生后头颈歪斜,颜面不对称,不能主动向健侧屈、旋转。

(2) 患侧胸锁乳突肌张力增高,并可触及呈卵圆状肿块。

四、鉴别诊断

1. 骨性斜颈

患儿颈部明显斜颈,但未见胸锁乳突肌张力增高及肿块。颈部 X 线检查即可确诊。X 线片若提示为半椎体、蝴蝶椎,证明为先天性椎骨畸形,即骨性斜颈,无推拿治疗意义。

2. 颈部骨关节类炎症

颈部虽有疼痛、活动受限,但无胸锁乳突肌肿块及挛缩。常可伴有发热、消瘦等全身症状。通过化验、胸片、颈部 X 线检查也有利于对疾病的诊断。

3. 寰枢关节半脱位

常因为咽后壁或颈部软组织炎症或外伤所致。其斜颈伴疼痛及运动痛,但无胸锁乳突肌痉挛及肿块。儿童、成人都可发病。X 线颈椎 1、颈椎 2 张口位摄片可提示寰枢关节半脱位诊断。

五、非手术治疗

(一) 推拿治疗

原则上是早期发现,早期治疗,越早治疗效果越好,约 80% 以上的病例可获得满意的效果,而且无后遗症。

1. 常用穴位及部位

对本病的推拿治疗以部位为主,即颈侧部胸锁乳突肌,尤其是肿块附近。

2. 常用手法

按揉法、拿法及颈部被动运动。

3. 治疗方法

(1) 患儿取仰卧位,医师在患侧对胸锁乳突肌做按揉,上下多次往返(医师手要蘸医用滑石粉:一使皮肤润滑,便于治疗;二利于保护皮肤)。手法要轻,使患儿有一个适应过程。

(2) 用拇、示、中三指提拿胸锁乳突肌,上下多次往返与按揉肿块相结合。并与(1)法交替施治,尤以按揉、提拿肿块为主,此法能缓解肌肉痉挛,促使肿物消散。

(3) 医师一手扶住患侧肩部,另一手扶住患儿头顶,使患儿头颈被动地向健侧肩部倾斜(被动侧屈运动),逐渐拉长患侧胸锁乳突肌。然后双手挟头,被动地将患儿头颈做向健侧旋转。这两项被动运动可反复进行数次。此法能改善和恢复颈部活动功能。

(4) 再在患侧胸锁乳突肌施按揉法(要轻),以缓解因被动运动及手法带来的疼痛。

(二) 物理疗法

1. 中频电疗法

将两电极并置痉挛肌肉处或疼痛点两侧,每次治疗 20～30 min,20～30 次 1 疗程。

2. 激光疗法

840 mW He-Ne 激光照射颈部肌肉痉挛处,或病变部位。每次治疗 10 min,每日 1 次,10～20 次为 1 疗程。

六、注意事项

(1) 患儿年龄小,皮肤嫩,请注意保护皮肤。

(2) 家长在喂奶或用玩具吸引患儿时,要有意向健侧倾、旋,患儿在睡眠时以仰卧为好,用小沙袋固定,以助矫正畸形。

(3) 嘱家长为患儿每日做保健按摩。

(4) 因未及时医治或经保守治疗无效者,可行手术治疗。

第七节　关节松动技术

一、运动学概要

颈椎在脊椎椎骨中体积最小,但它的活动度和活动频率最大,而解剖结构、生理功能复杂,容易引起劳损和外伤。

1. 生理运动

生理运动包括前屈、后伸、侧屈、旋转。活动比较大的节段是颈 4～颈 5、颈 5～颈 6、颈 5～颈 7，一般从颈 2～颈 6，屈曲程度大于伸直，而颈 6～胸 1，伸直稍大于屈曲。

2. 附属运动

附属运动包括分离牵引、滑动及旋转。分离是颈椎沿着长轴的牵伸运动；滑动是相邻椎体间的前后及侧方的移动；而旋转则是指相邻椎体间或横突间的旋转。

二、操作要领

1. 分离牵引

患者取仰卧位，头部伸出治疗床外，枕在医师的手掌上，颈部中立位。医师面向患者头部坐位或是站位，一侧手托住患者头后部，一侧手放在下颌处，双手将头部沿长轴纵向牵拉，持续约 15 s，然后放松还原。重复 3 次。颈椎上端有病变在颈部中立位牵引，中下端病变在头前屈 10°～15°体位牵引。牵引力量逐渐增加，依次为全力的 1/3、2/3、3/3。其作用一般为松解，缓解疼痛。

2. 旋转摆动

患者取仰卧位，医师面向患者头部坐或者站立。向左侧旋转时，医师右手放在患者枕部托住其头部，左手放在其下颌，双手同时使头部向左缓慢转动。向右旋转时手法操作相反。其作用为增加颈椎旋转的活动范围。

3. 侧屈摆动

患者取仰卧位，然后向右侧屈时，医师右手放在患者的枕后部，示指和中指放在患者颈椎左侧拟发生侧屈运动的相邻椎体横突上，左手托住患者下颌操作时医师上身稍微向左旋转，使患者颈椎向右侧屈，向左侧时手法操作相反。其作用为增加患者颈椎侧屈的活动范围。

4. 后伸摆动

患者取仰卧位，医师坐位，大腿支持患者头后部。双手放在患者颈部两侧向上提，使颈椎被动后伸。其作用增加患者颈椎屈、伸的活动范围。

5. 垂直按压棘突

患者俯卧位，医师双手拇指指尖相对放在患者同一椎体的棘突上，将棘突向腹部垂直推动。颈 2～颈 7 依次向上或向下移动。其作用增加颈椎屈、伸的活动范围。

6. 垂直按压横突

患者俯卧位，医师双手拇指放在患者同一椎体的一侧横突上，拇指指背相接触，将横突向腹侧垂直推动。可双指同时推动，或内侧手拇指固定，外侧手推动。如患者局部疼痛明显，外拇指可以靠近横突尖；如患者关节僵硬明显，外侧手的拇指可以靠近横突根部。

其作用增加患者颈椎旋转的活动范围。

7. 垂直松动椎间关节

患者俯卧位,医师双手拇指放在患者横突与棘突之间,向腹侧推动。如症状偏向于棘突,可以外侧手固定,内侧手稍偏向棘突用力;如症状偏向横突,可以内侧手固定,外侧手稍偏向横突用力。其作用增加患者颈椎侧屈和旋转活动范围。

以颈椎骨关节的解剖及生物力学的原理为治疗基础,针对发生病变的部位,施以相应的手法,以改善关节功能,缓解或解除痉挛,减轻疼痛等症状。

Chapter 05

第五章
背部常见病的非手术治疗

背部位于躯干的后面,有上背部和下背部之分。临床上通常讲述的背部是指上背部,即颈部以下,腰部以上的躯干部位。下背部是指腰骶部。

本章将围绕上背部软组织慢性损伤、胸椎后关节功能紊乱和脊柱疾病进行探讨。

第一节　背部的解剖

一、骨组织

胸椎共 12 个,每个胸椎间有 6 个小关节,即一对后关节,一对肋头关节(或称肋椎关节)和一对肋横突关节(图 5-1,图 5-2)。胸椎前部为胸椎椎体,从上向下椎体逐渐增大。胸椎

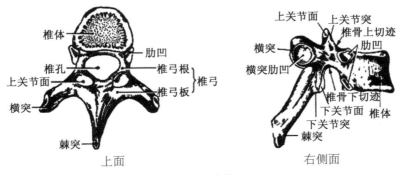

图 5-1　胸椎

椎体前后径长于横径,后面的上下径高于前面的上下径,从而使脊椎胸背部出现凸向后的胸曲。胸椎椎体的后外侧,每侧有一对半圆形的肋凹。上方的半圆形凹陷,称上肋凹,位于椎弓根的前方,下方的半圆形凹陷,称下肋凹,在椎下切迹前面的下缘。相邻椎骨的肋凹,即上位椎骨的下肋凹与下位椎骨的上肋凹,与椎间盘共同构成全凹,与肋骨头构成关节。

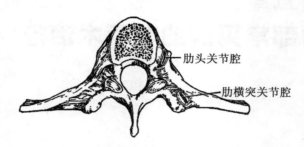

图 5-2 肋椎关节

　　胸椎后部为胸椎椎弓,椎弓由椎弓根和椎弓板构成。椎弓根前连椎体的后外侧,后续椎弓板。椎弓根上、下缘各有一凹陷,分别称椎骨上切迹和椎骨下切迹。椎体和椎弓围成椎孔。胸椎的椎孔呈圆形,较小。在12个胸椎中,以第1胸椎和第12胸椎的椎孔较大。椎弓上方有一对上关节突,呈薄板状,关节面近似额状位,关节面略向后上外方。椎弓下方有一对下关节突,其关节面朝向前下内方。横弓两侧有一对横突。胸椎的横突呈圆柱形,短粗,伸向后外方,其末端有一椭圆形的关节面,称横突肋凹,与肋结节相关节。椎弓后部有一棘突。胸椎棘突较细长,伸向后下方,呈叠瓦状。在12个胸椎棘突中,中部4个胸椎棘突几乎垂直向下,上部胸椎棘突和下部胸椎棘突的伸展方向分别向颈部和腰部移行的过渡。

　　胸椎的下关节突关节面朝向前下内方,上关节突关节面朝向后上外方,两关节面表面均有透明软骨覆盖。从侧面观关节面外缘,上关节突关节面中部向前下隆起,下关节突关节面朝后上方凹陷。关节面周缘有关节囊包裹。但胸部关节突关节的活动度比颈部、腰部关节突关节要小。可是也同样参与脊柱的前屈、后伸、侧屈和旋转等运动。

二、软组织

　　背部皮肤厚而致密,皮下有许多小结缔组织纤维束与皮肤内面相连,使皮肤移动性较小。皮肤内有较丰富的毛囊和皮脂腺等结构。

　　背部浅筋膜厚而致密,含有较多的脂肪。许多小结缔组织纤维束在其间穿过,外连皮肤内面,内与深筋膜相连。此外,在浅筋膜内还有皮神经、浅血管和淋巴管等结构。

　　背部的皮神经来自胸神经后支(图5-3)。胸神经后支可分为内侧支和外侧支。背上部皮肤主要由上6对胸神经后支的内侧支发出的皮支分布,穿过斜方肌至皮下。背下部和腰部皮肤主要由下6对胸神经后支的外侧支发出的皮支分布,穿过背阔肌至皮下。上

6 对胸神经后支的内侧支皮支,离后正中线较近处穿出肌肉,呈水平方向行向外侧。下 6 对胸神经后支外侧支皮支,离后正中线较远处穿出肌肉,向外下方向走行。在背部的皮神经中,以第 2 胸神经后支内侧支较长,向外行可达肩峰部皮肤。

深筋膜又称固有筋膜。背腰部固有筋膜分浅、深两层。浅层覆盖斜方肌和背阔肌浅面,向上与颈部的固有筋膜浅层相互移行。项背筋膜炎,就是指此固有筋膜的无菌性炎症。深层包括胸腰筋膜、腰方肌筋膜和腰大肌筋膜三部分。深层筋膜将在腰部介绍。

背肌的名称、起止点作用及神经支配见表 5-1。

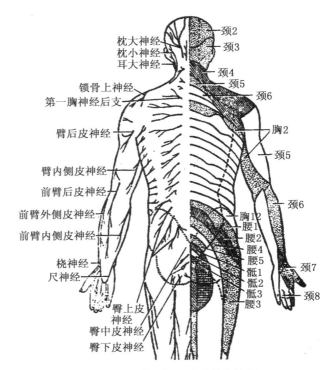

图 5-3　上肢及躯干后面的皮神经

表 5-1　背肌的名称、起止点、作用及神经支配

层次	名 称	起 点	止 点	作 用	神经支配
第一层	斜方肌	枕骨上项线,枕外隆凸,项韧带,第 7 颈椎和全部胸椎的棘突和棘上韧带	锁骨外 1/3 和肩峰及肩胛冈	上部纤维上提肩胛骨,下部纤维下降肩胛骨,全部纤维收缩,使肩胛骨向脊柱移动	副神经
	背阔肌	下部胸椎和全部腰椎棘突,骶正中嵴和髂嵴	肱骨小结节	肩关节后伸,旋内和内收	胸背神经(颈 6～颈 8)
第二层	肩胛提肌	上 4 个颈椎横突后结节	肩胛骨内上角和内侧缘的上部	上提肩胛骨并使肩胛骨下角转向内上方	肩胛背神经(颈 2～颈 5)
	小菱形肌	下位 2 个颈椎棘突	肩胛骨内侧缘中部	牵引肩胛骨向内上方,使肩胛骨向脊柱靠拢	肩胛背神经(颈 4～颈 6)
	大菱形肌	上位 4 个胸椎棘突	肩胛骨内侧缘下部	同小菱形肌	
第三层	上后锯肌	第六～第七颈椎棘突第一～第二胸椎棘突	第二～第五肋骨的肋角外侧面	上提肋骨助吸气	肋间神经(胸 1～胸 4)
	下后锯肌	第十一～第十二胸椎棘突第一～第二腰椎棘突	第九～第十二肋骨外侧面	下降肋骨助呼气	肋间神经(胸 9～胸 12)

第二节　背部软组织慢性损伤

　　背部软组织慢性损伤是指背部的筋膜、肌肉等组织的纤维变性，神经、血管被挤压收缩，引发肌肉痉挛，造成慢性背部疼痛、酸胀、沉重、板滞等症状。常可累及项背筋膜及斜方肌、肩胛提肌和菱形肌。

一、病因病机

1. 外伤
　　背部遭受直接暴力、或间接暴力、或因超负荷的负重、或因不当的运动创伤等，均可造成局部软组织损伤，出血和血肿形成，若出血量不多，可较快吸收；若出血量相对较多，未能完全吸收，血肿机化后，留有结节、造成疼痛。

2. 劳损
　　长年处于低头伏案工作者（如电脑操作、文秘、刺绣、缝纫等），因长期单一体位，使斜方肌、肩胛提肌、菱形肌等背部肌肉和项背筋膜持续被牵拉，这种静力性的慢性疲劳足以致局部血液循环障碍，供血不足，肌肉纤维组织变性、硬化、痉挛失去原有的柔韧度和弹力。肌肉越痉挛，就越会影响血液对肌肉的供给，这样就产生了一种恶性循环。此慢性背痛持续不断与低头族生活习惯有关。

3. 风寒入侵
　　在当今空调普及的环境下，有部分人因过于贪凉，背部直对空调出风口；或劳累汗出复感风寒，项背部之经脉凝滞阻遏，久之则血脉不通，气机受阻，则酿成背痛。

二、临床表现

　　本病多见于中年人，有久坐不动，长期低头伏案工作的病史。但在临床上有年轻化的发展趋势，有相当一部分都是刚步入社会工作不久的白领们。

　　以上背部疼痛为主，甚至颈背部疼痛、酸胀、沉重、板滞，感觉乏力、易疲劳，或伴有头痛、双侧肩关节疼痛等症状。

　　局部无明显红肿，颈、肩部活动基本正常，斜方肌、肩胛提肌、菱形肌可触及肌痉挛或条束（或结节状）样变性，压痛明显。亦可在肩胛骨内上角及肩胛骨内侧缘肌肉附着区有明显压痛点。

三、诊断要点

(1) 经常久坐而较少活动的伏案工作者。

(2) 以慢性持续性背痛为主或颈背部疼痛,无上肢放射痛者。

(3) 颈部及肩关节有疼痛感,但运动功能尚正常者。

(4) 斜方肌、肩胛提肌、菱形肌有肌痉挛或肌张力增高或伴有条束(或结节状)样变性压痛明显者。或在肩胛骨内上角及肩胛骨内侧缘肌肉附着区有明显压痛者。

(5) 除外颈椎病、胸椎、肋骨骨关节病变者。

四、非手术治疗

(一) 推拿治疗

1. 取穴与部位

肩中俞、肩外俞、天宗、阿是穴、曲池、风池等穴以及上背部(以肩胛骨内上角及肩胛间区为重点)。

2. 常用手法

滚法、弹拨法、按揉法、抹法、擦法、拿法等。

3. 操作

(1) 患者取俯卧位,先在上背部施以滚法治疗,上背部的滚法应包括肩胛冈上部和肩胛冈下部顺斜方肌纤维方向做治疗。另外,肩胛间区可顺骶棘肌纤维方向做治疗。注意,千万不要以小指本节对肩胛冈和诸胸椎棘突进行刺激,以免造成医源性伤痛。在滚法施治的基础上,对痉挛的肌肉及肩胛骨内上角或肩胛骨内侧缘压痛点施以 10～20 次弹拨法(弹拨次数依患者的病情轻重和对弹拨法的耐受度而决定次数的多少),在弹拨法后,并辅以按揉法和抹法,以舒缓疼痛。亦可将滚法和弹拨法交替施治 3～5 遍,此法能有效松解痉挛的肌肉,是治疗本病的重要手法。分别按揉肩中俞、肩外俞、阿是穴、天宗诸穴。再可将滚法、弹拨法和诸穴按揉法综合起来,交替施治。最后以擦法治疗上背部肌肉痉挛处,以热为度,结束卧位治疗。

(2) 患者取坐位,在斜方肌、冈上肌部用滚法治疗。拿风池穴,指揉两侧项夹肌、拿项夹肌、拿曲池。医师立于患者背面,以双手托起患者的双肘,被动地做肩关节环转,扩胸运动(图 5-4),并配合呼吸。当双臂由下向上转动时深吸气,当双臂由上向下转动时深呼气。一般做肩关节被动环转运动以 2～3 次即可。最后以拿肩井结束治疗。

(二) 针灸治疗

1. 风寒湿邪痹阻证

风寒湿邪痹阻证取天池、大椎、风门、天宗、阿是穴、后溪、三间等穴。针刺泻法,留针

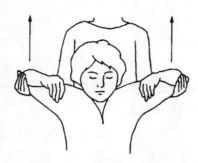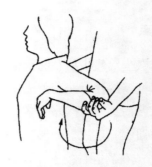

(1) 正视:双臂向上,吸气　　　　　(2) 侧视:双臂向下,呼气

图 5-4　扩胸运动

30 min,间歇运针,同时艾灸大椎、风门、阿是穴,出针后再拔火罐。

2. 瘀血阻滞证

瘀血阻滞证取天柱、曲垣、秉风、阿是穴、膈俞、合谷、曲池等穴。针刺泻法,间歇行针,留针 30 min,并于阿是穴、膈俞穴刺络拔罐出血,再加用艾条灸,每穴灸 3 min。

3. 气血逆乱

肝阳上亢取风池、心俞、阿是穴、中脘、手三里、足三里、三阴交、太冲等穴。风池平补平泻,阿是穴针刺泻法,并灸法,中脘平补平泻法,手三里、足三里、三阴交针刺补法,太冲针刺泻法,留针 30 min。

(三) 物理疗法

1. 超短波疗法

见第一章第二节五、超短波治疗。

2. 磁疗法

贴片贴于治疗相应穴位,每次 5 穴,治疗时间 20～30 min, 20～30 次 1 疗程。

3. 中频电疗法

方法:将两电极并置痉挛肌肉处或疼痛点两侧。治疗时间 20～30 min。20～30 次 1 疗程。

4. 激光疗法

840 mWHe-Ne 激光照射病变肌肉紧张部,神经走向。每次 10 min,每天 1 次,10～20 次为 1 疗程。

五、注意事项

(1) 凡因工作需要久坐的人,一次不要连续坐超过 4 h。工作中每隔 2 h 应进行 1 次 5～10 min 的活动,以工间广播体操为首选,配合扩胸运动、深呼吸及颈部后伸等。工作之余应根据自己的身体状况选择合适的运动。以活动为主,不强调运动量。

（2）局部注意保暖，绝不能贪凉将身体持续对着出风口。

（3）每晚在家中，可请家人帮助，对背部疼痛处用毛巾湿热敷。热敷能阻断痛觉的传导，消除肌肉缺血现象，可以使结缔组织软化。所以坚持每日一次，每次 15～20 min，并注意勿烫伤皮肤。必有好处，背痛定能缓解。

第三节 胸椎后关节功能紊乱

早在 1911 年戈德韦特（Goldthwait）就开始认识到腰椎小关节的病变可引起腰背部疼痛。并且在 1933 年 Ghormley 首先提出脊柱小关节综合征[①]这一病名。

胸椎后关节是指上位胸椎的下关节突与下位胸椎的上关节突构成的椎间关节。此关节的关节面与水平面成 60°，与额状面成 20°，因此，它的运动受到限制，只允许做左右侧屈、旋转和少量的屈伸。椎间关节不但有运动功能，还有少量负荷功能，尤其当脊椎处于后伸位时，关节突所起的负荷作用最大。

一、病因病机

胸椎因解剖结构的特异性（有肋骨支持），其活动度较颈、腰段要小，在一般情况下不易引起损伤。当遇到比较强大的暴力（特别是旋转力量）时，必然导致胸椎强烈扭转，可是在胸椎两侧又缺乏强大的肌肉保护，将胸椎的关节向侧方扭开，且受滑膜阻碍不能自行复位，而引发本病。

二、临床表现

伤后背痛较微，数小时后或次日背痛可明显加重。除背痛外，常伴有如负重物之感和痛引前胸，走路时背部出现阵发性疼痛，咳嗽、打喷嚏等均可引起疼痛加剧，甚至连头都不能随意转动，常固定在前倾位，久坐则需经常变换体位。且感胸闷不舒、呼吸不畅、烦躁不安等症状。

三、诊断要点

（1）有明确旋转损伤病史。患者可自述在发病时往往可闻及背部有"咯"的声响，多

---

① 脊柱小关节综合征的英文名称（facet syndrome）。

发生在打球、摔跤、背部被撞等情况下。

(2) 患椎棘突上或棘突间有明显压痛,仔细触摸可发现患椎棘突有轻度突起,偏斜或凹陷等改变。

(3) 有时可见一侧背部肌肉痉挛、隆起、有压痛。

(4) 深吸气时背痛加重和痛引彻胸。

(5) X线检查多无异常发现,但可排除其他骨关节疾病。

四、非手术治疗

(一) 推拿治疗

推拿对本病疗效优于药物和其他疗法。

整个治疗过程包括两个方面:第一,放松患椎部周围的肌肉;第二,施用各种整复手法。

1. 取穴与部位

以背俞穴、阿是穴为主;上背部。

2. 手法

按揉法、滚法、擦法及各种整复手法。

3. 治疗方法

(1) 远取法;按揉委中穴 30～50 次,或按揉承山、昆仑等穴 30～50 次。

(2) 患者取俯卧位,以患椎棘突为中心,对两侧软组织施以按揉法或滚法治疗,以缓解肌肉痉挛,减轻疼痛,有利于整复手法实施。

(3) 应根据患椎棘突的轻度突起、偏斜或凹陷选用不同的整复手法:

① 按压整复法。患者取俯卧位,胸前置一薄枕,医师双手重叠按压住(图 5-5)患椎棘突,待患者呼气之末,骤然用力下压,适用于上胸段棘突单纯后突者。

② 对于中胸段或下胸段棘突单纯后突者可选用纵向按压整复法(图 5-6)和牵引按压整复法。

③ 横向按压整复法。患者取俯卧位,胸前置一枕,双手放在躯干两侧,背部放松,医师立于患者右侧(以胸6棘突偏左,胸7棘突偏右为例),以右手掌根置其胸7棘突右侧棘旁,左手掌根置其胸6棘突左侧棘旁,待患者呼气之末,医师双手骤然做横向按压力(图 5-7)。由于双手用力方向不同,使胸6、胸7棘突受到旋转力而得以整复。本法适用于胸椎左右旋转位损伤。

④ 对抗整复法。患者取坐位,凳子不宜过高(一般为 40 cm 左右即可)。患者正坐,双手手指相交叉紧抱后枕部,医师一只脚踏在凳子上,用膝盖顶住偏斜一侧的棘旁,医师双手从患者腋下向上穿出,向前抓住患者两臂近腕部;两前臂背侧托住患者上臂的腋下部

[图 5-8(1)]。预备手法就绪后,医师只要将双臂做向后向上的提拉动作(手法要快,力不宜过大)。当听到"咯"响声,手法即告结束。如果患椎是上段胸椎,施手法时应该让其挺胸,整个上身略向后倾[图 5-8(2)];如果患椎是下段胸椎,则患者上身略向前屈。此法是

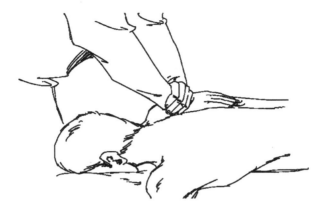

图 5-5　双手重叠按压

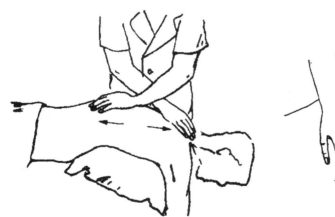

图 5-6　纵向按压整复法

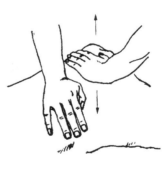

图 5-7　横向按脊整复法

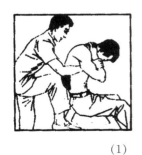　　　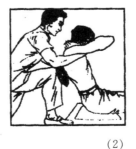

　　　(1)　　　　　　　　　　　　(2)

图 5-8　对抗整复法

医治后关节功能紊乱症较为理想的手法之一,但是有一定的技巧性,第一是强调手法的协调。在整个施法过程中共产生两组、四个力。第一组力是患者身体一部分的重力(向下)与医师双臂托住患者两上臂腋下部(向上)的提力。第二组力是医师膝盖的顶力(向前)与医师双手的拉力(向后)。这四个力是在同一刻对患椎产生作用的。在四个力协同作用时,第一组力有拉开椎间隙的作用,这给整复造成了良好的条件;这时膝部的顶力是起到固定患椎的作用,再加上一个向后的拉力,这两个力便成为一组对抗力,使错位的后关节得以整复,嵌顿的滑膜亦能解除。综上所述对抗整复法,手法不协调是不能成功的。即要协调在同一时刻对患椎产生作用。第二就是"力"要到位。无论是向上、向下的牵引力或向前、向后的对抗力都要恰到好处。用力过大容易拉伤肩关节周围及胸部软组织;用力不足往往是对抗整复手法失败的主要原因。

⑤ 当整复后疼痛明显减径,活动好转,再配肩部按揉法、擦法,以热为度,结束治疗。

(二) 针灸治疗

1. 体针疗法

(1) 外邪侵袭。以散风祛寒、温经通络为治则,选用胸椎夹脊阿是穴(一是压痛点,二是结节、条索)及大椎、后溪、合谷、外关等穴。操作时采取针刺捻转泻法,针后加灸;针大椎时患者微低头,直刺捻转泻法,针后加用灸法;后溪、合谷、外关均直刺泻法。

(2) 瘀血阻滞。以活血化瘀、通经止痛为治则,选用胸椎夹脊阿是穴、手三里、后溪、委中等穴,痛引胸胁者加内关。胸椎夹脊阿是穴直刺捻转泻法,术后刺络拔火罐;委中用三棱针点刺出血;手三里、后溪直刺捻转泻法;内关直刺,捻转泻法。

(3) 劳伤气血、心脾两虚。以健脾宁心、补益气血为治则,运用胸椎夹脊阿是穴、膻中、神门、中脘、足三里、三阴交等穴,胸椎夹脊阿是穴直刺捻转泻法,术后加灸;膻中针尖向下平刺补法,其余诸穴均用直刺捻转补法,各型均留针 30 min,每天 1 次,10 次为 1 疗程。

2. 皮肤针疗法

在胸椎棘突有肿大、凸起、压痛,或椎体旁有明显压痛、结节时,在病变处用梅花针叩刺,之后拔火罐 8～10 min,起罐后艾灸 5 min,然后令患者活动胸背部,患者往往感到胸背部舒适,疼痛缓解。

(三) 物理疗法

1. 中频电疗法

将两电极并置痉挛肌肉处或疼痛点两侧。每次治疗 20～30 min, 20～30 次 1 疗程。

2. 超短波疗法

见第一章第二节中的超短波疗法。

五、注意事项

(1) 保持正确的生活、工作姿势。

(2) 劳动中动作不要过快、过猛。

(3) 体育运动前要认真做好热身运动。

第四节 青年性驼背症

本病常见于 12～18 岁的青少年,男性多于女性,以脊柱呈圆弧形后突畸形而得名。1921 年休门(Scheuermann)报道了本病是发生在椎体骺板的骨软骨病变,并首先描述了本病在 X 线片上显示的胸椎改变,他认为是由椎体楔状变形引起的胸椎(尤其是胸 7、胸 8、胸 9 为最好发节段)后凸畸形。所以本病又称为休门病,或椎体骺板骨软骨病,或青年性驼背。

一、病因病理

本病的病因至今尚未完全阐明,有关学说很多,但都没形成定论,现将常见的几种学说介绍如下。

1. 炎症学说

休门认为本病由于椎体环形骨骺的缺血性坏死,致使椎体生长发生障碍,引起椎体楔形变和脊柱后凸畸形。

2. 椎间盘学说

施莫尔(Schmorl)认为椎间盘组织通过先天性的或创伤性软骨板裂孔突至椎体骨松质内,造成椎间隙变窄、椎体发育障碍,从而造成脊柱后凸畸形。

3. 遗传学说

临床工作者发现,在同一家庭中可以有几个人同时患有本病。所以认定本病与遗传因素有一定的关系。但遗传的机理尚不清楚。

4. 缺钙及骨质疏松

有学者发现,不少本病患者确实有轻度的青年性骨质疏松,并对他们进行食物分析,结果表明钙质缺乏是骨质疏松的原因。

5. 内分泌紊乱

有学者认为本病可能是由于垂体前叶生长激素的影响造成椎体楔形改变的一种疾病。

6. 创伤学说

有学者认为未发育成熟的青少年。过早地参加体力劳动(尤其是肩挑负重),或接受不科学的、不正规、无目的的大运动量训练,超负荷的苦练,往往容易罹患本病。

此病产生椎体楔形的原因有二种:一是由于椎间盘组织经椎体软骨板破损处被挤压入椎体中,使椎间盘变窄,椎体间失去了椎间盘的缓冲作用,导致椎体前缘所受的压力明显增大,使此处的骨骺缺血坏死,而引发楔形变。二是相应椎骨的血管营养障碍,使椎体软骨下的骨松质发生无菌性坏死,从而产生相应的椎体楔形变。

二、临床表现

1. 症状与体征

多见于农村青少年,有过早负重史。畸形常在 8～10 岁时出现,患者自己往往察觉不到,多被家长或老师首先发现。畸形缓慢发展,到生长旺盛的青春期前后在 12～15 岁,畸形发展迅速,严重的后突畸形可达 70°～80°。待发育成熟后,一般不再发展;由于重力的原因仍有缓慢加重的可能。待畸形定形后,腰背部疼痛可自行缓解。

脊柱严重后凸畸形的患者,可引起椎管狭窄及脊髓慢性受压,但导致下肢痉挛性瘫痪,很少见。

脊柱后凸常较僵硬,两侧椎旁肌痉挛,并可有压痛,在病变的棘突上有压痛、叩击痛。除胸段或胸腰段呈圆弧状后凸畸形外,在腰段可出现代偿性前凸增大。严重后凸畸形者可能有心、肺功能障碍。部分患者有阳性家族史。

2. X 线检查

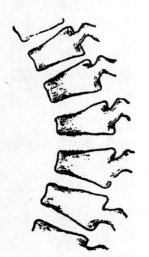

图 5-9 休门病患者的脊柱 X 线表现

X 线检查是诊断本病的主要依据,尤其是椎体侧位片更为重要,其 X 线片上的主要特征如下(图 5-9)。

(1) 受累椎体的前上角、前下角出现不规则骨骺板的碎裂现象,此征象发生率高达 95％,是本病早期诊断的重要依据。

(2) 可见多个椎体有楔形变,其中以脊柱后突中心区的椎体楔形变最为明显。

(3) 椎间隙轻度变窄或保持正常。

(4) 常可在椎体前上角见到前缘型许莫氏结节,边缘硬化。

(5) 胸腰椎后突增加呈圆弧形。

三、诊断与鉴别诊断

1. 诊断

青少年腰背部疼痛和疲劳感,有驼背趋势,应考虑为本病。

X 线胸腰椎摄片检查有助于诊断。

2. 鉴别诊断

(1) 姿势性脊柱后凸症。弯腰时,脊柱圆滑匀称,没有在某一段有一更明显的后凸部分。过伸时,比较柔韧,后凸畸形可基本矫正,没有僵硬感。X 线检查椎体无明显阳性征象。

(2) 强直性脊柱炎。腰背疼痛僵硬,有明显晨僵,有发热、消瘦、虹膜炎其他症状。实验室检查:血沉增快,HLA-B27 阳性。X 线检查:骶髂关节有典型 X 线征象;继而逐渐向上而使整个脊柱受累。

(3) 脊椎结核。有结核病史或结核家族史。病变常局限于 1～2 个脊椎,畸形呈角状后凸(成角畸形),而不是圆背。X 线检查:可见椎旁脓肿,椎间隙狭窄以及椎骨破坏。

(4) 脊柱化脓性骨髓炎。多见于成年人,以腰椎为最多,起病急,常伴有高热,寒战,背部剧痛,脊柱活动受限。局部叩击征阳性。白细胞和红细胞沉降率均增高,血培养阳性。X 线检查见椎体骨质破坏,椎间隙狭窄;晚期可骨质增生、硬化,可形成大而粗的骨桥。

四、非手术治疗

对本病应早期诊断和早期治疗。治疗目的是矫正畸形,减轻疼痛,预防畸形发展,防止由脊柱后凸畸形引起的其他并发症。治疗方法可分为非手术治疗和手术治疗两类。在非手术治疗中,包括卧床休息、牵引、医疗体操、中医推拿、支具疗法和物理疗法等。现重点介绍推拿疗法和支具疗法。治疗对象是后凸度在 40°以下,仍有一定柔韧度的患者。

(一) 推拿疗法

能缓解背部疼痛,控制圆背畸形的发展,是一种良好的辅助治疗方法,其治疗重点是骶棘肌。

1. 取穴和治疗部位

病变段夹脊穴、大杼、腰阳关、委中、阳陵泉、悬钟等穴和两侧骶棘肌。

2. 手法

揉法、膏摩法、按揉法、弹拨法、按脊法、擦法等。

3. 治疗

患者取俯卧位,医师位于患者的一侧,以揉法在胸腰段两侧骶棘肌先施以轻柔的手法治疗,3～5 min。使患者放松,解除其恐惧心理,积极配合治疗。

患者仍然取俯卧位,医师取双氯芬酸钠软膏或祛瘀止痛膏为介质分别在病变节段两侧骶棘肌做上下连续往返的膏摩法。此法可使药物在手法的作用下发挥出最大的效果。通过此法的治疗,患者会感到背部有一种温热和轻松舒适的感觉,有活血通络、理气止痛的功效。

分别在病变节段骶棘肌的两侧做自上而下的弹拨法 3～5 次,手法的刺激量以患者能够忍受为原则。而后医师双掌重叠,对后凸段脊柱做按脊法 3～5 次。

双指揉背俞穴(图 5-10)：在背部两侧膀胱经先涂上少量双氯芬酸钠软膏或祛瘀止痛膏，以示、中两指分别在两侧膀胱经夹脊穴位上做双指揉法，着力点在指腹，以有酸胀得气感为佳。此软膏可作为推拿介质，又可解痉镇痛。对督脉经大杼穴(骨会穴)同样以软膏为介质施以按揉法，再以双氯芬酸软膏为介质在病变段两侧膀胱经、督脉经分别施以擦法，以热为度。

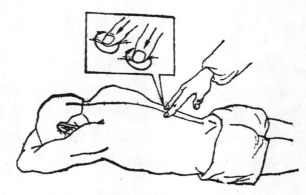

图 5-10　双指揉背俞穴

按揉双侧委中、阳陵泉、悬钟等穴各 50 次，最后以双手搓背部结束治疗。

隔天推拿 1 次，每 10 次为 1 个疗程，连续 2 个疗程治疗后，休息 10 天，再继续推拿治疗，直至痊愈。

(二) 支具疗法

应用支具治疗脊柱畸形已有相当长的历史。从临床观察治疗脊柱侧凸时，支具的加压垫是置于肋骨或软组织上，间接地作用于脊柱；而治疗脊柱后凸时，加压垫直接置于后凸的脊柱上，效果自然会更佳。现介绍米沃基支具(图 5-11)。

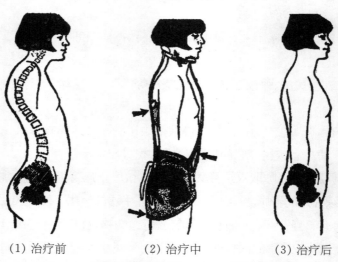

(1) 治疗前　　　　(2) 治疗中　　　　(3) 治疗后

图 5-11　米沃基支具治疗休门病性脊柱后凸畸形

1. 适应证

(1) 脊柱尚未发育成熟的患者,即脊椎环形骨骺和髂嵴骨骺尚未闭合者。

(2) 脊柱有一定的柔韧度,在做体检脊柱后伸位时可发现原后凸有改善。或过伸位脊柱侧 X 射线摄片所得的脊柱后凸弧度较普通脊柱侧位后凸弧度要改善 20°以上。

(3) 成年患者或达 60°后凸畸形又不愿手术者,只要患者本人及家属合作,愿意接受并能坚持进行支具治疗者都可应用。

2. 具体应用

首先请假肢工厂按身材定做支具。穿戴支具,是通过在脊柱后凸部棘突加用压垫,使脊柱后凸畸形逐步获得矫正,应用支具疗法的一项重要要求,就是患者要有坚强的信心和毅力,长期穿戴,才能收到较好的效果。在具体应用时,分以下三阶段进行:

(1) 全天穿戴阶段。要求全天 24 h 穿戴,只有做推拿治疗和个人清洁时解除片刻。每 3 个月复查一次,穿戴支具投照脊柱侧位 X 线片,观察畸形矫正情况,并检查医疗体操训练情况。当畸形基本矫正后,每天可解脱支具 2 h,再拍脊柱侧位 X 线片,并测量及比较,若畸形无明显复发,可开始进入第二阶段治疗。第一阶段约需 1 年的时间。

(2) 逐渐解脱阶段。畸形基本矫正以后,仍需较长时间穿戴支具,以巩固疗效。从每天解脱 2～3 h 开始,直至每天解脱 16 h 后,仍未见畸形复发可开始进入第三阶段治疗。第二阶段也需 1 年左右时间。仍然每 3 个月 X 线复查 1 次,若发现畸形有复发趋势,应及时减少解脱时间,甚至退回到全日穿戴阶段。

(3) 夜间穿戴阶段。为了得到巩固而持久的矫正效果,患者夜间穿戴支具至少应持续 1 年以上,最好至骨发育成熟后才完全解除支具。支具过早或过快解除,常可导致畸形部分复发或完全复发。一般男孩穿戴至 18～20 岁,女孩穿戴至 17～18 岁,方可解除支具。

3. 支具疗法的并发症

①压迫性溃疡和皮炎。②髂前上棘卡压出现股外侧皮神经症状。③颈环或腋部压迫,致臂丛神经麻痹等。对并发症的出现应及时处理。对生长期的儿童要注意更换新的支具。

(三) 物理疗法

1. 中频疗法

将两电极并置痉挛肌肉处或疼痛点两侧。每次治疗 20～30 min,每天 1 次 20～30 次 1 疗程。

2. 激光疗法

840 mW He-Ne 激光照射病变椎体、肌肉紧张部。每次治疗 10 min,每天 1 次,10～20 次为 1 疗程。

(四) 其他疗法

1. 医疗体操

通过对背肌、腹肌、肩胛带肌的训练,可增强脊柱的稳定性,有助于维持脊柱姿势,减轻疼痛。每天 2～3 次,每次治疗 15 min。可穿戴支具训练,也可暂时解脱支具进行训练。

2. 牵引治疗

每天 1 次,每次治疗 20～30 min。

(五) 注意事项

(1) 临床上若发现患者有本病可疑时,应立即停止脊椎的负重,以减轻脊椎的负担。

(2) 加强腰、腹肌及肩胛带肌的训练,每天 1～2 次,每次 15 min。

(3) 坚持扩胸运动,仰卧硬板床,并且在病变处垫枕,以防止和纠正圆背畸形的发展。

(4) 非手术治疗无效者,或严重后凸畸形(>70°),且至少有一个椎体的楔形变大于10°,伴下肢神经并发症者,应手术治疗。

第五节　脊柱侧凸症

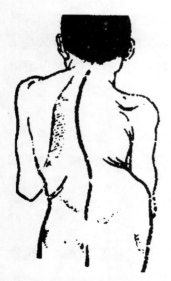

图 5-12　脊柱侧凸外观畸形

正常脊柱只有前凸和后凸的生理曲线,而无左右侧凸,若脊椎的某一部分偏离正常脊柱中轴线,则称为脊柱侧凸症(图 5-12)。我国有近 300 万青少年脊柱侧凸症的患者,其中女性、儿童占大多数,男女之比为 1∶7。造成脊柱侧凸症的原因很多,如脊柱先天性畸形,或神经源性,或肌原性疾病所造成肌肉瘫痪等,这些是已知原因的。另一些,到目前为止还不知道其发病的原因,只能称之为原发性脊柱侧凸;这在本病中占最重要的地位,发病率最高。

一、脊柱侧凸的病因

1. 先天性因素

这是一种脊柱先天性结构畸形所引起的,最常见为半椎体或楔形椎(图 5-13),半椎体或楔形椎体可为一个或数个。因椎体的部分缺如,上下椎体不正常互相融合,造成脊柱侧凸。这些畸形多发生于胸椎,当患儿开始走路时,侧凸开始出现,以后迅速发展,数年后可变得极为明显。

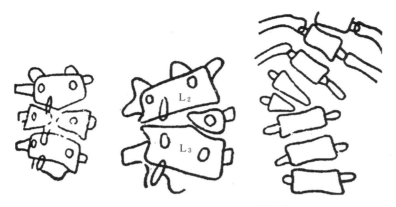

图 5-13　先天性楔形锥体和半椎体

2. 后天性因素

(1) 姿势不良最为常见。例如学生长期使用高度不合适的课桌椅,而且又习惯于歪向一侧者;或有视力、听力障碍者,或惯于使用单臂者,都有可能造成脊柱向左或向右侧凸。此种侧凸并不严重,多发生于中部胸椎,可以引起轻微不适和疼痛。

(2) 婴儿瘫痪后遗症。脊柱居中直立,与两侧躯干肌维持平衡是分不开的。如一侧的一块或数块肌肉发生瘫痪,则平衡受到破坏;而对侧作用较大的肌肉,必然会牵引一段脊柱,使脊柱偏离正中线凸向肌力较强的一侧。但是问题极为复杂,因为瘫痪的多不是一侧或某一块肌肉,它们都在互相起着作用,而且每块肌肉瘫痪的程度也不易鉴定,特别对于躯干肌,无论用一般检查方法或电流刺激,都很难确定其瘫痪的等级。从临床看,有躯干肌的瘫痪而无脊柱侧凸;也有的患者看似同一肌肉瘫痪,而脊柱侧凸的方向则相反,不是凸向肌力较强的一侧,而是凸向肌力较弱的一侧。如果不是其中的某一块肌肉瘫痪,而是由数块肌肉都有不同程度的瘫痪,则就更难以判断脊柱侧凸的方向。现将某一块肌肉瘫痪后所出现的脊柱侧凸的普遍现象作下列简介:

① 一侧菱形肌瘫痪。上段胸椎可因健侧肌肉的牵拉,凸向健侧(图 5-14)。

② 一侧斜方肌瘫痪。中段胸椎可因健侧肌肉的牵拉,凸向健侧(图 5-15)。

③ 一侧三角肌瘫痪。因健侧三角肌力传于肩胛骨,再经菱形肌和斜方肌而传于脊柱,使胸椎凸向健侧(图 5-16)。

④ 一侧骶棘肌瘫痪。由于健侧骶棘肌对脊柱如弓弦样的牵拉,使脊柱凸向患侧。特别在伴有同侧腰方肌瘫痪时,这些健侧的肌肉,可将肋骨拉向髂骨嵴,使胸腰段脊柱向患侧的凸出更明显(图 5-17)。

(3) 下肢不等长。由各种原因引起的下肢不等长,可使骨盆倾斜,从而导致脊柱发生侧凸。

(4) 坐骨神经性脊柱侧凸。多见于腰椎间盘突出症。

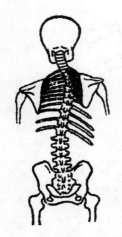 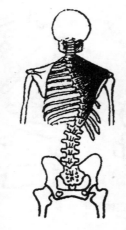 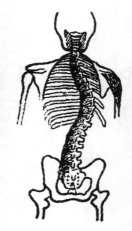 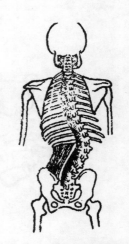

图 5-14　左侧菱形肌
瘫痪,胸椎凸向健侧　　图 5-15　左侧斜方肌
瘫痪,胸椎凸向健侧　　图 5-16　左侧三角肌瘫
痪,使胸椎凸向健侧　　图 5-17　右侧骶棘肌和腰
方肌瘫痪,使腰椎凸向同侧

（5）其他。胸廓改形术后和慢性脓胸可以引起脊柱侧凸。

3. 原发性脊柱侧凸

原发性脊柱侧凸的发病率约占脊柱侧凸的 90%,但其发病原因不明。发病越早者,畸形的发展越严重,至生长成熟时期(20 岁左右),发展即停止。此外,侧凸的发展与所在部位有密切关系,部位越低者,预后亦越好。按侧凸发生的部位不同,可分为颈胸部侧凸、胸部侧凸、胸腰部侧突和腰部侧凸四类。

原发性脊柱侧凸,按开始发病的年龄不同,可分婴儿期原发性脊柱侧凸,幼年期原发性脊柱侧凸和青年期原发性脊柱侧凸三类。

（1）婴儿性原发性脊柱侧凸。0～3 岁开始发病,男女发病率相同,多数向左侧凸。发病起始,除在躯干屈曲时不易查出,X 线摄片只见侧凸,不见先天性畸形。按发展和预后不同,可分为进行型和自愈型两类。

① 进行型婴儿期原发性脊柱侧凸,约占 18%,发病年龄在 2～3 岁,侧凸发展迅速,约 1/3 的患儿至 10 岁以前可发展至 100°左右。至发育成熟年龄甚至可达 150°。也有的患儿侧凸进展缓慢,至 4～6 岁时侧凸固定,不再继续发展。

② 自愈型婴儿期原发性脊柱侧凸,在 1 岁以内,虽可发生侧凸,但又渐渐变直,以至正常。整个发病到自愈时间 2～3 年。此种侧凸,一般较小而无代偿性侧凸,但可见椎体旋转。

③ 这两类原发性侧凸的临床鉴别有两种方法,其一是年龄。发生在 1 岁以内的侧凸,约 90% 可自愈,10% 可继续发展;发生于 2～3 岁的侧凸,则继续发展的倾向较大。其二是测定肋脊角。测量方法是沿侧凸顶部椎体下缘或上缘画一直线(称为线 1),再在椎体中部画 1 条与线 1 垂直的线(称为线 2),然后通过肋骨头和颈的中心,画 1 条与肋骨

平行的线(称为线3),线2与线3的成角即肋脊角(图5-18)。两侧肋脊角只差谓之角差(图5-19)。进行性侧凸角差较大,在复查中,角差有明显增大的趋势。自愈性侧凸角差较小(小于20°)。正常情况下,在正位X线片中,肋骨头与椎体上角之间有1～2 mm的间隙;若肋骨头与椎体上角有重叠(图6-20),常提示为进行型婴儿期原发性脊柱侧凸。

(2)幼年期原发性脊柱侧凸。畸形发于4～10岁的青春前期,侧凸方向,左右发病率相等,而男女发病数也相似。

(3)青年期原发性脊柱侧凸。畸形发生于11～17岁的青春期,以女性发病率为高,90%凸向右侧。侧凸可迅速发展,2年后可增至100°左右,至生长成熟时,一般侧凸为30°～150°。

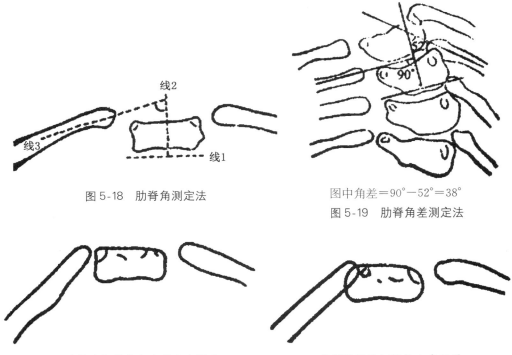

图5-18 肋脊角测定法

图中角差＝90°－52°＝38°

图5-19 肋脊角差测定法

凸侧肋骨头与椎体上角的距离较小

凸侧肋骨头与椎体上角重叠

图5-20 肋骨头与椎体上角的关系

二、脊柱侧凸的病理

在脊柱侧凸的畸形凹面,椎体及椎间盘受挤压变窄,周围的韧带及肌肉挛缩,椎体骨骺单位面积所承受的压力增大,久而久之,可使其停止生长,使椎体发生楔形变(图5-21)。因椎体楔形变,必然使椎体向凸侧旋转,由于椎体的旋转,脊椎骨、椎间盘、周围韧带、肌肉、肋骨、肩胛骨及骨盆都会发生相应的解剖学上的改变。关节突因不在一个平面上而受力不平衡,可导致日后的骨性关节炎。在侧凸畸形的凸面,由于椎体、横突及肋骨旋转而出现胸廓后壁隆起及胸廓前壁凹陷;在畸形的凹面,由于肋间隙变窄并向前伸展而构成胸廓前壁隆起,左右不对称,后壁平坦(图5-22)。当脊柱侧凸的曲度加大,旋转畸形也同时加重,上述这些相应改变也随之日益明显,晚期形成不可逆的骨性改变(图5-21),使脊柱丧失部分平衡能力及吸收震荡的能力。

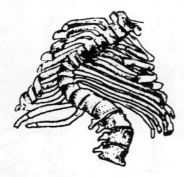 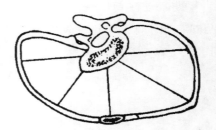

图 5-21 脊柱侧凸晚期的骨改变　　　图 5-22 脊柱侧凸患者的胸廓不对称

除上述骨关节、肌肉等运动系改变外,还会影响到胸、腹腔和脊髓等组织。由于胸廓的变形,肺脏可发生膨胀不全,肺活量减少,易患呼吸道感染。因肺功能障碍,增加了心脏的负担,使之变肥厚或扩大,特别是右心。主动脉可随脊柱侧凸而移位。有尸检发现主动脉和肺动脉皆有狭窄和弯曲现象。伴随位置改变的还有食管、膈肌、神经、血管等。在腹腔,胃因下移而变为直立,使幽门降至脐下;肝、脾可因临近肋骨的挤压而变形,大、小肠堆积于下腹部。侧凸严重、躯干变短的患者,胃、肠受压更为明显,因此出现消化不良现象。脊柱侧突严重畸形者,可出现脊神经及脊髓受压迫的临床表现。

三、临床表现

病史应了解患儿生活习惯、健康情况、何时何处发现脊柱姿势不良或侧凸畸形,有无小儿麻痹后遗症、脓胸、手术等病史,家族中有无类似畸形患者、肌营养不良者、进行性肌萎缩者、神经纤维瘤病患者等,以及在学校有无课桌椅不适或斜坐等习惯。了解脊柱侧凸的发生年龄和进展速度。

1. 局部症状

脊柱呈"S"形侧凸和轻度背痛。疼痛产生的原因主要是退行性脊柱炎、肋缘与髂嵴相压和神经根受压。

2. 其他症状

因心脏和大血管受压,可出现心跳加快。因肺活量减少,可出现气短、气急。由于消化道移位和受压,可出现食欲不振、消化不良。

四、诊断

1. 早期发现

花季中芽菜体形的青少年是属于重点观察对象。若发现两侧肩胛有高低,双乳发育不对称,一侧后背有隆起,腰部一侧有皱褶,骨盆有倾斜,两下肢不等长等即为可疑患者。

脊柱侧凸,根据其外观畸形,在大体诊断较为容易,但还须分辨出其发病原因和病理类型。除分析病史和症状外,尚须做好体检和 X 线检查。

检查时应脱掉衣服,只保留内裤。首先,嘱患者站立,医师从背面观察其体形,观察头、颈、脊柱和臀裂是否在一条直线上,必要时可用一根垂有重物的直线放在患者第四颈椎的棘突部,观察其下端偏离中线的情况(图 5-23)。其次,嘱患者弯腰,看脊柱之一侧有无隆起即"剃刀背"(图 5-24)。若有隆起可用器械测量其高出对侧的厘米数,或者与水平线所构成的角度(图 5-25)。然后,让患者站立后做向左、向右的侧弯活动,以观察其侧突的变化;做反方向侧屈活动时,原侧凸消失者,为功能性的或代偿性的侧凸;若原侧凸不变、不减轻者为结构性侧突。嘱患者改为俯卧位,以观察其侧凸是否消失,消失者为功能性侧凸,不消失者为结构性侧凸。另外,要注意有无某些肌肉(如骶棘肌)的瘫痪;有无下肢长短不齐;有无坐骨神经的阳性体征等。

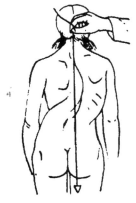

棘突与臀裂均不在
垂直线上

**图 5-23　脊柱的
检查方法**

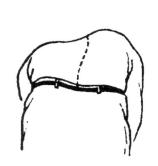

弯腰检查时,无隆起一侧称"剃刀背",隆起侧驼峰,脊柱侧凸患者前屈时一侧背部明显隆起

图 5-24　"剃刀背"检查方法

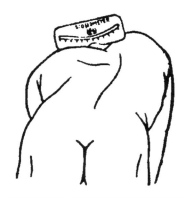

用脊柱侧凸度量计测量脊柱旋转度数

图 5-25　测量

2. X 线检查

拍摄患者站立位脊柱全长(第一胸椎至骶椎的范围)的后前位 X 线片和站立位脊柱全长的侧位 X 线片。

侧凸角(Cobb 角)度测量法:主侧凸居中,代偿性侧凸在其上下两端。在主侧凸的顶部(顶椎),沿这个椎体的上平面向侧弯凹侧画一条直线。然后找出主侧凸的端椎,沿这个椎体的下平面向侧弯凹侧画一条直线,两线交叉所成角度即为脊柱侧凸的角度。或在上下端椎平行线的基础上,再分别画出此二线的垂直线,二垂直线的纵向交叉角亦为脊柱侧凸的角度(图 5-26)。

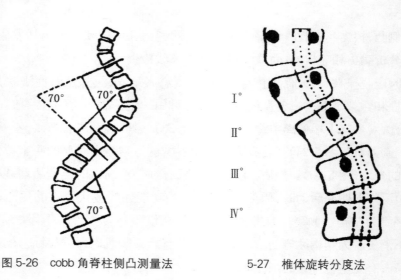

图 5-26　cobb 角脊柱侧凸测量法　　　　5-27　椎体旋转分度法

脊柱旋转度测量:在 X 线正位片上,可根据椎弓根与椎体的关系来测量。
Nash-moe 将椎体的旋转分为四度(图 5-27):

Ⅰ度:凸面的椎弓根向内移动半个椎体的 1/3,凹面椎弓根移位椎体缘。
Ⅱ度:凸面的椎弓根向内移动半个椎体的 1/2,凹面椎弓根移位大部超过椎体缘。
Ⅲ度:凸面椎弓根向内移动至椎体之中线,凹面椎弓根不能显现。
Ⅳ度:凸面椎弓根向内移动超过椎体的中线,凹面椎弓根仍不显现。

经过以上检查分析,才能确定侧凸为先天性还是后天性。在排除以上已知原因后,则侧凸必为原发性。在确定诊断后,并须在 X 片上辨别为功能性还是结构性,两者主要区别在椎体的楔形变,无椎体楔形变者为功能性,有椎体楔形变者为结构性。

五、非手术治疗

对于脊柱侧凸属功能性无椎体楔形改变的患者,可进行非手术治疗,或进行观察。对侧凸畸形较大,症状较重或发展较迅速有椎体楔形变的患者,应考虑手术治疗。

非手术治疗,只能防止畸形发展恶化,故多用于早期患者和侧凸较轻者(侧凸角度在20°~25°),或作为于术前、后的辅助治疗方法。脊柱非手术治疗方法有以下几种。

(一) 推拿治疗

能调节肌肉张力,缓解腰背部疼痛,防止畸形发展,是患者及其家长乐意接受的辅助治疗方法,推拿疗法对 20 岁以下的青少年原发性脊柱侧凸治疗是有帮助的。

1. 取穴与部位

夹脊、秩边、环跳、委中等穴及两侧骶棘肌。

2. 手法

滚法、掌根按揉、按压、指压、双指揉、拔伸按脊法,牵引侧压法等。

3. 治疗

(1) 患者取俯卧位,首先在两侧骶棘肌施以滚法或掌根按揉法,自上而下、上下多次往返,治疗 3～5 min 后,将手法治疗的重点集中到主侧凸部,继续 3～5 min 的治疗。

(2) 双指揉膀胱经背俞穴自上而下;自上而下按压膀胱经背俞穴;重点指压主侧凸部夹脊。而且将此三法交替施治,有得气感为佳。特别是指压法,要使力量深达竖脊肌,甚至是横突棘肌,这样才能有利于防止脊椎的旋转。指压法体现的是手法渗透性,绝不是靠蛮力。蛮力使患者疼痛难忍,不可能达到治疗目的,反而会造成医源性损伤。

(3) 拔伸按脊法。医师一手掌按放在患者脊柱主凸部位,作按脊的准备;另一手托起患者下肢并以臂紧挟,做向后拔伸的准备。双手同时发力,既起到按脊、又有拔伸的作用(图 5-28)。对纠正畸形有一定帮助,可以做 2～3 次。

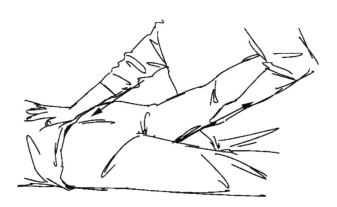

图 5-28　拔伸按脊法

(4) 牵引侧压法。请两位助手,一位拉住患者双侧腋下,一位拉住患者双踝,两人缓缓做对抗牵引(有疲劳可更换他人)。医师立于脊柱侧凸的一边,双手重叠按放在主侧凸部位,在牵引的同时,做向对侧有节律的侧压(图 5-29)2～3 次。这同样也能纠正脊柱侧凸畸形。手法侧压后,两助手缓缓放松牵引。医师再以掌根按揉两侧骶棘肌。

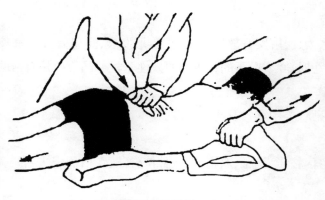

图 5-29　牵引侧压法

（5）按揉秩边、环跳、委中诸穴。最后膀胱经用擦法，以热为度，结束治疗。可隔天治疗，每次治疗 15～20 min；10 次为 1 个疗程，连续治疗 2～3 个疗程后，休息 10 天，再继续治疗。

（二）物理疗法

中频疗法，将两电极并置痉挛肌肉处或疼痛点两侧，每次治疗时间为 20～30 min，20～30 次 1 疗程。

（三）其他治疗

1. 牵引治疗

除骨盆牵引（或头和骨盆同时牵引）外，同时加侧方牵引，起初牵引时，各方悬重可各2～3 kg，以后根据患者可以耐受的情况，再酌情增加重量。一个 10 余岁的患者，一般可以耐受 20～25 kg 的牵力。8～10 周后，侧弯可有显著改善。

在牵引治疗时期，每天可予松解两次，每次 30 min，主要作为推拿治疗腰背肌锻炼和个人清洁之用。同时练扩胸运动和深呼吸以增进肺活量。侧凸纠正至最大限度后，可改换石膏背心，并嘱患者下床活动，再过数月去除石膏背心。

2. 支具疗法

目前多选用改良的塑料贴身支具治疗胸椎以下的脊柱侧凸畸形。其适应证为：

① 侧凸曲度在 20°～40°之间。

② 尚未成年的患者。

③ 侧凸畸形若不固定而有较大可复性者。其固定范围上起腋下，下至髂嵴，较为轻便。

3. 矫形石膏疗法

一般以站立位悬吊法，先纠正脊柱侧凸，分别在骨盆、胸、背部放置好棉垫，再做矫形石膏。鼓励患者向凸侧运动，并继续由开窗处塞入棉垫，使侧凸得到继续纠正，2～3 个月更换一次石膏背心，直至侧凸纠正。

4. 电刺激疗法

适用于 15 岁以下,骨骼尚未成熟,侧凸曲度在 30°以下的原发性脊柱侧凸患者。可使用国产环通道体表电刺激治疗仪,用电极板分别置于治疗部位,使畸形得到改善。优点是患者白天可自由活动,缺点是少数患者因为电刺激妨碍睡眠而不能坚持。

脊柱侧凸目前尚无法预防,但通过易感基因能找出高危人群,早发现、早治疗是最好的方法。有新科技报道只要手指血样或刮一点口腔黏膜进行检验,就能发现是否携带脊柱侧凸畸形的易感基因。

六、脊柱侧凸症的体育锻炼方法

1. 撑墙挺腰法

面对墙壁,距离墙面 20～30 cm 站立,双手撑墙;先将腹部尽量贴着墙壁,然后再将腰部往后挺,坚持 30 s,重复做 2～4 个八拍。

2. 伏地挺腰法

俯伏在地,以双手撑地使上半身尽量后伸,腹部贴地,使整个脊柱后伸。疲劳时伏地休息。重复做 2～4 个八拍。还有扩胸、吊单杠等运动。

第六节　关节松动技术

一、运动学概要

胸椎的生理运动可以前屈30°,后伸20°,左右侧屈各为40°,左右旋转为70°,旋转时合并有侧弯。附属运动包括垂直按压棘突,侧方椎棘突,垂直按压横突等。

二、操作要领

1. 垂直按压棘突

患者取俯卧位,上胸段(胸1～胸4)病变时,脸向下,双手五指交叉,手掌向上放在前额。面向患者头部站立,双手拇指放在患者胸椎棘突上,指尖相对或指背相接触,其余四指自然分开放在患者胸椎背部。患者中、下段胸椎(胸5～胸8,胸9～胸12)病变时,头向一侧,上肢放在体侧或上肢外展,前臂垂于治疗床两侧,胸部放松。医师站在体侧,一侧手掌根部(相当于豌豆骨处)放在患者胸椎棘突,借助上肢力量将棘突向腹侧按压。其作用增加胸椎的屈伸活动范围。

2. 侧方推棘突

患者取俯卧位。医师站立在患侧,双手拇指重叠放在拟松动棘突的侧方,其余四指自然分开放在胸椎背部。拇指固定,双手同时用力将棘突向对侧推动。其作用增加胸椎旋转活动范围。

3. 垂直按压横突

患者和医师体位同上。医师双手放在拟松动胸椎的一侧横突上,指背相接触或拇指重叠将横突向腹侧推动。如果患者疼痛明显,拇指移向横突尖部;如果患者僵硬明显,拇指移向横突跟部。其作用增加胸腰椎旋转及侧屈活动范围。

4. 旋转摆动

患者坐在治疗床上,上肢胸前交叉,双手分别放在对侧肩部。医师站在患者的后面,向右旋转时,右手放在其右肩前面,左手放在左肩后面,双上肢同时用力,使胸椎随上体向右转动。向左旋转时医师手法操作相反。

Chapter 06 第六章
下腰部常见病的非手术治疗

下腰部位于脊柱的下端,是指以腰骶关节为中心的解剖段。严格来说,下腰部仅腰 4 至骶骨这一范围。但临床常见病确超越了此范围,即包括了全部腰椎双侧骶髂关节及其邻近组织。

脊椎共有 33 节,其中颈部 7 节、胸椎 12 节、腰椎 5 节、骶椎 5 节和尾椎 4 节。由于骶、尾椎已呈融合状,故实际参与活动的仅 26 节椎骨。脊柱是人体的立轴(中轴)。脊椎整体可看成是船上的桅杆,它竖立在骨盆中央,上面伸出个头颅,在肩部水平横架着帆桁的肩胛骨,周围丰富的肌群、韧带像帆缰绳,将脊柱各段系围在骨盆上。另一组帆缰绳则紧系着两侧肩胛骨所形成的菱形架——其长轴竖直,短轴则横置,两侧肩胛骨的位置是对称的,力量是平衡的,故使桅杆般的脊柱得以竖直(图 6-1)。其主要功能是保护脊髓和将头、颈、胸与躯干的负荷力传递至骨盆。在正常情况下,它的稳定性是由外在的肌肉

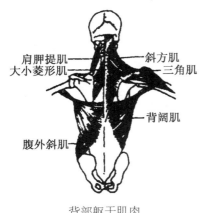

背部躯干肌肉

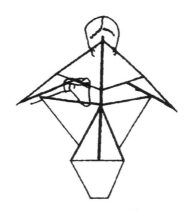

肌肉形态形似风帆

图 6-1

和内在的符合生物力学的椎骨、椎间盘、韧带与关节所构成。此种平衡状态保证了脊柱的正常功能。两者功能一旦失调，或是由于外来因素直接或间接地破坏了此种平衡，则将引起功能障碍，轻则造成病痛，重则丧失功能，甚至形成伤残。

第一节　下腰部的解剖

一、腰椎、骶椎与尾椎

(一) 腰椎的结构特点

腰椎(图6-2)共5个。由于负重的关系，腰椎椎体是所有椎骨中最大者。腰椎椎体从上面观或下面观，呈肾形。腰椎椎体前缘高度由上向下逐渐增高。后缘高度由上而下逐渐降低，这一结构特点是形成腰椎生理弧度向前的基础。腰椎椎体与椎弓围成的椎孔呈三角形，较大。椎板的高度低于椎体，上下两椎骨的椎板间留有间隙(有韧带封闭)，腰椎穿刺即经过此间隙穿入椎管。棘突为长方形骨板，几乎呈水平伸向后方，后缘圆钝。腰椎横突细长；其中以第三腰椎的横突最长。因此第三腰椎横突所承受的腰肌、筋膜牵引力最大，常致腰肌、筋膜附着点发生劳损。上、下关节突的关节面呈矢状位，上关节突的关节面向后向内，下关节面向前向外。此外，上关节突后缘有一突起，称乳突，横突根部的后方有一小突起，称副突。

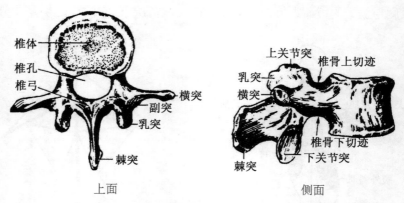

图6-2　腰椎

(二) 骶骨的结构特点

骶骨(图6-3)由5块骶椎融合而成，呈扁三角形。上缘称骶骨底，有一对上关节突，与第五腰椎下关节突构成腰骶关节。骶骨底前缘向前突起,称岬。盆面光滑,其中间部有 4 条横线,为骶骨体结合处的痕迹。横线两端有 4 对骶前孔。骶骨下端称骶骨尖,下与尾骨相连接。全部骶骨的椎孔融合成一个管,称骶管。骶管下部开放,称骶管裂孔。该孔的两侧,有一对向下的突起,称骶角。骶角是第五骶椎的一对下关节突构成的结构,体表易触及,是骶管裂孔的定位骨性标志。骶骨背面粗糙不平,后正中线上有一条纵行骨性隆起,称骶正中嵴,它是由骶椎棘突融合构成的骨嵴。骶正中嵴外侧有一对断续的骨嵴,称骶中间嵴。骶中间嵴是由各骶椎的关节突连成。骶中间嵴外侧有 4 对骶后孔。骶前孔、骶后孔均通入骶管,分别有骶神经的前支和后支通过。骶骨两侧有耳状的关节面,称耳状面;其上部分宽而厚,下部分窄而薄。骶骨的耳状面与髂骨的耳状面相关节,称骶髂关节。

(三) 尾骨的结构特点

尾骨(图 6-3)由 4 块尾椎融合在一起而成,呈三角形,体积较小。尾骨上端为尾骨底,借一个小软骨盘与骶骨尖相连接;下端为尾骨尖。尾骨背面外侧有一对隆起,称尾骨角。尾骨角与骶角相关节。

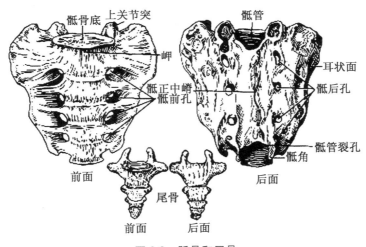

图 6-3 骶骨和尾骨

二、腰椎生理弯曲与腰骶角

(一) 腰椎生理弯曲

在胎儿期,整个脊柱为后凸的弧形曲线,称原发性曲线。在人类进化发展的过程中(种系发生),人类从四足着地进化到两足着地,首先要将原来后凸的腰弯曲变直,继而转成为前凸(图 6-4)。

婴儿出生后开始吮乳,因抬头动作的出现,后凸开始消失,颈椎前凸曲线就逐渐形成。

当婴儿开始站立、行走时(出生后 1 年左右),腰椎前凸逐渐形成,8 岁时前凸明显;到 10 岁时,腰椎前凸显现出相当成熟的状态。根据上述各生理弯曲的形成观察,胸曲、骶曲可视为先天就有的;而颈曲、腰曲则为后天形成的,这些称为继发性曲线,是为了保持重力平衡而形成。当端正地坐于凳椅或弯腰以手指触地时,腰椎曲线可以变直或后突。当直立腰部过伸时,腰椎前凸曲线会增加。当仰卧将下肢抬高时,腰椎曲线亦有改变。改变最大为第四、第五腰椎之间和腰骶关节,这里的椎间盘亦容易发生损害和变性。腘绳肌和腰大肌的牵引,也都可对腰椎曲线造成影响。

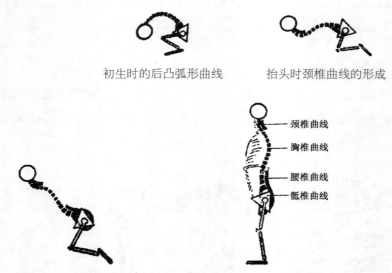

初生时的后凸弧形曲线　　　抬头时颈椎曲线的形成

颈椎曲线

胸椎曲线

腰椎曲线

骶椎曲线

坐立时腰椎曲线的形成　直立后脊柱的四个曲线线条表示对曲线形成有关的肌肉

图 6-4　脊柱曲线的形成(示意图)

此种生理曲线的存在,表明脊柱自身的稳定,在正常直立位状态下,脊柱必然承受纵向的压力、剪力、张应力,以及弯曲和旋转的力量等。此种稳定性的存在与维持,主要依赖于内源性稳定因素与外源性稳定因素。前者主要指髓核内在使上下两椎分离的压应力与纤维环及周围韧带(前纵韧带、后纵韧带、黄韧带、棘间韧带及棘上韧带等)抗髓核分离的压应力之间的平衡,两者不同方向的综合力是脊柱稳定性的重要保证。而外源性稳定因素则主要指脊柱周围、髋部及胸腹腔内外肌群内部的协调与平衡。从临床观察发现,脊柱的外源性稳定因素较内源性稳定因素更为重要,如将两者去其一,显示无内源性稳定因素时,脊柱异常改变较慢;而失去外源性稳定因素时(例如外伤性或炎性瘫痪时),脊柱则难以维持其正常外形与功能。

(二) 腰骶角

婴儿出生时,骶椎与其他脊椎基本在一个直线上,以后随年龄的增长,因盆腔脏器

的占位,骶骨出现倾斜,此种倾斜的角度称为腰骶角
(图 6-5)。通常以骶骨上平面与水平面所呈角度来表
示,正常腰骶角为 30°～40°。若角度明显增大,则为异
常现象,说明脊柱受力不稳固的现象。此角应在卧位
时测量;立位时腰骶角要增加 8°～12°。

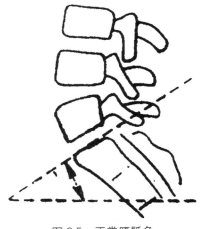

图 6-5　正常腰骶角

三、腰椎间盘

腰椎间盘共 5 个,与颈、胸段椎间盘的结构相似,均
由软骨板、纤维环和髓核三部分所组成,但也有其特征。

(一) 软骨板

位于椎体的上、下缘,平均厚度仅为 1 mm,周边
区较厚,中心区较薄,呈半透明状的软骨板。此软骨板是椎间盘上、下界,将椎体和髓核分
隔开。在软骨板上有许多微孔,是髓核的水分和代谢产物等的通道。软骨板如半透膜,在
渗透压的作用下,水分、营养物质和代谢产物都经过此板进行交换。除此之外,软骨板还
可承受一定的压力,保护椎体,防止椎体的损伤。

(二) 纤维环

由纤维软骨构成,内含大量胶原纤维。纤维环(图 6-6)位于相邻椎骨上、下软骨板的
周围,前、后分别与脊柱前纵韧带和后纵韧带紧密相连。纤维环的纤维呈多层筒状,同心
圆层排列,各层纤维的走向彼此斜行交织而成。各纤维之间有黏合剂样物质,使毗邻的两
纤维层之间能紧密地黏合在一起。纤维环自边缘向中心分布过程中,致密的纤维从外周
开始是较垂直走向,而越近中心纤维走向越倾斜(可呈 30°～60°的交叉角度),至中心接触
髓核时几乎近水平走向,两者无明显的界限,包围髓核,成椭圆形。从纤维环的水平切面
观察,前部和两侧部分较厚;而后部较薄,仅是前部或两侧部分的 1/2 左右,所以纤维环破
裂都以后侧为多。

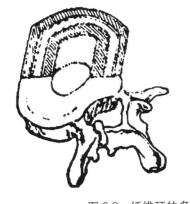 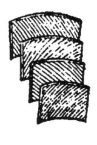

图 6-6　纤维环的多层排列

(三) 髓核

髓核是一种柔软而富有弹性的胶状物质,位于软骨板和纤维环之间,由胚胎期脊索衍化而成。髓核近乎半透明的胶状物,含有较多的水分,水分的含量随年龄的增大而减少,但总的含水量可占髓核总量的 75%～90%。它的主要化学成分是黏多糖蛋白,其中有硫酸软骨素、透明质酸、硫酸骨质素等。从组织学观察,可见由弹力纤维和胶原纤维构成,但含量远少于纤维环。儿童纤维环与髓核的分界比较清楚,但老年人由于水分的减少,胶原纤维增粗等原因,使纤维环和髓核之间分界不清楚。髓核的形态大体为球形,可随外界压力的变化改变其位置和形态。髓核(图 6-7)具有可塑性,但不能被压缩,其所受力可以向纤维环和椎体软骨板方向传播,从而吸收震荡。故遵守流体力学定律,即"当任何外力施加于密闭水容器的单位面积时,必有相等的压力传导于容器的每个单位面积上"。当脊柱做屈伸运动时,髓核如同滚珠状活动;即脊柱前屈时,髓核滚向后;脊柱后伸时,髓核滚向前。髓核的这种运动有利于椎体间的活动。

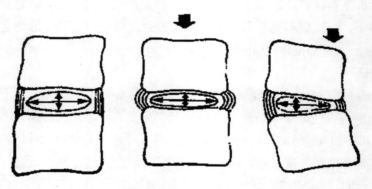

图 6-7 髓核受压情况

髓核内部的耐压力,正常可达 300 kg。随年龄之增加,髓核亦渐渐失去其承重的能力。自 20 岁后,所含水分开始下降,所含蛋白多糖渐渐减少,因之渗透吸水作用亦渐渐丧失,椎间隙亦相对变窄。髓核内的液体可经软骨板渗透。在白天,人在劳动或因体重的压力使髓核内含的液体经软骨外渗;夜间,人体平卧,体重和负重对髓核的压力减小,正常髓核的渗透由椎体松质骨经软骨板渗入。这种正常生理现象,可通过人体一日的身高改变来说明。清晨起床时,人的身高往往要比入睡前高 1～1.25 cm。这种水分的平衡作用,有赖于软骨板的完整和髓核的正常渗透力,如此种正常渗透性因疾病或损伤而降低,则必导致椎间盘变性。

椎间盘的厚度,在不同部位有差异。一般运动较多的地方较厚,如颈、腰部的椎间盘比胸部的厚。骶部因骶椎的相互融合使得椎间盘已消失。椎间盘最薄的部位是在第二至第三胸椎之间,其厚度仅 2 mm 左右;而在第五腰椎与第一骶椎之间,其厚度可达 10 mm

以上;故厚薄之间的差异很大。据有人测量各椎体和椎间盘的高度,数值如下:颈椎椎体合计高度为 97.6 mm;颈部椎间盘合计高度为 26.9 mm,约为颈段脊柱的 27.5%。胸椎椎体合计高度为 224.4 mm;胸部椎间盘合计高度为 48.4 mm,约为胸段脊柱的 21.5%。腰椎椎体合计高度为 116.7 mm;腰部椎间盘合计高度为 63.7 mm,约为腰段脊柱的 54.5%。脊柱颈、胸、腰椎椎体的总高度为 438.7 mm;椎间盘的总高度为 139 mm,椎间盘约占颈、胸、腰部脊柱长度的 31.6%。椎间盘前、后的高度也有差异,这与脊柱的生理弯曲有关。例如腰部椎间盘,前部高,后部低。

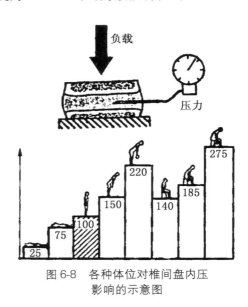

图 6-8　各种体位对椎间盘内压影响的示意图

在早期离体实验的基础上,瑞典学者纳切森(Nachemson)等于 1976 年开展了椎间盘内压的活动测量(将一种针式传感器装置直接插置人体椎间盘内),表明不同姿势,不同负荷时椎间盘内压力具有明显之差别。以直立位时第三椎间盘内压为 100% 计,(图 6-8)显示坐位要大于立位,而仰卧位时椎间盘内压力明显下降。这对于下腰痛疾病的治疗与预防都具有重要意义。

四、后关节

腰椎后关节位于椎管的后外侧、椎间孔的后侧,由上一腰椎的下关节突与下一腰椎的上关节突组成。上关节突宽而肥厚,由椎弓根后上方发出,关节面斜向后外,呈凹状圆弧形,其软骨面向后向内与上腰椎的下关节突相对。下关节突类似短圆柱状,由椎板外下方发出,关节面斜向前外,呈凸状圆弧形,其软骨面向前向外,每个椎骨的下关节突皆被下一个椎骨的上关节所抱拢。由上一椎体的下关节突和下一椎体的上关节突与关节囊,共同构成腰椎后关节(图 6-9)。这是一种摩动关节。在关节的腹侧,关节囊大部分由黄韧带所代替,形成关节囊的纤维层,并直接与滑膜层相接。关节囊背侧纤维层较厚。在关节的上下端有脂肪组织的关节隐窝。关节腔内有关节液。在关节囊滑膜层内含脊神经膜支(又称窦椎神经)纤维,这就是后关节功能紊乱导致腰痛症状出现的原因所在。

腰椎后关节对脊柱活动起控制作用,腰椎关节面与横截面呈 90° 角,与冠状面呈 45° 角,允许做屈伸和侧屈运动,但旋转活动度很小;腰骶关节与腰椎后关节不同,其允许做一些旋转活动。在轴向旋转过程中,脊柱两侧的背肌和腹肌均发生协同作用。通过对运动节段不同结构抗扭转作用进行比较,后关节的不对称与椎间盘病变高度相关,后关节越倾斜,该侧的坐骨神经痛发病率越高,这在影像学检查和手术中均被证实。

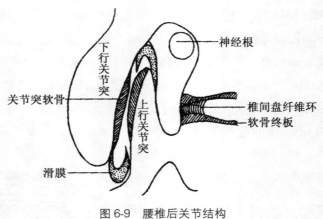

图 6-9　腰椎后关节结构

五、腰椎筋膜和肌肉

(一) 腰部筋膜

腰部筋膜可分为腰背筋膜、腰方肌筋膜和腰大肌筋膜三部分。

1. 腰背筋膜

腰背筋膜是全身最厚和最强大的筋膜之一,包绕骶棘肌形成肌鞘,并作为背阔肌、腹内斜肌和腹横肌腱膜的起始处。通常将腰背筋膜分为深浅两层,也有将腰方肌筋膜并入,而分为前(腰方肌筋膜)、中(深层)、后(浅层)三层(图 6-10)。

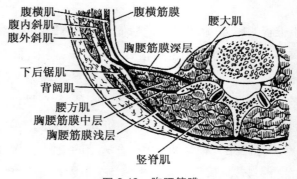

图 6-10　胸腰筋膜

腰背浅筋膜(皮下筋膜)较厚,起自腰椎及骶椎棘突、棘上韧带及髂嵴,有背阔肌、下后锯肌的起始与之融合加强。腰背深筋膜(固有筋膜)起自腰椎横突,位于骶棘肌与腰方肌之间。其上部增厚形成腰肋韧带,连接于腰 1 横突和第十二肋之间,限制第十二肋的活动。浅深两层筋膜在骶棘肌外缘相合形成宽阔的腱膜,作为腹横肌及腹内斜肌的起点。

2. 腰方肌筋膜(中层)

腰方肌筋膜前层位于腰方肌之前,与腹横筋膜相连续,属腹内筋膜一部分。后层与腰背筋膜深层相连续。

3. 腰大肌筋膜(深层)

腰大肌筋膜为腹内筋膜所形成的单独筋膜鞘,向下与髂肌筋膜相连续。

第一～第三腰神经后支的外侧支,穿骶棘肌后,在腰背筋膜浅层下走行一段,然后穿此筋膜外缘至皮下浅筋膜中,越髂嵴后形成臀上皮神经。受筋膜卡压,可产生腰及臀部疼痛。

(二) 腰部肌肉

使腰部脊柱能完成屈伸、侧屈和旋转等功能,除腰部肌肉外,还有腹部肌肉和部分臀部、股后部肌肉共同参与的结果。

1. 腰脊柱伸肌

腰脊柱伸肌直接作用于脊柱的伸肌有棘间肌、骶棘肌。

(1) 腰椎棘间肌位于棘间韧带两侧相邻棘突间,上起横突基部的付突,下止于下位椎骨上关节旁的乳突。偶可存在于胸 12～腰 1 或腰 5～骶 1 两处棘突间(图 6-11)。受腰神经后内支支配,收缩时可固定相邻棘突并后伸腰椎。

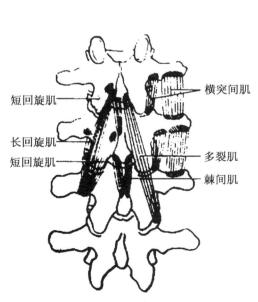

图 6-11 多裂肌、回旋肌、横突间肌
和棘间肌示意图

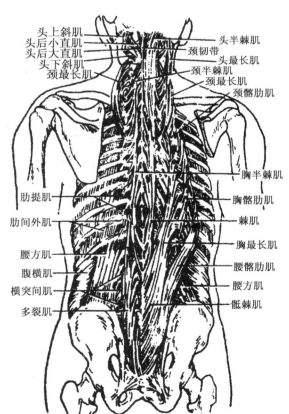

图 6-12 背部深层肌

（2）骶棘肌又名竖脊肌（图6-12），是背肌中最强大的一组肌，特别是在腰部。此肌下端起于骶骨背面、腰椎棘突、髂嵴后部和腰背筋膜，沿脊柱两侧上行，为腰背筋膜所包裹，肌束上行分为三组，自外向内为髂肋肌、最长肌和半棘肌。

① 髂肋肌为外侧肌束，自下而上又分为三部：即腰髂肋肌、胸髂肋肌及颈髂肋肌（图6-12）。腰髂肋肌起自骶骨背面及髂嵴，向上分为第六～第七束，止于下位第六～第七条肋骨的肋角处。胸髂肋肌及颈髂肋肌以类似方式起止于上位肋骨及椎骨，最后止于第四～第六颈椎横突后结节。

② 最长肌位于髂肋肌内侧及深侧，纤维较长，也分为三部：胸最长肌、颈最长肌及头最长肌（图6-12）。以胸最长肌最发达。

③ 半棘肌居最内侧，较薄弱，紧贴在棘突两侧。起止于第一～第二腰椎及胸椎棘突，由下向上有胸半棘肌.颈半棘肌及头半棘肌。

骶棘肌受后腰神经后支支配，从形态结构及位置上，此肌两侧皆收缩时，可背伸脊柱；单侧收缩时，可使脊柱向同侧倾斜。

2. 腰脊柱屈肌

直接作用于腰部脊柱的屈肌有腰大肌和髂肌；间接作用于腰部的屈肌为腹直肌。后者因处于远离腰椎的腹壁，力臂长，因而功效大。

（1）腰大肌位于腰椎侧（图6-13），此肌纤维起于胸12下缘到腰5上缘的相邻椎体及椎间盘纤维环，以及腰1～腰5横突前下缘，肌纤维内外聚合，跨骶髂关节之前，在髂窝处与起自于髂窝的髂肌相合，经腹股沟韧带深面和髋关节的前内侧，止于股骨小转子。腰大肌被一筋膜鞘包裹，当患腰椎结核时，脓液可沿此鞘流入髂窝或大腿根部。腰大肌由腰2～腰4神经的前支支配，也可有腰1或腰5神经纤维参与。

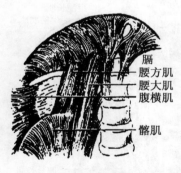

膈
腰方肌
腰大肌
腹横肌

髂肌

图6-13 腰方肌及髂腰肌

（2）髂肌呈扁状，位于腰大肌的外侧，起自髂窝，与腰大肌相合。

（3）髂腰肌由腰大肌和髂肌组成，为一组强大的屈髋肌，并有内收髋和外旋髋的作用。如下肢固定时，可使躯干和骨盆前屈。

（4）腹直肌位于腹前壁正中线的两旁，后腹直肌鞘中，为上宽下窄的带形多腹肌，起自耻骨联合和耻骨嵴。肌束向上止于胸骨剑突和第五～第七肋软骨的前面。肌的全长被3～4条横行的腱划分成多个肌腹，腱划系结缔组织构成，与腹直肌鞘的前层紧密结合，为原始肌节愈合的痕迹，以增加其收缩能力。受下位肋间神经支配，收缩时除保护腹部脏器外，可自前方拉胸廓前倾，从而有力地使腰椎前屈。

3. **腰脊柱侧屈肌**

腰脊柱侧屈肌肉自背中线向外有横突间肌和腰方肌。

(1) 横突间肌位于相邻两横突间。腰部横突间肌较发达,分为内小、外大两肌束。外侧束起于相邻两横间;内侧肌束上起横突基部的副突,下止于下位椎骨上关节旁的乳突(图 6-11)。脊神经后支自两肌束间穿过,分支支配内侧肌束。外侧肌束由前支供应。单侧收缩时,两横突靠近,从而侧屈腰椎,双侧收缩时,可使脊柱固定。

(2) 腰方肌位于腹后壁(图 6-13),在脊柱两侧,其后方有骶棘肌,二者之间隔有胸腰筋膜的深层。前方以筋膜与腰大肌相隔。起于髂腰韧带及髂嵴内缘后部,向上内斜行止于第十二肋内半的下缘,部分纤维止于腰 1～腰 4 横突。腰方肌接受胸 12 及腰 1～腰 2 神经前支支配。收缩时可下降和固定第十二肋,并使脊柱侧屈。

4. **腰脊柱旋肌**

旋转腰脊柱的肌肉有紧贴脊柱的横突棘肌和远离腰椎的腹内、外斜肌。

(1) 横突棘肌位于骶棘肌深层,肌纤维起于横突,向内上斜行止于棘突。根据肌纤维长短和止点远近,又可分为三组,纤维向上跨 1～跨 2 个椎体止于棘突者,称回旋肌;跨 2～跨 4 个椎板者称多裂肌(图 6-11);跨 4～跨 6 个椎板者,称半棘肌。但三组间并无明确界限。半棘肌在头、颈部较发达,腰部缺如,腰部仅有多裂肌和回旋肌。一侧肌肉收缩,脊柱向对侧旋转;双侧肌肉同时收缩,有固定脊柱及少许背伸作用。

(2) 腹外斜肌及腹内斜肌。腹外斜肌以肌齿起于下位 8 个肋骨的外面,肌束由外上斜向前下方,后部肌束向下止于髂嵴,上、中部肌束向内移行为腱膜,经腹直肌的前面,并参与构成腹直肌鞘的前壁,至腹正中线终于白线。腹内斜肌居其深面,起始于胸腰筋膜、髂嵴和腹股沟韧带外侧部,肌束呈扇状斜角向上,部分止于第十一～第十二肋骨下缘,其余向前延伸为腱膜,参与并构成腹直肌鞘的后壁,至腹正中线终于白线。两肌受下位 6 对肋神经和腰 1 神经支配。一侧腹外斜肌和对侧腹内斜肌收缩,可使脊柱旋向对侧;双侧腹内、外斜肌同时收缩,则拉腰椎向前弯曲;同侧腹内、外斜肌收缩,脊柱则倾向同侧。

(3) 腹部诸肌如腹内、外斜肌、腹横肌、腹直肌除保护腹腔脏器、增加腹压外,还对腰脊柱运动起着重要作用。当屏气及腹壁肌同时收缩时,腰部躯干则形成一个完整的圆柱体,此时重力中心前移,大大减轻脊柱包括椎间盘的压力;特别是在弯腰搬物时,腹肌收缩可从前面支持脊柱,在后面拉紧腰背筋膜,使竖脊肌更好地发挥作用。

5. **腰脊椎运动辅助肌**

臀肌及腘绳肌虽不是直接参与腰部脊椎的屈伸、侧屈和旋转;但能牵拉骨盆,协助竖起主躯干。

(1) 臀大肌位于臀部皮下,大而肥厚,形成特有的臀部膨隆,覆盖臀中肌下半部及其他小肌肉。起自髂骨翼外面和骶骨背面,肌束斜向外下,止于髂胫束和股骨的臀肌粗隆。

其主要功能是使髋关节后伸和外旋。下肢固定时,能伸直躯干,防止躯干前倾,以维持身体的平衡。

(2) 腘绳肌位于大腿后面,共有 3 块肌,即股二头肌、半腱肌和半膜肌,统称为腘绳肌。股二头肌长头起自坐骨结节,短头起自股骨粗线,两头合并后,以长腱止于腓骨小头。半腱肌和半膜肌上端均起于坐骨结节,半腱肌以长腱止于胫骨上端的内侧;半膜肌下端肌腱止于胫骨内侧髁的后面。其主要功能可伸大腿、屈小腿。下肢固定时,该肌拉骨盆由前屈位至直立位,以协助竖起躯干。

六、腰部脊神经

腰部脊神经 5 对,骶脊神经 5 对和尾神经 1 对。各脊神经都从同节椎骨和下一椎骨间的椎间孔穿出。

每对脊神经皆由与脊髓相连的前根和后根在椎间孔合并而成。前根属运动性,由位于脊髓灰质前角和侧角及骶副交感核的运动神经元轴突组成。前角细胞的轴突分布到骨骼肌。侧角及骶交感核细胞的轴突分布到内脏、心肌、血管平滑肌和腺体。后根属感觉性,由发自脊神经节中假单极神经元中枢突组成。脊神经节是后根在椎间孔处的膨大部,主要由假单极神经细胞胞体积集而成,其细胞的中枢突组成后根入脊髓,周围突以各种形式感觉神经末梢分布于皮肤、肌、关节及内脏,把躯体和内脏的感觉冲动向中枢传递。因此,每一对由前根、后根合并成的脊神经都是混合神经(图 4-23)。

脊神经的前根和后根,在椎管内向椎间孔延伸,穿过各层脊膜时,各层脊膜分别呈鞘状包于前根和后根的周围,称为脊膜袖。袖内的软脊膜和蛛网膜之间仍有间隙,此间隙与蛛网膜下腔相连。前根和后根穿出硬脊膜后,在两根的覆被硬膜之间有一裂隙,称为脊膜囊。脊膜袖增厚而狭窄时,能压迫神经根;脊膜囊发生炎症时亦能刺激神经根;两者均可引起临床症状。

(一) 脊神经的分支

脊神经出椎间孔后,有交感神经的节后纤维加入,并立即分为三支,一小支为脊神经脊膜支(即窦椎神经),两大支为前支和后支(图 6-14)。

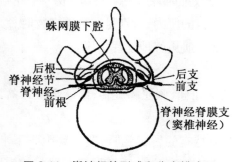

图 6-14 脊神经的形成和分支模式图

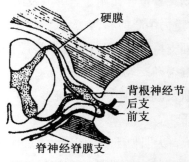

图 6-15 脊神经脊膜支支配范围

1. 脊神经脊膜支

脊神经脊膜支是脊神经中一个很小的分支,在脊神经分前支和后支之前分出,与主干反向走行,有交感神经的分支加入,经椎间孔进入椎管。在椎管内,脊神经脊膜支又分为若干升支和降支,各相邻的升支和降支相互吻合,形成脊膜前丛和脊膜后丛,遍布于脊膜全长。脊神经脊膜支分布于脊膜、椎骨、椎间关节、韧带和硬膜外相应的结构(图 6-15)。

脊神经脊膜支带有痛觉神经纤维,已通过临床及实验得到了充分的证实。直接刺激神经支配的组织,在人体可激发腰背痛。这些神经在急性腰椎间盘突出时对引发疼痛起到重要作用。

2. 前支

前支较粗大,是混合性的,分布于颈、胸、腹、会阴和四肢的肌肉和皮肤。在脊神经前支中只有胸神经前支保持着明显的节段性(图 6-16)。其余各支分别交织成丛,由丛再分支分布于相应的区域,脊神经前支形成的丛计有颈丛、臂丛、腰丛和骶丛。

3. 后支

后支较细,是混合性的,其分布具有明显的节段性,发出后穿椎骨横突间向后行走(骶部的出骶后孔),都有肌支和皮支分布于项、背及腰骶部深层的肌和枕、项、背、腰、臀部的皮肤。其中,第二颈神经后支的皮支特别大,称为枕大神经,穿斜方肌腱至皮下,分布于枕部的皮肤。第一～第三腰神经后支的皮支,分布于臀上区的皮肤,称为臀上皮神经。第一～第三骶神经后支的皮支,分布于臀中区的皮肤,称为臀中皮神经(图 5-2)。

4. 交通支

交通支连接脊神经与交感干神经节之间的细支。其中发自脊神经连至交感干的叫白交通支。另外每

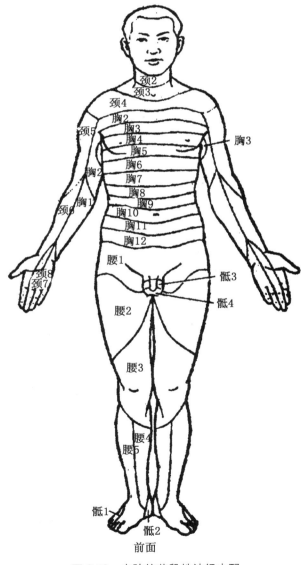

图 6-16　皮肤的节段性神经支配

条脊神经也接受来自交感干的细支叫灰交通支。

七、椎间孔与脊神经

椎间孔为脊神经出椎管处,呈上宽下窄的耳状形,位于椎体的后外侧,左右成对,有脊神经和细小血管、神经分支穿行。其前缘是椎体和椎间盘的后外侧面,后缘为关节突和椎间关节的关节囊;上缘为上椎体弓根的下切迹;下缘是下椎体弓根的上切迹。

椎间孔的纵径(上下径)较横径(前后径)大。腰部椎间孔自上而下逐渐变小,经有关资料测定腰 4 椎间孔纵径为 19 mm,横径为 7 mm;腰 5 椎间孔纵径为 12 mm,横径为 7 mm。而腰 4 和腰 5 脊神经直径,平均约为 5 mm。脊神经、血管及神经分支都是在椎间孔上部较宽处,剩余空隙被疏松的结缔组织和脂肪填充,以适应这些通过结构的轻度相对运动。当腰椎后关节滑膜充血、水肿、小关节骨质增生、椎间盘突出等时,均可使椎间孔狭窄,从而压迫腰骶神经根引起腰骶神经受压症状。

同样,腰部脊神经自上而下地逐渐增粗,但腰部椎间孔反而逐渐减小,特别是第五腰椎与骶骨间更小,这便造成较粗的脊神经通过较小的椎间孔,所以下腰部脊神经受压机会较多。

第二节　腰部软组织急性损伤

腰部软组织急性损伤是泛指一切腰部软组织(即肌肉、筋膜、韧带、关节囊等)的急性损伤,俗称急性腰扭伤。急性损伤后可即刻出现腰部剧烈疼痛、局部肌张力增高和腰部活动功能受限为主的病症。

腰部正常运动是一种复合动作,是通过腰脊柱周围肌群(以竖脊肌为主,有横突棘肌、横突间肌、腰方肌、腰大肌等共同参与),胸腰筋膜、韧带、关节囊等组织的有机协调,从而完成腰部前屈、后伸、左右侧屈和左右旋转多方向的活动。如果在种种外因和内因的作用下,使这些肌肉、筋膜、韧带、关节囊等组织的功能不协调,腰部的动态平衡遭受破坏,就会造成腰部软组织的急性扭伤。例如当腰部前屈小于 90°时,为维持躯干位置和抵抗体重的目的,脊柱两侧的竖脊肌(骶棘肌)发生强烈的收缩,此时若遭外界暴力冲击,很容易造成该肌的损伤。当腰部前屈大于 90°时,其支持躯干位置的功能主要依靠韧带(尤其是棘上韧带和棘间韧带)此时若遭受外界暴力冲击,很容易造成棘上、棘间韧带的损伤。

本病好发于青壮年男性,青少年及年老者相对少见。从职业来看,虽可见于各行各业,但以体力劳动及运动员等活动量大者为多。属中医"闪腰""岔气"范畴。病症的轻重程度不一,如辨证正确,治疗及时,确实有立竿见影的功效。若未能及时医治或辨证有误,处理不当,则能造成伤痛加重,或腰痛迁延,成为慢性腰痛。

一、腰部软组织损伤机制

从生物力学的观点来观察,腰部的任何活动均受力学关系的制约与协调,在保持腰部内、外平衡的同时完成各种动作。例如,在提携重物时,如果物体的重量、提重方式及用力程度相适应,则易于完成。反之物体重量过大(或体积过大)、提物时距中线过远、不是采用膝关节先屈曲的方式等,则不仅增加腰椎的负荷,且腰肌亦易损伤。在临床上较常遇到损伤原因主要有以下几种。

1. 脊柱在无准备的情况下遭受外力的冲击

无论是体力劳动还是各项竞技活动,如果在开始之前能对脊柱及四肢关节进行由慢到快,由小幅度到大幅度的准备活动,不仅可获得最佳效果,且不易发生损伤(包括腰部损伤);反之,在无准备活动情况下,突然开始加重脊柱负载量,则甚易引起损伤,严重者可致骨折。另外,对客观情况估计不足,譬如,当弯腰搬取一个箱子时,若这箱子里装满了东西,而误认为是空的,事先肌肉就没有足够的准备,结果箱子虽小,亦可造成损伤。在无精神准备下的一些日常小动作,如倒洗脸水、弯腰、起立、甚至打喷嚏,也可能发生"闪腰"。

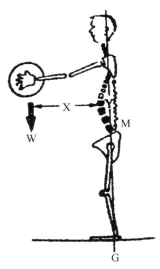

图 6-17　脊柱的负荷

2. 姿势不良

物体重量以 W 为代表,物体中点距腰椎间盘中点之距离以 X 为代表,人体中轴以 G 为代表;腰部肌肉以 M 为代表,腰部曲线距中轴线的距离以 Y 为代表。所搬物体体积过大、过重,其重心离躯干的中轴线过远,因杠杆作用,增加了肌肉所承担的力(图 6-17)。正确的搬物姿势,首先应将身体向前靠拢、屈膝、屈髋,再双手持物,并在搬抬(举)之同时,膝和髋关节逐渐伸直,这样同步进行(图 6-18),可以避免腰部软组织损伤。

3. 相互配合不当

两人或两人以上的劳动或体育运动和艺术表演项目,如其中一人因动作不协调或突然失足,则由于重力的偏移而易引起他人处于毫无准备的状态下,身体为了保持平衡,反射性地引起腰肌强烈收缩,导致腰肌、胸腰筋膜损伤。

4. 重心失衡

不慎摔倒时,身体重心突然失去平衡、交通意外事故等均可引起腰部肌肉、筋膜损伤。

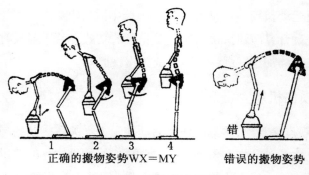

正确的搬物姿势WX=MY　　　错误的搬物姿势

图 6-18　正误搬物姿势

另外下腰段局部解剖结构的变异,如后关节的发育不对称,影响脊柱的协调运动;还有腰椎骶化、骶椎腰骶化、骶椎隐性裂、游离棘突等也都是引起下腰部疼痛的潜在发病因素。体弱者,尤其是腰背肌薄弱的人,常可因大笑、刷牙、转身取物不当而致腰部软组织急性损伤。

腰部软组织急性损伤,根据受损的部位不同,临床可分为急性腰肌损伤(含腰筋膜损伤),棘上、棘间韧带急性损伤和后关节滑膜囊嵌顿三类。这样分类有利于推拿的辨证施治和推拿手法的正确运用,可避免因手法不当而造成医源性创伤。

二、急性腰肌损伤

(一) 临床表现

1. 症状

疼痛以一侧腰部(骶棘肌、胸腰筋膜)为主。轻者,在损伤时腰部疼痛并不十分强烈,尚能坚持工作,一两天后腰部疼痛剧烈。重者,即刻腰部剧痛难忍,坐立不安,身体用不上劲。次日腰痛加重,行走、翻身都困难,甚至不能起床,连咳嗽、深呼吸和大小便都感疼痛,给生活和工作带来不便。

2. 体征

(1) 腰脊柱生理性曲线改变。急性腰肌损伤患者就诊时,医师通过视诊即刻就可发现患者步履艰难和腰脊柱生理性曲线的改变。由于患侧的腰肌痉挛而致患者腰椎生理前凸消失,并且出现腰椎向左、向右侧突。此实际是机体保护患侧肌组织所发出的一种自主性调节。当腰痛和肌痉挛解除后,腰脊柱生理性曲线亦自行恢复。

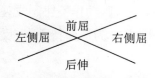

图 6-19　腰椎活动度的记录

(2) 腰活动受限。由于腰部活动可使损伤组织的拉应力增加及疼痛加剧而明显受限,尤其是腰前屈、向健侧侧屈和旋转活动受限,但可向患侧侧曲。由于向患侧侧曲可使受损组织放松,所以可做小范围的活动,如左侧屈、右侧屈、前屈、后伸(图 6-19)。

（3）压痛点。压痛点常明显，局限在一侧骶棘肌上，同时伴有明显肌痉挛。亦可在髂后上棘处或第三腰椎横突端，叩击放射性疼痛多为阴性。压痛点局部封闭后疼痛可获缓解或消失。

（4）肌肉痉挛。主要发生于骶棘肌和臀大肌，受损的肌肉由于疼痛及其他各种病理因素而反射性地引起痉挛。在触诊时，肌肉呈粗条状、张力增高，也是对疼痛的一种保护性反应。处于痉挛状态下的肌肉，由于肌肉纤维频繁地舒缩而使其代谢产物增加，从而可使疼痛加剧，并再度促使肌肉痉挛，以致形成恶性循环，应设法将其阻断。

（二）诊断与鉴别诊断

1. 诊断要点

（1）多数患者有明确的外伤史，但是对于轻微外伤往往会被忽视或遗忘，应仔细询问。起床动作过快、姿势不当；或由坐位（或蹲位）起立时用力过猛。

（2）腰部因疼痛处于被迫体位，有压痛、肌肉痉挛及腰部活动受限。并应注意对双下肢神经功能检查，以除外腰椎间盘突出症。

（3）对外伤程度较重，一时诊断有困难者，可利用 X 线摄片作为辅助诊察手段，以排除骨质病变后再进行推拿治疗。

2. 鉴别诊断

本病与腰椎间盘突出症相鉴别要点见表 6-1。

表 6-1 急性腰肌损伤与腰椎间盘突出的鉴别诊断要点

鉴别要点	急性腰肌扭伤	腰椎间盘突出症
外伤史	明确	可有或无明显外伤史
压痛点	在一侧腰肌	病椎棘突旁压痛伴患肢放射痛
屈颈试验	阴性	阳性
直腿抬高及加强试验	基本正常加强试验阴性	直腿抬高受限，加强试验阳性
腰肌痉挛	有	可有或不明显
痛点封闭	有效	无效
叩击放射痛	无	明显

（三）非手术治疗

1. 推拿治疗

推拿治疗时手法宜轻柔，以柔克刚，因势利导为原则。采用局部治疗与远道取穴相结合，起舒筋通络、活血止痛的功效，从而使痉挛的肌肉得到缓解。

（1）取穴与治疗部位。肾俞、大肠俞、阿是穴、委中等穴以及病变处骶棘肌。

（2）手法。按法、揉法、按揉法、㨰法、弹拨法、擦法、斜板法、腰部运动法等。

（3）治疗步骤。

① 按揉双侧委中穴。患者取俯卧位,首先是远道取穴治疗。委中穴是人体"四总穴"之一,又是膀胱经的"合"穴,"腰背委中求",善治腰背部疼痛,是治疗用主穴(图 6-20)。

② 按揉骶棘肌或㨰骶棘肌。患者取俯卧位,医师在病变侧骶棘肌的远端用轻手法按揉逐渐向主痛部位接近;亦可从健侧骶棘肌处先用柔和的㨰法逐渐向患侧主痛部位接近(图 6-21)。如此往返 5～10 次,手法的刺激量应根据患者的耐痛度而决定增减。这是一种因势利导的治疗方法。绝不能在患者主痛部位施用不规范的重手法,这会增加患者的病痛。

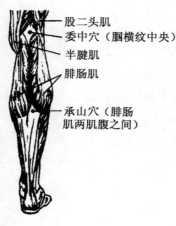

股二头肌
委中穴（腘横纹中央）
半腱肌
腓肠肌
承山穴（腓肠
肌两肌腹之间）

委中、承山穴定位图

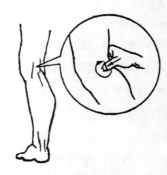

按揉委中:俯卧位,膝关节委屈,腘部放松

图 6-20　按揉委中穴

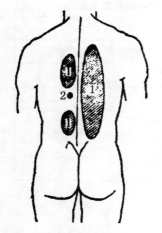

1. 非主痛部位（先治疗）
2. 主痛部位（后治疗）

图 6-21　按揉骶棘肌
部位示意图

③ 弹拨骶棘肌。患者继续取俯卧位,按揉背俞穴和阿是穴,掌根揉骶棘肌,对骶棘肌尤其是对阿是穴进行弹拨等多种手法施治,以弹拨(图 6-22)为主。弹拨法是一种能直接作用于某一痉挛肌肉,使肌纤维延长,肌痉挛得到缓解的手法。如同在游泳中小腿抽筋腓肠肌痉挛时,只要将小腿伸直,足尽量背伸,腓肠肌纤维被动延长后,小腿抽筋可即刻缓解一样。因为弹拨法施行时患者比较痛,所以在施治时一定要配合柔和类的手法相辅应用,即在弹拨法后辅以掌根按揉法,可缓解其疼痛。

④ 背部擦法。患者继续取俯卧位,在患侧沿骶棘肌纤维的方向,从上向下,用小鱼际施擦法(图 6-23),以热为度。这是一种产热量较高的手法,对改善局部组织的血液循环和缓急止痛起着积极的作用。在整个手法治疗结束后亦可辅以局部热敷法治疗。

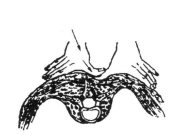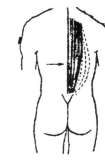

双手拇指重叠　　　　作与骶棘肌成垂直方向的左右弹拨

图 6-22　骶棘肌弹拨法示意图

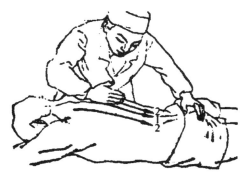

1. 擦督脉,以振奋阳气,健脊强身。
2. 擦膀胱经(亦称擦骶棘肌),善治腰背风湿痹痛。因背痛面积大,督脉、膀胱经长,在临床上可分段(胸、腰、骶尾)行擦法。

图 6-23　背部擦法

⑤ 被动屈髋屈膝。患者取仰卧位,做双下肢屈髋屈膝的被动运动,可分别先做单腿的屈髋屈膝被动运动,而后再做双下肢的屈髋屈膝被动运动。这一方法可使双侧骶棘肌得到等同的牵伸。使痉挛肌肉得以松解(图 6-24)。

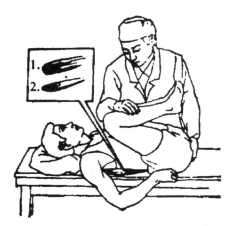

1. 骶棘肌痉挛,纵径短缩,截面积变粗。
2. 被动运动后,骶棘肌纵径延长,截面积变细变扁,痉挛得到缓解。

图 6-24　双下肢屈髋屈膝被动运动

2. 针灸治疗

(1) 处方 1。养老、委中、阿是穴。若患者翻身困难、躯体转身艰难,病及髂腰韧带,可加深刺阳陵泉,得气后捻转泻法。

(2)处方2。内关、丘墟、印堂、足临泣穴。辨经取穴:足太阳型取内关、足少阳型取丘墟、督脉型取印堂、带脉型取足临泣,用捻转泻法,激发经气向腰部传导,留针期间嘱患者活动腰部。

(3)处方3。合谷、后溪穴。取患侧合谷透刺后溪,两侧扭伤者取双侧,强刺激,留针期间嘱患者配合腰部运动。

(4)处方4。双侧手三里穴。取双侧手三里穴,进针1.5寸左右,得气后使针感传至手指及肩,应用强刺激,并活动腰部。

(5)耳穴。腰痛点、腰骶椎、神门、肾、交感、内分泌,取王不留行籽单耳贴压,每3~5天更换另一耳。

(6)芒针。令患者俯卧位,取阿是穴,用芒针快速针刺,捻转泻法,再令患者仰卧位,暴露腹部,取阿是穴之腹部对应点,芒针快速针刺,捻转泻法,不留针,针毕嘱患者下地活动腰部3~5 min。

3. 物理疗法

(1)间动电疗法。直径5 cm的小圆电极,阴极置于患部痛点,阳极并置于邻近部位(距阴极2~3 cm),每天1次,共6~10次。伤后即开始治疗。

(2)激光疗法。840 mW He-Ne激光照射压痛点,或者是肌肉紧张部位,沿神经走向照射10 min,每天1次,10~20次为1疗程。

(3)微波疗法。频率915 MHz,辐射器作用于患部,无热量至微热量,每次10~15 min,每天1次,共3~5次。

(4)TDP疗法。患部,距离30~40 cm,微热量,每次10~15 min,每日1~2次,共5~8次。

(5)中频电疗法。两个电极,痛点并置。感觉阈上,每次20 min,每天1次,共15次。适用于范围较大的病变。

(四)注意事项

(1)手法要轻而柔和,因势利导,避免在腰主痛部位强行采用不规范的重手法刺激。

(2)推拿治疗后,需卧硬床休息,腰部制动3~6天,并佩戴护腰。即便是腰痛能即刻缓解的患者也需要有一休息过程,这样做可有利于损伤组织的修复。

(3)对于重症、剧痛患者,治疗后要根据患者的情况选择一个最能放松的位置,由于髋、膝屈曲能使腰部肌肉放松,一般以三曲体位为好(图6-25),或在膝后腘窝部垫枕。

(4)对于腰局部直接遭受外力打击,有明显淤血肿胀者,应及早采用冰按摩治疗和外敷伤药,次日可采用轻手法推拿治疗,使淤血消散。绝不可以重手法刺激和做腰部的被动运动。对于急性肾挫伤(肾区叩击征阳性、小便常规发现有血尿等)应以卧床休息为主,绝不能进行推拿治疗。

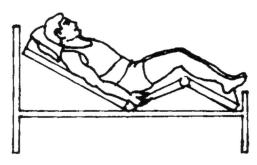

图 6-25 三曲体位示意图

三、棘上、棘间韧带急性损伤

棘上、棘间韧带有限制腰部过度前屈运动和维持腰部稳定的作用。若腰过度前屈(大于 90°)运动时遭受外界暴力冲击,很容易造成该韧带的损伤。

棘上、棘间韧带是两椎棘突之间的纤维组织相连接。棘上韧带自上向下,沿所有棘突尖端跨过颈椎、胸椎、腰椎,直达骶中嵴,纵贯脊柱全长,由胸腰筋膜、背阔肌及多裂肌的腱膜部分组成。棘间韧带是连接于相邻两个棘突之间的腱性组织,前接黄韧带,后接棘上韧带。

当人从高处摔下,特别在下肢处于伸展位或坐位时,极易造成棘上韧带和棘间韧带的损伤。因为下肢在伸展位时,两侧股后部肌紧张,骨盆向后旋转,并固定于后旋位,此时骨盆与下腰椎之间处于活动与不活动的交界处,可使腰骶部韧带受到牵扯性损伤。若处于坐位或腰部处于前屈位时,股后部肌更紧张,牵拉骨盆使之倾斜的程度更大,加之腰部的前屈位已使腰部韧带紧张,在摔下时臀部着地,其作用力的传递使棘上韧带和棘间韧带发生撕裂损伤。棘上韧带和棘间韧带的损伤,以第五腰椎和第一骶椎之间部分损伤机会最多,因为第五腰椎和第一骶椎间的棘上韧带虽然比较坚强,而且还有髂腰韧带的加盟,但是棘间韧带相对比较薄弱;再则腰骶关节又是处于活动(腰椎)与不活动(骶椎)的交界处,是脊椎运动的枢纽,躯干负重和活动的集中点,是体重和外界致病暴力的集中处,极易造成损伤。

(一) 临床表现

多为突然发病,损伤时自觉腰部有一清脆响声或被撕裂样感觉,随即在腰部正中出现呈撕裂样(其痛似裂)、刀割样或针刺样锐痛。腰部活动受限。

压痛点常局限于腰 5、骶 1 或腰 4、腰 5 棘突上或棘突之间。可见有轻度肿胀。腰部活动受限,尤以前屈运动受限明显。

如合并棘上、棘间韧带断裂时,棘突之间距离可加宽。如髂腰韧带损伤,其压痛点在髂嵴后部与第五腰椎间三角区有深压痛,腰部前屈加左右旋转时腰痛加剧。

(二) 诊断要点

(1) 腰部有过度前屈位受伤史。

（2）体检时，腰部活动受限，尤以腰部前屈受限更为明显。

（3）压痛点较表浅，多固定在棘突顶点或棘突之间。

（4）普鲁卡因局部封闭后腰部疼痛可即刻缓解。

（5）X 线检查一般无异常表现。若棘上、棘间韧带断裂者侧位片可见棘突间距离增大。X 线检查对排除腰椎骨折、脱位十分重要。

（三）非手术治疗

1. 推拿治疗

推拿疗法对此种损伤只能起辅助治疗作用。因韧带组织缺少血液供应，推拿目的是加速局部血液和淋巴液的循环，有助于损伤组织的修复。如果当腰部软组织急性损伤诊断不正确时，盲目地在腰部施用旋转手法和腰部前屈的被动运动均可增加棘上、棘间韧带损伤的程度；若采用腰部过伸位挤压手法，可使棘上、棘间韧带进一步遭受挤压引起挤压伤（图 6-26）。所以这一类的手法和被动运动都被列为禁忌。

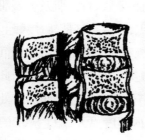
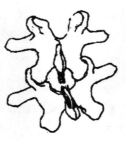

棘上韧带、棘间韧带损伤　　　　腰部旋转手法，使棘上、棘间韧带撕裂加重

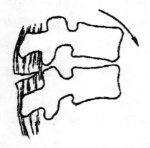
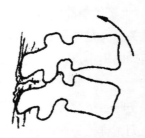

腰部被动前屈运动，韧带损伤加重　　腰部被动后伸运动，使棘间韧带受挤压伤

图 6-26　棘上韧带、棘间韧带损伤

髂腰韧带起于第五腰椎横突，止于髂嵴后部的内层，是三角形强韧而肥厚的韧带。对第五腰椎有牵拉作用，并限制第五腰椎的前屈和旋转活动，还有保护第五腰椎和第一骶椎的椎间盘的作用。

髂腰韧带与骶棘肌的起始部相连接，故骶棘肌起始部的损伤也易引起髂腰韧带的损伤。

（1）取穴与治疗部位。委中、承山、阿是穴等以及腰骶部。

（2）手法。揉法、按揉法、擦法等。

（3）治疗步骤如下。

① 按揉委中、承山穴。患者取俯卧位，先远道取穴治疗，按揉双侧委中穴或承山穴，每穴 20～30 次。承山穴是"马丹阳天星十二穴"之一，有"善治腰疼痛"的记载，是治疗腰痛的主穴之一，常可与委中穴配合取用或交替取用（图 6-20、图 6-27）。

② 按揉腰骶部。患者继续取俯卧位，在腰骶部周围先施以掌根按揉法，并逐渐向主痛部位接近，治疗 3～5 min。而后重点在病变棘上、棘间韧带，外涂祛瘀止痛摩膏做指揉法（图 6-28），亦可将掌根按揉与定点指揉交替施治。治疗中要始终贯彻以柔为贵的原则，以增加局部组织的血液供应，促进损伤组织的修复。

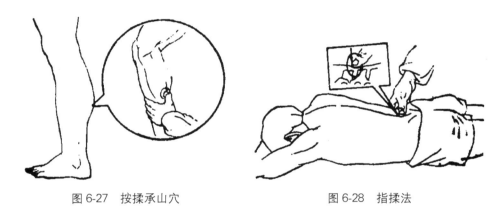

图 6-27　按揉承山穴　　　　　　图 6-28　指揉法

③ 腰骶部施以擦法，以热为度。

④ 卧硬板床休息，每天湿热敷 1～2 次。

要注意，韧带组织的损伤修复时间最长 4～6 周，所以不能急于求成，更不要因奏效慢，随意增强手法治疗的力度和其他不必要的手法及被动运动，以免造成医源性的损害。

2. 针灸治疗

（1）急性损伤。

① 治则。活血祛瘀、通络止痛。

② 处方。阿是穴、后溪、水沟、委中穴。

③ 操作。后溪得气后捻转泻法，同时令患者活动腰部；水沟针刺泻法，阿是穴用梅花针叩刺后拔罐；委中点刺出血，出血由黯红变鲜红为止。

（2）慢性损伤。

① 治则。益气养血、活血祛瘀。

② 处方。肾俞、阿是穴、三阴交穴。

③ 操作。肾俞、三阴交针刺补法,阿是穴刺络拔火罐,术后加用灸法。

3. 物理疗法

(1) 低频电疗法(间动电疗法)。直径 5 cm 的小圆电极,阴极置于患部痛点,阳极并置于邻近部位(距阴极 2～3 cm)。治疗时间 20～30 mim。20～30 次为一疗程。

(2) 激光疗法。840 mW He-Ne 激光照射病变椎体,或骶嵴后部与第五腰椎间三角区有深压痛。每次治疗 10 min,每天 1 次,10～20 次为 1 疗程。

(3) 微波疗法。频率 915 MHz,辐射器依病灶面积大小选择,作用于患部无热量至微热量,每次治疗 10～13 min,每天 1 次,共 3～5 次。

对于疑似棘上、棘间韧带断裂者,应给予腰部固定。待腰骶部疼痛缓解后,应积极进行腰肌锻炼,以弥补韧带之不足。

本病在急性发作期,特别是发病的首日,同样可以选择冰按摩。越早用冰按摩,康复的效果愈佳,可达到止痛、止血及消炎消肿的效果。

四、后关节滑膜嵌顿

本病好发于腰骶后关节,而腰骶后关节为人体躯干和下肢的桥梁,负重大,活动多,遭受外伤的机会亦较多,占急性腰部损伤的 50%～60%。

从脊柱关节面排列的位置看来,它的功能主要是引导脊柱的运动方向,而不同于负重的结构。胸椎小关节排列呈冠状位,即直立的前后面,故只能使胸部脊柱有侧屈运动而缺乏前后的屈伸运动。腰椎的每个后关节面则变为互相呈直角的两个小面,一呈冠状位,一呈矢状位,运动范围显著增加,有侧屈和前屈后伸运动。至腰骶关节,其后关节面则成为介于冠状和矢状之间的斜位,由直立面渐变为接近水平面,关节囊亦较松,可从事屈伸、侧屈和旋转各种运动,运动范围更为增大。

后关节属滑膜关节,在关节囊的上、下方各有一憩室,形成哑铃状囊腔,其内有脂肪组织填充,并与椎间孔处脊神经周围的脂肪组织相连接,它在关节屈伸活动时有缓冲作用。当关节囊肿胀时可影响脊神经,引起神经症状。关节囊滑膜位于关节囊的内层,有分泌滑液,活利关节的功能,使腰椎完成正常的导向运动。另外在滑膜层有极为密集的神经末梢,当受到挤压时,可产生严重的疼痛和反射性肌肉痉挛。

当腰椎前屈或旋转时,后关节突关节张开,关节腔内负压增大,后关节囊的形态、压力、容积发生改变,使已皱褶的滑膜被吸入关节面之间,此时,如腰部又突然伸直,滑膜可能来不及退出而被嵌顿于关节面之间,形成腰椎后关节滑膜嵌顿(图 6-29),引起腰部剧烈疼痛。

(一) 临床表现

(1)下腰部剧烈疼痛,活动受限,不得不保持后凸位或平腰侧倾位。

（2）全部腰肌陷于痉挛状态。

（3）直腿抬高试验多属正常，但当突然放下时出现一过性下腰部疼痛。

（4）腰肌痉挛者，压痛点不易查出，也有不少患者压痛点多局限在第五腰椎与第一骶椎后关节处，但无下肢放射痛。

（二）诊断要点

（1）有弯腰过久突然转体或伸腰动作时，突发腰痛的病史。

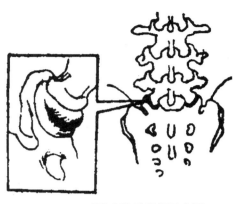

图 6-29　后关节滑膜嵌顿示意图

（2）全部腰肌痉挛或板僵状态。

（3）腰骶部后关节压痛，但无下肢放射痛。

（4）腰部 X 线片无异常发现。

（三）非手术治疗

1. 推拿治疗

后关节滑膜嵌顿，通过绝对卧床休息数日，亦可自行缓解，在一般情况下 1～2 周后症状可基本消退。但经牵引和正确推拿治疗，此种剧痛会迅速解除。

（1）取穴和治疗部位。关元俞、小肠俞、秩边、跗阳等穴和腰骶部。

（2）手法。㨰法、掌根按揉法、按压法、斜扳法及腰骶部旋转复位法。

（3）治疗步骤

① 按揉跗阳穴。患者取仰卧位，屈膝按揉双侧跗阳穴。跗阳位于外踝尖与跟腱连线中点的昆仑穴直上 3 寸处，是阳跷脉之郄穴，可医治急性腰腿痛。与按揉委中、承山穴一样同属远取治疗。

② 腰部㨰法或掌根按揉法。患者取俯卧位，医师站在患者的一侧，在腰骶部、臀部、股后部用㨰法或掌根按揉法治疗，其重点在腰骶部，通过手法施治要使痉挛的腰肌得到放松（图 6-29）。

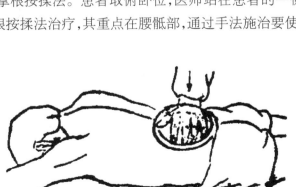

图 6-30　腰骶部掌根按揉法

③ 按压法。继以上体位分别按压关元俞、小肠俞、秩边、委中等穴，以有得气感为度，不需过强刺激，对腰骶痛有镇痛作用。

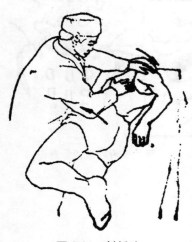

图 6-31　斜扳法

④ 腰部斜扳或被动屈髋屈膝。患者取侧卧位（患侧在上），医师面对患者做斜扳法（图 6-31）。也可以嘱患者取仰卧位做双下肢屈髋屈膝的被动运动（图 6-24）。这两种手法均能使嵌顿的滑膜得到解除，但手法不能过重和过于粗暴。在做斜扳法时不要强求弹响声，关键是医师的双手配合适当，使腰段脊椎在瞬间发生旋转运动，即可完成整个手法操作。

有些后关节滑膜嵌顿患者亦可选用腰骶部旋转复位法得以解决。其方法如下：患者取端坐位，腰部自然放松，医师位于后外侧，一手拇指按压在病变棘突的一侧以定位，另一手穿过腋下扶住对侧的肩部，缓慢地做腰部前屈、旋转侧屈并逐渐伸直腰部的复合动作，这时多可听到一弹响声，同时手下棘突有松动的位移感觉（图 6-32）。也可请一助手固定患者膝部以保证旋转复位法的成功，然后用拇指在腰骶部棘突做自上而下的理筋手法数次即可。

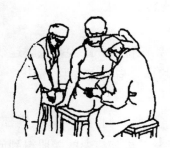

（1）定位，找到病变部位，做好复位准备

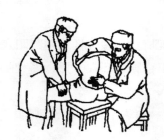

（2）腰部逐渐向前俯屈

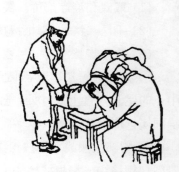

（3）腰部缓慢旋转，最后伸直如（1）

图 6-32　腰骶部旋转复位法

急性腰部软组织损伤辨证推拿见表 6-2。

(四) 注意事项

该患者无论用何种方法治疗，都会留有一些残余痛和少量僵硬感，所以在推拿治疗后尚需注意以下几个事项：

（1）要注意适当休息，避免短期内再复发。在休息期间最好是卧硬板床。

（2）热敷可解除残余痛和僵硬感。

表 6-2 急性腰部软组织损伤辨证推拿简表

急性腰痛分类	致伤因素	腰痛部位	腰痛性质	共性推拿	辨证推拿
急性腰肌、筋膜损伤	腰部运动或负重超越了腰肌所承受的暴力	一侧腰部肌肉疼痛、痉挛	腰痛剧烈,腰部活动更痛	①远取与局部治疗相结合;②手法刺激量由轻到重;③治疗时由非痛区逐步向主痛区接近	可做双下肢屈髋屈膝的被动运动
棘上、棘间韧带损伤	腰部前屈大于90°时,再遭受外力伤害	腰部正中,腰痛点局限在棘突上或二棘突之间	其痛如裂,像刀割样或针刺样锐痛		忌重手法治疗,忌一切被动运动
后关节滑膜嵌顿	腰部前屈或旋转过度,又突然伸腰所致	腰痛在下腰部,全腰部肌肉广泛痉挛,棘旁压痛但无放射痛	下腰部剧烈疼痛,但治疗正确腰痛可即刻缓解		可做双下肢屈髋屈膝被动运动,可做斜板法或旋转复位法,可做腰部牵引

第三节 慢性腰肌劳损

日常所见慢性下腰部疼痛大多属于此类范围。本病一无明显外伤病史,二无明显的器质性病变。腰痛并不太严重,治疗还没有特别有效措施,病程特长,迁延不愈;造成因腰痛带来的种种烦恼,影响工作生活和学习,是腰腿痛中最重要的问题之一。社会上流传着一句话,"病人腰痛,医生头痛",就是泛指一切慢性腰部疼痛。

一、发病机制

本病的产生,往往不是某一个单独因素所致,而是由多种因素互相影响和互为因果的。譬如,脊柱的先天性畸形可以引起慢性腰腿痛,但不是每个有脊柱先天性畸形的人都有腰痛,也不是自生下来就有腰腿痛,而是因其他因素,如损伤或疲劳后才出现症状的。下面从外因和内因两方面来阐述其发病机制。

(一) 外因

(1) 腰部软组织(筋膜、韧带、肌肉等)急性损伤后未能得到及时治疗或治疗不彻底,有瘢痕组织形成。瘢痕组织较正常组织硬,弹性较小,并且还夹藏着一些细小的神经纤维,所以当腰脊椎在运动的时候,容易受到牵扯而发生疼痛。此外,这些筋膜、肌肉、韧带和小关节囊在损伤后,因血肿、渗出液可发生粘连,粘连可使腰部运动受限,亦会产生疼痛。由于这些疤痕和粘连的存在,腰部慢性症状亦不易消逝。有些腰部筋膜损伤撕裂后,脂肪组织内因有细小神经纤维由裂隙挤出而成脂肪疝,或称痛性结节,常见于下腰部,也同样可以造成慢性腰部疼痛。

(2) 慢性损伤。此种损伤与职业关系较大,多见于腰背部呈屈曲持重物的劳动者,如翻砂工、搬运工及长途汽车驾驶员等。腰背部肌肉、筋膜、韧带等软组织长期处于被牵拉状态,局部血液循环缓慢,组织出现缺血性改变;或因长期遭受牵拉,某些较薄弱的组织渐渐出现微小的撕裂样损伤。伴随社会的发展,近年来临床所见因持续重体力劳动而致慢性腰痛患者的比例数在减少;然而长期久坐,因静力性所致的慢性腰痛患者比例有上升趋势。由于久坐,骶棘肌持续处于高张力状态,导致腰肌疲劳。这和中医"久坐伤肉"的观点十分类似。

(3) 风、寒、湿外邪的入侵是导致腰腿痛的又一外因。从事地质勘测、造桥、筑路等工作的各类人员,因工作需要长年累月地露宿野外,饱受风寒潮湿,其发病率随着滞留时间的延长而成倍增长,因此必须加以重视,尤其是如何预防本病的发生,不仅可降低发病率,而且对稳定群体工作情绪,提高工作质量与效率都具有重要的意义。由于寒冷,可引起腰背部血循环缓慢,血管收缩,组织缺血、淤血及水肿等,以致局部纤维渗出形成纤维织炎(即筋膜炎)。在潮湿环境中,不仅精神情绪受影响,而且由于皮肤代谢功能,尤其是排汗功能失调,以致皮下筋膜血液循环缓慢而引起微血管的充血、淤血、渗出增加,同样可导致纤维织炎的发生。

(二) 内因

1. 第三腰椎横突过长

第三腰椎位于腰椎的中部,上有第一、第二腰椎,下有第四、第五腰椎;又是位于腰部生理前凸弧度的顶端,是腰椎活动的中心,当腰部做前屈、后伸、左右侧弯或左右旋转时,其承受的杠杆力最大。由于第三腰椎横突最长(通常说"三长、四短、五宽"就是指第三腰椎横突最长,第四腰椎横突较短,第五腰椎横突宽大些),其附着腰方肌、横突间肌、横突棘肌、骶棘肌、胸腰筋膜深层、横突间韧带等的肌肉、韧带和筋膜等组织,所承受牵拉和摩擦力亦大,损伤的机会也越多。因损伤局部可出现渗出、肿胀、筋膜增厚、肌肉痉挛,腰神经后支的外侧支可发生卡压,产生下腰部疼痛。

2. 腰骶角过大

从腰椎侧位片来看,水平面与骶骨上平面所呈的角度称为腰骶角(图 6-5),正常腰骶角为 30°～40°。骶骨上面是一个斜坡,第五腰椎与骶骨的关系,正如一只箱子置于一个斜坡上,因此两者之间有滑动趋势,亦即有剪力形成(图 6-33)。剪力的大小与箱子的重量和坡度的度数有关。

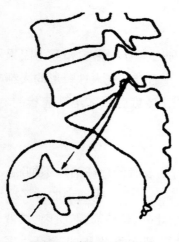

图 6-33　第五腰椎峡部
受力示意图

当坡度增大时,其腰骶角随之增大,剪力亦随之增加,当重量增加时,剪力随之增大,两者之间的稳定度则随之减小。

当腰骶角过大,剪力增大时,腰部生物力学平衡遭受破坏,首先出现的就是腰骶关节损伤。其次因腰骶角过大,腰椎前凸亦过度增大,原椎体的承受力线后移和椎间隙后部变窄,使小关节面互相接近并承受一定的重力,日久小关节产生骨关节炎和滑膜炎。滑膜是极为敏感的组织,必然会引起疼痛。因腰骶角过大,棘突间的距离缩短,后侧韧带和小关节损伤变为松弛,因而造成腰脊椎不稳定。腰脊椎不稳就更需要用腰肌来支持,所以久而久之,就会出现慢性的腰肌劳损。

近数十年来,随着人们生活水平的提高,运动量不足,"啤酒肚"增加了腰部的负荷,也导致了腰骶部损伤与日俱增。

3. 腰椎先天性畸形

常见的有腰椎骶化、骶椎腰椎化(尤其是单侧)、腰椎小关节不对称、骶椎隐性裂等这些脊柱结构因素所致的腰椎平衡失调,同样也是造成慢性腰痛的潜在病因。

二、临床表现

(一) 症状

患者多为青壮年,以腰部慢性、间歇性酸痛或钝性疼痛、乏力为主,症状不重,但往往说不清楚究竟哪里最痛,多说是下腰部一大片部位,腰部容易疲劳有烦扰不适感觉。单一姿势难以持久维持,不能久坐或久立,不能持久地参加工作和劳动,劳累后症状加重,必须伸腰活动,或改变体位才稍感轻松。遇阴雨天或心情不愉快等症状都会加重,天气晴朗,心情舒畅,腰痛可缓解。经充分休息后,整个症状可以减轻。症状较重者,疼痛可向臀部或大腿内、后侧放射。

(二) 体征

因属慢性腰痛,临床体征不明显或甚轻微。脊椎居中或腰椎轻度侧突,腰生理弧度变小或消失,腰部活动基本正常。腰部肌张力减弱。急性发作时,腰部肌张力增高,腰部活动受限。常见的腰部劳损压痛点一般有以下几处。

(1) 第三腰椎横突端位于腰段骶棘肌中部的外侧缘,此处压痛是腰肌劳损(或称第三腰椎横突综合征)的重要体征。除压痛外可伴有结节状或条索样变。因为第三腰椎横突较其他腰椎横突要长,自外部容易摸出,尤其是体型较瘦者,常会被人们误认为"长出一个什么疙瘩"。

(2) 腰骶关节位于第五腰椎和第一骶椎棘突两侧,此处压痛是腰骶劳损的重要体征。其病变的发生率也甚高。

(3) 骶骨背面和髂嵴后 1/4 处是骶棘肌和腰背筋膜的起始部,可因运动失调而受损伤。

(4) 第四、第五和第三、第四腰椎棘上或突间压痛,多提示为腰 4、腰 5 和腰 3、腰 4 棘上韧带和棘间韧带劳损。

下肢腱反射对称,皮肤知觉、肌力、直腿抬高试验均属正常。

三、诊断和鉴别诊断

对于慢性腰肌劳损的诊断,主要是依据上述病史、症状、体征,在排除其他器质性病变后方可确立诊断。对于第三腰椎横突综合征和腰骶劳损的诊断,除上述这些条件外,主要还是根据压痛点部位来决定。X 线检查对本病无明显特异性诊断意义,但可作鉴别诊断之用。

常见疾病的鉴别诊断如下:

(1) 下腰痛伴明显下肢坐骨神经痛,呈阵发性加剧者。直腿抬高试验受限,加强试验阳性,腰部平坦、侧突,有选择性运动功能障碍,腰椎 4、腰椎 5 或腰椎 5 骶椎 1 棘旁压痛、叩击痛伴患侧下肢放射痛等体征出现,多提示为腰椎间盘突出症。

(2) 中年以上的腰痛患者,有进行性加重趋势,尤以夜间疼痛明显,不能入睡,经对症处理也不能缓解其疼痛症状时,应高度警惕,须再详细询问其病史,作全面系统的体格检查,排除癌肿的可能性。

(3) 腰痛伴有低热、贫血、盗汗、食欲减退、消瘦等症状。同时有红细胞沉降率增快;拾物试验阳性;经 X 线检查见有骨质破坏,腰大肌肿胀者,多为腰椎结核。

(4) 腰痛伴有大、小便失禁,马鞍区麻木,刺痛,双下肢瘫痪者,多为脊髓、马尾部肿瘤或巨大中央型腰椎间盘突出症。

(5) 腰痛伴有血尿、泡沫尿多为泌尿系统疾病。

(6) 腰痛伴发热等全身症状,白细胞计数增高,尿常规检查白细胞,同时有腰肌痉挛、压痛和肾区叩击痛者,多为肾周围脓肿。

(7) 女性下腰痛伴周期性改变者,多为妇科疾病。

(8) 老年人腰痛,伴乏力、贫血、周身骨痛者,要排除多发性骨髓瘤的可能性。

只有在排除以上各种器质性疾病的基础上,结合病史、症状和体征符合腰部软组织劳损者,方能做出诊断,绝不可将不明诊断的腰痛都诊断为腰肌劳损。

四、非手术治疗

(一) 推拿治疗

该病特点是病程长,常常由于患者一边治疗,一边仍在从事原有的工作,所以疗效欠佳。要进一步提高疗效,除采用适宜的手法治疗外,还应综合治疗为好。

推拿可解除腰部肌肉痉挛,松解粘连,消散结节,促进腰部功能的恢复,其治疗方法如下:

1. 取穴和治疗部位

肾俞、气海俞、秩边、居髎、委中、阿是穴等穴和下腰部位。

2. 手法

㨰法、按揉法、弹拨法、擦法、拿法等。

3. 治疗

(1) 患者取俯卧位，医师站在患者的一侧，在患侧软组织的远端，先用㨰法施治，逐渐向主痛部位接近，力量由轻到重，再由重到轻，多次反复；最后在主痛部位继续施用㨰法治疗。此手法柔和，接触面积大，适用于腰、臀、股后等面积大、肌肉丰厚的部位做治疗，而且有较好的渗透作用。对臀部、股后部有放射痛者，可沿膀胱经而下，经臀部、股后部施以㨰法治疗，并上下往返3～5次。

(2) 继以上体位，在㨰法施治的基础上，再施以掌根按揉法，沿膀胱经自腰部起向下经臀部至股后部，上下多次往返。可配合肾俞、气海俞、秩边、居髎、阿是穴等穴的按压(若属于棘上、棘间韧带慢性损伤，取阿是穴以指按揉；若属于腰骶关节损伤，则以掌根按揉为主)，并且对腰段骶棘肌施以弹拨法。同时，可以将按揉、按压、弹拨三法交替施治。

(3) 若属于第三腰椎横突综合征，一定要对第三腰椎横突施以弹拨法。瘦弱患者的第三腰椎横突比较好找；对有些肥胖、皮下脂肪较厚者，可依下法进行：

① 定位。首先要找到第三腰椎的横突(图6-34)。

② 弹拨。定位后，以双手拇指重叠，在骶棘肌的外侧缘做向下向内方按压，如遇有结节条索样的手感即弹拨之(图6-35)。

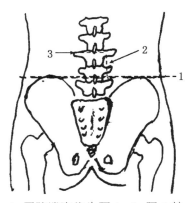

1. 平髂嵴连线为腰4；2. 腰4棘突的上方为腰3棘突；3. 腰3棘突上缘向外，在骶脊肌外侧缘所触及的骨性突起，即为腰3横突顶端。

图6-34 腰3横突定位法

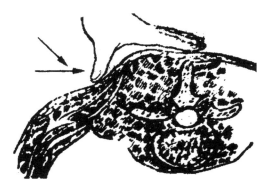

图6-35 腰3横突弹拨示意图

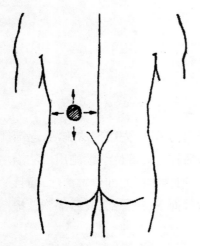

图 6-36 腰部理筋手法

③ 理筋。弹拨后，局部辅以理筋手法(图 6-36)或按揉法，以缓解弹拨之痛。此两法可交替进行。每弹拨 3～5 次后，即做理筋或按揉法；然后再弹拨，再理筋、按揉如此进行。弹拨法所需要的力度要以患者能接受为原则。

④ 局部施以擦法，以热为度，按揉委中穴，或仰卧位拿委中穴，结束治疗。

⑤ 对慢性劳损性腰痛，局部最好能配合热敷治疗。

隔天或隔 2 天推拿治疗 1 次，每 10 次为 1 个疗程。连续 1～2 个疗程后休息 1 周；可视治疗效果再治疗。

(二) 针灸治疗

1. 针法

治法。以补肾强腰、温经通络、祛瘀止痛为法。

主穴。肾俞、腰阳关、命门、委中、昆仑穴。

配穴。阿是穴、夹脊、腰眼、承山诸穴。

操作。肾俞、命门用补法，其余穴位中等刺激。

(1) 梅花针

① 取穴。阿是穴周围；腰 1～腰夹脊穴；腰部膀胱经第一、第二侧线。

② 操作。阿是穴重叩，使局部皮肤发红或微出血，叩后可拔火罐，其他部位叩刺，以局部皮肤红晕为宜。

(2) 耳针

① 取穴。腰椎、神门、压痛点、内分泌、肾上腺、肾、膀胱。

② 操作。每次选 2～3 穴，用中强刺激捻转数秒后，留针 30 mim，留针期间每隔 5～10 min 捻转 1 次，每日治疗 1 次。

2. 灸法

可用姜片(用针穿 3～5 小孔)或附子饼(有些医院有配)放置以上穴位或压痛点上，再在上面加艾绒，点燃后有一股温热感，很舒适。每次可灸 2～3 壮，每天 1 次。

(三) 物理疗法

1. 中频电疗法

将两电极并置痉挛肌肉处或疼痛点两侧，治疗 20～30 min。20～30 次为 1 疗程。

2. 激光疗法

840 mW He-Ne 激光照射病变椎体，或者是肌肉紧张部，沿神经走向照射。每次

10 min,每天 1 次,10～20 次为 1 疗程。

3. 微波疗法

辐射器放置于患部,微热量至温热量,每次 15～20 min,每天 1 次,共 15～20 次。

五、其他治疗

1. 中药外熨

最常用是风寒砂加醋,自然产热,以此局部外熨。也可以去医院请医师开些中药回家,清洗、炒热、装袋后局部外熨。亦可将外洗中药装袋作外熨用。

2. 局部封闭

对压痛点明显,治疗效果欠佳者,可选用 0.5% 利多卡因 2 ml,加地塞米松 5 mg 在压痛点局部封闭。每周 1 次,可重复 2～3 次。疗效取决于定位及局封技能。

3. 药物内服

腰痛剧烈时,可适当口服镇痛消炎药。

六、注意事项

(1) 对于腰部急性损伤一定要及时治疗,尽快治愈,以免遗留后患。

(2) 注意纠正不良姿势。避免持续单一体位的工作,平时注意劳逸结合。

(3) 腰部可束腰带以资护腰,宜睡硬板床。

(4) 参照图 6-37 加强腰肌锻炼。

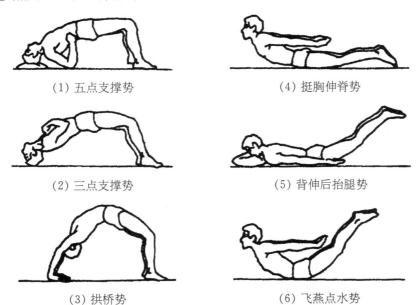

(1) 五点支撑势   (4) 挺胸伸脊势

(2) 三点支撑势   (5) 背伸后抬腿势

(3) 拱桥势   (6) 飞燕点水势

图 6-37 腰背肌训练法示意图

① 以上(1)～(6)式的运动量和难度是递增的,所以训练是要根据患者的体力情况来决定,原则上应该运动量由小到大,难度由易到难循序渐进。

② 每次训练不一定要六式都做一遍,可有选择地交替进行。

③ 坚持每天训练,但时间长短和次数多寡,以不疲劳为原则。

④ 颈椎病患者,(1)(2)式不宜训练。

第四节　强直性脊柱炎

强直性脊柱炎是一种以侵犯骨盆、脊柱为主,呈慢性进行性发展的炎性疾病,最后可以使整个脊椎受累变为强直、圆背畸形而得名。患者大多为男性,男女比例国外统计为 5：1～10：1,国内统计为 7：1～14：1。90％的病例发病于 10～40 岁,以 20～30 岁最为多见。

本病由康纳(Connor,1691 年)最早描述,特异的尸体骨标本为髂骨与骶骨、下位 15 个脊椎骨与肋骨骨化成一块。其后施特吕姆佩耳(Strümpell,1844 年)、别赫铁列夫(Bechterew,1893 年)及玛丽(Marie,1893 年)都将本病作为一种独立的疾病报告,因而有竹节脊椎、Marie-Strümpell 病及 Bechterew 病等名称。1963 年,美国风湿病协会将之统一称为强直性脊椎炎。以前“类风湿脊椎炎”“脊柱类风湿关节炎”“类风湿关节炎中枢型”等病名一并不用。从目前看来强直性脊椎炎与类风湿关节炎确实是有诸多方面的不同。前者患者多为男性,以脊柱中轴关节慢性炎症病变。96％的患者血清中人类组织相容性抗原(HLA-B27)为阳性,类风湿因子阴性,无皮下结节,无外周小关节的炎症,主要病变为脊椎韧带深层钙化和骨化,对放射治疗有效,应用氯喹和金制剂无效,滑液中以单核细胞为主,而不是以中性粒细胞为主。

一、病因

本病的确切病因迄今虽然还不十分清楚,但可能与下列因素有关。

1. 遗传因素

在强直性脊柱炎患者亲属中,本病的发病率较当地正常人群高 20～30 倍,甚至更高,有许多例是同卵双胎同时罹患;约 96％的患者血清组织相溶性抗原 HLA-B27 为阳性。不同民族中本病的发病率差别很大,如北美洲印第安人中发病为 27‰～63‰,而非洲仅为 2‰;在美国白人和黑人发病率之比为 9.4：1,从而有学者认为,强直性脊柱炎与遗传因素有关。但也有文献记载,单卵双胎不一定都患本病,同时亦有患典型强直性脊柱炎而血清中 HLA-B27 却为阴性的病例,这表明其发病除遗传因素,还受其他因素的影响。

2. 感染因素

据 Mason 等统计,83％男性强直性脊柱炎患者合并有前列腺炎;亦有溃疡性结肠炎和局限性结肠炎患者合并有强直性脊柱炎。所以有人认为本病与泌尿生殖系统和盆腔慢性感染有关。它是通过淋巴途径和脊椎静脉系统而播散到骶髂关节和脊椎。

3. 其他因素

长期身处寒冷潮湿环境。

二、病理

首先累及骶髂关节,致关节间隙破坏、模糊、变窄和软骨下骨质硬化,以后上行侵犯至腰骶关节、腰椎、胸椎及颈椎,整个脊柱完全僵硬。

脊椎、骶髂等这类关节的活动范围较小,受韧带的牵引、挤压作用甚强,当韧带、关节囊附着部的炎症使该部骨质被侵蚀破坏,被含有淋巴细胞和浆细胞的结缔组织所取代,网状骨(产生反应性新骨)填充修补被侵蚀的骨表面,形成韧带赘。然后网状骨再朔形成板层骨,椎间盘纤维环外层纤维与前纵韧带所形成的韧带赘不断地向纵轴扩张,在脊椎节段之间,骨化韧带最终变为连接相邻两椎体的骨桥,成为"竹节"状脊柱。这种骨化韧带的质地较脆,脊柱强硬时易断裂。

关节突关节,先是慢性炎性细胞的浸润,发生轻度滑膜炎症;以后滑膜增厚,经数月或数年的积累,滑膜的肉芽组织形成,再遂步钙化,最后被新骨沉着所填充,关节囊骨化。最终发生关节的骨性强直。

因椎骨骨质疏松、肌肉萎缩和圆背畸形,即使是轻微外伤,也可致椎体骨折。

三、临床表现

好发于 20～30 岁男性青壮年,以脊柱中轴关节慢性炎症表现,主要为下腰部疼痛,活动不灵活,晨起尤为明显,起病隐匿,呈缓慢、持续进展,直至脊椎僵硬、骨性强直、圆背畸形。根据病变的发展情况,可分为上行型和下行型两种。

(一) 症状

1. 上行性强直性脊柱炎

强直性脊柱炎绝大多数是属于这一种上行型。症状始于双侧骶髂关节部和下腰部疼痛,活动不灵便,有僵硬感(特别是晨僵的感觉),只有少数患者的症状始于膝部,或以跟骨痛为其初发症状。病痛逐渐向上蔓延,症状也逐渐加重,以至穿鞋脱袜、下蹲取物、转身回首等均感困难。

当病变发展至胸椎,肋椎关节受累时,可出现束带状胸痛,咳嗽、喷嚏时,背痛加剧,因肺活量减少,可出现胸闷、气急等症状。病变发展至颈椎时,颈椎屈曲畸形产生,颏部抵于胸骨,头颈转动受限,约10%的患者可出现颞下颌关节疼痛,张口运动均受限制;头抬不起,向前直视受限,仅能看到前面很短一段地面。后期,整个脊椎后突形成圆背畸形,使胸腔、腹腔容量均减少,心、肺功能和消化功能障碍,稍活动后即感心慌、气急、疲乏、汗出、食欲不振、消化不良等症状,另外双髋关节亦受累,可出现步履蹒跚和上、下楼梯困难,不能下蹲等髋关节强直的现象。亦有腰椎、骶髂关节、坐骨结节、股骨大粗隆、髂骨嵴及跟骨结节等多处疼痛者。

2. 下行型强直性脊柱炎

较为少见,始发症状为颈椎疼痛不适,活动不便,继而症状逐渐向下累及胸椎、腰椎、骶髂关节及髋关节,直至整个脊柱变为强直、圆背畸形。当脊柱完全强直,病变停止进展时,疼痛和全身症状即消失。

本病患者常可有四肢关节游走性疼痛,病变进展期间疼痛可有缓解。女性患者,不但发病率较低,症状亦较轻,平均年龄为25岁,以颈椎和耻骨联合受累者较多。耻骨联合受累者对分娩影响不大。类风湿关节炎患者常因分娩而症状减轻,但强直性脊柱炎患者妊娠后症状无减退现象。

(二) 体征

病变处的脊椎段僵硬疼痛,同时可伴有明显压痛,叩击痛,活动受限,胸廓扁平,胸廓扩张限制在2.5 cm以下。颈生理弧度消失伴前倾;胸、腰段脊椎向后呈圆背畸形,整个脊柱多方向的运动受限制。双髋关节轻度屈曲畸形,"4"字试验、骨盆分离试验和骨盆挤压试验均为阳性(图6-38),步履艰难。最终可出现中医对骨痹所描述的"脊以代头,尻以代踵"的典型体征。

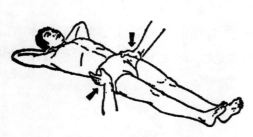
骨盆分离及骨盆挤压试验

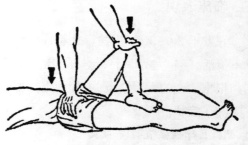
"4"字试验示意图

图 6-38

(三) 实验室检查

本病在急性发作期的患者,血红蛋白及红细胞减少,血沉增快,白细胞略有增高;30%的患者可有轻度贫血;类风湿因子(RF)为阴性,而血清组织相溶性抗原(HLA-B27)为阳性。

(四) X 线检查

强直性脊柱炎患者,一般于发病后 3～6 个月才逐渐出现以下 X 线征象。

1. 骶髂关节改变

是本病最先侵犯的关节。常为双侧骶髂关节同时受累,亦有先后受累的。早期患者表现为骶髂关节下 1/3 骨质脱钙、疏松,关节轮廓模糊、间隙不规则增宽。首先出现在髂骨侧,关节软骨下方有毛玻璃样骨密度增宽,其中偶尔出现小囊状透亮区,这就是圆形细胞和滑膜肉芽组织向软骨下浸润所致。病变继续发展,向上、向骶侧蔓延,渐渐地侵犯了整个骶髂关节。关节边缘呈锯齿状,间隙有增宽征象,软骨下硬化带增宽,界限模糊。病变静止后,关节间隙变窄,在髂骨侧可出现不规则骨质增生,有粗糙的条索状骨小梁交错通过关节,最终关节间隙完全消失而发生骨性强直(图 6-39)。

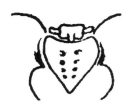 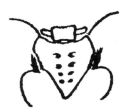 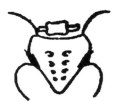

关节间隙增宽、边缘　　　　关节间隙变窄、　　　　　骶髂关节
有骨糜烂,软骨下有骨硬化　　关节边缘呈锯齿状　　　　呈骨性强直

图 6-39　强直性脊柱炎患者骶髂关节处的改变

2. 脊椎改变

常继发于骶髂关节后,由下向上发展。早期有普遍性骨质疏松、脱钙,渐次呈现关节突关节,胸肋关节和肋横突关节的轮廓模糊,小关节面软骨下骨质硬化,脊椎变直,而后呈驼背畸形,以胸腰段最为明显。然后脊椎韧带逐渐骨化,一般自尾部向颈部方向发展。棘上韧带骨化在前后位片上显示为沿棘突间的"单条正中致密带"。关节突关节之关节囊骨化,在前后位片上呈现"两条平行的纵行致密带"。椎间盘的纤维环软骨板骨化并蔓延至椎体边缘,表现为椎体间的骨桥形成;椎体前方上下角呈锐利"方形椎"。最后,脊椎呈"竹节状"强直(图 6-40)。在韧带骨化前后,关节突关节、胸肋关节和肋横突关节也由模糊到消失而逐渐变为强直。

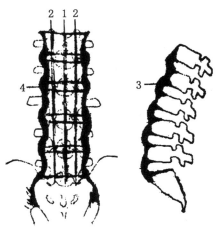

1. 正中致密带,为棘上、棘间韧带骨化所致;2. 平行正中致密带,为两侧关节囊骨化所致;3. 骨桥;4. 竹节样改变。

**图 6-40　强直性脊柱炎腰椎
正侧位片示意图**

3. 其他改变

髋关节骨质稀疏,关节边缘破坏,关节间隙变窄,关节呈骨性强直。

在韧带、肌腱、滑囊附着处常可发生穿凿状或囊状溶骨性破坏与毛刺状骨质增生以及弥漫性不规则的骨质密度增高,如跟骨、坐骨结节、耻骨联合和股骨大粗隆处。

胸骨柄体关节有骨质疏松,边缘糜烂或关节强直。

四、诊断与鉴别诊断

1. 强直性脊柱炎的诊断

根据病史、体征、X 线检查及实验室检验结果,特别是已有脊椎强直、圆背畸形者,诊断并不困难。难就难在早期诊断,日本学者辻本(1970 年)指出,发病时即被正确诊断者不过 6.3%;从患者发病至被确诊,平均约需 10.5 年。所以有人提出,青年人凡是出现不明原因的下腰部持续疼痛,超过 3 个月,经休息不能缓解;或坐骨结节、股骨大粗隆、跟骨等部原因不明的疼痛,须行骶髂关节摄片,以利于本病的早期诊断。

本病的诊断依据,到目前为止,基本上还是参照美国风湿病学会纽约诊断标准。

(1) 腰背部持续性疼痛,发僵超过 3 个月,休息后并不能缓解者。

(2) 胸廓扩张运动受限(相当于第四肋间水平,用卷尺测量,胸廓最大呼吸时,其收缩、扩张的差数值在 2.5cm 以下)。

(3) 脊柱运动明显受限。

(4) 双侧骶髂关节具有典型的 X 线征象改变(见图 6-39)。

凡具备(4)项时,可外加(1)~(3)中任 1 项,如单侧骶髂关节改变应加(1)~(3)中之两项,就基本上可诊断为本病。

另外 HLA-B27 阳性,也是诊断本病的重要依据。

2. 鉴别诊断

(1) 致密性髂骨炎。以女性为多见,病变侵犯髂骨近耳状面附近,局部病变的髂骨上有呈三角形、新月形或梨形骨质密度均匀增加,硬化带边缘整齐,与正常骨质分界明显,并不侵犯关节面。

(2) 骶髂关节结核。常为单发病,呈渐进性发展,病变关节以破坏为主,边缘模糊,软骨下骨化不明显,早期会有局部疼痛,常因行动或平卧翻身而加剧,随病情的进展关节出现肿胀、跛行、脓肿和窦道形成,同时伴全身性结核毒血症状。

(3) 退行性脊椎炎。多见于 40 岁以上,X 线片提示椎体有骨质增生,椎间隙不规则,呈不对称变窄,没有韧带赘,红细胞沉降率正常。

(4) 腰椎结核。腰背部疼痛、僵硬感,常有下肢放射性疼痛,X 线长可见病变椎体以破坏为主,椎间隙狭窄;在胸椎可见有椎旁脓肿,在腰椎可见有腰大肌脓肿。同时伴有全身性结核毒血症状。

（5）广泛性特发性骨肥厚症。多见于老年人，虽有颈臂痛、腰腿痛，但自觉症状较轻。X 线片可见前纵韧带骨化，腰椎椎体呈竹节状改变，但骶髂关节及椎间关节间隙均存在。

五、非手术治疗

对本病的治疗，至今仍无令人满意的方法。目前治疗方法主要目的是控制炎症，缓解症状，防止脊柱和关节的强直畸形。即便发生，也尽可能使其强直在功能位置。

应该帮助患者了解药物治疗只能减轻疼痛、僵硬及相应的临床症状。积极接受推拿、理疗、运动锻炼才是最有效的防止畸形、改善功能的治疗措施。

理性的医疗目标是最大限度地减轻患者的痛苦和改善患者的生活质量。

(一) 日常起居注意事项

1. 休息

患者在急性发作期，应卧床休息，并且可口服一些非激素类消炎镇痛药。慢性期可从事对体能要求较低的工作或保持原有工作，伴短期休息。卧床以硬质木板床为好。取仰卧位，背部垫枕头，每天坚持 20～30min，将垫枕移开再入睡。体位以仰卧或俯卧、低枕为好，可避免颈部屈曲位，防止颈部畸形。

2. 营养

应摄入富含营养的食物，应给予足够量的蛋白质和大量维生素 C。

3. 积极控制体内感染病灶

如慢性扁桃体炎、副鼻窦炎、结膜炎、结肠炎等，以增强机体抵抗力，有利于强直性脊柱炎的治疗和预防。

(二) 推拿治疗

推拿对于早期强直性脊柱炎的治疗是有效的，能够缓解腰背部的疼痛，帮助脊椎和双髋关节恢复运动功能，减轻僵硬感，防止圆背畸形的发生或减缓畸形的发展。当然，一旦形成骨性强直，推拿疗法以及所有的保守治疗也都无济于事了。

即使是对早期强直性脊柱炎患者的推拿治疗，也一定要因人而施，以柔克刚，切忌操之过急。在推拿治疗过程中，因对该病病理的认识不足，求效心切，手法过于粗暴蛮干，所造成的医疗事放还是时有发生的。

1. 取穴和治疗部位

夹脊、大杼、筋缩、腰阳关、环跳、委中、阳陵泉、绝骨等穴以及背部、臀部、股后部、股前部、股内侧部、胸骨等部位。

2. 手法

㨰法、掌根按揉法、脊柱膏摩法、按压法、弹拨法及脊椎、髋关节被动运动法。

3. 操作

患者取俯卧位。当患者因病痛不能俯卧时,可在腹部垫枕,尽可能地使患者感到体位舒服,有利于手法的治疗。

（1）骶棘肌膏摩法。医师以祛瘀止痛摩膏或双氯芬酸纳软膏为介质,用全掌或掌根在病变脊椎两侧骶棘肌及中轴脊柱作自上而下上,起全胸椎、下至腰骶部及双侧骶髂部,上下反复多次地施行膏摩法。这是一种药物与手法相结合的复合治疗,有祛瘀通络,活血止痛的功效。亦可在两侧骶棘肌充分地施用搽法,以放松骶棘肌为诱导治疗。因这种手法的接触面积较大,所以对强直性脊椎炎的治疗尤为适宜。

（2）夹脊穴及督脉经穴按压和弹拨法。对大杼、肺俞、膈俞、脾俞、胃俞、三焦俞、肾俞、秩边、大椎、身柱、至阳、筋缩、命门、腰阳关、八髎、环跳等穴做重点指揉和按压。对骶棘肌自上而下施以弹拨法。在病变节段更是弹拨手法治疗的重点。此组手法能振奋督脉,强壮体质,缓解背痛,消除疲劳和沉重僵硬的感觉,改善骶棘肌的血液供应,使僵硬的骶棘肌恢复良好的张力。此组按压法和弹拨法可交替施治,力度和次数视患者的耐受度而定。

（3）单侧挺胸压脊法(图 6-41)。患者继续取俯卧位,医师站在患者的左侧,以左手托住患者的右肩前部做向后伸的动作,用右手手掌按压患者的胸段棘突做向下按压的动作,双手配合默契、同时施力,这样就可使胸段脊椎产生以单侧挺胸为主的伸展运动。右手手掌按压的胸椎部位可有次序地由上逐渐向下移动,这样部可以完成整个右侧挺胸为主的被动伸展运动。反之,医师位于患者的右侧,依上法操作,亦能完成整个左侧挺胸为主的被动伸展运动。此法有利于胸廓和肋椎关节的运动。

（4）腰、腰骶、骶髂、髋关节被动后伸法(图 6-42)。患者俯卧位,医师位于患者的右侧,右手分别在腰部、腰骶部、骶髂部、髋后部做向下按压的动作,左手握住患者的双腿或单腿做向后伸的动作;双手配合默契、同时用力,分别完成腰、腰骶、骶髂、髋关节后伸的被动运动,借以恢复腰、髋的活动功能。用此法治疗的关键是右手按放的位置,从腰部起逐渐下移至髋关节后部,这样就可以分别使腰、腰骶、骶髂和髋关节做后伸的被动运动。

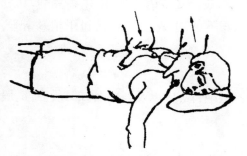
图 6-41 单侧挺胸压脊法

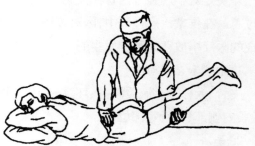
图 6-42 腰、腰骶、骶髂、髋关节被动后伸法

（5）髋关节的被动旋转法（图 6-43）。以右侧髋关节为例，患者继续取俯卧位，医师位于患者右侧，用右手掌根在臀部，左手提住患者右踝，被动屈膝后，配合右手按压法，做髋关节内旋和外旋的被动运动。

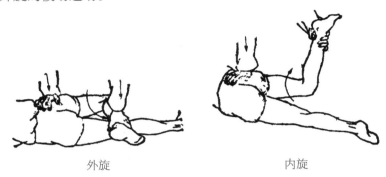

外旋　　　　　　　　　　内旋

图 6-43　髋关节被动旋转法

（6）擦脊法。同样以祛瘀止痛摩膏或双氯芬酸钠为介质施以擦法。分别在督脉经和两侧膀胱经上分段（胸段、腰段、腰骶段、骶髂段）施行，以热为度。起透热镇痛作用。在患者能承受的前提下，于擦背法之前，在两侧膀胱经上涂以少量祛瘀止痛摩膏，自上而下施以拳推法 3～5 次，或肘推法 1～2 次。此手法刺激力量强大，一定要谨慎选用。

（7）仰卧运髋法。患者取仰卧位，医师分别在股前、股外侧手法治疗时，可配合髋关节的内、外旋转和外展位的被动运动。在施行被动运动使髋关节轻度屈曲、外展、外旋时，在内收肌近端施提拿、弹拨和掌根按揉法，搓下肢，拿委中、承山、阳陵泉、绝悬钟、昆仑等穴，手法完成后重点做髋关节被动屈曲和顺时针方向或逆时针方向的被动运动（图 6-44）。这些被动运动均能有助于僵凝的髋关节恢复运动功能。

（8）扩胸伸脊法（图 6-45）。患者取坐位，双手十指交叉握紧抱于后脑部，医师位于病人的背后，用膝关节抵住患者的胸段棘突，双手扶住患者的两肘，做好手法前的准备。

医师双手将患者双肘向前推，躯体亦随之前屈，并嘱患者做呼气动作，而后医师双手将患者双肘拉向后方，躯体亦随之后伸，并嘱患者做吸气动作。其牵引挤压的作用甚强，使韧带、关节囊等附着部组织可随躯体俯仰产生被动扩胸运动。在做双肘拉向后方时，医师用膝盖抵住患者的胸段棘突，同时尽可能地使双肘关节向后过伸，胸廓扩张度增大。这是一种有效的被动扩胸运动，如能在治疗时医师与患者配合得法，患者又能坚持锻炼①，对改善胸廓扩张运动和增加肺活量都有积极的作用。

（9）结束。最后以按揉胸骨（图 6-46），擦两胁肋（图 6-47），拿风池、拿肩井、搓背部（图 6-48）结束治疗。

---

① 锻炼方法见本节六、注意事项（2）。

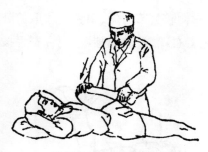

髋关节屈曲被动运动

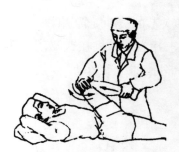

髋关节内、外旋转被动运动

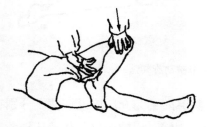

髋关节外展、外旋在内收肌处用㨰法或是掌根按揉法

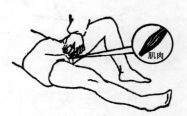

髋关节微屈外展，内收肌提拿法

图 6-44　仰卧位髋关节屈曲，内外旋转被动运动和内收肌治疗

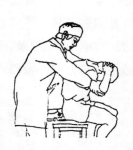

（1）推肘向前，躯体前屈，患者深呼气

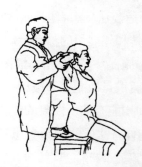

（2）拉肘向后，身体后伸，患者深吸气

图 6-45　扩胸伸脊法

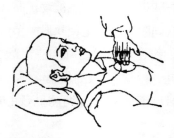

包括按揉胸锁关节、胸骨角、胸骨及胸骨两侧的肋软骨，有宽胸理气、止胸痛的作用。

图 6-46　按揉胸骨

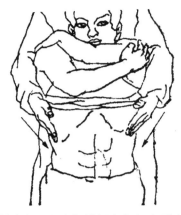

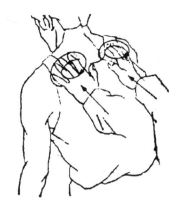

以小鱼际和小指尺侧为力点,沿肋间
隙作由后上向前下方的擦法,有疏肝
理气,助呼吸作用。

图 6-47　擦两胁肋

以双手紧贴背部,作自上而下的搓
法,常作为治疗的结束手法,对放松
背肌很有效。

图 6-48　搓背部

(三) 针灸治疗

1. 寒湿痹阻型患者

(1) 治则散风祛寒,除湿通络,温经益肾。

(2) 处方。天柱、大椎、命门、次髎、肾俞、华佗夹脊穴、后溪、昆仑。

(3) 操作方法。针天柱向脊柱斜刺 1.0 寸左右,使针感向肩背传导,捻转泻法。大椎针尖略向上直刺 0.8 寸左右,使针感沿脊柱传导,捻转泻法。次髎直刺 1.5 寸左右,使针感向两髋部或下肢传导,针刺泻法。后溪、昆仑直刺泻法。命门、肾俞直刺补法。华佗夹脊穴每次选择 3~4 对,略向脊柱直刺,直达骨部,使针感沿脊柱或向两肋传导。大艾炷隔姜灸大椎、命门、肾俞、次髎,每穴不少于 9 壮;或用艾条灸,每穴 5 min。

2. 脾胃虚弱型患者

(1) 治则健脾益气,祛邪通络。

(2) 处方。天柱、大椎、命门、华佗夹脊穴、中脘、神阙、关元、足三里。

(3) 操作方法。天柱、大椎、命门、华佗夹脊穴均用龙虎交战手法并使针感沿督脉传导或向腹部传导。中脘、关元、足三里针刺补法并灸。神阙用艾条或大艾炷隔姜重灸法。

3. 瘀血阻络型患者

(1) 治则活血祛瘀,通络止痛。

(2) 处方。天柱、大椎、筋缩、华佗夹脊(阿是穴)、次髎、膈俞、委中、三阴交、丰隆。

(3) 操作方法。天柱、大椎、筋缩、次髎用龙虎交战手法,使针感沿脊柱传导。针次髎,使针感向两髋骨或下肢传导。阿是穴、膈俞、次髎、委中点刺出血,出血后并拔火罐,以增加其出血量。三阴交用捻转补法,丰隆平补平泻法。

(四) 物理疗法

1. 中频疗法

将两电极并置痉挛肌肉处或疼痛点两侧,治疗时间 20~30 min, 20~30 次为 1 疗程。

2. 超短波疗法

见第一章第二节物理治疗中的超短波疗法。

(五) 其他治疗

1. 非激素消炎镇痛药

吲哚美辛 25 mg,每天 3 次,饭后服用,每日总量不超过 150 mg。同时有栓剂,可肛门内给药,镇痛效果较好。同类药还有双氯芬酸钠、曲马多、塞来昔布等可供选用。

2. 益赛普①

(1) 适应证

① 活动性强直性脊柱炎。

② 中度及重度活动性类风湿关节炎。

(2) 用法为皮下注射(大腿、腹或上臂)。用量为成人推荐剂量 25 mg,每周 2 次。

(3) 不良反应有局部红肿、疼痛、瘙痒,其他不良反应包括头痛、眩晕、皮疹、上呼吸道感染、外周血淋巴细胞增多等。据国外文献报道,还有少量结肠、乳腺、肺和前列腺肿瘤及极个别淋巴瘤发生。

3. 中药治疗

可选用乌头汤(川乌、麻黄、白芍、黄芪、甘草)、蠲痹汤(姜黄、当归、羌活、黄芪、赤芍、防风、生姜、炙甘草等)、独活寄生汤(独活、桑寄生、秦艽、防风、细辛、川芎、当归、熟地、赤芍、桂枝、茯苓、杜仲、牛膝、党参、甘草)等方剂加减,先内服后外用。头煎、二煎后将中药渣用布包裹,热熨腰骶部。

4. 局部放射治疗

放射对缓解疼痛及腰背肌痉挛有效率达 70%~85%。但近年来发现此疗法并发症较多,如诱发肉瘤、再生障碍性贫血、白血病等,目前已较少应用。

六、注意事项

(1) 尽可能坚持原先的正常工作、生活,不宜长期休息,更不宜长期卧床休息。

(2) 一定要持之以恒地进行扩胸运动及深呼吸训练,以保持健康的生理呼吸运动功能和胸廓扩张度。另外可双手抱树(柱)做下蹲训练,以保持髋关节有屈伸功能。只有积极地功能训练,才能保持和改善运动功能。

---

① 注射用重组人 II 型肿瘤坏死因子受体——抗体融合蛋白

（3）睡眠时应坚持仰卧（或俯卧）硬板床和低枕，利用躯体的重力使脊椎逐渐伸直，甚至在仰卧时背部垫枕 20 min，避免脊椎圆背畸形的发生，或控制圆背畸形的发展。

（4）加强营养，尤其是需补充足够的蛋白质、维生素和糖分。戒烟酒。

（5）注意保暖，劳逸结合。

第五节　腰椎间盘突出症

自 1934 年米克斯特（Mixter）和巴尔（Barr）在《新英格兰医学杂志》发表了《累及椎管的椎间盘破裂》的论文，阐述了椎间盘突出症的实质，引起了国内外普遍重视。此后，有关腰椎间盘突出症的临床报告日趋增多，英国、新西兰于 1939 年和 1944 年分别开展了腰椎间盘突出症的手术。其他国家也相继开展了此项手术。

我国骨科先辈方先之教授于 1946 年开展了腰椎间盘突出症的手术，并于 1952 年在《外科学报》发表了《腰椎间盘纤维环破裂症，附临床病案报告 47 例》，并提出了诊断、鉴别诊断、手术指征和手术方法。从 1958 年以来，全国各地采用了推拿疗法治疗腰椎间盘突出症。20 世纪 60 年代麻醉下推拿治疗腰椎间盘突出症，也都取得了一定的疗效。1981 年《中华骨科杂志》曾设专刊讨论本病。1982 年，全国骨科年会上有数十篇文章，比较准确地、也更加明确地指出了此病的非手术疗法和手术疗法的指征。近年来，对腰椎间盘突出症的基础研究包括病理学、生化学、生物力学等也进行了深入的探讨，随着科学技术的发展，CT、MRI 的临床应用，这更加提高了对本病的临床诊断率。

为了减少手术的创伤，20 世纪 60 年代后开展了髓核化学溶解疗法。70 年代开展了经皮腰椎间盘切除术。90 年代又开展了内镜下椎间盘切除术。进入 21 世纪射频治疗、微创治疗在腰椎间盘突出症中的应用。对本病的治愈率得到了提升。

腰椎间盘突出症是由于椎间盘组织的退行性改变、损伤、纤维环破裂，髓核组织从破裂的纤维环处向后外侧或向正后方突出，压迫脊神经根部或马尾（图 6-49），产生下腰部疼痛和下肢坐骨神经放射痛。

患者往往都是青壮年，以 20～45 岁为多，

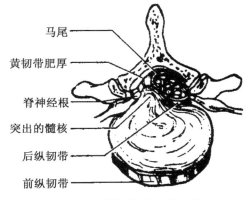

图 6-49　椎间盘突出示意图

男性发病率大于女性。最容易造成损伤的是腰 4、腰 5 椎间盘和腰 5、骶 1 椎间盘。患病后若不及时治疗,可严重影响工作、生活和学习。

一、解剖

腰椎间盘是连接相邻两个椎体的纤维软骨盘,属非滑膜关节。由上、下两相邻椎体的椎间软骨板、纤维环和髓核三部分组成的一个密闭性容器,具有良好的负重和减震功能。同时能遵守流体力学帕斯卡定律:加在密闭流体上的压强,能够按照原来的大小由流体向各个方向传递(图 6-7)。

1. 椎间软骨板

椎间软骨板构成椎间盘的上、下界,与椎体松质骨紧密相连,平均厚度约 1 mm,在中心区更薄呈半透明状。在婴幼儿软骨板有微细血管穿过,在出生后 8 个月血管开始关闭,到 20 岁以后则逐步完全闭塞。所以一般认为成人的椎间盘是一个无血管的组织。但是在软骨板上留有许多微孔,可视作半渗透膜,便于椎体松质骨和椎间盘之间进行液体交换,以维持髓核的营养。

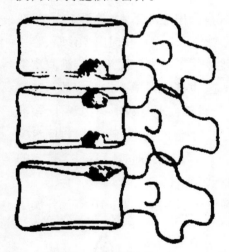

图 6-50　施莫尔结节示意图

压力的改变可使椎体内和椎间盘之间液体进行交换。直立时椎间盘内压力增大;平卧时,由于上面施加的压力消除,肌张力减少,液体经软骨板渗透至髓核。正常人的高度一日之间有变化,这与髓核内水分的改变有关。晚间较晨起时矮 1.5~2.4 cm,老年人变化较少。

软骨板如同膝、髋关节的关节软骨一样,可以承受压力,防止椎骨遭受超负荷压力,保护椎体,只要软骨板保持完整,椎体就会因压力而发生吸收现象。只有当软骨板退行性改变时,软骨板可出现裂隙,当压力过大则软骨板破裂,椎间盘突出,形成施莫尔(Schmorl)结节(图 6-50)。

2. 纤维环

纤维环是呈多层筒、同心圆状排列,将髓核组织限制在纤维环内。外层由胶原纤维带组成,内层由纤维软骨带组成;各层之间有黏合样物质,使彼此之间牢固地结合在一起。纤维环的前部和两侧部最厚,近乎等于后侧部的两倍(一般在 12 层左右)。最内层的纤维环由软骨板起始后,先向外斜行,其纤维进入髓核内并与细胞间质相连;因此最内层的纤维环与髓核之间无明显界限。最外层的纤维环不但与前后纵韧带相融合,且与椎体骺环紧密相连。外、中、内层纤维各自平行而斜向于两椎体之间,纤维相互交叉重叠为 30°~

60°角,呈"X"形(图6-6)。此外,更有一种纤维,深入于椎体的皮质骨内,因此,椎间盘与椎体之间,连接坚固,保持着脊柱的稳定性能。脊柱外伤时,必须有强大的外力,使纤维环广泛撕裂,才能引起椎体间脱位。由于纤维环的特殊排列方向,使相邻椎体间可有轻度活动,但运动到一定限度时纤维环紧张,又起制约作用,限制其运动。

在20岁以内,纤维环的厚度和韧性不断增加,可用以抵御在青少年时期的活动与髓核的膨胀。20岁末至30岁初,纤维环发育中止,变性开始,其退行性改变较椎间盘的其他部分早。纤维环虽然很坚固,但剧烈运动、慢性积累性疲劳,均可引发纤维环各层之间互相摩擦,结果致纤维变粗和透明变性,最后可致纤维环破裂,并可在纤维层间发生向心性裂隙。此裂隙一般皆在后外侧(是纤维环最薄弱处),髓核可由此突出。纤维的破坏,一般是由内向外,先是椎间盘膨隆,再发展为椎间盘突出,若已延伸到外层破裂,突出物可脱垂到椎管或神经根管。

3. 髓核

髓核被包围在纤维环和软骨板之间的胶样物质。依据年龄不同,水分的含量占髓核总量的70%~90%,髓核有相当大的张力和可塑性,能吸收震荡和缓冲外力的作用。

髓核有两个起源:一是脊索组织,二是纤维环的内层。由于髓核的双重来源,所以成人的髓核和纤维环(尤其是内层)之间缺乏清晰的界限。当椎间盘发育中止,即提示退行性变相继发生,髓核的纤维网和黏液样基质,逐渐被纤维组织和软骨细胞所代替,液体的成分亦逐渐减少。此种改变起始时间并不一致,有的起始较早,进行亦较快;有的起始较晚,进行亦较慢。

通常在脊柱负重最大的部位,如腰骶关节,改变较明显。最后,髓核可完全为纤维组织和软骨组织所代替,椎间盘变为一个纤维软骨的实体。胶状黏液样基质消失,含水量下降,椎间盘变薄。甚至可发生钙化。

二、病因

造成腰椎间盘突出的基本因素是椎间盘组织的退行性改变;但导致腰椎间盘突出症的诱发因素与以下几种常见因素有关。

1. 内因

(1) 椎间盘的退行性改变。椎间盘组织承受人体躯干及上肢的重量(尤其是下腰部第四、第五椎间盘或腰5、骶1椎间盘)在日常生活及劳动中所承受的持续压力较大;另一方面椎间盘组织缺少血液供应,营养极为有限,从而极易发生退行性改变。有学者报道,人在20岁左右椎间盘发育走向成熟时即有退行性改变发生,25~30岁已有明显的退行性改变,纤维环可出现裂隙。随着年龄的增长,纤维磨损部分产生网状变性和玻璃样变性,失去原先的清楚层次及韧性,产生不同的裂隙。随裂隙的增大,可形成一个或多个放射状裂隙,涉及纤维环的不同深度,特别是在纤维环后外侧薄弱区就成为髓核突出最合适的途径。软骨板随年龄的增长而变薄,产生裂隙,变得不完整,髓核可向上或向下通过软骨板垂直突入椎体松质骨内,则造成施莫尔结节。若软骨板薄弱处存在于纤维环后部的小裂隙,就成为髓核突出的通道。

(2)解剖上的弱点。后纵韧带自第一腰椎水平以下其宽度逐渐变窄,至腰5骶1椎间盘水平时,其宽度只等于原有的一半。腰骶关节是承受动、静力最大的一个关节,后纵韧带变窄,不能有效地对纤维环后部(特别是后外侧),加强保护,在纤维环的后外侧部分形成薄弱区域,使腰椎间盘易从后外侧薄弱处突出。

(3)脊椎畸形。对称或不对称的移行椎、脊柱侧凸或畸形的腰椎,都是腰椎间盘突出的诱发因素。

2. 外因

(1)外伤史。当外界暴力大于纤维环组织强度时,可引起纤维环的破裂。但是由于纤维环为多层筒的排列,当内层破时可不引起疼痛,可是当再次外伤使髓核进一步突出到外层有神经支配的纤维环时,即可引起疼痛。在弯腰劳动时,椎间隙处于前窄后宽,髓核向后方位移状态;再继续用力,椎间盘的内压急剧增高,挤压、研磨应力造成髓核内各部的压力不均匀,在压力大的部分及纤维环薄弱处,可导致破裂,髓核突出压迫神经根产生腰腿痛。

(2)慢性劳损史。长期从事重体力劳动(尤其是搬运、肩挑之类)和举重运动常因过度负荷极易造成腰椎间盘的早期退变。当脊柱负重 100 kg 时,正常的椎间盘间隙变窄 1.0 mm,向侧方膨出 0.5 mm。而当椎间盘退变时,负同样的重量,椎间盘间隙变窄可达 1.5～2 mm,向侧方膨出 1 mm。长期从事弯腰工作的人员,由于过度的弯腰负荷,椎间盘内压增高和纤维环后侧纤维的强度降低,使后侧部纤维易发生破裂。汽车、拖拉机驾驶员(尤其是跑长途的驾驶员)长期处于坐位颠簸震动状态,致椎间盘内压增高。有学者测定汽车驾驶员在驾车时椎间盘压力为 0.5 kg/cm²,当踩离合器时,压力可增加到 1 kg/cm²。长期反复的椎间盘压力增高,可加速椎间盘退变或突出。

(3)"着凉"史。有一部分腰椎间盘突出症患者,既无外伤史,又无明显过度疲劳和劳损史,甚至想不出任何发病原因,仅仅感觉在某一次腰部"着凉"后诱发腰腿疼痛。这一现象,至今尚无完美的解释,多数认为可能是由于椎间盘有先天发育上的缺陷而造成的。"着凉"可使小血管收缩,肌肉紧张性增加、痉挛,引起椎间盘内压增高,有缺陷的纤维环发生破裂,产生临床症状。

3. 其他

临床偶遇患腰椎间盘突出症的青年患者,经病史询问,常发现其父母也有腰椎间盘突出症病史。父亲患腰椎间盘突出症遗传给女儿较多见,母亲患腰椎间盘突出症遗传给儿子较多见。这一遗传现象,也见过其他类似的报道。但要证实是遗传因素的话,还有大量工作要做。

三、病理

1. 突出椎间盘组织的形态学改变

这些组织突出后逐渐失去水分同时也因缺乏营养而皱缩;皱缩的椎间盘组织可仅为其原体积的1/4。突出组织尚可被肉芽组织所吞噬,使突出组织萎缩变小,可减轻或缓解对神经根及硬膜囊的压迫刺激,从而达到临床治愈。

2. 施莫尔结节和经骨突出

施莫尔结节是指髓核向上或向下通过软骨板垂直突入椎体内,其直径多在5 mm以下,呈蘑菇样,居椎体中央偏后处(图6-50)。

经骨突出时腰椎X线侧位片所见到的椎体边缘游离骨块,曾被认为是椎体继发性骨骺的遗迹,或称为永久性骨骺。施莫尔结节经病理检查证实骨块与椎体间有椎间盘组织,认为只有骨块与变性的髓核侵入骨骺和椎体间,致使骨骺游离。这是椎间盘突出的又一种形式。

3. 继发性病理改变

(1)后关节。由于腰椎间盘突出,退行性改变,椎间隙变窄,纤维环松弛,椎体间有较大的滑动度,使椎间后关节压力及摩擦力增加。从腰椎X线侧位片可见,因椎体下沉,相邻两小关节突的重叠加大,致椎间孔狭小。当后关节软骨面严重损伤退变时,可产生关节缘的骨赘,干扰椎骨间的活动;骨赘还可使椎间孔进一步狭窄,增加神经根受压机会。

(2)黄韧带。腰椎间盘突出症的患者,因腰椎平坦或后突改变,黄韧带长期处于紧张状,由于持续紧张刺激而增厚,可达1 cm以上(正常为2～4 mm)。椎板间增厚的黄韧带可向椎管内突入,压迫硬脊膜产生椎管狭窄。而关节囊部增厚的黄韧带,可直接压迫神经根,产生神经根受压的临床表现。

(3)椎管狭窄。因腰椎间盘突出或退行性改变所产生的椎间隙变窄,纤维环松弛后凸,黄韧带肥厚向前凸;另外椎体后缘和后关节增生等多种因素,使原来椎管的容积变得更狭窄。这就是退行性椎管狭窄或称继发性椎管狭窄。

(4)其他改变。有退行性腰椎滑脱、骨赘形成和腰椎不稳等。

四、临床表现

腰椎间盘突出的主要症状是下腰痛和下肢的坐骨神经放射痛,但是这两个症状出现的时间可有先后。多数患者表现为先有下腰痛后有下肢坐骨神经放射痛。约有1/3的患者下腰痛和下肢坐骨神经放射痛同时发生,也有极少数患者先有坐骨神经放射痛,后有下腰痛。

（一）症状

1. 下腰痛

这是腰椎间盘突出症的一个主要症状。腰部外伤后，即刻出现明显的腰腿痛，这类患者病情来势较凶，症状和体征均较明显，容易引起患者和医师们的重视。另一类患者在腰部外伤后有一间隔时间，仅出现轻微的下腰痛，尚能坚持工作，少则数日，多则数周、数月，腰痛可突发性加剧或逐渐加重，并出现下肢坐骨神经痛。发生下腰痛的主要原因是突出物刺激了外层纤维环和后纵韧带中的脊神经脊膜支纤维。如果椎间盘突出物较大则刺激硬膜囊而产生硬脊膜痛。背肌、筋膜、韧带、关节囊等组织有丰富的痛觉神经纤维，对疼痛极为敏感。下腰部疼痛性质，多为钝痛或刺痛。

2. 下肢坐骨神经放射痛

腰椎间盘突出症的又一主要症状。疼痛多为单侧持续性的钝痛，可因咳嗽、打喷嚏等腹压、椎管内压增高而诱发，患肢疼痛可阵发性加剧，呈放射状，由臀部—股后—腘窝—小腿后外侧—足跟或足背。患者为了减轻疼痛，常采取腰部前屈、屈髋位，以达到松弛坐骨神经紧张度的目的。所以患者在行走时愿取前倾位，卧床休息时愿取弯腰屈髋、屈膝侧卧位。严重患者取胸膝位姿势休息。疼痛有一定规律，清晨较轻，午后因椎间盘的承重、受压，腰腿痛可明显加重；卧床休息后又能缓解。

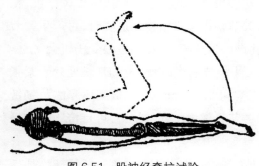

图 6-51　股神经牵拉试验

3. 其他症状

步行困难，但能骑自行车，有些患者往往会以骑车代步。患肢发麻、发凉，日久可出现下肢肌肉废用性萎缩。若属巨大型或中央型腰椎间盘突出，马尾受压时，可出现马鞍区的麻木、刺痛和二便障碍现象。若属高位椎间盘突出，压迫腰1～腰3神经根而出现股神经受压症状和体征。以股前部或大腿内侧疼痛为主，股神经牵拉试验阳性（图6-51）。

（二）体征

应重点掌握运动系统和神经系统的两大体征。

（1）运动系统体征。因下腰部的疼痛可出现腰部保护性肌肉痉挛和腰脊椎侧突，腰椎生理弧度消失甚至后突畸形，腰部可出现选择性运动功能障碍，若伴有腘绳肌痉挛，还可出现抬腿运动受限。

（2）神经系统体征。常见有挺腹试验和屈、压颈试验阳性；直腿抬高试验受限和直腿抬高加强试验阳性；膝、踝反射减弱或消失；病变神经所支配的肌肉肌力减退；病程较长的患者还可出现患肢失用性的肌肉萎缩现象。

（三）主要体检内容及方法

1. 视诊。

（1）跛行步履。轻症患者，在步态上可属基本正常。症状较重者，行走时总是取将身体向前倾，而臀部凸向一侧的姿态跛行。更有甚者，需在他人的搀扶下，或依拐杖方能艰难步行。

（2）坐姿。有些患者因疼痛不能入座，坐姿较特殊——往往是以健侧臀部为着力点，而患侧臀部空悬，患肢伸直，躯体略侧伴后伸位，双手撑扶于座位的强迫姿势，而且喜欢坐高凳子。

（3）背部视诊的基本要求。请患者背向自然光线直立，将腰部完全暴露，医师仔细地观察棘突连线及运动时的自然弧度。观察患者腰椎有无侧凸，凸向何方，腰椎侧凸可提示突出物与神经根之间的关系（图 6-52）。坐骨神经性腰椎侧凸是腰椎间盘突出症的主要体征之一，其发生率可高达 80%～90%，甚至 90%以上，多属保护性反应。观察患者腰椎生

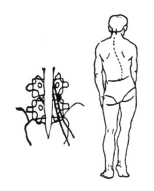 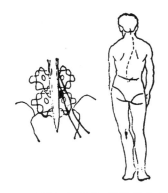

突出物位于神经根肩上，腰椎多凸向患侧　　突出物位于神经根腋下，腰椎多凸向健侧

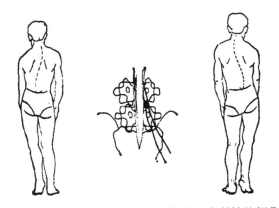

突出物位于上、下神经根之间，腰椎出现交替性的侧凸

图 6-52　腰椎侧凸可提示突出物与神经根之间的关系示意

理弧度有无改变。为了避免和减小突出物对神经根的刺激,腰椎后方间隙就代偿性增宽,从而出现了腰椎生理弧度变小、消失,甚至造成腰椎后凸畸形。腰椎后方向间隙增宽,使后纵韧带紧张度增加,有利于髓核的部分还纳。同时因腰椎向后凸,椎管内黄韧带相对紧张,增加了椎管内容积。

(4) 腰部选择性运动功能障碍。因突出物与神经根之间的位置各异,所产生的运动功能障碍只限于某一两个方向,而其余方向的腰部运动基本正常。这也是腰椎间盘突出症的主要体征之一,其发生率高达 90% 以上。例如:突出物位于神经根的正前方,比较固定,腰部前屈运动时,神经根会紧贴在突出物上产生疼痛,使前屈运动受限。若突出物位于神经根的肩外侧时,腰椎向患侧侧凸,其腰腿痛加剧,即为阳性。当腰椎管内黄韧带病理性增厚时,腰椎后伸运动就会受限。

(5) 腰部动态观察。腰部前屈时,原腰部的生理弧度首先要消失,并逐渐发生后突,弧度变化要自然,没有僵硬感,不能以屈髋来代替弯腰(图 6-53)。

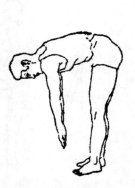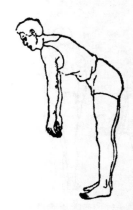

正常腰椎前屈弧度　　　　　　腰脊柱僵硬,前屈失去正常弧度

图 6-53　腰部前屈运动时的观察

2. 触诊

(1) 骶棘肌痉挛。这是腰痛后肌肉产生一种保护性的反应,痉挛的一侧多数是有病变的。

(2) 压痛点和患肢放射痛。腰椎间盘突出症的压痛点是在下腰段患侧棘突旁约 1～2 cm 处(图 6-54),临床上称为棘旁压痛点,是病变定位诊断的重要依据。同时也有别于腰部扭伤或劳损。放射痛是指在按压棘旁压痛点时,所引起患侧下肢突发性疼痛,而且与病痛其部位一致并符合该受累神经根所分布的区域。有部分腰 5、骶 1 椎间盘突出症患者腰骶部压痛欠敏感。下腰部叩击征对患侧下肢放射特别敏感,这是椎管内疾病的固有体征。

（3）屈颈试验（图 6-55）。

（4）压颈试验。

（5）仰卧挺腹试验。

（6）直腿抬高试验和直腿抬高加强试验（图 6-56）。

（7）健侧抬腿试验。

（8）膝、踝反射试验（图 6-57）。

（9）肌力测定结合腰椎间盘突出症，临床上常选用蹈伸、蹈屈肌力测定（图 6-57）。

（10）下肢皮肤感觉障碍测定。患者仰卧，脱去袜子，暴露足部。医师以尖物（大头针即可）根据所分布的皮肤感觉区域，有目的地去刺激皮肤。腰椎间盘突出症患者，因神经根受压，可出现较明显的感觉障碍区。检查时，要以同等力量、两侧对比，但不可暗示，此法可有助于定位诊断（图 6-57）。

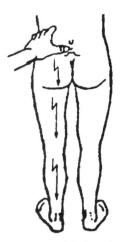

图 6-54　棘突旁压痛伴患肢放射痛

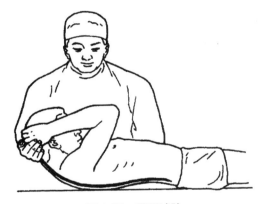

图 6-55　屈颈试验

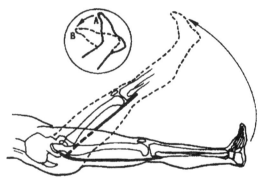

图 6-56　直腿抬高试验和直腿抬高加强试验

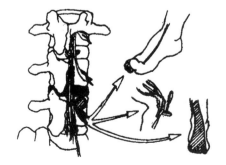

（1）腰 4、腰 5 椎间盘突出累及腰 5 神经根，使伸蹈肌力减弱、膝反射减弱、足背皮知减退

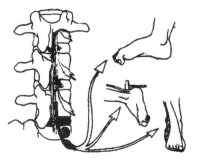

（2）腰 5、骶 1 椎间盘突出累及骶 1 神经根，使屈蹈肌力减弱、踝反射减弱、足背外侧皮知减退

图 6-57　腰椎间盘突出症的定位诊断示意

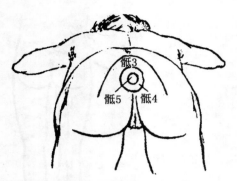

图 6-58　马鞍区皮肤感觉分布示意图

对有二便失禁,马鞍区麻木的患者,除检查下肢的皮肤知觉之外,还必须对会阴部做皮肤知觉的测定和肛门反射的检查。若出现马鞍区皮知觉(图 6-58)减退及提肛反射消失,常提示马尾部肿瘤或中央型腰椎间盘突出症。此类疾病不适宜做手法推拿治疗,应及早手术治疗。

3. X 线检查

腰椎 X 线平片检查是诊断腰椎间盘突出症不可缺少的步骤。这不仅可为本病的诊断提供参考,同时也可排除腰椎化脓性炎症、结核、原发肿瘤和转移肿瘤等,有利于推拿手法的实施,避免医疗事故的发生。

腰椎 X 线平片检查对腰椎间盘突出症诊断提示的内容有:

(1)腰椎顺列的改变。

① 腰椎正位片见有侧凸。这是为了缓解受压神经根的张力所出现的代偿性的改变。

② 腰椎侧位片见生理弧度消失。侧位片,腰椎间盘呈前宽后窄,这样以保持腰椎生理前凸弧度。正常腰椎间隙宽度,除腰 5、骶 1 间隙以外,均是下一间隙较上一间隙宽。即腰 4、腰 5 间隙较腰 3、腰 4 为宽;腰 3、腰 4 间隙较腰 2、腰 3 间隙为宽,依次类推。在腰椎间盘突出时,可表现为下一间隙较上一间隙为窄(腰 5、骶 1 间隙除外)。

③ 另外腰椎间隙生理弧度消失,严重者甚至出现反常后凸,这是由于为了减轻神经根受压所致的疼痛而造成的继发性畸形。

(2)腰椎间隙变窄或椎间隙左右不对称。此征象是由于椎间盘退变、损伤所引起的。此现象的出现,提示该处有椎间盘突出的可能性。

(3)椎体的骨质增生,尤其是椎体后缘上、下角的骨质增生:椎间盘经常遭受强烈挤压和扭转力刺激,容易发生早期退行性改变,往往引起椎体边缘软骨增生和韧带附着处骨化而形成骨性突起。只有椎体后缘的骨质增生可造成对脊髓、脊神经的压迫。通过动态侧位片(即过伸侧位、过屈侧位)可确定腰椎是否稳定。

(4)腰脊椎不稳(亦称椎体滑移)。在侧位片,可发现邻近两椎体后缘间连线的连续性有破坏,这就说明了椎体已发生了前后位的滑移,应高度怀疑腰椎有不稳定现象。引起腰椎不稳定的原因较多,这里主要是指椎间盘的退变,椎间小关节和诸韧带、肌肉软组织松弛的结果。腰椎不稳的椎体常常伴有继发性骨质增生。

(5)游离骨块。在侧位片上见椎体边缘(前缘或后缘)有游离骨块、骨块的边缘较光滑,在诊断本病上有较肯定的意义。

（6）施莫尔结节（图6-50）在侧位片上见相邻两椎体的上、下缘，各有一个对称性的半圆形凹陷的压迹阴影。这是髓核经破裂的软骨板向椎体内突入的缘故。此现象因为不压迫神经，不出现典型的根性坐骨神经痛症状。所以对此不能做出腰椎间盘突出症的临床诊断。但可在病史中加以如实记载。

4. CT检查

CT图像（图6-59）上能清晰地分辨椎体和附件、椎间盘、脊膜囊、黄韧带及硬膜外间隙内的神经根和脂肪。能够准确地显示椎间盘病变的程度、范围和黄韧带的厚度；椎管和侧隐窝有无狭窄、有无创伤性等，因而临床上最常用于检查椎间盘病变的方法。

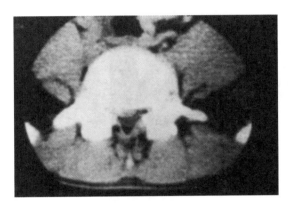

图6-59　CT示右侧后外方椎间盘突出

（1）椎间盘后缘变形。正常情况下椎间盘后缘与骨性关节面板的边缘平行。在髓核突出时，椎间盘后缘有一局部突出，根据局部改变的性质可区分为椎间盘破裂与弥漫性膨出，即为椎间盘突出与膨出。

（2）硬膜外脂肪移位。在下腰部通常有丰富的硬膜外脂肪。正常和硬膜外透亮区其形态和大小对称，椎间盘破裂时，突出的髓核组织替代了低密度的硬膜外脂肪，两侧对比，透亮区呈不对称性。

（3）硬膜囊变形。较大或中央型巨大椎间盘突出，常可压迫脊膜囊使光滑圆形的硬膜囊轮廓变形。

（4）神经根移位或湮灭。正常情况下神经根表现软组织密度，位于骨性椎管的前外侧，椎弓根的内侧，左右对称。若一侧椎间盘突出，可将神经根向后外侧推移；当突出物较大时，可将一侧神经根全部湮灭不见。

（5）突出的髓核钙化。髓核较长时间突出，因养分不足和脱水，突出物组织密度衰减值增高，发生钙化。

5. MRI检查

MRI检查是椎间盘病变的检查进入了真正的三维空间图像时代。对软组织密度的分辨率要优于 CT 检查,能正确区别椎间盘的解剖结构。提高了对椎间盘病变、术后复发、纤维化、疤痕组织的分辨率。图 6-60 和图 6-61 是通过 MRI 检查显示的正常腰椎和腰4、腰 5 椎间盘突出的图像。

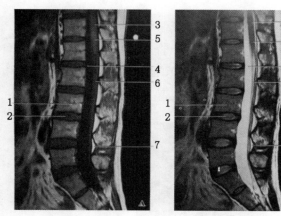

1.椎体;2.椎间盘;3.脊髓;4.脑脊液;
5.脊髓圆锥;6.马尾神经;7.硬膜外
脂肪。

A. 矢状面 T_1WI　　B. 矢状面 T_2WI

图 6-60　正常腰椎 MRI

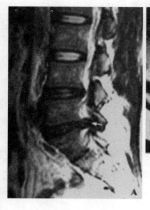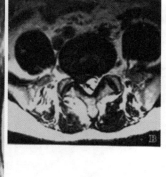

突出的髓核通常为圆形、扁平、卵圆或不规则形,突出的髓核与未突出的髓核之间有"窄颈"相连。游离的髓核为圆形或卵圆形孤立团块,与未突出的髓核之间无联系。

图 6-61　腰 4、5 椎间盘突出

五、诊断与鉴别诊断

(一) 诊断

对于典型的腰椎间盘突出症一般来说是不存在诊断上的困难,然而对于非典型的腰椎间盘突出症的诊断确实比较困难。但是只要能仔细询问病史,耐心进行体格检查,认真阅读和推敲 X 线片,还是可以做出正确诊断的。对于少部分疑难病历,还可配合应用计算机断层扫描(CT)、椎管造影检查(CTM)和磁共振成像(MRI)等方法,综合分析便可得出诊断。诊断要点如下:

（1）多数患者有腰部外伤史或慢性损伤史。

（2）除腰部疼痛外，伴明显下肢放射痛，呈阵发性加剧、疼痛性质多为钝痛、烧灼痛。

（3）腰腿疼痛症状晨起时尚可，午后可加重，卧床休息后又能缓解。当咳嗽、排便等腹压增高，或劳累，或体位改变，患肢均可出现较剧烈的放射痛。

（4）腰椎平坦、侧突，骶棘肌的痉挛，腰部有选择性运动功能障碍。

（5）病变棘旁压痛、叩击痛伴患肢的放射痛；其疼痛部位与原先疼痛部位一致。

（6）直腿抬高试验低于 60°，直腿抬高加强试验阳性。

（7）患侧下肢腱反射减弱或消失，皮肤感觉的减退和肌力减弱等改变。病程较长时，患肢可出现失用性肌肉萎缩。

（8）腰椎 X 线平片可见腰椎平坦，甚至后突、侧突、扭转，病变椎间隙相对狭窄，椎体或关节突等部位有骨质增生，椎体或可见施莫尔结节或永久性骨骺等征象。

（9）对同时出现双下肢坐骨神经痛，又伴有二便失禁及马鞍区麻木的患者，首先要考虑马尾肿瘤或中央型巨大椎间盘突出症的可能。

（10）腰 4、腰 5 和腰 5、骶 1 椎间盘突出症的定位诊断见表 6-3。

表 6-3　腰 4、腰 5 和腰 5 骶 1 椎间盘突出症的定位诊断

要　点	腰 4、腰 5 椎间盘突出症*	腰 5、骶 1 椎间盘突出症**
压痛点	腰 4、腰 5 棘突旁	腰 5 骶 1 棘突旁
受累神经	腰 5 神经根	骶 1 神经根
下肢放射痛区	足背中部	足背外侧
反射改变	膝反射减弱或消失	踝反射减弱或消失
感觉改变	足背中部皮肤知减弱	足背外侧皮肤知减退
肌力改变	伸踇肌力减弱	屈踇肌力减弱

注：＊腰 4、腰 5 定位图见图 6-57(1)

＊＊腰 5、骶 1 定位图见图 6-57(2)

(一) 鉴别诊断

1. 在发病的初期应与急性腰部软组织损伤相鉴别

急性腰部软组织损伤有明显外伤史，局部肌肉痉挛，疼痛比较局限，患者能指出病痛的部位，压痛点多在腰部两侧软组织或腰骶关节处。因神经根没有受压或刺激，所以无明显下肢放射痛及下肢阳性体征。经正确治疗可较迅速治愈，有立竿见影之功效。

2. 在腰椎间盘突出症的恢复期应与腰部软组织劳损相鉴别

腰部软组织劳损者，多有慢性损伤史，腰痛范围较广泛，但疼痛不剧烈，多以腰部酸痛、胀痛、乏力为主，病程较长，时轻时重，不能耐劳，改变体位或卧床休息会感觉轻松，腰、

腿部运动基本正常,腰痛甚时偶尔亦会影响臀部或股后,但始终不会到腘窝,更不会向小腿、足部放射。

3. 与肿瘤相鉴别

上海中医药大学附属岳阳医院从 1976—1983 年骨伤科病房共收治 1 036 例腰椎间盘突出症,最后经 X 线检查、椎管造影、手术病理证实有 16 例为肿瘤疾病,占腰突症统计总数的 1.54%。其他医院同样也有类似报道,所以与肿瘤的鉴别诊断具有重要意义。

脊柱原发性肿瘤或转移性肿瘤或椎管内肿瘤,其早期的常见症状有持续性腰痛,伴局部肌肉痉挛和腰部僵硬感,呈进行性加重趋势,不因卧床休息而减轻,并且有夜痛现象,虽经对症处理仍不能缓解其病痛。同时可出现不同程度的脊髓、马尾或神经根受压症状和体征。后期可有贫血、消瘦、恶病质表现。X 线、CT、MRI 等检查,有助对本病的明确诊断。

这里特别再提一下,多发性骨髓瘤是老年人的疾病,平均发病年龄为 65 岁,男女比例为 1.5∶1。老年人常会有腰腿痛,很多患者或医生都以为到年纪了,首先想到的是腰椎退行性改变、骨质疏松、腰椎间盘突出等造成。其实还应想到是不是骨髓瘤引起的。另一些患者常规体检蛋白尿异常,按照肾病治疗多日,效果不佳,作进一步检查才发现是多发性骨髓瘤。由于多发性骨髓瘤是一种伪装性很强的疾病,常以下腰痛被误诊为腰肌劳损,造成误诊漏诊。所以老年人若出现不明原因腰背疼痛,在未排除器质性疾病时,千万不要盲目推拿,以免造成医源性伤害。

4. 与炎症相鉴别

(1)腰椎化脓性感染。起病急骤,以天或周计算,腰痛剧烈伴高热和感染中毒症状,常因剧痛被迫卧床休息,局部肌肉痉挛,脊柱运动受限,在早期即可出现脊髓或马尾受压症状而截瘫;局部深压痛,叩击痛明显,硬膜外穿刺可有脓液。经实验室检查:

① 白细胞计数升高,红细胞沉降率增快,血液、脓液细菌培养阳性。

② X 线检查,椎体有破坏和骨质增生、硬化,紧邻的上、下两椎间隙可长期保持正常或有轻度变窄。

(2)腰椎结核。脊柱是骨关节结核发病率最高的部位,而其中有近一半的结核是发生在腰椎。据天津人民医院统计,3 587 例骨关节结核中,脊柱结核共有 1 696 例,占 47.28%,其中近一半发生在腰椎。所以腰痛是骨关节结核的常见症状之一。其发病缓慢,病程较长,以月或年计算,患者腰部长期钝痛伴全身结核中毒症状,疼痛呈持续性,在劳累后加重,当腹压增高时,可出现下肢放射性疼痛。由于患椎周围肌肉痉挛,造成腰脊椎运动障碍或强迫体位,呈"板状腰"的保护性姿势,局部棘突压痛、叩击痛明显,晚期骨破坏椎体楔形变时可出现后凸畸形。下腹及腹股沟处能扪及寒性脓肿。经实验室检查:

① 红细胞沉降率增快,白细胞计数增高,结核菌素试验阳性。

② X 线检查,椎体以破坏和椎间隙狭窄为主,当上下多个椎体前缘塌陷破坏时,可以

出现脊柱的后凸畸形,并可见腰大肌脓肿。CT 更可显示椎体破坏及死骨。MRI 检查比 X 线检查更早能显示受累椎体及椎旁脓肿。

5.与其他病症相鉴别

(1) 梨状肌综合征。以臀部及下肢坐骨神经痛为主,常为慢性但可有急性发作,走行或活动后加重,卧床休息后减轻;但无明显下腰痛。直腿抬高试验受限制、内旋髋试验阳性,坐骨神经出口处压痛,梨状肌封闭可缓解疼痛,此系与腰椎间盘突出症鉴别的重要之处。

(2) 血管源性疾病。指因为血管病变所产生的近似于腰椎间盘突出症的临床表现,可分为动脉病变和静脉病变两种。

① 动脉血管栓塞,可出现明显的腰腿痛,行走障碍和间歇性跛行,病痛甚者可彻夜难眠。初起下肢疲劳、发凉、麻木、足底感觉板结僵硬、酸胀,行走 1~2 km 后患肢小腿及足胀痛或痛性痉挛,休息后缓解。随病症的发展可出现持续性静息痛,夜间加重,特别是足趾疼痛,局部因感觉神经末梢缺血或发炎而非常敏感,患肢营养障碍。足抬高时疼痛加重,下垂时减轻,喜抱膝而坐及患肢足背动脉和胫后动脉搏动消失等体征可提示诊断。但是有足背动脉和胫后动脉搏动,不能排除动脉栓塞。腹部 X 线检查发现有大血管钙化,有助诊断,动脉血管造影、多普勒超声、肢体血流图、红外线热像图等检查可以进一步明确诊断。

② 静脉病变主要在椎管内硬膜外静脉曲张。因为硬膜外静脉系统不伴有动脉,没有静脉瓣,所以静脉曲张血管直径较大,达 0.5~1.0 cm,压迫神经根产生类似腰椎间盘突出症的临床表现。

(3) 椎间盘源性腰痛。临床上容易漏诊或误诊的一个临床综合征。究其原因,主要就是缺乏根性坐骨神经痛的临床表现,其痛常不过膝部;直腿抬高基本正常,偶有感觉障碍,但并非按皮节神经分布。X 线检查多显示正常,亦可见椎间隙变窄,但无椎管狭窄或畸形。MRI 检查,仅为 T_2 加权像显示椎间盘脱水和椎间盘变窄。对怀疑椎间盘性腰痛,进一步检查方法是椎间盘造影。通过造影,即可获得椎间盘退变的形态改变;更重要的是造影后即刻诱发对应的疼痛症状,此称谓椎间盘造影试验阳性。

六、非手术治疗

痛症(含腰痛)有着悠久的历史,《素问・举痛论》:"寒气客于背俞之脉,则脉泣,脉泣则血虚,血虚则痛,其俞注于心,故相引而痛。按之则热气至,热气至则痛止矣。"这段文字中,至少提出了"不通则痛,痛则不通"的基本病理变化和"寒则热之"的治疗方法。在公元前 400 年古希腊希波克拉底(Hippocrates)叙述了用牵引和按摩治疗腰骶痛。今日将传统的推拿疗法与现代医学和现代科学相结合,使古老的传统医学放射出更灿烂的光芒。

在此特别说明,除中央型巨大椎间盘突出外,均可首先选用保守治疗,若保守治疗 3~6 个月仍无效者,影响生活、学习和工作,方才考虑手术治疗。有学者指出,腰椎间盘突出症需要手术治疗的不超过 10%。

腰椎间盘突出症有相当多的非手术治疗方法。这里着重介绍以推拿、针灸、理疗、康复为主体的非手术治疗方法。

(一) 推拿治疗

推拿医师在给患者作常规推拿治疗前,应正确、详细地询问病史,仔细全面地进行体格检查,根据患者病史和体格检查结果确定是否需要特殊检查项目,如肌电图的测定、脊柱 X 线检查、椎管造影、CT、MRI 等;只有做到对疾病的不同病理过程有较全面的了解,才能采取确切的治疗方法。例如腰椎间盘突出症的急性发作期,由于神经根的充血、水肿,推拿治疗就不适宜。或只能用轻手法,不做较大幅度的被动运动。如果强行治疗,患者不仅疼痛反应较大,而且使神经根充血、水肿更加严重,适得其反。这时正确的治疗原则是脱水、消炎、镇痛和休息。

1. 推拿疗法的适应证及禁忌证

(1) 适应证

① 初次发病,年龄较轻,病程较短者。

② 病程虽然较长,但症状和体征均较轻者。

③ 一时难以明确诊断,但已排除骨质病变,若患者愿意,可予以再观察的机会。

④ 患者无严格手术指征,又不愿意接受手术治疗者。

(2) 禁忌证

① 中央型腰椎间盘突出症,有明显二便障碍症状及会阴区(马鞍区)麻木、刺痛者。

② 腰椎间盘突出症同时伴有高血压病、心脏病、糖尿病、全身性疾病者,或有严重皮肤病者。

③ 有明显骨质病变者。

2. 门诊传统推拿治疗

门诊传统推拿治疗是治疗腰椎间盘突出症的主要方法,一般以㨰法为主。因㨰法的特点是接触面大,适用于对腰腿部的治疗。通常是隔天治疗 1 次。手法治疗原则必须由轻到重,腰腿部被动运动幅度由小到大,以患者能接受为原则。

(1) 患者取俯卧位,医师位于患者的患侧,在下腰部施㨰法,沿膀胱经而下,经臀部、股后部至小腿后部,上下往返 3~5 次。当患者已适应手法推拿后,可分别在胸前、股前加垫枕头使腹部腾空,腰部自然后伸。此时在下腰部除用㨰法施治外,还可配合肾俞、大肠俞、棘旁压痛点及居髎、环跳等穴的按法和点法。继而双手重叠在下腰部病痛部位做 5~10 次的按压手法,即垫枕压腰法(图 6-62)。此法有利于髓核的还纳。最后再按压承扶、殷门、委中、承山等穴,结束第一法的治疗。垫枕压腰法治疗时,患者一定要放松,并配合呼吸,千万不要屏气。医师乘患者呼气时施压腰法,要有节律,千万不要蛮干。垫枕压腰、踩跻等法其实质就是腰部后伸法。有学者指出当腰部最大限度后伸位时,黄韧带可增厚10％,并形成褶皱凸向椎管,使椎管变窄、致硬膜囊和神经根受压。所以腰后伸幅度不宜超过30°,更不要大幅度、强制性反复做腰部后伸,以免造成黄韧带肥厚。

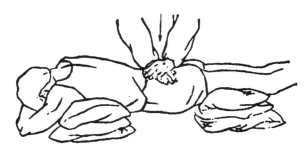

图6-62　垫枕压腰法

(2)患者取侧卧位,患侧在上,做腰部斜扳法(图6-31)。即医师的一手扶住患者的肩前部作向后推的准备;另一手以肘关节按压在臀部作向前推的准备;患者放松,医师双手同时向不同方向用力,使腰部脊柱产生被动扭转运动。在完成这一手法时,常可听到"咯"的响声。对于这一响声的出现既不要怕,但也不要一味去追求,要的是手法正确和脊柱旋转达一定的幅度(在30°以下)。

(3)患者取仰卧位,在大腿前侧、外侧、小腿外侧、足背依次由上而下往返采用㨰法治疗3～5遍。并可配合掌根按揉股外侧、小腿外侧,做被动直腿抬高运动和被动抬腿加强法(图6-63);最后以搓下肢结束此法治疗。此法能缓解患肢的坐骨神经痛和改善抬腿的高度,同时还能松解神经根的粘连。

(4)仰卧腰部垫枕休息10～20 min。垫枕的目的是使腰部能再现生理弧度;但不能垫得过分高,一般以10～20 cm高的软垫(小枕头、浴巾卷)即可。

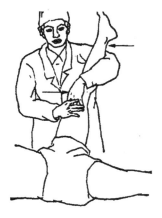
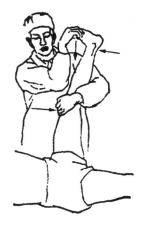

普通被动抬腿法　　　　　　　被动抬腿加强法

图6-63　被动抬腿法

门诊传统推拿对本病虽有疗效,但易受外界因素的干扰(如就医不便、休息欠佳等),所以疗程相对较长,见效较慢,在治疗上有其局限性。

3. 住院推拿治疗

此法目前虽未能普及,但是一种有效的、较为理想的治疗方法,它能使门诊传统推拿未能治愈的腰椎间盘突出症大部分得到改善。住院推拿具有治疗合理、休息充分、科学观察、管理完善等长处,所以疗效高(总有效率为 96.15%),疗程短(平均 4~6 周),深受患者的欢迎。

住院推拿治疗,主要是采用麻醉下推拿手法治疗与传统推拿治疗相结合,方法合理,相得益彰。

在医疗实践中,笔者对麻醉的方式和推拿方法都做了改进,逐渐形成了方法简便、疗效显著独特的麻醉推拿法——椎间孔麻醉下推拿治疗腰椎间盘突出症。

此方法是在椎间孔部位,脊神经刚刚离开神经根管的地方进行利多卡因注射阻滞麻醉,对因病变所造成的腰肌、臀肌、腘绳肌的痉挛和患肢坐骨神经痛都可得到显著的缓解。经临床数千例应用证明确实有比较理想的止痛和松肌效果。

(1) 椎间孔麻醉操作方法(以腰 4、腰 5 间隙为例)。

① 体表定位。仔细阅读腰部 X 线平片。从正位片找准腰 4、腰 5 椎间盘,自棘突向患侧画一直线,并每隔 1 cm 作一标记,以了解棘突至后关节外侧缘的距离(图 6-64),这距离就是患者体表进针点。而后以同样方式,在患者体表确定出棘突至后关节外侧缘的距离,并以碘伏在体表定出进针点的标志。侧位片同样先找到腰 4、腰 5 椎间隙,自椎间孔向体表画一直线,每隔 1 cm 作一标志,以了解体表至椎间孔的距离(图 6-64),这一距离即代表从体表向里进针的深度。

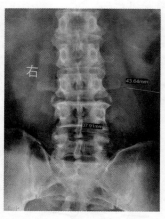

正位片:量出棘突至椎体外侧缘
的距离,即为体表进针点

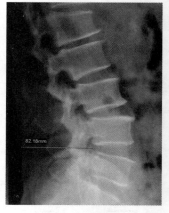

侧位片:量出皮肤至椎间孔的距离,
即为进针的深度

图 6-64　腰椎孔定位

② 进针部位常规消毒、铺巾、戴手套,严格按无菌操作要求进行。

③ 椎间孔麻醉进针法,以腰 4、腰 5 椎间孔直刺法为例。患者俯卧位,进针点先作局部浸润麻醉,再以 7 号或 9 号长针刺入,直刺到关节突,而后针尖略向外偏(千万不要将针尖向内偏斜)沿关节突的外侧缘再向前推进 1 cm 左右,即达到椎间孔外口(外侧界),探寻针感,当患者有下肢麻痛感后,稍稍将针后退,并作回抽,在证实无血液和脑脊液时,缓慢注入 1% 利多卡因 10 ml,然后将针退出至椎板后缘,向脊神经后支所支配的肌层内再注入 1% 利多卡因 10 ml。

④ 麻醉完成后覆盖敷料,可进行推拿治疗。

(2) 椎间孔麻醉注意事项。

① 要注意掌握进针的深度,以免刺破椎旁大血管或越过后腹膜,应根据患者的皮下脂肪厚度,结合 X 线片的测量,从侧位片可准确计算出自皮肤到达椎间孔的深度。一般进针深度不超过 7～8 cm。

② 进针后不要一味强求针感。只要定位正确,部位符合,即使未能找到针感,麻药注入后,由于药液的弥散,同样可以产生阻滞麻醉的作用。

③ 注药前一定要回抽,证实无回血和脑脊液后,再注入麻药,以免误入血管和脊神经根鞘袖内造成意外。

(3) 椎间孔麻醉下推拿治疗方法。

① 患者经椎间孔麻醉后俯卧于牵引床上,先进行胸、腰部对抗牵引 5～10 min,使痉挛的骶棘肌有所缓解;再将牵引床由单纯的水平位牵引,加腰椎过伸(后伸角度不得超过 30°)位牵引,再持续 5～10 min。医师分别在患者的两侧骶棘肌施以掌根按揉法;而后从患侧臀部、股后、小腿后依次施以按揉法或㨰法 2～3 遍,按压委中、承山穴。这些是椎间孔麻醉下所施的基础推拿手法。这样做可使患者的腰背部肌肉得到较理想的放松,降低椎间盘的内压力。按压委中、承山穴可以治腰背疼痛,委中穴是足太阳膀胱经的合穴,是四总要穴之一,古籍中有"腰背委中求"的记载。所以按压委穴中或拿委中穴是治疗腰背痛的重要手法之一。在以上手法的基础上,医师双手重叠,放置在患者的下腰部病变处,做有节奏的按压,手法力量由轻到重,幅度由小到大(图 6-65)。根据不同年龄、性别、体质、病情的轻重和患者的耐痛情况来掌握按压的次数、力量、速率和幅度。一定要以患者能忍受为原则,一般可控制在 10～20 次。另外此法是在麻醉下进行,所以患者几乎无明显腰腿疼痛,手法就更要避免过猛的暴

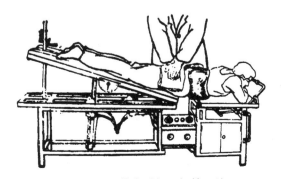

图 6-65　后伸牵引加腰部按压法

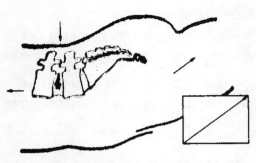

图 6-66 后伸牵引按压法治疗机理示意图

力。后伸位牵引腰部按压法(图 6-66)是治疗腰椎间盘突出症的重要手法。牵引可使整个脊椎的纵径延长而每一个椎间盘的横径短缩,椎间隙和椎间孔同时增大,椎间盘产生负压,后纵韧带紧张,再加上腰局部有节奏的按压,使髓核不仅有回纳的可能,而且还会遵守流体力学定律,向椎体前方移动。此法对于纤维环外层未破裂膨出型的腰椎间盘突出最为有效。

② 依次逐步解除牵引,同时将牵引床恢复原位,患者由俯卧位改变为侧卧位,做腰脊椎的旋转手法即斜板法。笔者曾对取侧卧位半椎板髓核摘除术的患者,做手术直视下推拿手法治疗腰椎间盘突出症的机理探讨观察,当笔者要做骨盆向前、肩部向后斜扳法时,发现神经根与突出物之间的距离增大,并且有分离的趋势,神经根相对较为松弛(图 6-67)。所以笔者认为斜板法可以改变突出物与神经根之间的关系和松解神经根的粘连。

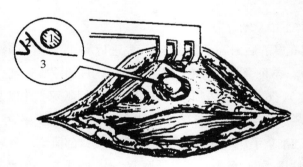

1. 突出物 2. 神经根 3. 脊髓
图 6-67 突出物、神经根、脊髓之间关系

③ 患者取仰卧位,医师在患肢的股前、股外侧、小腿外侧施以掌根按揉法或滚法,上下往返 3～5 遍,然后做患肢的被动抬腿运动及抬腿的加强试验(图 6-63)。由于神经根受麻药阻滞,患者几乎可无疼痛感觉,基本都能达到健侧的抬腿高度。最后可以拿委中穴,搓下肢结束治疗。此法不仅可使痉挛的腰肌、臀肌、腘绳肌得到松解,而且还能使神经根产生移动,粘连得到松解。哥多德(Godord)和里德(Reid)在椎板切除中,观察到直腿抬高时腰 4 神经根移动 1.5 mm;腰 5 神经根移动 3 mm;骶 1 神经根移动 4 mm。这与笔者在术中观察到神经根的移动是一致的。所以被动抬腿运动,能松解神经根粘连是正确的,有效的治疗手法。

④ 治疗结束,以腰围外固定后,将患者用车推返病房,绝对卧床休息 1 周。包括吃饭、大小便均不起床,改变体位时应保持躯干的平直,不要扭曲,这样做有利于受损伤的椎间盘得到修复。每天查房观察并详细记录病程,根据病情需要,再决定是否需要进一步治疗和怎样治疗。另外,对麻醉推拿治疗后,腰腿部若出现疼痛反应,可配合手法局部治疗或热敷等外治法;患肢根性神经痛基本痊愈而留有轻微酸痛及乏力者,亦可辅以局部手法或给以补益肝肾、健筋壮骨之类的中药内服。

4. 其他几种推拿治疗方法

(1) 反背法。医师与患者背靠背站立,相互双肘紧扣,将患者缓缓背起,双足离地,使腰部脊椎得以牵引。此操作较费力,大体可分为三个步骤;

① 医师与患者背靠背站立,屈肘,相互双肘紧扣,医师以臀部对准患者的臀部,然后稍向前弯腰,即可将患者缓缓反背起来。然后逐渐调整到以医师的臀部对准患者的腰部,使患者的下腰部自然下垂,形成一种头上脚下的腰部过伸牵引体位。

② 医师逐渐增加腰部前屈速度和幅度,如此有节奏地快速前后来回顶腰 3～5 次或更多(视医师体力和患者耐受度而定),以增加腰部后伸和牵引力量。

③ 在第二步基础上,患者腰部已得到一定的持续牵引,医师再通过躯体的左右晃动,使患者的腰部以下亦产生左右的摆动,如此反复 3～5 次或更多(同样视医师的体力和患者的耐受度而定)。在整个反背治疗过程中,患者若感疲劳,或不能忍受,可适当休息片刻,再继续完成操作。反背法是在上身基本固定后,利用腰部以下的自重,持续牵引,使椎间隙增大,再进行腰部的前后抖动和左右摇晃,使椎间隙增大,椎间盘产生负压,为突出的髓核组织创造了还纳的条件(图 6-68)。

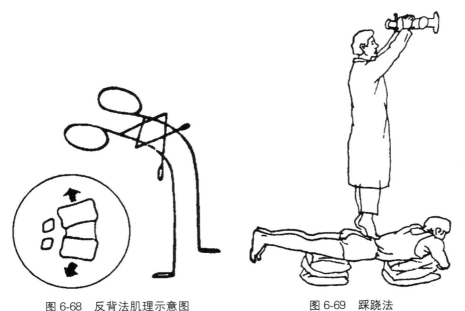

图 6-68 反背法肌理示意图   图 6-69 踩跷法

(2) 踩跷法。此法仅适用于体质较强,年龄较轻,腰椎后凸较明显,腰椎后伸障碍者,而且又无明显其他器质性病变的腰椎间盘突出症的患者(图 6-69)。患者取俯卧位,胸部及两股前部分别垫枕,使腹部腾空;医师以单足或双足的足尖部踩压于腰椎间盘突出的病变处,而双手夹住预制好的扶手上,用以控制自身的体重及平衡,用足尖作为力点,以医师的足力和体重对病变处进行均匀而有节律的踩压,踩压时足尖不要离开腰部皮肤。根据患者的体质,可逐渐加重踩压力量和弹跳幅度,频率不要过快,可同患者的呼吸同步起落,弹起时患者吸气,踩落时患者呼气,切忌屏气。在治疗过程中如患者不能忍受,应立即停止治疗,切记不可蛮干。本法虽然可以治疗腰椎间盘突出症。但是因为刺激力量甚大,选用时必须谨慎。对体质虚弱者或患有心血管疾病、肝脾肿大、强直性脊柱炎、脊椎骨折、脊椎脱位、脊椎炎症、肿瘤等患者均属禁忌。踩跷法是一种以足进行操作的推拿方法,根据用足部位着力方式的不同可分为点法、跟蹬法、跟揉法、足心搓法、沉压法、顿按法、足振法等十数种不同的方法,其各法之动作与相应手法有相似之处,可根据操作者的需要和习惯选择使用。其不仅在背部可踩跷外,在四肢同样也可进行。此法在东南亚民间较为流行。

(二) 针灸治疗

1. 辨经络治疗

(1) 足太阳经证。腰 2～腰 5 夹脊、阿是穴、秩边、环跳、殷门、阳陵泉、承山、昆仑诸穴。

(2) 足少阳经证。腰 2～腰 5 夹脊、阿是穴、环跳、风市、阳陵泉、悬钟、丘墟诸穴。

2. 辨证论治

(1) 瘀血阻滞。腰椎阿是穴、环跳、阳陵泉、膈俞、委中诸穴。

(2) 寒湿痹阻。腰部阿是穴、肾俞、环跳、次髎、阳陵泉、阴陵泉、跗阳诸穴。

(3) 肝肾亏损。腰部阿是穴、肾俞、肝俞、关元俞、环跳、阳陵泉、悬钟、飞扬、太溪诸穴。

(三) 物理疗法

1. 中频疗法

2 个电极,一电极放置腰部痛区,另一电极置于臀部或小腿痛处,每次 10～12 min,治疗次数酌情而定。

2. 干扰电疗法

4 个电极,交叉放置于腰部痛区,急性期选择 100 Hz,病情好转后用 0～100 Hz,每次 5 min, 50～100 Hz,每次 10 min,每天 1 次,共 15～20 次。

3. 超短波疗法

电容电极,腰部及患侧小腿屈侧或腰部对置,微热量至温热量,每次 15～20 min,每天 1 次,共 10～15 次。

4. 激光疗法

120～500 mW WHe-Ne 激光照射病变椎体,或者是肌肉紧张部,神经走向。每次 10 min,每天 1 次,10～20 次为 1 疗程。

5. 牵引疗法

无论是水平牵引还是垂直位牵引,或徒手重力牵引,或机械牵引,或电动、电子牵引,其目的就是增大椎间隙,减轻椎间盘的压力,促使髓核组织有不同程度的回纳。牵引使患者脊柱得到制动,运动减少,有利于神经根充血水肿得到消退和吸收。牵引同样可解除肌肉痉挛,使紧张的肌肉得到舒张和放松。

(四) 其他治疗

1. 中药治疗

疾病初期治宜舒筋活血,可选用舒筋活血汤,常用药物有泽兰、牛膝、当归、红花、乳香、没药、续断等;成药有云南白药、活血酒等。疾病日久者,治宜补益肝肾、祛痹通络,可服用独活寄生汤(独活、防风、川芎、牛膝、桑寄生、秦艽、杜仲、当归、茯苓、党参、熟地黄、白芍、细辛、甘草、肉桂等),成药有大活络丹等。中药内服后,药渣用布包裹可热熨外用,一举两得。

2. 脱水剂的临床应用

对腰椎间盘突出症急性发作期,腰腿疼痛剧烈可选用此法。使用如下:首先以 20％甘露醇 250 ml 快速静脉滴注;再以 10％葡萄糖注射液 500 ml 加地塞米松 10 mg 继续静脉滴注。可连续 3～5 天。

3. 硬膜外腔封闭疗法或骶管封闭疗法

硬膜外腔是位于椎管内的一个潜在间隙,其中充满疏松结缔组织,动脉、静脉、淋巴管及脊神经从此腔通过。在硬膜囊及神经根鞘膜的表面,后纵韧带及黄韧带均有丰富的神经纤维及其末梢分布。这些纤维都属于细纤维,主要来自脊神经分支椎窦神经。椎间盘纤维环破裂及髓核突出后,释放出糖蛋白、ß 蛋白及组胺物质,激惹神经而产生炎症,继而形成粘连、神经缺血、兴奋阈降低,轻微刺激即产生疼痛。采用一定剂量液体的硬膜外腔封闭,可分离神经根及硬膜囊周围的粘连,起着类似液体剥离的作用。

腰 4、腰 5 椎间盘突出症以硬膜外腔封闭疗法为好。腰 5、骶 1 椎间盘突出症以骶管封闭疗法为好。这两种封闭疗法由麻醉医师操作比较安全,尤其是前者。

七、注意事项

(1) 卧硬床休息。这对于腰腿痛患者,特别是腰椎间盘突出症患者尤为重要。卧硬床休息可去除腰椎间盘的压力,有利于损伤椎间盘的修复,有利于椎间盘周围静脉回流,去除水肿,加速炎症消退;可避免行走或腰部运动时对腰骶神经在椎管或神经根内反复移动所造成的损伤。

(2) 合理使用腰围。除卧床休息外,均需佩戴腰围。因腰围能限制腰部的运动;特别是外出乘车,急刹车及各种意外撞击在所难免,有腰围的限制对腰部组织免遭突然外力损害能起到一定的保护作用。同时,由于腰部活动受到限制,所以椎间盘内压力可维持在一个较理想的范围。其次,可增加腰部的支撑作用;当患了腰腿痛后,由于椎管内外平衡失调,腰部肌肉多具有不同程度的失用性萎缩,以致肌力减弱,并容易因此而引起恶性循环。在此情况下,腰围是一种外界的支持力量,既有助于增加腰部的肌力,又有利于病变的恢复,从而可能消除这一恶性循环。佩戴时间,应以腰腿痛痊愈后再持续使用 2～3 个月为宜。不应随意取下,尤其外出乘车时(特别是长途车)一定要佩戴。但是在佩戴腰围时,不要忘记坚持做腰肌训练(图 6-37),以免腰肌萎缩。

(3) 下床动作不要过猛,可按下床三步曲动作缓慢地进行;即先侧身、后起坐、再下床(图 6-70),可避免椎间盘内压力突然增高对神经根造成刺激,预防腰部再损伤。

(4) 劳逸结合,避免弯腰,局部保暖。

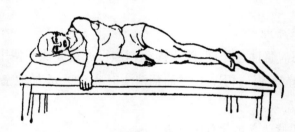

(1) 患者首先侧卧

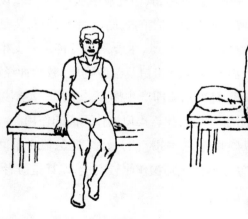

(2) 由侧卧而缓缓起坐　　　(3) 最后下床

图 6-70　下床三步曲

第六节　腰椎退行性脊椎炎

腰椎退行性脊椎炎,又称为增生性脊椎炎、肥大性脊椎炎、脊柱骨性关节炎、脊椎骨性关节病等,是中年以后发生的腰椎慢性退行性改变,可引起腰椎骨与关节广泛增生性变性,并继发一系列临床表现,是临床腰痛中常见病之一。

一、病因病理

1. 椎间盘退行性改变引起椎体边缘增生

由于人体的直立,椎间盘组织所承受的压力较大,在日常生活和劳动中受损伤的机会较其他组织多,加上血供差,修复能力较弱,所以是人体中较早发生退变的一个组织。伴随年龄的增长,椎间盘组织进入退变期,表现为椎间盘水分减少,椎间隙减小,纤维环向四周膨隆。在这期间,若负重损伤,纤维环在椎体周缘附着部位撕裂,韧带、骨膜掀起,血肿形成,继而机化,骨膜下出现新生骨。

腰部负重大的体力劳动者或举重运动员等腰部退行性改变的发病率均很高,而且较为严重。

2. 关节突关节的退行性改变

因椎间盘的退行性改变,相邻的椎间隙变小,纤维环松弛,很大部分重力落在关节突上。关节突关节遭受超负荷的压力刺激,使该关节表面的透明关节软骨渐渐变黄色,成不透明状,软骨出现软化、磨损,软骨下方的骨质硬化增生,关节突肥大。关节突关节囊也随之产生增生等病理变化,出现相应的退行性改变。

由于椎间盘和关节突关节的退变,日久可继发产生椎管和神经根管狭窄的症状和体征。

3. "骨刺"的形成

"骨刺"即骨赘,常发生在椎体的前方及侧方,较少发生在后方,这主要是与椎体前缘负重和受压力机会较多有关。

"骨刺"来源于椎间盘的退行改变,纤维环在椎体周缘附着部撕裂,韧带、骨膜的掀起,血肿形成,继而血肿机化,钙盐的不断沉积,钙化形成,最终出现新生骨——骨赘形成(图 6-71)。"骨刺"的形成,表明腰椎的退行性改变已到了难以逆转的阶段。

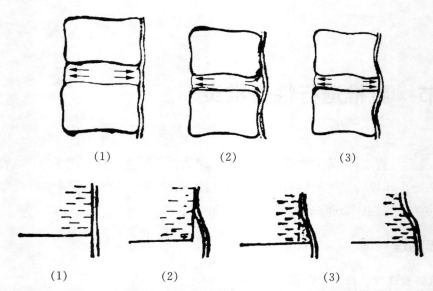

（1）完整的椎间盘、正常的椎间隙和附着在椎体骨膜的后纵韧带；（2）椎间盘变性，后纵韧带松弛，椎间盘物质进入骨膜与后纵韧带之间；（3）突出的椎间盘物质纤维化，再钙化，形成"骨刺"。

图 6-71　骨赘形成机制

"骨刺"固然是腰椎退行性改变的产物；但是从另一角度来看，"骨刺"也是机体的保护性自卫措施，能使上下两椎体接触面增大，可提高稳定性；若上下椎体"骨刺"相融合形成骨桥（图 6-72），患节因不能活动却得到稳定，对局部的反应性、创伤性炎症能起到相应的消退作用。

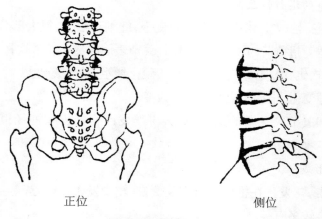

正位　　　　　　　　　　　　　侧位

图 6-72　骨桥示意图

大量的调查表明腰椎有"骨刺"改变者，不一定都有腰痛；而无腰痛者，也不一定是没有"骨刺"。

临床上，腰痛并非均来自增生的"骨刺"，有相当一部分是来自肌肉、筋膜、韧带、后关节的劳损或椎间盘组织或硬膜囊和脊神经。脊椎的不稳定,或缺乏锻炼的体质虚弱者,亦易患腰痛;肌肉疲劳,韧带和后关节的劳损者均是持续性腰痛的常见因素。

4."骨刺"的分度

南森(Nathan's)(1962年)将"骨刺"分为4度。

Ⅰ度:椎体边缘稍有隆起,密度增高,为孤立的增生点。

Ⅱ度:骨刺在增大,呈水平样凸出。

Ⅲ度:骨刺呈鸟嘴样,末端呈弧形(也有学者称爪形骨刺)。

Ⅳ度:相邻椎体骨刺融合形成骨桥。

二、临床表现

1. 症状

腰痛多数发生在中年人,起病缓慢,一般不伴有全身症状。45～55岁为退行性脊椎炎腰痛的高峰期,随年龄的增长,椎间盘组织逐渐干缩,其稳定性能增加,60岁以后,腰痛会渐渐减轻。此病患者主诉较多的腰痛特征如下:

(1)晨起腰痛,活动后减轻。每天早晨起床后或久坐起立时,常常出现腰部疼痛或酸胀,伴腰部活动受限,自觉腰部僵硬,一般多可忍受,但稍许活动后,疼痛减轻,甚至消失,腰部活动范围也恢复如常。

(2)多活动后腰痛加重,休息后减轻。腰部过多活动或负重后,腰部疼痛可即刻加重,伴活动受限。此时若能平卧休息片刻,腰痛症状又可即刻缓解。这种现象可发生在过度劳累后或一天持续工作下班回家时。有些患者在天气变化时,特别是遇阴雨天,腰痛常可发作。

(3)腰部酸痛,喜按揉。此类患者在腰部发生酸痛、胀痛、活动受限时,往往希望家属或小辈们在腰部按揉或以拳叩击之,方感轻松舒适。而其他疾病引起腰痛的患者,往往病痛处不愿让他人接触。

2. 体征

(1)多无明确压痛点。绝大多数患者无明确的固定压痛点。

(2)均匀性腰部活动受限。即腰部活动范围诸方向均受限;但受限范围各人差异较大,通常在疾病的早期,腰椎活动可基本正常,当病程较长之后,腰椎可出现不同程度的活动受限。

(3)叩诊时有舒适感。当医师以叩诊下腰部进行检查时,患者多有一种舒适感,希望再多叩击几下。

(4)无明显下肢坐骨神经放射痛。因本病无明显神经根受压,因此不伴有下肢坐骨神经放射痛。下肢直腿抬高试验正常,沿坐骨神经干无压痛,下肢其他神经症状多属阴性。

3. 影像学检查

（1）X线腰椎正侧位片。于椎体边缘可显示出大小不一,形态各异的骨质增生。由于椎间盘退变,患节椎间隙变狭窄,随着水分的流失,椎间隙仅为正常椎间隙的1/3或1/4,且不规则。同时可见小关节突增生现象。对于小关节的病变,则CT扫描才可见其全貌。腰椎退行性改变明显,疑椎节不稳,可通过动态位(腰前屈、后伸)拍摄侧位象即可显示出患节的松动与不稳征象。

（2）必要时可行CT扫描,能有助于显示X线平片难以显示的解剖结构较复杂、重叠较多的椎体附件部位。

三、诊断与鉴别诊断

(一) 诊断要点

（1）患者多为45岁以上的中年人。

（2）起病缓慢,病程较长,不伴有全身症状。

（3）晨起或久坐后腰痛明显,活动后可以减轻。当过度活动后腰部疼痛又可复出,必须休息方能缓解。

（4）腰部多无明确的固定压痛点,用力叩击反而有舒适感。病程较长者,可表现为均匀性腰部活动受限。

（5）腰部X线平片检查,呈典型的退行性改变。

(二) 鉴别诊断

1. 强直性脊柱炎

在疾病的早期,脊柱尚未引发强直时难以鉴别。本病特点如下:

（1）多见于40岁以下的青年人,尤以男性为多见。

（2）病变多从两侧骶髂关节开始,逐渐向上发展;除腰部疼痛外,有明显的晨僵表现。

（3）脊柱及双髋关节活动较明显受限。

（4）血沉较快,尤以活动期为著;HLA-B27阳性。

（5）X线平片检查,在疾病不同时期可出现相应的特征。早期有普遍性骨质疏松、脱钙,渐渐依次出现骶髂关节、关节突关节、胸肋关节和肋横突关节之轮廓模糊,小关节面有软骨下骨质硬化,脊椎僵直,最后韧带完全钙化,脊椎出现竹节样强直。

2. 脊椎结核

（1）发病年龄多为青少年。

（2）具有结核的全身症状,如食欲不振,倦怠无力,身体消瘦、午后低热、夜间盗汗、夜痛等。

（3）腰部疼痛活动障碍及强迫体位,拾物试验阳性(图6-73)。

（4）实验室检查。血沉增快,淋巴细胞增高,血色素降低。

（5）X线检查。可见有典型的骨破坏及椎旁脓肿等。

3. 其他疾病

此外尚须与腰椎管狭窄,以及泌尿生殖系统疾病相鉴别。

四、非手术治疗

治疗主要目的是减缓病情的发展,缓解病痛和恢复患者的生活和工作能力。本病以非手术治疗为主,一般无需手术。以外治法为主,辅以药物治疗。

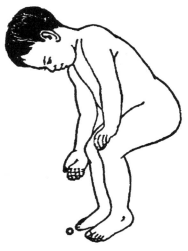

图 6-73　抬物试验示意图

（一）推拿治疗

中医推拿治疗可增加腰局部血液和淋巴液的循环,增强腰部肌肉张力和腰脊椎的稳定性,缓解腰痛症状,改善腰部活动功能。

1. 取穴与部位

腰阳关、肾俞、大肠俞、八髎、委中、昆仑、阿是穴等穴,以及腰部、骶部、臀部、股后部等部位。

2. 手法

滚法、掌根按揉法、指揉法、按压法、擦法、拿法、热敷法等。

3. 治疗

（1）患者取俯卧位,先在腰段两侧骶棘肌施以滚法,自上而下至骶段,上下往返数次。再以腰、骶段外涂祛瘀止痛膏,施以掌根按揉法,同样上下往返,反复施治。可适当做些小幅度腰部后伸的被动运动。

（2）手指蘸祛瘀止痛膏指揉腰阳关、肾俞、大肠俞、八髎、阿是穴等穴,每穴指揉200次左右。

（3）再以腰部用滚法,沿膀胱经而下,经骶、臀至股后腘窝部。以腰骶部为重点,若无臀、股后放散痛者,可局部免除治疗。指揉委中穴,拿昆仑穴。

（4）按压肾俞、大肠俞、阿是穴诸穴,以有得气感为佳。而后再施以掌根按揉法,以缓解手法之痛。

（5）最后以祛瘀止痛膏为介质,在腰骶督脉以及两侧膀胱经施以擦法,以热为度。这是一种透热作用较强的手法,具有壮阳定痛的功能,可加速局部的血液循环,起止痛作用。在医院还可局部加用热敷法。

(二) 针灸治疗

1. 肝肾亏损

(1) 取穴。肾俞、关元俞、腰阳关、阳陵泉、飞扬、太溪等穴。

(2) 操作。诸穴均采用捻转补法,肾俞、关元俞、腰阳关穴加用灸法。

2. 寒湿腰痛

(1) 取穴。肾俞、大肠俞、腰阳关、委中、阴陵泉穴。

(2) 操作。肾俞用龙虎交战手法,腰阳关平补平泻,并用灸法,委中、阴陵泉针刺泻法。

3. 瘀血阻滞

(1) 取穴。肾俞、阿是穴、膈俞、委中、阳陵泉。

(2) 操作。肾俞用龙虎交战手法,阿是穴、膈俞用刺络拔罐法,委中用三棱针点刺放血,阳陵泉针刺平补平泻。

(三) 物理疗法

1. 低频疗法

两电极置于腰椎两边的竖脊肌或压痛点,电流密度 16～18 mA。每次 20 min,每天 1 次,10～20 次为 1 疗程。

2. 激光疗法

840 mW He-Ne 激光照射病变椎体,或者是肌肉紧张部,压痛点。每次 10 min,每天 1 次,10～20 次为 1 疗程。

3. 微波疗法

辐射器放置于患部,微热量至温热量,每次 15～20 min,每天 1 次,共 15～20 次。

(四) 其他治疗

可酌情选用中草药外敷、外洗以及理疗和卧硬板床休息,训练腰背肌,使用腰围等。

五、注意事项

(1) 加强腰部劳动防护,避免腰部负重和长期弯腰工作。

(2) 局部保暖,注意劳逸结合。

(3) 不要妄想有什么灵丹妙药能一举消除骨刺,还是应去医院正规诊治。

第七节　腰椎管狭窄症

腰椎管狭窄症是导致慢性腰腿痛的病症之一,是指组成腰椎管骨-纤维管道和(或)神经根管的骨纤维管的异常改变,使椎管的前后径和左右径比正常狭窄以及神经根的狭窄,压迫马尾或神经根引起的腰腿痛病症。

早在 1931 年,美国就有两位医生分别报告了两例因黄韧带肥厚及椎板肥厚、骨刺引起的神经压迫综合征。自 1954 年丹麦外科医生 Verbiest 首次用"腰椎管狭窄症"这一命题报告了经手术治疗 3 例患者的病历。此后,他先后发表多篇论文及专著,坚持"发育性椎管狭窄症"为独立的临床疾病的观点,并对腰椎管狭窄的定义、分类、病理形态学特点做过许多研究,并提出自己的观点。近数十年来经骨科与神经科的临床研究,对腰椎管狭窄症提供了丰富的临床资料。尤其是随着 CT 扫描技术的应用,人们对腰椎管狭窄症的认识更加深入。

近二十多年来,我国对腰椎管狭窄症的报告也络绎不绝。特别是对过去长时间拟诊腰椎间盘突出症,甚至手术治疗失败后仍不知其所以然的病例有了新的认识,从而明显地提高了腰痛患者的确诊率和治愈率。

一、腰椎椎管的应用解剖

腰椎椎管上起第一腰椎,下至骶椎管裂孔,容纳脊髓及其被膜、脊神经根和马尾(图 6-74)。腰椎椎管由各腰椎的椎孔及其间的连接组织和骶管构成。胎儿时,腰椎椎管呈卵圆形,但随着人体的发育、成长及参与负重、运动及其他活动而使腰部负荷增加,则促使腰椎椎管朝着增加力学负荷强度的方向发展。至成年时腰 5、骶 1,甚至是腰 4 的椎管大多呈三角形或三叶草形状态,并使腰骶关节处承受 60％～75％的伸屈活动量,腰 4、腰 5 为 15％～20％。此种椎管虽然力学强度增加,但椎管与神经根管的矢状径却明显减小。所以,椎管内有效间隙相应缩小,易使马尾与脊神经根处于临界状态。

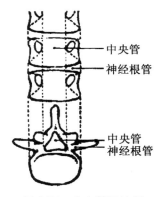

—中央管
—神经根管

中央管
神经根管

图 6-74　中央管及神经
根管示意图

正常人椎管腔的大小存在着显著的个体差异,即使同一个人,各不同节段的管腔大小亦很不一致。从解剖学角度看,每一个脊椎骨的椎管大小取决于:第一,椎弓的高低;第二,左、右椎弓根的间距;第三,左、右椎板连合角的大小;第四,左、右椎板的厚度。此外椎管在一定程度上取决于上、下关节突的大小及周围软组织,特别是黄韧带及后纵韧带的厚度。但是单纯先天性的椎管狭小,一般不致产生脊髓及脊神经根病变。只有在原有椎管先天性狭小的基础上再附加其他因素,使管腔有进一步的不规则狭小时才产生神经系统的病变。

腰脊椎在运动时,腰椎椎管之长度可发生变化。当腰脊椎后伸时,椎间盘后部被压缩,椎板的间隙变小而使椎管变短;反之,腰脊椎前屈时则椎管变长。这一生理结构改变,脊髓在椎管内也随之改变(图 6-75)。

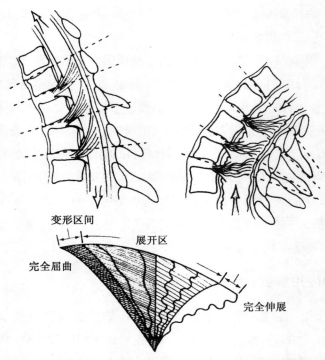

图 6-75　屈曲(左上图)和伸展(右上图)活动时对椎管及其内容(脊髓、脊膜、神经根)的影响

在临床上,椎管被人为地分为中央管和神经根管两部分(图 6-75)。椎管的前壁为椎体和椎间盘的后面以及后纵韧带,椎管的后壁是椎板和黄韧带,左右两侧壁是椎弓根。这称为中央管,由上而下通过马尾和硬脊膜囊。

神经根管是位于中央管两侧方的间隙,起自神经根出离硬脊膜囊的起始部,止于神经根出离椎间孔的部分。全程又可分为椎管内段和椎间孔内段。根管的前壁是上位椎体的后外侧表面、椎间盘的后外侧面及下位椎体的后外侧表面;后壁是椎板外侧部和下位节段的上关节突;上壁为上位椎弓根的下凹面;下壁为下位椎弓根的上凹面;内侧开口于中央管,外侧止于椎间孔的外侧界。

侧隐窝系椎弓根水平位的中央管两侧方、上关节前方向内的腔隙。一般认为,只有在三叶草形(图 6-76)椎管时才出现侧隐窝。因为圆顶形的椎管其后外侧界呈连续平滑的界面,此处的根管比较宽松,称之为侧隐窝不够恰当。

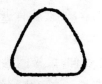

(1) 为圆顶形,无侧隐窝

(2) 浅侧隐窝

(3) 深侧隐窝,明显的三叶草形椎管

图 6-76　腰椎 5 的中央管

二、腰椎管狭窄的分类

(一) 按病因学分类

根据病因学可分为先天性(发育性)椎管狭窄、后天性椎管狭窄和混合性椎管狭窄。

1. 先天性(发育性)椎管狭窄

系早期发育不正常的结果,其腰椎椎管的前后径及左右径均比较狭小,整个腰椎管呈均匀、一致的狭窄。可见于侏儒症、椎弓根短缩等先天性椎管狭小。即使是这类患者,也是在发育过程中逐渐变狭压迫马尾或神经根的,但较为少见。

2. 后天性(继发性)椎管狭窄症

(1) 退行性改变所致腰椎椎管狭窄。伴随年龄的增长,脊椎的椎间盘、关节突关节、黄韧带等均发生退变。临床及病理解剖所见,主要有椎板致密、增厚、关节突关节增生突入椎管或神经根管、黄韧带肥厚等多种因素致原有的骨-纤维管道狭窄。

(2) 退行性腰椎滑脱。主要由椎间盘退行性改变引起,关节突关节面不对称,周围韧带松弛,椎体间连接变得不稳定,发生滑脱。

(3) 医源性狭窄。如脊椎融合术后。

(4) 创伤后的晚期改变。

(5) 其他原因所致椎管狭窄。氟中毒、畸形性骨炎等。

3. 混合性椎管狭窄

这类患者多数原有先天性(发育性)椎管狭窄的因素,再加上轻微的脊椎退行性改变即可引起较明显的症状。

(二) 按病变部位分类

根据病变部位可分为中央型狭窄和根管型狭窄。

1. 中央型狭窄

指构成中央管部分的骨性结构和软组织成分结构因素增生、肥厚所致。

2. 根管型狭窄

指位于侧方,含侧隐窝、椎间孔的狭窄。

三、临床表现

本病发病缓慢呈进行加重趋势,多见于中年以上的男性,间歇性跛行和腰腿酸胀疼痛是本病的主要临床表现。

1. 间歇性跛行

当患者直立走数十米至一二百米(或数分钟至十多分钟)后,一侧或双侧下肢逐渐有酸胀、疼痛、麻木、沉重、乏力等不同的感觉,以至无法继续行走;而下蹲或坐下休息片刻又可继续步行,然后再继续行走后,又会出现上述症状而被迫再次休息。即以休息为特征的步行障碍,称为间歇性跛行,是腰椎管狭窄症的典型症状。有时因反复行走与停息,其行走的距离则逐渐缩短。有些患者可因改变直立姿势将上身前倾或弯腰行走时可以减轻上述痛苦而连续行走。他们在爬山、上楼梯、骑自行车时,可不出现间歇性跛行,因骑自行车时腰呈前倾状态,椎管容积增大,不出现症状,因此患者常以车代步。

由于直立行走运动增加了神经根对血液供应的需求,而腰椎前凸增大,黄韧带松弛、打褶使椎管狭窄减少了血液供应,阻碍了静脉回流,从而加剧神经根的缺血状态。当稍许下蹲,或坐或卧,休息一会儿,消除了肌肉活动的刺激来源,又使腰椎管恢复了正常的状态,因此症状也很快随之减轻或消失。当然腰椎管狭窄的时间越长,范围越广泛症状越严重,越容易出现间歇性跛行。

先天性椎管狭窄症患者,且多为双下肢出现间歇性跛行。而退行性椎管狭窄症患者,则以单侧下肢出现间歇性跛行为多。

2. 下腰痛、腰部后伸受限和站立位腰后伸试验阳性

无论是哪种类型的椎管狭窄症,大多数患者都有下腰痛的病史或伴有下腰痛。先天性椎管狭窄症的患者中,68%～78%伴有这一症状。退行性椎管狭窄症患者则常常有反复发作的下腰痛,椎间关节退变、节段性的不稳定是下腰痛的主要致病因素。疼痛一般比较轻微,卧床时则减轻或消失,腰椎前屈不受限制,然而腰椎后伸往往受限。

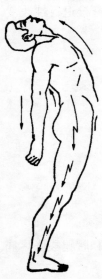

图 6-77 站立腰后伸试验

当腰椎由中立位到后伸位时,可使椎管后方的小关节囊及黄韧带松弛挤向椎管和神经根管,还可使椎管长度缩短 2 mm 左右,椎间孔变狭窄,椎间盘膨出加重突向椎管和神经根管,使前后径明显变小,以致管腔内压急骤增高。因此患者腰部后伸必然受限,并由此而出现各种症状,即为站立位腰后伸试验阳性(图 6-77)。

严重中央型椎管狭窄症,可引起排尿不畅、尿频、会阴部麻木感等括约肌功能障碍症状。

3. 患者主诉与临床检查不符

本病的早期,由于椎管狭窄使马尾及神经根在椎管内的容积处于正常范围的最低点。当长距离行走后,下肢肌肉的舒缩使椎管内相应的脊神经根部血管生理性充血,继而静脉淤血,椎管内压增高,以及神经根受牵拉后,可出现患肢的坐骨神经痛。但在就诊时,由于临诊前的短暂休息而使椎管内压恢复到正常状态,因此临床查体常为阴性。这种主诉与临床检查的不统一,千万不要以为是"诈病",这应视为本病的临床特征之一。

四、诊断

对于腰椎狭窄的诊断主要是紧扣两个重点。一是临床表现,二是影像学检查,两者一致即可确立诊断。

1. 临床表现

在临床表现方面主要依据有:间歇性跛行、下腰痛和站立位腰部后伸试验阳性三大临床表现。其特点是患者的主诉往往会大于医师的体检指标,即症状与体征欠符合。

2. 影像学检查

依据临床表现选择影像学检查,可做出精确的定位及定量的诊断,也只有影像学显示为阳性征像与临床表现相一致才具有诊断意义。

(1)腰椎 X 线正侧位片。可明确显示椎管的前后径和左右径(图 6-78),若椎管的前后径小于 12 mm,甚至小于 10 mm;左右径小于 20 mm,结合临床表现,可考虑为腰椎管骨性狭窄。

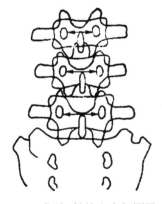 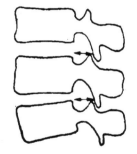

(1)正位片,椎管左右径测量　　(2)侧位片,椎管前后径测量

图 6-78　腰椎平片的椎管测量

① 椎管的前后径测量法:取腰椎侧位片,测出椎体后缘至棘突基底的距离即是。

② 椎管的左右径测量法:取腰椎正位片,测出左右两侧椎弓根间的距离即是。

(2)腰部 CT。高分辨性能的 CT 扫描,不仅可观察到骨性结构的形态,还可显示椎间盘、黄韧带、神经根与关节突之间的互相关系。所以在读片时不仅要注意骨性椎管(图 6-79)是否狭窄,还要注意椎间盘纤维环膨出、上关节突肥大、椎板及黄韧带的肥厚等亦都是产生腰椎管狭窄的原因。

(3)脊髓造影。正侧位片碘柱呈节段性狭窄,两侧缘有对称性浅弧形凹陷。侧位片可见椎间隙水平碘柱前缘、后缘均有充盈缺损;前缘的充盈缺损来自椎间盘的膨出、突出

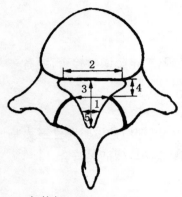

1. 矢状径
2. 横径
3. 关节间径（下关节面之间的最大宽度）
4. 侧隐窝高度（上关节面前内点至椎管前缘的距离）
5. 椎板间径（椎板间宽度）

图 6-79　腰椎椎管 CT 测量

或椎体后缘骨赘的压迫，而后缘的充盈缺损则来自黄韧带肥厚、椎板增厚或小关节突肥大的压迫。但是脊髓造影检查属有损伤性的，所以腰部 CT 仍作为首选检查之方法。

（4）磁共振。虽然对本病可以做出精确诊断，但由于价格高昂只有在用其他办法仍不能明确诊断时才选用本项检查。

五、鉴别诊断

1. 腰椎间盘突出症

以青壮年为主要发病对象，多为单侧下肢，通常只有一个神经根受压迫，当腹内压或椎管内压增高时，原下肢坐骨神经痛可呈阵发性加剧，腰部运动功能障碍，棘旁压痛伴患肢放射痛，直腿抬高试验受限和加强试验阳性。无间歇性跛行等三大临床表现。

2. 马尾部肿瘤

早期难以鉴别，中、后期可出现双下肢持续性疼痛加剧，尤以夜痛为甚，一定要用强效止痛剂才能入眠。会阴部麻木，二便失禁。腰椎穿刺多显示蛛网膜下腔梗阻，脑脊液蛋白定量升高及潘氏试验阳性等。X 线检查可显示椎管呈膨胀性改变。

3. 闭塞性血栓性脉管炎

患肢疼痛，间歇性跛行，下肢动脉搏动减弱或消失。在吸烟的中年男性中伴足背搏动消失或减弱者，要想到本病的可能。多普勒肢体血流图检查有助于对本病的诊断。

六、非手术治疗

早期腰椎管狭窄症应先行非手术治疗（先天性椎管狭窄症除外），无效者可行手术治疗。

非手术治疗有推拿、针灸、理疗等外治法，并积极加强腰腹肌训练。

(一) 推拿治疗

对于非骨性椎管狭窄的轻症，可行推拿治疗，以改善腰腿部的血液供应，消除腰部疼痛和缓解间歇性跛行症状。

1. 常用穴位及治疗部位

腰阳关、肾俞、大肠俞、环跳、承扶、风市、委中、阳陵泉、昆仑等穴，以及患侧腰腿部。

2. 手法

擦法、按揉法、拿法、擦法、搓法、抖法和患肢屈伸的被动运动。

3. 治疗

患者取俯卧位，医师立于其患侧。在腰骶部施以擦法或掌根按揉法，沿膀胱经而下，经臀部、大腿后部、腘窝直至小腿部，上下多次往返，以腰部和小腿后部为治疗重点。并可按压腰阳关、肾俞、大肠俞、环跳、承扶、委中、承山等穴。同时可将按压法与按揉法交替使用。若双下肢均有病痛，则需两侧下肢同时治疗。

患者继续取俯卧位，在腰骶部作纵向按脊法（图 6-80），以腹部垫枕操作此法为优，能使棘突间得以舒展。最后以擦法施于腰骶段督脉及膀胱经。对本病的推拿治疗切忌做腰部后伸的被动运动和挤压、叩击类等不恰当的手法。若能有牵引配合就更为理想，即可在腰部牵引的情况下，加强局部手法治疗。

患者取仰卧位，医师立于其患侧，分别在股前、股外侧、小腿外侧达足背施以擦法治疗，上下多次往返，以股外侧、小腿外侧为重点。亦可在上述部位辅以掌根按揉法。并且可以按伏兔、风市、血海、阳陵泉、足三里、绝骨、解溪等穴，拿委中、指揉昆仑等穴。

还可将按压诸穴、拿委中、指揉昆仑等法交替使用。而后做屈髋屈膝的被动运动，并持续 1～2 min。

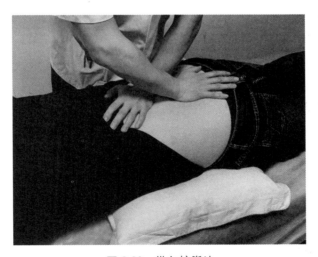

图 6-80　纵向按脊法

患者继续取仰卧位，医师双手拇指重叠放置在股动脉搏动处（大腿前面近端，腹股沟中部），由轻到重，紧压股动脉 1～2 min，使患肢暂时中断血液供应，然后双手再迅速解除压迫，使下肢供血量突然增加，迫使下肢血管扩张，从而达到治疗目的。对于周围血管病变所造成的间歇性跛行，此法尤为适用。

最后再被动地屈伸下肢 5～10 次，搓下肢、抖下肢，结束治疗。

若双下肢均有症状者,要做双下肢推拿治疗。隔天 1 次,10 次为 1 个疗程。间隔 1 周后,再做下个疗程,通常都可缓解症状。

(二) 针灸治疗

1. 肾气虚弱

(1) 处方。肾俞、腰阳关、腰 4 及腰 5 夹脊、关元俞、阳陵泉、飞扬、太溪、三阴交等穴。

(2) 操作。腰 4 及腰 5 夹脊穴用龙虎交战手法,其余诸穴均采用捻转补法,并于肾俞、关元俞、腰阳关加用灸法。

2. 寒湿痹阻

(1) 处方。肾俞、关元俞、腰 4 及腰 5 夹脊、腰阳关、委中、阴陵泉、三阴交等穴。

(2) 操作。肾俞、关元俞、腰阳关均采用龙虎交战手法,并加用灸法。腰部夹脊穴、委中、阴陵泉针刺泻法。三阴交平补平泻法。

3. 气虚血瘀

(1) 处方。膈俞、肝俞、脾俞、肾俞、关元俞、腰阳关、腰夹脊、足三里、三阴交等穴。

(2) 操作法。膈俞、腰夹脊穴针刺泻法,并刺络拔火罐。其余诸穴用捻转补法,并在肾俞、关元俞、腰阳关加用灸法。

(三) 物理疗法

1. 低频电疗法

两电极置于肌肉痉挛处或压痛点,电流密度 16~18 mA。每次 20 min,每天 1 次,10~20 次为 1 疗程。

2. 微波疗法

辐射器放置于患部,微热量至温热量,每次 15~20 min,每天 1 次,共 15~20 次。

(四) 其他疗法

1. 中药治疗

治宜温经通络,强壮筋骨,可用补肾壮阳汤加减。常用药物有熟地、炮姜、杜仲、牛膝、狗脊、续断等。气血亏虚者加黄芪、党参、当归、白芍。腰腿冷痛者加鸡血藤、独活、桂枝、淫羊藿。

中药内服后,药渣再利用作为外熨药。

2. 药物治疗

常用非甾体消炎止痛药有吲哚美辛、布洛芬等,对腰腿疼痛有效。

3. 卧床休息

可显著减轻椎间关节的负荷和有利于创伤性炎症的消退,所以可使下腰痛及下肢痛症得以减轻和消除。卧床休息可采取自由体位。

患者经以上多项综合保守治疗 3~6 月仍无效者,应考虑手术治疗。

七、注意事项

（1）腰腹肌训练以增加脊柱的稳定性。腰肌训练参照图 6-37，腹肌训练以仰卧起坐为主。

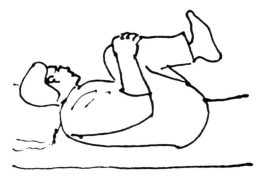

图 6-81　仰卧抱膝练习示意图

（2）腰痛明显时，可用腰围保护；避免外伤、负重和剧烈运动。以制腰部的过度活动。

（3）坚持做仰卧抱膝练习（图 6-81）。

第八节　腰脊椎滑脱症

腰脊椎滑脱症是指因椎管间骨性连接异常而发生的上椎体与下椎体表面部分或全部的滑脱。此病由凯里安于 1853 年首先命名。1882 年钮格鲍尔研究认为，脊椎滑脱系由先天性的椎弓发育不良所引起。随着科学研究的深入和医学放射学的进展，对腰脊椎滑脱症已有了较深入的研究。

腰脊椎滑脱症最常发生在第四、第五腰椎间隙和腰 5、骶 1 间隙，很少发生于腰脊椎的其他部位，偶尔亦有发生于颈椎、胸椎。极少数患者可呈多发性，即两个脊椎骨同时发病。X 线检查是首选诊断本病的廉价而又可靠的方法，常规摄取正、侧位片和双斜位片，侧位片可明确椎体的前移程度，斜位片可发现椎弓峡部、小关节和椎弓根的异常情况。

一、病因

腰脊椎滑脱的病因较复杂，一般认为本病和先天发育异常、外伤或退行性改变、遗传等多种因素有关。

1976 年，威尔斯和科尔等人根据其病因将脊椎滑脱分为 5 种类型，并得到国际腰椎学会的认可。

1. 先天性发育异常脊椎滑脱

由于骶骨上部小关节突发育异常或缺如，第五腰椎椎弓发育异常，从而缺乏足够的力量来阻止椎体前移的倾向，使椎体向前滑脱。

2. 峡部病变

其基本病变在椎弓根峡部，又可分为 3 个亚型：峡部细长薄弱，峡部疲劳骨折，创伤性峡部骨折。

3. 创伤性滑脱

创伤性峡部骨折,同时还合并其他结构如椎弓、小关节骨折,使椎体前后结构的连续性遭破坏,发生滑脱。举重运动员、体操运动员发病率较高。

4. 退行性腰椎滑脱

又称为假性滑脱。此型峡部仍保持完整,但由于相应小关节突退变磨损,加上椎间盘的退变,而逐渐发生滑脱。

5. 病理性骨折

由于全身性特别是局部骨病变,累及椎弓、上关节突、下关节突,使椎体后部结构稳定性丧失,发生椎体滑脱。

至于遗传因素,已有研究证实,腰椎椎弓峡部裂在发病率上具有种族与性别的差异;据统计,黑人女性为 1.1％、男性为 2.8％;白人女性为 2.3％、男性则高达 6.4％;而因纽特人甚至可达 20％～26％。对椎弓峡部裂患者所进行的家族调查还发现其近亲的发病率较高。此外还有一些作者报告在同卵双胎中均患有腰脊椎滑脱症,也有父子同病的报道。

二、病理

腰脊椎滑脱的病理变化,常见有:关节峡部发育异常、关节峡部骨折、关节峡部骨折并累及椎弓根、椎关节的退行性改变、椎弓根的发育异常(图 6-82)5 种类型,其中以峡部发育异常和骨折为主。

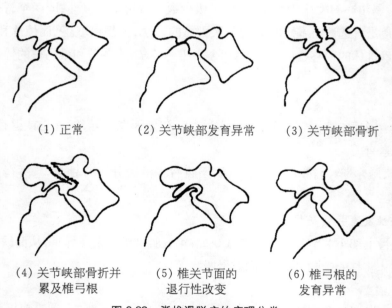

(1) 正常　　　(2) 关节峡部发育异常　　　(3) 关节峡部骨折

(4) 关节峡部骨折并　　(5) 椎关节面的　　(6) 椎弓根的
　　累及椎弓根　　　　退行性改变　　　　发育异常

图 6-82　脊椎滑脱症的病理分类

正常椎间盘可缓冲体重的压力,但椎间盘发生退行性改变而狭窄时,在椎弓的峡部即同时受上位椎骨下关节突向下的压力和下位椎骨上关节突向上的顶力(图 6-83),这两个力如同剪刀所形成的剪力一样,持续不断地对椎弓峡部进行剪切、冲击,使该部骨质遭受磨损,甚至发生疲劳性骨折。解剖学研究提示,当腰椎处于后伸位时椎弓峡部所受到的剪力最大。有学者对少年女子体操运动员进行调查,发现其椎弓峡裂的发病率高达 11%,比正常对照组高出 4 倍,提示腰椎后伸使椎弓峡部的应力增大,在此基础上再加轴向的旋转活动,最可能导致单侧椎弓峡部骨折。一旦发生骨折,由于上述力学因素而不易愈合,即形成峡部不连。

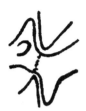 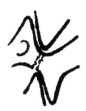 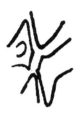

图 6-83　峡部遭受剪切力示意

由于体重挤压分力及脱位分力不断而使峡部不连,则两侧骨片分离(图 6-84),同时,由于骶棘肌反射性痉挛,第一骶椎上面宛如向下倾斜的"滑梯",第五腰椎椎体即沿此"滑梯"向前下方滑脱,因此发生脊椎滑脱症。

椎弓峡部骨折处,可有假关节形成,椎板有动摇现象,该处有界限不清的纤维软组织增生,引起神经根的粘连与压迫。

脊椎滑脱常引起椎管狭窄。黄韧带增厚,侧隐窝狭窄和椎间隙变窄是常见的病理改变。

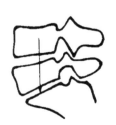 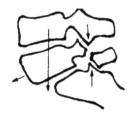

　(1) 正常　　　　　(2) 体重力线移至骶前部,脱位分力增大,
　　　　　　　　　　　　峡部遭受剪力,腰 5 椎体向前滑脱

图 6-84　脊柱峡部受力示意图

三、临床表现

本病多见于 20～50 岁的青年或中年人群,少数亦见于儿童,男性多见。外伤、退行性

改变引起的体力劳动者为多见,部分患者有明确的外伤史,局部有疼痛、压痛或功能障碍。

多数患者是在无意中经 X 线检查被发现的,症状出现缓慢。起初有下腰痛(和)或腰腿痛,多为间歇性钝痛,通常症状不严重,也不影响日常生活、工作。只是在腰部活动或负重时症状加重,卧床休息时疼痛减轻或消失。

随年龄的增长,病情加重,腰痛可呈持续状态,并向尾骶部、髋部或下肢放射,不能负重和过久行走,只有卧床休息才能缓解病痛。患者体征的轻重取决于峡部不连的类型、滑脱程度及患者年龄。

腰椎滑脱者可观察到腰椎生理前凸的弧度局限性增大。臀部向后凸,躯干前倾,腹部下垂及腰部变"短"的特殊外观(图 6-85)。患者跛行或步行时左右摇摆,腰部活动受限,尤以前屈为甚。明显的滑脱可见棘突向后上方隆起,其上部可见一陷窝,隆起之棘突有压痛。若椎体前移较多,可出现马尾神经受刺激或挤压症状;患者会阴部麻木,大小便失禁,甚至发生下肢不完全性瘫痪。若同时存在椎间盘纤维破裂症者,可出现下肢相应的神经支配区域皮肤麻木,弯腰活动受限,直腿抬高试验阳性,膝、踝反射减弱或消失。腰部骶棘肌和股后腘绳肌均可有肌张力增高。

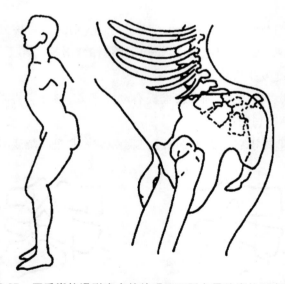

图 6-85　严重脊柱滑脱患者的外观及腰骶交界处脊柱后突畸形

四、诊断与鉴别诊断

(一) 诊断

对本病的诊断,主要依靠 X 线平片检查。常规腰骶部正位片、侧位片和左右双斜位片即可。除非合并严重神经症状,一般无需 CT、MRI 检查。

1. 正位片

此位 X 线片一般不显示病变,除非有明显滑脱者。腰椎明显滑脱者,滑脱的椎体高度减低,倾斜及下滑,其下缘常模糊不清,局部密度加深,与两侧横突及骶椎阴影相重叠(称为布雷斯福德弓形线),犹如倒悬的钢盔,又称"颠倒的拿破仑帽征"更确切(图 6-86)。

2. 侧位片

此位 X 线片较为重要,是诊断本症的主要依据。从侧位片可见到椎弓根后下方有一个由后上方伸向前下方的透明裂隙,其密度与滑脱程度有关,裂隙越清楚,滑脱越明显。另一些患者在侧位片虽看不到裂隙,但可见关节峡部、椎弓根部发育细长或关节突发育不全。

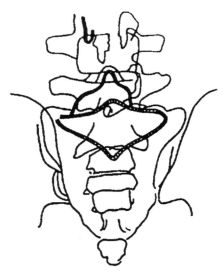

图 6-86　脊柱滑脱前后位 X 线片

侧位片同时可显示脊柱椎体前、后缘连线的连续性中断错位,通过迈那丁法,将骶骨上缘分成四等份,以此来衡量第五腰椎滑脱前移的程度。不超过 1/4 者为 Ⅰ 度;1/4～2/4 者为 Ⅱ 度;2/4～3/4 者为 Ⅲ 度;大于 3/4 者为 Ⅳ 度(图 6-87)。

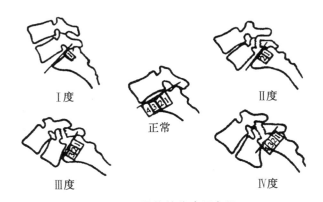

图 6-87　滑椎的分度示意图

在侧位片上,还可辨别真性滑脱与假性滑脱,二者之椎体虽均向前移,但仍有以下的区别:真性滑脱脊椎的前后径(椎体前缘至棘突后缘距离)增加;而假性滑脱其前后径不变。真性滑脱受累棘突与其下部脊椎保留原位不动,仅椎体前移;而假性滑脱之椎体与棘突同时前移(图 6-88)。

3. 斜位片

斜位片是诊断峡部缺损的最佳位置,可全部显示其裂隙。照片一般采用斜 35°～45°。

正常椎弓附件投影像——"猎狗"形。现将该狗样影像各部位所代表脊椎骨性解剖标志列举如下(图6-89):狗嘴代表同侧横突,耳朵代表上关节突,眼睛代表椎弓根纵切面,狗颈代表峡部,身体代表椎弓、椎板,狗前腿代表同侧小关节突,狗后腿代表对侧下关节突,狗尾代表对侧横突。

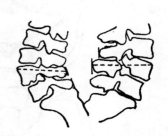

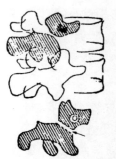

图6-88　假性滑脱与真性滑脱　　　　　6-89　腰椎斜位片

椎弓崩裂时,峡部可出现一裂隙,酷似在狗颈部戴上了一根项链(圈),此"项链"越宽,表示间距愈大,椎体滑脱的距离也愈甚。先天性者,裂隙两端骨质密度增加,表面光滑,多出现典型的假关节征。外伤性者,早期可显示清晰的骨折线,但后期亦有部分病例形成假关节样外观。

(二) 鉴别诊断

1. 退行性脊椎滑脱

好发于50岁以上的中老年人,男性的发病率为女性的2倍。脊椎滑脱好发于第四至第五腰椎,也可同时发生在2～3个不同水平椎体上。其主要病变在关节突关节面不对称,或关节突关节有不同程度的半脱位。其主要症状为腰痛,并可放射至臀部及股后;亦可伴有不同程度的神经根刺激症状,如小腿和足部麻木、疼痛及足部无力等。

2. 腰椎间盘突出症

腰脊椎滑脱症可同时合并腰椎间盘突出症,患者所出现的根性神经症状,可能与两者均有关,也可能是某一个占主要地位,应根据临床症状仔细分析,必要时可进行脊髓造影或MRI检查。

五、非手术治疗

对于单纯峡部不连,无明显滑脱或虽有腰脊椎滑脱但程度较轻,症状不明显,或系初次发作,且病程较短者均宜采用非手术治疗。如能正确进行推拿治疗,配合腰腹肌锻炼及外用腰部支具或皮腰围等综合治疗,病痛可得到缓解。若患者腰椎滑脱明显,腰痛较重,长期采用非手术治疗无效者,或有明显神经根、马尾受压者,需手术治疗。

儿童、青少年单纯性椎弓崩裂，或急性峡部骨折，若能早期诊断，通过制动、佩戴支具或腰围外固定，大部分可自行愈合。

(一) 推拿治疗

以往推拿治疗并未将本病列为适应证，但经保守治疗证实，对 I 度以内的腰椎滑脱无明显神经受压者，正确的推拿治疗可减轻腰腿痛症状。治疗时，手法要轻柔，切忌粗暴，切忌腰部按压、后伸、左右斜板法和不恰当的被动运动。

1. 取穴与治疗部位

肾俞、关元俞、小肠俞、上髎、次髎、委中等穴和腰骶部、股后部。

2. 手法

滚法、掌根按揉法、擦法、指揉法、拿法及屈髋屈膝的被动运动。

3. 操作

患者取俯卧位，医师立于患者的一侧，在腰骶两侧的骶棘肌施以滚法或掌根按压法或以祛瘀止痛膏如双氯芬酸钠等软膏作膏摩法，手法力量不宜太大，要以柔克刚，使腰骶部痉挛的肌肉得到放松。

继以上体位分别对肾俞、关元俞、小肠俞、上髎、次髎施以双指揉法，指揉时最好要有酸胀的得气感。患者若伴有臀部及股后放射痛时，可加臀部、股后部位手法治疗。一能缓解局部症状，二能使腰肌和腘绳肌得到平衡。若伴有坐骨神经放射痛，可参照腰椎间盘突出症治疗部分进行治疗。继以上体位在腰骶部施以擦法，以热为度。最后以指揉委中 30～50 次，结束俯卧位推拿治疗。

患者取仰卧位，骶部垫枕，医师立于患者的足侧。医师以双手扶住患者的双膝做最大幅度的屈髋屈膝被动运动(图 6-90)，以减少腰椎前凸的程度和减小腰骶角的角度，使整个骨盆向后倾斜，以改善腰脊椎的滑脱。亦可在此基础上做下腰段左右摇摆晃动，以缓慢动作逐渐放松腰骶部深层肌肉、韧带；再做屈髋屈膝的被动运动。此二法可交替运用 3～5 次。

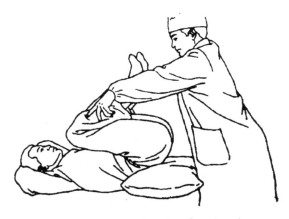

图 6-90　骶部垫枕被动屈膝屈髋运动

最后拿委中 3～5 次,结束推拿治疗。嘱患者继续取仰卧位,双手抱膝、骶部垫枕休息 20 min。

可隔天 1 次推拿治疗,10 次为 1 个疗程。1 疗程后休息 1 周,以后可再继续治疗。

(二) 针灸治疗

1. 瘀血阻滞

(1) 处方。腰阳关、阿是穴、肾俞、后溪、委中诸穴。

(2) 操作。先针刺后溪诸穴,并配合腰部运动,阿是穴刺络拔火罐,委中诸穴用三棱针点刺出血。腰阳关诸穴针刺捻转泻法,肾俞诸穴用龙虎交战手法。

2. 风寒湿邪阻滞

(1) 处方。肾俞、十七椎、次髎、后溪、阴陵泉、委中、承山诸穴。

(2) 操作法。肾俞、次髎、十七椎针刺龙虎交战手法,先泻后补,针刺后并用灸法,后溪、阴陵泉也用龙虎交战法,委中、承山针刺捻转泻法。

3. 肾精亏虚

(1) 处方。肾俞、命门、关元俞、关元、飞扬、太溪诸穴。

(2) 操作法。飞扬针刺龙虎交战手法,其余诸穴直刺捻转补法,并在肾俞、命门、关元俞、关元穴加用灸法。

(三) 物理疗法

840 mW He-Ne 激光照射病变椎体或压痛点。每次治疗 10 min,每天 1 次,10～20 次为 1 疗程。

(四) 其他疗法

腰部支具或皮腰围,可适当限制腰部活动减少腰痛,又可防止滑脱进一步的发展。峡部不连的青少年患者通过佩带支具或腰围外固定,有可能促进愈合。

六、注意事项

(1) 休息、劳逸结合。

(2) 避免外伤,减少腰部活动量及负荷。

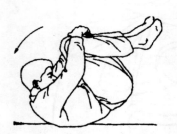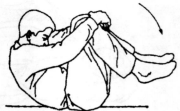

图 6-91　抱膝滚动示意图

（3）腰腹肌训练，以增强腰椎的稳定性。腰肌训练可参阅图 6-37 及本章第 3 节慢性腰肌劳损。腹肌训练可以仰卧起坐为主。

（4）抱膝滚动（图 6-91）训练时患者取仰卧位，以双手紧抱双膝，沿脊柱纵轴做前后滚动。开始自己不能单独完成时，可请他人帮助完成。

（5）肥胖者要减轻体重，以减轻腰部负荷。

第九节　骶髂关节损伤

骶髂关节损伤又称骶髂关节半脱位、骶髂关节错位或骶髂关节错缝，是属于有一定争议的疾病。争议的焦点是骶髂关节是否会半脱位，争议的双方各执一词，谁也说服不了谁。由于本病发病率不高，诊断又缺乏客观的统一标准，所以有一定的不确切因素。本病虽少但还是有，在诊断方面虽然客观依据不足，但推拿治疗确实行之有效，所以笔者还是将其收录于书中供读者参考。

骶髂关节属于滑膜关节，是骨盆弓的组成部分，分别由骶骨的耳状面和髂骨的耳状面构成，是躯干连接下肢的桥梁。当人体站立时，体重经骶骨分向两侧骶髂关节沿股骶弓传导至股骨头（图 6-92）。当取坐位时，体重经骶骨分向两侧骶髂关节沿坐骶弓导到坐骨结节，同时也可缓冲从下肢传导上来的冲击力和震动。

骶髂关节又是一个微动关节，它的易动性特别表现在整个妊娠过程中和分娩期间。妇女妊娠期，体内松弛素水平升高，所以骶髂关节的活动范围日趋加大，直至分娩。分娩后，体内松弛素水平逐渐下降直至正常范围，骶髂关节的活动度又渐渐变小，经 3～5 个月后可完全恢复到原有状态。女性骶髂关节周围韧带组织的这些变化，肯定会增加骶髂关节的损伤。所以骶髂关节虽然比较稳固，但又是一个微动关节，还是可能发生损伤或错位的。

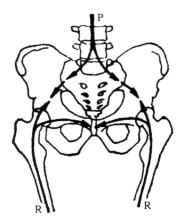

P.重量 R.重量到达地面后的反作用力

图 6-92　骨盆力学观察

一、病因

（1）骶髂关节局部遭受钝重的外力打击、碾压、冲撞等直接所致。

（2）突然跌仆或由高处坠下，单臀、单足着地，使坐骶弓、股骶弓失去力的正常传导，迫使髂骨向上错位。

（3）妇女妊娠期、分娩期，或久病卧床，或全麻后，导致骶髂关节周围韧带和关节囊的松弛，这时可因较轻的外力而诱发本病。

（4）也有学者认为和股四头肌、腘绳肌突然而又强烈的收缩有密切关系。

以上因素均可使骶髂关节周围软组织损伤或关节产生错位。若这些损伤未能及时愈合，则可产生纤维变性、无菌性炎症，造成慢性下腰部疼痛。

二、临床表现

损伤后患者即刻感觉下腰部一侧局限性疼痛（骶髂部），行走不便，跛行，患者脊柱凸向健侧，患侧下肢不敢着地，必须要在他人搀扶下或扶着拐杖方能走路。坐位只能选健侧单臀位。不能仰卧位，只能向健侧卧。因病痛，患者坐位、立位以及卧姿都和正常人不一样（图6-93）。

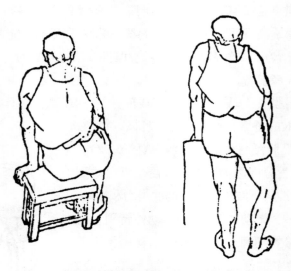

图6-93　骶髂关节损伤，坐、立位以健侧受力为主

三、诊断与鉴别诊断

1. 诊断

根据外伤史，结合临床症状与体征诊断，并不十分困难。主要体征如下：

脊柱有保护性侧弯，凸向健侧，腰部活动受限；患侧骶髂关节局部有压痛、叩击痛；骨盆分离试验、骨盆挤压试验、床边试验均可出现阳性体征。患侧下肢伸直、足跟纵向叩击时，有病变的骶髂关节处可产生传递性的疼痛。髂前上棘不在同一水平上。患侧单腿不能完成站立等。

骶髂关节 X 线检查虽然不能对本病做出明确诊断,但是可以排除强直性脊柱炎、骶髂关节结核等骨关节病变。

2. 鉴别诊断

(1) 急性腰肌损伤。虽有明显外伤史,腰部疼痛和腰部运动功能障碍,但是压痛点多在髂后上棘的内上缘骶棘肌的起始部;骨盆分离、骨盆挤压、床边试验等有关骶髂关节方面的物理检查均为阴性。

(2) 腰椎间盘突出症。可有外伤史,但一般不明显,除下腰部疼痛外,还有明显下肢坐骨神经痛。病变椎间盘棘突旁压痛伴患肢放射痛,直腿抬高试验受限、加强征阳性。下肢腱反射减弱或消失,受压神经所支配区皮肤知觉减退,肌力减弱,日久可出现失用性肌肉萎缩。CT 或 MRI 检查可提示椎间盘所发生的部位、大小与神经之间的关系,是否伴有黄韧带肥厚、椎管狭窄、神经根管窄小等问题。

(3) 致密性髂骨炎。一侧下腰部疼呈渐进式加重,卧床休息能缓解病痛,而且不受卧姿的影响。X 线检查可见髂骨局限性致密性阴影。

四、非手术治疗

(一) 推拿治疗

伤后病痛轻微者,可自行康复;若不能自愈者,或负重后加重了错位,只有通过手法方能达到矫正的目的。

1. 取穴和治疗部位

关元俞、小肠俞、膀胱俞、中膂俞、秩边、委中等穴及腰骶部、骶髂部。

2. 手法

按揉法、指压法、擦法、拿法、斜扳法、骶髂关节复位法等。

3. 操作

患者取俯卧位,医师立于患侧,分别将骶棘肌自上而下从上背经腰、骶到患侧骶髂关节处用按揉法,最后在骶髂关节病变处重点按揉约 10 min。而后可分别按压关元俞、中膂俞、秩边等穴,拿委中,擦骶髂关节即可。

若属骶髂关节周围软组织损伤,经这样推拿即可见效。如果经数次医治无效,应考虑是否伴有骶髂关节错位的可能。

对于骶髂关节的错位,可用以下方法进行复位治疗:

(1) 无论采用何种方法复位,均需先按前法局部按揉、按压俞穴,拿委中,在此基础上方能进行有效的复位。因为此法能缓急止痛、放松腰部软组织,是复位前的诱导手法。

(2) 用于髂骨向上错位的复位。

① 单人复位法。患者取俯卧位,(以左侧骶髂关节错位为例),医师立于患者的足部,以

右足跟蹬在坐骨结节上,双手紧紧握住患侧踝关节,然后右足跟用力向前蹬坐骨结节的同时,两手用力向后牵拉患肢,手牵足蹬即可得以复位(图 6-94)。一旦复位成功,患者即刻感觉疼痛消失,行动如常。若一次未成功者,可再行第二次复位,或改用双人复位法。

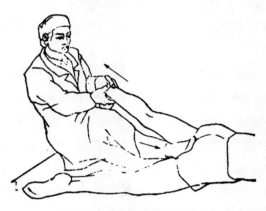

图 6-94　骶髂关节单人复位法

② 双人复位法。患者取俯卧位,双手向前拉住病床;医师位于有病变的骶髂关节一侧,双手掌重叠置于骶髂关节处做好向下按压的准备;另一助手位于患者的足部,以双手紧握患侧的踝关节,做好单腿纵向牵引的准备;医师、助手共同配合(即医师双手按压骶髂关节,助手做单腿的纵向牵引拔伸)在一瞬间完成这一复位手法,使错位的骶髂关节得到整复(图 6-95)。

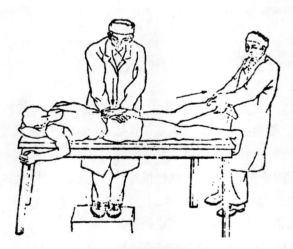

图 6-95　骶髂关节双人复位法

(3) 斜扳法(图 6-31),患者取侧位,患侧在上,屈髋屈膝;医师面对患者,一手置肩前,另一肘置臀后,做好手法前的准备,瞬间医师双手同时发力,使骶髂关节得以整复。

（4）骶髂关节后伸按压法(图 6-96)，患者取俯卧位，医师立于患侧，一手按压患侧骶髂关节，另一手置于双膝关节前缘做后伸样。在做双下肢后伸动作的同时按压骶髂关节，可医治骶髂关节向后错位。

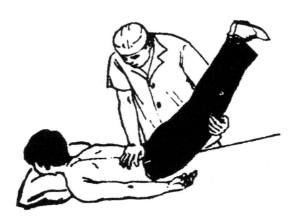

图 6-96　腰后伸按压法

（5）髋膝屈曲下压法图(图 6-97)，患者取仰卧位，医师立于患侧，使双下肢尽可能屈髋屈膝，可医治骶髂关节向前错位。

（6）若属骶髂关节陈旧性损伤所致的慢性腰痛患者，可选用祛瘀止痛摩膏为介质在损伤局部以掌根按揉法治疗为主，并可配合揉法或湿热敷。每次治疗 10～15 min，每天 1 次，通过 2～3 次的治疗，即可治愈。通常错位可即刻见效，而损伤则需要一段时间的医治。

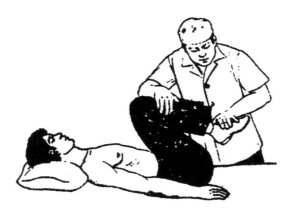

图 6-97　膝髋屈曲下压法

对于骶髂关节损伤或错位的患者，经推拿治疗后，虽然消除了病痛，但最好能卧硬板床休息 1 周不必外固定。2 周后患者可开始活动，3 至 4 周后可恢复工作。这样可有利于损伤组织的修复。

(二) 针灸治疗

1. 瘀血阻滞

(1) 处方。十七椎、关元俞、次髎、阿是穴、委中、殷门、阳陵泉诸穴。

(2) 操作。在阿是穴、委中、殷门寻找血脉最明显处用三棱针点刺出血,并在出血后拔火罐,其余诸穴均直刺捻转泻法。

2. 气血虚弱

(1) 处方。膈俞、肝俞、脾俞、肾俞、关元俞、次髎、秩边、三阴交诸穴。

(2) 操作。膈俞、肝俞、脾俞、肾俞均浅刺补法,关元俞、次髎、秩边均采用龙虎交战手法,三阴交直刺捻转补法。

3. 肝肾亏虚

(1) 处方。肾俞、肝俞、关元俞、关元、次髎、阳陵泉、悬钟、太溪诸穴。

(2) 操作。次髎直刺采用平补平泻手法,其余诸穴均用捻转补法,并在肾俞、关元俞、次髎加用灸法,每穴艾灸 3～5 min。

(三) 物理疗法

1. 激光

840 mW He-Ne 激光照射病变椎体,或者是肌肉紧张部位。每次 10 min,每天 1 次,10～20 次为一疗程。

2. 超短波

大号或中号圆形电极对置于骶髂关节处,视症状采用适合的剂量。Ⅰ级剂量又称无热量,在温热感觉阈下,无温感(小功率超短波 6～8 min,大功率超短波 10～15 min),适用于急性炎症、水肿显著,血液循环障碍者。Ⅱ级剂量又称微热量(小功率超短波 10～15 min,大功率超短波:20～30 min),有刚能感觉的温热感,适用于亚急性、慢性炎症。Ⅲ级剂量:又称温热感,有明显的、舒适的温热感 20～30 min,适用于慢性炎症、慢性疾病。

第十节　致密性髂骨炎

致密性髂骨炎是髂骨关节面有致密改变而骶骨关节面正常,关节间隙无改变为特征的一种疾病。本病好发于 20～30 岁的青年女性,是男性的 5 倍,其中经产妇占绝大多数,站立性工作者的发病率较高。病变可在一侧或双侧,或先后发病。有学者认为是一种腰骶劳损;也有学者提出用"致密性骨炎"这一名词来表示病变。1924 年布雷斯福德首先发现,1926 年西卡德等作了详细的报道。

据 1953 年泼福斯医院所统计的 3 760 例腰骶部病痛患者,致密性髂骨炎占 2.2%。我国陶氏等于 1959 年报道骶髂关节 129 例 X 线摄片中,其中致密性髂骨炎共 10 例,约占同期骶髂关节部位疾患的 7.7%,可见本病发病率并不低。本病绝大多数发病于髂骨的耳状面,少数见于骶髂关节的骶骨面、耻骨联合附近,亦有见于跟骨、椎体前上角及股骨下端等承受压力的部位。

一、病因病理

病因并非十分明确,但与下列因素有一定的关系。

1. 机械性压迫

骶髂关节是支撑上身体重并转运至下肢的重要关节,重力使骶骨向下转产生活动;而骨间韧带及髂骨的凹凸不平的耳状关节面起着相反的作用,使骶骨不易活动,所以无论在站立位还是坐位重力传达至骨盆时,髂骨均首当其冲,而耳状面则就成了承受重力的焦点,因此局部骨质密度逐渐增大,以适应并增加它的支持力量,因而致病。

2. 代偿性改变

成骨细胞在正常形态上过度的活动,在完善的板层骨上数量增多,使骨逐渐变厚致密所致,而不是硬化或坏死,是以骨组织的增多变厚来加强其支持重物的力量。

3. 其他因素

妇女妊娠分娩、慢性盆腔炎、泌尿系统感染、局部外伤、骶髂关节附近骨质血液供应障碍等因素,也都可能诱发本病。

二、临床表现

本病患者中,女性远多于男性,其原因可能是:

(1) 从解剖角度看,骶骨位置在方向的排列上,女性比男性更接近水平位。

(2) 从内分泌角度分析,妊娠分娩过程中除躯体和胎儿的重力增加外,骨盆部韧带受松弛素的作用较正常时松弛。

患者以慢性持续性下腰痛为主要症状,多数患者在妊娠后期或分娩后发病。可向一侧或双侧臀部股后部放散,无坐骨神经放射痛,疼痛一般均较轻。女性患者往往可因月经周期、妊娠次数的增多而致下腰部疼痛症状加重。男性患者可因劳累、外伤而致下腰痛症状加重。但均无夜痛征象。腰部活动基本上不受限制。也有个别患者可毫无自觉症状,只是由于其他原因在 X 线检查中偶尔被发现。

查体时可发现患者一般均肥胖,腰部活动均基本正常,病变部位有局限性压痛点,局部肌肉痉挛。直腿抬高试验、"4"字试验均基本正常,骨盆分离和挤压试验为阳性或弱阳性,血沉在正常范围内。

X线检查主要表现为髂骨耳状面结构不清,骨质呈均匀性密度增高;其内缘以骶髂关节为界,并不侵犯关节面,其外缘构成清晰的直线或弧线,将病变部骨质硬化但无骨质破坏,在硬化区构成各种不同的形态,大体上可分为三角形、新月形、梨形(图6-98)。病变范围大部侵及耳状面的全部或中下2/3,也有仅限于中1/3或下1/3。本病大多为双侧性发病,病变大小,形态不对称,少数为单侧性。

若病变在腰椎(图6-99),可见腰椎体前上角骨质密度增高,但椎间隙清晰无变化。

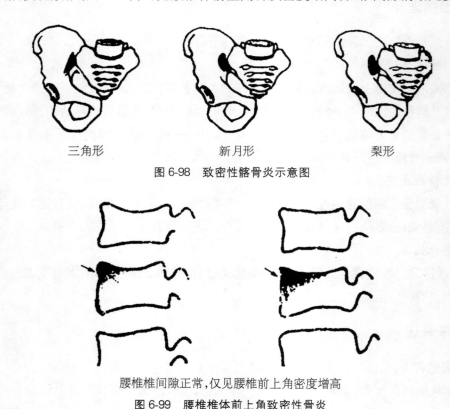

| 三角形 | 新月形 | 梨形 |

图6-98　致密性髂骨炎示意图

腰椎椎间隙正常,仅见腰椎前上角密度增高

图6-99　腰椎椎体前上角致密性骨炎

三、诊断和鉴别诊断

1. 诊断

较肥胖的青年妇女,出现慢性持续性下腰痛,反复发作,伴周期性改变,尤其是在产后下腰部疼痛加重者应考虑本病,但对本病的最后诊断还是依靠X线检查方能确诊。

2. 鉴别诊断

(1)强直性脊椎炎。多为男性,除下腰部疼痛外,还有僵硬感。早中期X线检查可见骶髂关节下部间隙模糊,关节面不整齐呈锯齿状。晚期X线检查可见骨小梁穿过关节间隙,形成骨性强直。

（2）结核性骶髂关节炎。多为单侧发病,一般症状轻且不显著,当久坐、行走、上楼、平卧翻身等动作时疼痛加剧,同时有潮热、易疲劳、盗汗等全身症状。X线检查,病变范围虽然也多局限于中下 2/3,但主要表现为进行性骨质破坏,关节间隙模糊、狭窄,附近有大小不等的钙化影。

（3）骶髂关节低毒性感染。病程缓慢,局部疼痛,可有不规则低热,抗生素治疗有效。X线检查提示关节间隙有狭窄,关节面不够整齐以资鉴别。

（4）转移性肿瘤。有其他器官肿瘤的病史,局部疼痛,而且有明显的夜痛,病程长者可出现恶液质。X线检查显示局部有不规则、边界不清的结节样或片状样致密影。若能找到原发病灶则诊断更为肯定。

四、非手术治疗

(一) 推拿治疗

推拿治疗能改善局部组织的血液循环,缓解肌肉的痉挛,达到镇痛的目的。

曾有人随诊观察到经保守治疗后病变范围缩小、骨密度亦有减低现象。

1. 取穴和治疗部位

腰阳关、肾俞、膀胱俞、八髎、秩边、委中等穴和腰骶、骶髂、髋部。

2. 手法

滚法、按揉法、擦法、拿法、膏摩法等。

3. 操作

（1）患者取俯卧位,医师立于患侧,在腰骶、骶髂及髋部施以滚法或掌根按揉法,无需做任何被动运动。再以祛瘀止痛膏或双氯芬酸钠软膏为介质作骶髂部膏摩法,以温热为度。这是本病的主要治疗方法。

（2）指揉腰阳关、肾俞、膀胱俞、按压八髎、秩边等穴,拿委中,以壮腰肾、止腰痛。可将(1)(2)两法在患侧骶髂部交替施治。

（3）在骶髂部用擦法,沿骶髂关节方向,由外向内下方擦,以热为度。对疼痛较甚者,可加用热敷法。

若双侧病变者,在一侧手法治疗结束后,另一侧也用同样方法再施。

(二) 针灸治疗

针灸治疗本病,多选取足太阳经和督脉腧穴,如有下肢症状时,辅以足少阳腧穴。

1. 针刺治疗

（1）取穴。肾俞、腰阳关、膀胱俞、次髎、中膂俞、委中穴。

（2）配穴。大肠俞、小肠俞、上髎、环跳、秩边、承山穴。

(3) 操作。肾俞用补法,其余穴位中等刺激,肾俞直刺并微斜向椎体,深 1～1.5 寸,腰阳关直刺 0.5～1 寸,使局部酸、沉、胀,膀胱俞及中膂俞均直刺 1～1.5 寸,使局部及臀部酸胀。

2. 梅花针治疗

(1) 取穴。腰骶部膀胱经线、阿是穴周围。

(2) 操作。轻叩,以局部皮肤微红为宜,叩后可拔火罐。

3. 耳针治疗

(1) 取穴。腰椎、骶椎、肾、内分泌。

(2) 操作。每次选 2～3 穴,用中等刺激捻转数秒,留针 20～30 min,留针期间,每隔 10 min 捻转 1 次,每日或隔日治疗 1 次。

(三) 物理疗法

1. 激光疗法

840 mW He-Ne 激光照射病变椎体,或者是肌肉紧张部,压痛点。照射 10 min,每天 1 次,10～20 次为 1 疗程。

2. 超短波疗法

大号或中号圆形电极对置于骶髂关节处,视症状采用适合的剂量。Ⅰ级剂量:无热量,在温热感觉阈下,无温感(小功率超短波 6～8 min,大功率超短波 10～15 min),适用于急性炎症、水肿显著,血液循环障碍者。Ⅱ级剂量:又称微热量(小功率超短波 10～15 min,大功率超短波 20～30 min),有刚能感觉的温热感,适用于亚急性、慢性炎症。Ⅲ级剂量:又称温热感,有明显的、舒适的温热感 20～30 min,适用于慢性炎症、慢性疾病。

五、注意事项

(1) 减轻体重以减少压迫。

(2) 尽可能避免站立位及久坐、负重,以减轻骶髂关节的受压。

(3) 卧硬板床。

(4) 用腰围。

第十一节　尾部痛

尾部痛是指骶骨下部、尾骨部及其相邻肌肉和其他软组织疼痛,系由辛普森在 1859 年所描述并命名。本病特征是不能久坐或从坐位起立时尾部疼痛加重,多见于女性。其原因尚未完全明了。

一、尾骨的解剖

尾骨是人类进化过程中"尾巴"的残余部分。成人尾巴多由 4～5 块退化的尾椎融合而成,呈三角形,形体较小。上端为尾骨底,下端为尾骨尖。尾骨底上卵圆形的软骨面和韧带与骶骨尖相连接形成骶尾关节(属微动关节)。骶尾韧带环绕骶尾关节四周;骶尾前韧带和直肠的一部分附着于尾骨前面;肛提肌附着于尾骨的两侧缘;尾骨肌附着于尾骨尖端及下部的两侧,肛尾韧带亦附着于尾骨尖;臀大肌及筋膜附着于尾骨后外侧。尾骨后方有 1 排结节,代表发育不全的关节突,最上 1 对结节称为尾骨角。尾骨的边缘较窄,其两侧有骶结节韧带及骶棘韧带附着。其尖部有肛门外括约肌腱附着。尾骨仅仅只是在提肛运动和用力大便时有少量微动。坐位时尾骨后侧受压可向前位移,尾骨可吸收震荡。

二、病因病理

1. 创伤因素

(1)当臀部被踢或被摔时,骶尾韧带是很容易损伤的,加上久坐和排便可持续地刺激骶尾韧带,使损伤成为慢性劳损。

(2)骶尾关节创伤性关节炎或骶尾关节退行性关节炎。

(3)尾骨不愈的骨折和尾骨的脱位、半脱位。

2. 下腰痛合并尾部痛

(1)第五腰椎滑脱,或腰 5、骶 1 椎间盘突出硬脊膜囊和神经根刺激引起尾部痛。

(2)较大的中央型腰椎间盘突出症同样也会引起尾部痛。

3. 肿瘤

以脊索瘤最为常见,尾部血管瘤等都可引发尾部痛。

4. 骨盆部的感染及其他

如感染经淋巴引流至盆底肌(提肛肌、尾骨肌、肛门括约肌等),可导致肌炎或肌肉反射性痉挛而产生尾部痛。

由于女性骨盆与其分娩功能相适应,其形态较男性宽而短,尤其是两坐骨结节距离较宽,尾骨往往较易活动,加之妊娠、分娩等因素,韧带松弛,易遭受损伤而发病。

骶旁脂肪瘤,通过深筋膜无菌性炎症扩散至尾部痛。

三、发病机理

骶尾部外伤后,因局部出血、水肿致尾部周围神经末梢受压迫,产生疼痛,使盆底肌(肛提肌、尾骨肌、肛门括约肌等)产生痉挛,因肌肉长期收缩造成局部缺血、缺氧,从而局部乳酸增多,肌肉疲劳,疼痛加重,形成恶性循环。

四、临床表现

多数患者有尾部外伤史,主要出现尾部局限性疼痛,其疼痛的轻重与体位、坐具和坐姿等均有关系,行走时疼痛较轻,坐凳时疼痛明显,尤其不能坐软凳;由站立到坐位尚可,由坐位到站立,疼痛可加重。疼痛严重时只能用一侧臀部坐凳。大便时疼痛加剧,尤其是大便秘结时疼痛更显著。尾部疼痛患者病程较长,有时可造成继发性神经官能症。

五、诊断要点

(1) 尾部外伤史和尾部持续性疼痛。

(2) 在做肛门指诊检查时,医师可用拇、示指先捏住患者尾骨,看其活动时有否疼痛;再向尾骨前部及两侧缘寻找肛提肌、尾骨肌等盆底肌肉,看有否痉挛和压痛。

(3) 可配合肛门镜或乙状结肠镜检查肛门环、肛管等疾病。

(4) 骶尾部常规 X 线摄片能观察有否骨折、脱位,虽然 X 线检查不能发现全部病变,但有助于鉴别诊断。

六、非手术治疗

尾部痛的治疗可采取保守治疗和手术治疗两类,但以前者为主。

(一) 推拿治疗

1. 适应证

顽固性尾部痛、尾骨骨折、脱位后粘连者。

2. 手法

指按法、弹拨法、尾骨拔伸法、抹法。

3. 取穴及部位

尾穷骨(奇穴)位于尾骨尖端上 1 寸,左右旁开各 1 寸处取穴,共 3 穴以及阿是穴,尾骶部。

4. 操作方法

(1) 骶尾部推拿治疗是常用之法。

(2) 肛门内手法治疗,对医师有较高的技能要求。

① 骶尾部推拿治疗法。患者取俯卧位,在髂前上棘垫枕,使臀部向后突起,先在两侧臀大肌(近尾骨处)施按揉法。以示、中、无名 3 指分别指揉尾穷骨 3 穴,此穴可治便秘、痔疮及肛门诸肌痉挛疼痛。再以阿是穴为主行弹拨法,弹拨后再辅以抹法,以缓解疼痛。推拿手法由轻到重,关键是要使骶尾部两侧痉挛的肌肉得到松弛,其疼痛也就一定会减轻。

② 肛门内手法治疗(图 6-100)。首先要具备肛门指诊检查的技能和肛诊手法复位的技能。本法适用于尾骨骨折、脱位及粘连者。医师戴上指套,蘸涂液状石蜡,通过肛门指诊的方法将示指徐徐进入肛门内,先检查骶尾关节有无触痛、移位,尾骨有否触痛和移位,而后再检查两侧肛提肌及尾骨肌等软组织有否痉挛。若尾骨有移位者,可用拇指与示指捏住尾骨,做拔伸牵引使其复位。若属于肛提肌、尾骨肌、肛门括约肌痉挛者可施以指揉法、抹法,使痉挛的盆内肌得以松弛。每周两次,症状好转后可改为每周 1 次。

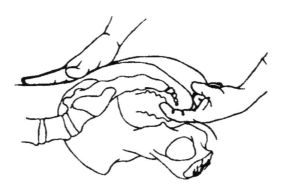

图 6-100　肛门内手法治疗

(二) 针灸治疗

1. 处方

百会、次髎、腰俞、会阳、承山穴。

2. 操作

先针百会,沿经脉向后平刺,捻转平补平泻手法,使针感沿经项背部传导;次髎先用刺络拔火罐法,后用毫针直刺 30～40 mm,使用龙虎交战手法,并使针感向尾部传导,针后加用灸法。腰俞向尾部平刺,捻转平补平泻法,并加用灸法。会阳向尾骨斜刺,平补平泻手法,承山直刺,龙虎交战手法。

(三) 物理疗法

1. 激光疗法

840 mW He-Ne 激光照射病变椎体,或者是肌肉紧张部,压痛点。

2. 微波疗法

辐射器放置于患部,微热量至温热量,每次 15～20 min,每天 1 次,共 15～20 次。

(四) 其他保守治疗

(1) 可选用舒筋通络、活血止痛的中药,水煎坐浴。

(2) 利多卡因加泼尼松类药物行局部封闭治疗,亦可选消炎痛栓 10 mg 塞入肛门,能消炎镇痛。

经 3～6 个月保守治疗效果不佳,疼痛严重影响工作、学习、生活者,可考虑手术治疗。

第十二节　先天性脊柱畸形所致下腰痛

先天性脊柱畸形种类甚多,有形状异常的蝴蝶椎、楔形椎与半椎体,有移行变异的胸椎腰化、腰椎胸化、腰椎骶化和骶椎腰化等,有体积过大的横突过长(以第三腰椎为多见),有椎骨缺损的脊椎裂,有椎间关节缺如的椎体融合,有先天性椎管狭窄和椎弓根崩裂,有棘突畸形的浮棘、吻棘、钩棘,有小关节异常等十余种。但真正因先天性畸形所致的下腰痛还是不多见的。究其原因,以上所指多属轻度畸形,而且大多数先天性畸形并无症状,多在作放射学检查时才被发现。现将下腰部常见畸形分述如下。

一、隐性脊椎裂

此种畸形临床上十分常见,其发病率的统计数字不一,国外报道有 16.8%～35.7% 不等,国内有 16.8%～24% 不等,好发于第一、第二骶椎与第五腰椎处。另外我国学者通过对无腰痛的 100 例大学生行腰椎 X 线摄片检查,发现骶椎隐性裂竟高达 24%;又统计 200 例腰椎间盘突出症病例,其中合并骶椎隐裂者仅占 18.5%。从我国所统计的最后两个数字说明腰骶椎隐性裂不是产生腰痛的必然因素。

(一) 脊椎裂的成因

脊椎裂的形成有下列原因。

正常的胚胎在发育至第三周时,原窝前方的背正中区域出现一个细长且增厚的外胚胎层板称为神经板,它是神经系统发生的原基;以后神经板两侧的外缘向上翘起,形成神经褶,而位于其中央的凹陷部分形成神经沟,继续发育时其两侧的神经褶向中线靠拢而逐渐闭合,并与表面的外胚层脱离而形成神经管。这种闭合先从第四体节区域开始,并向头、尾两端延续,头、尾两端的闭合较晚,暂时形成两个孔,分别称为前神经孔和后神经孔。前神经孔至 18～20 体节期关闭,而后神经孔在 25 体节期关闭。神经管在胚胎发育至 4 周时完全闭合,此时原始的中枢神经系统就成为一个关闭的管状结构。此管的前端较宽,以后发展为脑;后端较细长的结构为脊髓。若神经管的头端闭合不好,可形成无脑儿,后端闭合不好,则形成脊髓裂,脊髓裂往往伴有脊柱裂,这两种严重畸形的新生儿都难以生存。

隐形脊柱裂是不伴有脊膜及其神经成分膨出者,其椎板缺损区有坚韧的纤维带或纤维组织增生,而脊膜及神经组织正常。

(二) 隐性脊椎裂的分类、诊断及治疗

隐性脊椎裂的大小分类、诊断及治疗如下。

1. 分类

根据 X 线检查临床上可将腰骶椎性裂分为三度(图 6-101)。

Ⅰ°:棘突发育不全,两侧椎板间仅有一窄缝。

Ⅱ°:棘突缺如,两侧椎板明显分开。

Ⅲ°:棘突显示大部分椎板缺如,其裂隙距离超过椎管宽度的 1/2;同时伴有游离棘突。

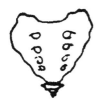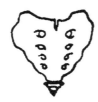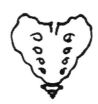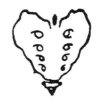

正常骶椎　　　　骶椎隐裂 Ⅰ°,　　　　骶椎隐裂 Ⅱ°,　　　　骶椎隐裂 Ⅲ°,
　　　　　　　　仅有一窄缝　　　　裂缝明显增大　　　　裂距大于椎管左右径 1/2,
　　　　　　　　　　　　　　　　　　　　　　　　　游离棘突

图 6-101　骶椎隐性裂示意图

另外根据畸形棘突的形态可分为下列 4 种。

浮棘型:即两侧椎板均发育不全,互不融合。其间形成一条较宽之缝隙;因棘突呈游离漂浮状态,故称之谓"浮棘",或游离棘突。两侧椎板与浮棘之间有纤维膜样组织相连。

吻棘型:即一椎节(多为第一骶椎)双侧椎板发育不良,棘突亦缺如;而上一椎节的棘突较长,以致当腰部后伸时,上节棘突嵌至下椎节后方裂隙中,故称之谓"吻棘"或称"嵌棘"。

钩棘型:又称鹰咀棘或喙突状棘。多见于第五腰椎,该棘突呈细长状向远端弯曲,似钩状(或鹰嘴状)而得名。由于该棘突易在腰椎后伸时撞击第一骶椎椎板后方而出现疼痛;久之,可形成慢性炎症和滑囊炎。

这 3 种畸形的棘突,尤其是后两种吻棘、钩棘,在腰部后伸时,可因吻棘的尖部嵌入裂隙的深部组织而出现疼痛,严重可出现双下肢放射痛。

2. 临床表现

除慢性腰痛外,无明显神经症状,只是因作腰骶部 X 摄片偶尔发现。此类患儿可伴有遗尿症。

3. 诊断

对此畸形的诊断,仅需拍摄腰骶部 X 线片即刻就可明确诊断。但是对儿童脊柱裂的诊断则宜谨慎,因其椎板的融合缺陷可能是骨化迟延引起的,而非真正的隐性脊椎裂。

4. 治疗

(1) 隐性脊椎裂患者无症状时无需治疗,但可通过医学科普教育,以消除其紧张情绪及改善其不良心理状态。

(2) 对有轻微腰痛者,可辅导其进行腰背肌训练,以增强腰部力量。

(3) 对有明显症状者,应进一步检查,确定是否有腰椎间盘突出症、腰椎管或神经根管狭窄及椎弓根崩裂等病症。对伴有症状者应以治疗疾病为主,直至手术。

二、移行脊椎

移行脊椎就是指颈、胸、腰、骶各段脊椎于交界处相互移行或呈现另一椎骨的形态者,或者称"过渡脊椎"。此畸形虽可见于颈椎、胸椎、腰椎、骶椎,但绝大多数还是发生在腰骶部。有腰椎骶化、骶椎腰化、骶椎尾化、尾椎骶化(图 6-102)。其中以腰 5 骶化畸形为最常见。

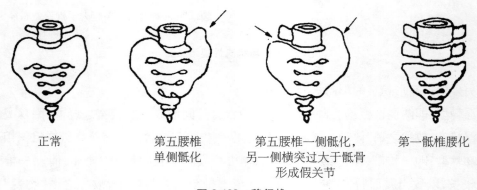

| 正常 | 第五腰椎单侧骶化 | 第五腰椎一侧骶化,另一侧横突过大于骶骨形成假关节 | 第一骶椎腰化 |

图 6-102　移行椎

腰椎骶椎化是第五腰椎的一侧横突或两侧横突过长,其椎体下端与骶骨形成部分的或完全的融合成了一块,且横突多与髂骨嵴形成假关节。腰椎因此只有 4 节。骶椎腰化则与前者相反,即第一骶椎横突和椎体与其下位骶椎(第二骶椎)部分的或完全的分开,称为部分或完全的骶椎腰化。腰椎因此可增至 6 节。凡是移行椎者,都系脊椎节段分化上的异常所造成的。

1. 腰骶部移行椎与腰痛

一般情况下,此类畸形不是引发腰痛的必然因素,尤其是处于青少年时期的患者。但它是产生下腰部疼痛的一种潜在因素。

(1) 其余椎节的负荷加重。当腰椎骶化后,不仅腰节数量缺少,而且腰间直线距离变短,从而可增强下腰部的稳定性能,但是其余每节腰椎间的负荷却增加,所以容易导致其余腰椎的劳损、退行改变。

（2）椎节的负重不平衡。腰椎骶化尚不完全者，不完全融合的一侧因活动度增加，与髂骨翼形成假关节，难以吸收外力所引起的震荡，而易发生创伤性关节炎。

（3）椎节的稳定性能减弱。由于骶椎腰化，腰椎数增加至六节，腰间直线距离变长，杠杆变长，骶棘肌、诸椎间肌肉韧带的张力减低，致腰椎椎节的稳定性能减弱，易外伤、劳损和退行性改变。

（4）背侧神经分支受卡压。由于移行改变，脊神经背侧分支易受肥大的横突卡压而出现痛症。

2. 诊断

本畸形的确诊与分类主要依据 X 线平片即可。对伴有下腰部畸形的腰痛患者首先应考虑其他疾病，如腰椎间盘突出症、腰椎管狭窄症、骶髂关节炎、肿瘤等；只有当查不出其他病因时，方可考虑系畸形所致。

3. 治疗

应以非手术治疗为主。

（1）中医外治法综合应用，如针刺、灸法、推拿、药物外用熏洗、外敷等。

（2）腰腹肌训练。

（3）中频疗法，将两电极并置痉挛肌肉处或疼痛点两侧，治疗时间 20～30 min，20～30 次 1 疗程。

（4）其他疗法，如压痛点明显者可行封闭疗法。

第十三节　骨质疏松症

骨质疏松症是常见的老年性疾病。其特征是骨组织中骨单位体积的骨量降低，矿盐和骨基质等比例减少，骨组织结构失常为特征并导致骨脆性增加和易于骨折的一种骨代谢性疾病。骨质疏松症最严重的后果就是骨折。骨折时常好发的部位有椎体、髋部和桡骨远端。

随着人口老龄化的步伐加快，骨质疏松症日益成为健康的一大威胁。《国际骨质疏松中心基金会亚洲审计报告》显示，在过去 30 年内，大多数亚洲国家和地区的骨质疏松性髋部骨折的发生率增加 2～3 倍，其中以新加坡最高，竟达 5 倍。根据世界卫生组织（WHO）的预测，到 2050 年，全球一半以上骨质疏松性髋部骨折将发生在亚洲。在我国骨质疏松症加入了慢性疾病行列。

  面对如此严峻的现实，医师们必需认真研究，积极应对，在努力提升诊断和治疗水平的同时，广泛地宣教骨质疏松症的科普常识，增强全民对骨质疏松的预防之法。

  骨质疏松症临床上可分为 3 个类型。第一类，与性别、年龄有关系的称原发性骨质疏松症，此类中又分为二型：其一女性在绝经期后出现的骨质疏松症，称绝经后骨质疏松症，又称为原发性Ⅰ型骨质疏松症。其二老年性骨质疏松，又称为原发性Ⅱ型骨质疏松症。第二类，因其他疾病或药物等因素而导致的骨质疏松症，称为继发性骨质疏松症。第三类，伴有家族遗传史的青少年或成人出现的骨质疏松症，称为特发性骨质疏松症。

一、病因

1. 性激素减少，调控力受阻

  绝经后或卵巢切除后的女性，体内雌激素水平下降，一方面会增加骨对甲状旁腺素（PTH）的敏感性，导致骨溶解，使血中钙浓度升高，1.25-双羟基维生素 D（活性维生素 D）产生量下降，导致肠道对钙的吸收降低。另一方面会影响骨胶原的转换、成熟，即出现骨质破坏过程远远超过骨质形成的过程。综合上述二方面作用共同导致体内骨量的减少，骨质变得疏松。

  老年男性，雄性激素水平的降低，运动减少，尤其是户外运动不足，阳光照射不够，再加上钙摄入量不足，肠道对钙吸收降低，甲状旁腺素的血液浓度升高，使骨吸收大于骨形成，骨质疏松就此发生。

2. 钙缺乏

  无论是钙摄入量减少、钙的吸收不足，还是尿钙、粪钙的排泄增加，都会造成钙缺乏，亦称为负钙平衡。当体内的血钙浓度下降，可引发甲状旁腺大量分泌，导致骨破坏加速，骨质自然就疏松了。

3. 药物的影响

  生理剂量的糖皮质激素有利于成骨细胞和促进骨和骨胶质的生成作用。若大剂量长时间的应用糖皮质激素，将严重影响成骨细胞的正常功能，抑制成骨细胞的产生，诱导破骨细胞的形成。长期服用丙戊酸钠、卡马西平等抗癫痫药物，能诱导肝酶加速分解有活性的维生素 D，影响骨和肠道对钙的吸收，造成骨量丢失，引发骨质疏松。

4. 遗传因素

  从人种分类来看，骨质疏松症多见于白种人，其次为黄种人，黑种人较少。通过研究发现骨质疏松症可能是多基因疾病。首先发现的是维生素 D 受体基因。随着科学不断地深入探索，先后发现了雌激素受体基因、Ⅰ型胶原基因、ß 降钙素受体基因等 20 多种基因。所以认定本病可能与遗传有关。

5. 失用性因素

骨量与运动有密切关系,运动员肌肉越发达,骨组织也越致密坚强。反之,长期卧床的患者、或因病肌肉瘫痪者、或宇航员航天飞行在失重状态下等,均系肌肉不运动、不负重,成骨细胞活性减弱,而破骨细胞活动相对增强,遂发生骨密度降低。

除上述主要病因外,还与营养、日照、免疫功能等诸因素有一定关系。

二、症状

1. 疼痛

原发性骨质疏松最常见、最主要的症状。以腰背痛最多见,占疼痛患者的70%～80%。久坐、久立或直立后伸时疼痛加剧,仰卧休息时疼痛减轻;日间疼痛减轻,夜间和清晨醒来时加重,严重骨质疏松症患者常因夜痛而影响睡眠。大多数患者开始时表现为局限性腰背痛,日久可发展为下肢放射痛。

骨质疏松症亦可有全身多部位的同时疼痛,也可以某一部位疼痛为主,但患者只能大致讲出疼痛部位,具体的部位常表达不清楚。

骨质疏松的患者,疼痛的个体差异显著。有些人疼痛十分明显,甚至难以耐受;而另一些人仅表现为轻度的疼痛和不适。所以仅仅从疼痛程度上是很难判断骨质疏松症的严重程度。

2. 身高变矮、驼背

继腰腿痛之后出现的又一重要的临床表现就是身高变化。老年人身高变矮的主要原因有二,一是由椎间盘退化、椎间隙缩小变薄所致;二是由骨质疏松引发椎体楔形改变,甚至出现椎体压缩性骨折致纵向的高度降低,最终形成驼背畸形。这一渐进式的身高短缩、驼背过程,除有明显外伤史外,多数人是无痛感的。

3. 骨折

骨折是骨质疏松最严重的并发症。当骨量丢失20%以上时极易发生骨折,其发生率6.8%～24.4%。常见骨折部位为脊椎压缩性骨折、股骨颈骨折和桡骨远端骨折。

三、临床诊断线索

1. 易患人群

中老年人群,尤其是绝经后妇女,是本病的易患人群。

老年人的身高比前1年低2 cm,或比年青时最高高度低3～5 cm,就要警惕是否罹患了骨质疏松症。这也是老年人最简单、最直接的自我判断是否会患有骨质疏松症的可能。

2. 骨痛

一般骨量丢失12%以上时即可出现。

早期以钝性隐痛、酸痛、间歇痛与持续伴有乏力,继而腰背痛、髋部等处出现骨痛。

3. 骨折

中老年胸、腰椎压缩性骨折、股骨颈骨折、桡骨远端骨折,往往是提示有骨质疏松的信号。

四、诊断

双能 X 线吸收法进行骨密度(BMD)测定是目前诊断骨质疏松的金标准。

(1) 双能 X 线吸收法骨密度测定 T 值≤−2.5

(2) 生化测定[1]

碱性磷酸酶(ALP)	40~50 u/L
肌酐(CREA)	59~104 umol/L
钙(Ca)	2.08~2.6 mmol/L
磷(P)	0.96~1.62 mmol/L

(3) 维生素测定[1]

1.25 羟基维生素 D	25~200 nmol/L

(4) 骨代谢转换指标[1]

Ⅰ前胶原氨基端肽(P1P)	15~59 ng/L
甲状旁腺素(PTH)	15~17 Dg/L
25 羟维生素 D(VITD)	15~47 ng/L
Ⅰ型胶原端肽(BCTX)	100~650 Dg/ml
骨钙素(OSTEOC)	10~23 ng/ml

五、鉴别诊断

1. 原发性甲状旁腺功能亢进症

多见于年轻女性,不明原因的全身多处骨痛,甚至骨变形不能行走和自发性病理骨折。X 线检查提示:骨密度降低,骨小梁模糊粗糙,有纤维束性(单束状或多束状)骨炎的表现。同时还可出现厌食、恶心、呕吐、肌张力降低、四肢乏力等症状。亦可出现尿路结石、血尿、蛋白尿等。生化检查:血清钙增高、血清磷下降、碱性磷酸酶增高、小便中钙、磷均增高。

2. 骨质软化症

起初四肢乏力、全身疼痛,日久因负重出现脊柱、骨盆和下肢骨骼变形,怀孕和哺乳常加剧症状的发展。实验室检查:血清钙正常或偏低,血磷偏低,血碱性磷酸酶增高。X 线检查具有重要的诊断价值。

---

[1]　数值范围是该指标的参考值。

3. 多发性骨髓瘤

男性多于女性,疼痛为主要症状。从间歇性疼痛开始,以后逐渐加重,变为难以忍受的持续性疼痛。常伴有衰弱、贫血和反复发作的肺部感染等。实验室检查:血沉加快、贫血、血清球蛋白升高、血清钙升高、本周蛋白尿阳性。骨骼 X 线检查可见骨呈穿凿样变。骨髓检查可见骨髓细胞而确诊。

六、治疗

以缓解疼痛,维持和提高骨量,预防骨折为主。可采用药物治疗、物理治疗、手术治疗及运动和营养等综合医疗手段。

1. 药物治疗

(1) 消炎镇痛药物,如双氯芬酸钠等。新型非甾体类药物,如塞来昔布等。

(2) 抗骨质疏松治疗药物,主要分为抑制骨吸收药和促进骨形成药两大类。而临床用于治疗的大多为抑制骨吸收药如:降钙素、磷酸钠、骨化三醇等。其他还包括维生素 D 剂。

2. 物理治疗

(1) 日光浴或人工紫外线疗法,促进维生素 D 合成。

(2) 电磁场疗法。研究发现低频脉冲电磁场具有诱导多种和骨形成有关的骨局部因子分泌的作用,能促进骨形成,增加骨密度,从而达到治疗骨质疏松的作用。此外,还能缓解肌肉痉挛,加速血液流速,减轻软组织损伤,促进组织修复,对骨质疏松症骨痛患者有较好的缓解疼痛的效果。

3. 针灸治疗

基于中医"肾主骨"理论,认为骨质疏松症的发病原因是肾精亏虚,骨髓生化乏源,骨髓失养,骨矿物质含量下降所致,治从补肾着手。同时,脾虚也是本病发病的重要因素,肾后天之精依赖脾精的滋养才能源源不断地得以补充,若脾不运化,脾精不足,肾精气匮乏,骨骼失养,则骨骼脆弱无力。

(1) 治法。通经活络、舒筋止痛、健脾补肾、填精益髓,取足太阳膀胱经之背俞穴、足少阴肾经以及任督二脉经穴为主。

(2) 主穴。肾俞、命门、关元、委中、太溪、脾俞、腰阳关、阳陵泉、足三里、悬钟、大杼穴。

(3) 配穴。局部疼痛可选阿是穴,以通调局部经气;兼瘀血症可配血海;兼肝肾亏虚可配肝俞、气海。

(4) 治疗。脾俞、肾俞、命门、腰阳关、关元、气海、足三里以灸治为主,每次 3～5 壮。其余穴位可依仰、俯体位的不同选用平补平泻之法刺之。

4. 推拿治疗

骨质疏松症属中医"骨痿"或"骨痹"之范畴。肾主骨,骨生髓,肾精亏虚,骨髓化源不足,致骨脆不坚。治当补益肾精,健脾固肾。

原则上是不主张选用推拿治疗,尤其是重度骨质疏松症患者严禁手法推拿。但是有经验的专业推拿医师巧用轻柔手法,不做任何被动运动,适度推拿是可以有效地缓解骨质疏松症的骨痛症状。笔者所推荐的是一种以"一指禅推法"(属高难度手法)为主要手法的治疗,背为阳中之阳,督脉又总管一身之阳气,所以选用"一指禅推法"为主的推拿手法,推穴位,通经络,调补脏气是最佳之法。

(1) 取穴:大杼、脾俞、肾俞、大肠俞、腰阳关、阳陵泉、足三里、悬钟穴。

(2) 手法:一指禅推法、揉法(鱼际揉、指揉及双指揉)。

(3) 操作:

① 患者俯卧于病床,医师坐于患者的一侧,分别在膀胱经和督脉肾俞、大肠俞的背俞穴和腰阳关施"一指禅推法",在"一指禅推法"施治的同时,与鱼际揉法相结合,可增加温通调补的功效。这一方法治疗约 20 min,而后以双指揉法沿膀胱经从上到下分别作双指揉法,其重点是大杼(骨之会)、脾俞、胃俞、肾俞各 30～50 次。

② 患者取仰卧位,分别指揉双下肢足三里、阳陵泉和悬钟各 30～50 次,结束治疗。

③ 隔日 1 次,10 次为 1 疗程。二个疗程后休息一到二周再可重复推拿治疗。这是一项辅佐治疗措施。在无任何伤害的前提下,帮助患者缓解疼痛,促进康复。此手法一定要在医院由有资质有经验的专业医师操作治疗!

5. 手术治疗

对椎体压缩性骨折、股骨颈骨折等只要有手术指征,患者、家属同意应及早手术治疗,尽量缩短卧床时间减轻失用性骨量丢失,使患者早日康复。

6. 运动疗法

运动锻炼通过改善血液循环,增加成骨细胞活性,提高骨密度,促进骨形成从而达到防治骨质疏松的目的。运动项目的选择应根据不同年龄、爱好、健康状况因人而定。原则上是选择低强度的游泳、散步、太极拳之类。至于运动量不强求,以不疲倦为准,但一定要持之以恒,并且要注意安全,避免骨折事故的发生! 最好能找到和自己兴趣相投的朋友一起锻炼,相互鼓励,相互促进,共同提高健康水平。

7. 营养疗法

50 岁左右的中年人,每日钙摄入量应不少于 1 200 mg,而绝经后的妇女应为 1 500 mg每日。但主食并不能满足机体对钙的需求,因此及时补充含钙量丰富的副食品尤为重要,如鱼、虾、虾皮、豆、奶等,蔬菜中的豌豆苗、豆荚是补充钙的推荐食品。

蛋白质与氨基酸是骨有机合成的重要原料。缺乏蛋白质对骨与关节的健康极为不利。

肥肉中脂肪含量高,在人体内被分解为脂肪酸进入血液循环,与游离钙离子结合,降低血钙水平,影响骨的正常代谢。所以要尽量少吃或不吃肥肉。

饮酒会影响钙的吸收,还可增加尿钙的排出。吸烟也能促使骨量丢失。过量饮用咖啡、浓茶,可使尿钙及内源性粪钙丢失。

8. 骨质疏松症的预防

对于骨质疏松症的预防远胜于治疗。人体内的骨量一旦发生丢失及结构的改变,就很难恢复到原来的正常水平,目前没有特别有效的治疗方法能够逆转这一过程。

(1) 骨质疏松症的预防要从小开始。儿童和青少年正处于骨骼生长和强度正处于不断增长的过程,女孩在 18 岁,男孩在 20 岁时已获得了 90% 的骨量,一般在 25～30 岁达到峰值骨量,即骨密度的最高点。35 岁以后要持之以恒的维护,这样才能延缓骨量的减少。青少年是保持骨健康的最佳时机,通过加强营养和积极的科学运动锻炼,加大对骨量的积累,青年时骨量积累越丰富,年老后就越耐用。对骨骼最有利的运动就是负重运动,如跑、跳、足球、篮球、体操等。

(2) 补充钙剂和维生素 D。钙是人体内最丰富的矿物质,是骨骼的主要组成部分,缺少了钙骨骼就无法构成。调查显示,我国人均钙摄入量仅达推荐量的 50%。据中国营养学会对我国居民膳食推荐的钙每日供应量是:10～12 岁为 1 000 mg,12～16 岁为 1 200 mg,成人为 800 mg,45 岁以后为 800～1 000 mg,孕妇和乳母 1 000～1 500 mg。不仅是老年人需要补钙,骨量处于下降期的成年人也需要补钙。对于那些生长发育快的婴幼儿,偏食挑食的小孩,处于生长发育的青少年,孕妇和哺乳期妇女及肝、肾、胃肠疾病的患者等缺钙人群需要补钙。若不能及时补充钙源,将易发生负钙平衡的危机。骨质疏松症的患者,在补钙的同时还应添加适量的维生素 D,可以有效地提高钙、磷离子的吸收,增加骨的强度。

(3) 注意合理、均衡膳食,加强户外低强度运动;避免嗜烟、酗酒、浓茶和过量咖啡;加强自身和环境的保护措施,以免跌倒骨折事故的发生;作息有度等方法,可起到预防骨质疏松的要求。

一旦患上骨质疏松症,千万不要紧张,保持乐观态度,积极到医院骨科、老年科或骨质疏松症专病门诊接受专业的治疗。

第十四节　腰椎关节功能康复治疗技术

一、运动学概要

腰椎的生理运动可以前屈 90°、后伸 30°,左右侧屈,侧屈时常伴有旋转。屈伸运动通过椎间盘的横轴,范围由上到下逐渐增加,腰椎的单独旋转幅度甚小,左右共约 16°。附属运动包括垂直按压棘突,侧方推棘突,垂直按压横突以及旋转摆动等。

二、操作要领

1. 垂直按压棘突

患者取俯卧位,腹部可以垫一小枕,使腰椎生理性前屈变平,上肢放在体侧或垂于治疗床沿两则,头转向一侧。医师站在患侧,下方手掌跟部(相当于豌豆骨处)放在似松动的棘突上,五指稍屈曲,上方手放在下方手腕背部。双手固定,上身前倾,力量将棘突垂直向腹侧按压。其作用增加腰椎屈、伸活动范围。

2. 侧方推棘突

患者取俯卧位,腹部可以垫一小枕,医师站在患侧,双拇指分别放在相邻棘突一侧,指腹接触棘突,拇指尖相对或拇指相互重叠,其余四指自然分开放在腰部。双手固定,上身前倾,借助上肢力量将棘突向对侧推动。其作用增加腰椎旋转活动范围。

3. 垂直按压横突

患者体位同上,医师站在患侧,双手拇指放在拟松动腰椎的一侧横突上,指背相接触或拇指重叠。双手固定,上身前倾,借助上肢力量将横突向腹侧推动。如果疼痛明显,拇指移向横突尖部;如果关节僵硬明显,拇指移向横突跟部。其作用腰椎侧屈及旋转活动范围。

4. 旋转摆动

患者健侧卧位,患侧在上,屈髋、屈膝。屈髋角度根据松动的腰椎节段而定,松解下段腰椎,屈髋角度偏大。医师面向患者站立,一侧肘部放在患者的肩前,另一侧肘部放在髂嵴上,双手示指分别放在拟动相邻椎体的棘突附近,同时向反方向(肩向后,髂嵴向前)来回摆动。

Chapter *07*

第七章
肩部常见病的非手术治疗

　　肩关节是人体中最灵活的关节之一,这种特有的灵活性是人类进行工作、学习、生活所必须具备的条件,其灵活性主要取决于两个解剖因素:一是两个关节面显著不对称;二是韧带薄弱、关节囊薄弱而又松弛。然而该关节的稳定性较差。

　　由于关节同时具备特有的灵活性和较差的稳定性;随年龄的增长,组织退行性改变,加上外伤或风寒外邪的侵袭,可造成以肩痛为特征的多种疾病。在颈肩腰腿痛中占有相当的比重。

第一节　肩部的解剖

一、肩肱关节

　　肩肱关节(图 7-1)由肩胛骨的关节盂与肱骨头构成,是一典型的球窝关节。由于肱骨头的半球形关节面大于肩胛骨关节盂的关节面,虽然在关节盂的四周有盂唇附着而略增加了关节盂的深度,但仍只有 1/4～1/3 的肱骨头关节面与之相接触,且韧带薄弱,关节囊松弛,所以肩肱关节是人体运动范围最大、最灵活的关节。

　　(1) 肩关节盂(图 7-2)是一上窄下宽呈梨形的凹面,向前、外、下倾斜。关节盂的表面上覆盖有一层透明软骨,中央较薄,边缘较厚;在关节盂缘被纤维软骨环即关节盂唇围绕,以增加关节盂的深度,有保持关节稳定的功能。关节盂的上、下方各有一突起,名为盂上、盂下结节,分别为肱二头肌长头和肱三头肌长头附着处。

(2) 肱骨头(图 7-3)为半圆形的关节面,向后、上、内倾斜,仅以部分的关节面与关节盂接触,故稳定性较差。肱骨大结节朝向外侧,构成结节间沟的外壁;肱骨小结节朝向内侧,构成结节间沟的内壁。肱二头肌长腱,经过此结节间沟,可随肱骨内收、外展和旋转活动而上下滑行。人至中年(45 岁左右)以后,由于骨质增生,结节间沟变窄,是造成肱二头肌腱鞘炎的诱发原因。

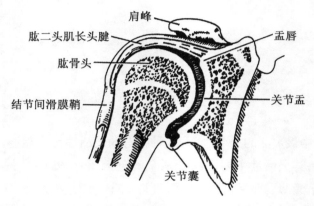

图 7-1　肩肱关节

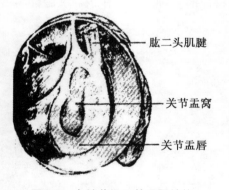

图 7-2　肩关节盂及其周围结构

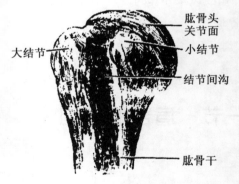

图 7-3　肱骨头

二、肩关节囊

为纤维组织构成松弛的囊壁,环绕在关节的周围。关节囊的后壁起始于关节盂唇和关节盂缘;前壁起始部依滑膜隐窝,特别在前壁的下方属最薄弱处,易发生肩关节前下方脱位;关节囊远端的最高平面抵止于肱骨解剖颈的上缘,最低平面止于肱骨干骨膜。关节囊的内面衬以滑膜,向下沿肱骨解剖颈反折至肱骨头软骨面的周围。肩内收时关节囊成皱襞状,外展时皱襞逐渐减小以至消失,关节囊的上部被坚强有力的肩腱袖加强。

三、肩关节滑膜囊

肩关节周围的滑膜囊十分丰富,可有效地减少关节与肌腱活动时的摩擦,有肩峰皮下囊、肩峰下囊、肩胛下肌囊、胸大肌囊、背阔肌腱下囊、大圆肌腱下囊、喙突下囊、前锯肌下囊等(图7-4)。其中以肩峰下滑膜囊在临床上意义最大。此囊紧密地连于肱骨大结节和肌腱袖的上外侧,其顶部与肩峰的喙肩韧带下面相接。肩部周围的肌肉有内外两层,外层为三角肌和大圆肌,内侧为肌腱袖,肩峰下滑囊介于此两层之间,以保证肱骨大结节顺利通过肩峰下进行外展活动。正常肩峰下滑囊与肩关节之间有腱袖相隔,当腱袖完全破裂时,两者可相互贯通。

肩峰下囊和三角肌下囊在儿童期仅一薄隔将它分开,但到成年期,两者一般互通为一体,肩峰下囊位于肩峰、喙肩韧带与冈上肌之间;三角肌下囊位于三角肌上部与冈上肌腱止点之间。

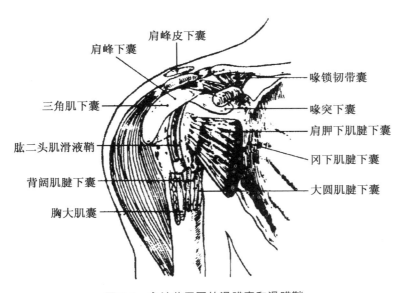

图 7-4　肩关节周围的滑膜囊和滑膜鞘

四、肩关节和韧带

1. 喙肩韧带

喙肩韧带(图7-5)位于肩关节上方,横跨在喙突与肩峰之间。喙肩韧带呈三角形,以宽广的基底起于喙突的外缘,向后外方走行逐渐变窄,止于肩峰尖部的前缘。此韧带可将肩峰下囊与肩锁关节分开。

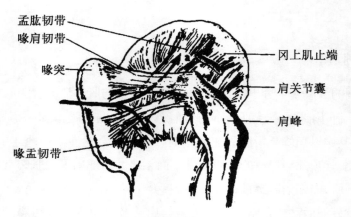

图 7-5　喙肩韧带

　　喙肩韧带与肩胛骨喙突和肩峰三者构成"喙肩弓"。喙肩弓是肩关节上部的屏障,能有效防止肩关节向上脱位。当臂部做外展运动时,肱骨大结节位于喙肩弓的下部,成为肱骨外展的支点。

　　2. 喙肱韧带

　　喙肱韧带(图 7-6)起于肩胛骨喙突的外缘,向下部发出,在冈上肌与肩胛下肌之间与关节囊同止于肱骨大小结节,桥架于结节间沟之上,为悬吊肱骨头的韧带。肱骨外旋时韧带纤维伸展,有约束肱骨外旋的作用。肱骨内旋时,韧带纤维缩短,有阻止肱骨头脱位的功能,肩关节周围炎的患者因此韧带挛缩,肱骨头处于内旋位,限制肱骨头外展外旋,故肩关节活动受限。

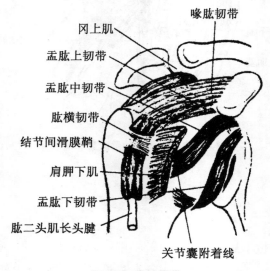

图 7-6　喙肱韧带

3. 盂肱韧带

盂肱韧带位于肩关节囊前壁的内面(图7-7)。盂肱韧带有上、中、下三条厚纤维束,分别称为盂肱上韧带、盂肱中韧带和盂肱下韧带,这三束韧带仅能在关节囊内部隐约可见,在限制肩关节外旋的功能。

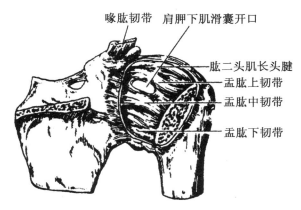

图 7-7 盂肱韧带内面观

(1)盂肱上韧带。一般较细,位置较恒定,但大小可有变异,盂肱上韧带起于喙突根部关节盂边缘和肩胛骨关节盂的盂上结节,斜向外下方,与肱二头肌长头腱平行,止于肱骨小结节的上方。

(2)盂肱中韧带。起于盂唇与肩胛颈,在盂肱上韧带的下方走向外下方,附着于肱骨小结节。盂肱中韧带约有16%的缺如率。当此韧带缺如时,可造成肩关节囊前下壁的薄弱点,这就是易引起肩关节前下方脱位的原因之一。

(3)盂肱下韧带。肩胛下肌腱下囊在肩关节腔的开口有不同的变化。其中单独开口在盂肱中韧带下方者,占30.2%;在盂肱中韧带上、下方各有一开口者,占40.6%;单独开口在盂肱中韧带下方者占2.4%;有些人该滑膜囊缺如,当肩胛下肌腱下囊在肩关节腔开口很大,囊的体积也较大时,肩胛下肌腱不能紧贴肩关节和肩胛颈,从而使肩关节的稳定性降低,是造成肩关节向前下方脱位的又一因素,当肩胛下肌腱下囊有炎症时,可引起肩前部的疼痛。

4. 肱骨横韧带

肱骨横韧带(图7-8)是肱骨的固有韧带,位于肱骨上端大、小结节之间。

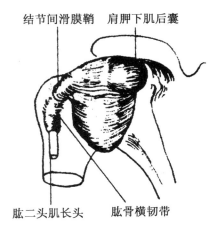

图 7-8 肱骨横韧带和结节间滑膜鞘

五、肩部肌肉

肩关节由于关节囊松弛,韧带薄弱,关节盂较浅,主要依靠关节附近肌肉维持关节的稳定性,在稳定的基础上进行多方位的灵活运动。当关节周围的肌肉发生瘫痪萎缩时,必然引起关节脱位。

肩关节周围的肌肉可以分为两类,一类是稳定关节位置为主,如肌腱袖;另一类是提供动力为主,如胸大肌、背阔肌等;而三角肌既能稳定关节又能为关节提供动力。

1. 肌腱袖

肌腱袖由冈上肌、冈下肌、小圆肌和肩胛下肌所组成(图7-9)。四腱以扁宽的腱膜牢固地附着于关节囊的外侧和肱骨外髁颈,有悬吊肱骨、稳定肱骨头、协助三角肌外展肩关节的功能。冈上肌收缩时,肱骨外展。冈下肌和小圆肌收缩时,肱骨外旋。肩胛下肌收缩时,肱骨内旋。肌腱袖松弛,可引起习惯性肩关节脱位。肌腱袖的肌肉瘫痪时,肩肱关节必然会发生半脱位。

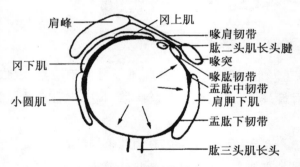

图7-9　肩袖结构模式图

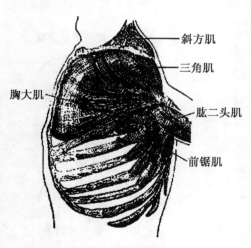

图7-10　肩外侧肌肉

2. 三角肌

三角肌为肩关节外层最坚强有力的肌肉,起点广泛,远端以扁腱止于肱骨干的三角肌结节,其肌束分为前、中、后三部(图7-10)。上臂外展运动主要由三角肌中部纤维和冈上肌协同作用;其前部肌纤维同时可内旋及屈曲上臂;后部肌纤维可以外旋及伸展上臂。当三角肌瘫痪时,其功能可由冈上肌及胸大肌代偿,虽有少量的外展功能,但受上肢下垂牵拉,可发生肩关节半脱位。

3. 胸大肌

胸大肌(图7-10)分别起于锁骨部、胸肋部和腹部,在肌腹呈扇形,逐渐移行成扁腱止于肱骨大结节嵴。该肌主要作用使肱骨内收内旋,并可与三角肌协同前屈上臂。

4. 背阔肌

背阔肌(图 7-11)为全身最大的扁阔肌,起自下 6 个胸椎的棘突、全部腰椎的棘突、骶正中棘及髂嵴后部等处,肌束向外上集中,以扁腱止于邻近肱骨小结节嵴的结节间沟底部。其主要作用使肱骨内收、内旋和后伸。当上肢上举被固定时,可做引体向上。

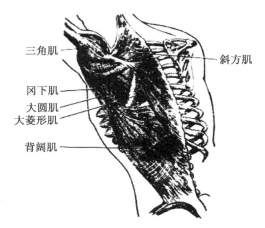

图 7-11 肩外侧浅层肌肉

第二节 肩关节周围炎

一、概述

在肩关节周围所有能导致肩部疼痛的软组织损伤(包括关节囊、滑液囊、肌腱、肌肉等)无菌性炎症的统称为肩关节周围炎(简称"肩周炎")。它并非是单一病因的病变,广义的肩周炎,包括了肩峰下滑囊炎、冈上肌肌腱炎、肩袖损伤、肱二头肌肌腱炎及腱鞘炎、冻结肩、喙突炎、肩锁关节病变等多种肩部疾患。狭义的肩周炎在国内习惯称"冻结肩"或"五十肩"。

据临床所见,本病好发于 50 岁左右的人群,故有"五十肩"之称。近数年来临床发现,本病的好发年龄有年轻化的趋势。由于疾病后期关节囊发生挛缩与周围软组织发生粘连,关节活动功能障碍,又有"肩凝症"或"冻结肩"之称。中医称之为"漏肩风"。

二、病因病理

关于肩关节周围炎的病因目前尚无明确结论,但与以下几个方面因素有密切关系。

1. 损伤因素

肩部外伤暴力超过了肩关节软组织所能承受的外力,关节周围的肌肉、肌腱、韧带、关节囊发生损伤,造成创伤性肩关节周围炎。在创伤修复过程中,软组织发生粘连、关节囊挛缩,则可形成粘连性肩关节周围炎。

肩关节周围软组织遭受反复多次的损伤,虽然外力不大,但多次发生足以造成关节周围肌腱、韧带、关节囊损伤和慢性无菌性炎症的发生。或者在活动中肩关节周围软组织的协调不当,某些肌腱、韧带就会承受过量负荷,引起扭伤、拉伤,这同样会导致本病的发生。

再则当肩部骨折后,经复位外固定治疗,肩关节因制动、固定,引起纤维素性渗出,关节囊挛缩与周围软组织粘连,形成肩关节粘连。

2. 寒冷刺激

当肩局部遭受寒冷刺激后,容易引起局部肌肉、血管的痉挛,血供受到影响,该部软组织协调力降低,所以很容易造成软组织的损伤。损伤进行性发展,即可促使肩关节周围炎的发生和发展。

3. 年龄因素

人到 50 岁左右,由于活动相对减少,关节周围软组织的柔韧性、协调性降低和生理性退变,因而在活动中容易发生损伤,反复的轻微损伤,可使周围软组织无菌性炎变。再则因关节活动减少,关节囊容易产生挛缩,同样也会引发肩关节周围炎。

50 岁左右的人群,尤其是女性,内分泌功能紊乱,雌激素和孕激素水平急剧下降,肌腱、韧带的柔韧性明显降低,因而易患肩关节周围炎。这也是女性患病率较高的原因。

其病理变化为:在肩关节周围炎的早、中期,局部软组织(肌腱、韧带、关节囊、滑液囊等)以充血、水肿、炎性细胞浸润、组织液渗出为主。尤其是在关节囊的纤维层分布有丰富的血管和神经组织,当遭受无菌性炎症刺激后必然会产生慢性持续性钝痛和活动时的剧痛。后期以关节囊、滑膜囊增厚和纤维化并与周围软组织粘连、关节囊挛缩为主。临床表现出肩关节功能障碍。

三、临床表现

患者多为 50 岁左右的人群(但近年来发现年轻化趋势),女性略多于男性。以慢性肩痛为主,呈进行性加剧,直至关节功能障碍,给生活、工作带来诸多不便。

1. 早期

肩部有隐隐约约的疼痛,隐痛在以三角肌为主的范围内,关节活动基本正常。此期病程 1~2 个月。

2. 中期

肩部疼痛常呈持续性的钝痛为主,当肩关节活动后,其疼痛加剧;体检可发现在肩周有较多压痛点。常主诉夜晚疼痛明显,或常因疼痛影响睡眠,或睡着后因体位改变而被痛醒,再也不能入睡。在肩痛加剧的同时,肩关节活动功能也日趋障碍。查体时发现肩周多点压痛,关节活动度明显逊于健侧。

3. 后期

肩部疼痛加重,稍受外力挤压或撞击时,其痛如刀割,难以忍受;手部乏力,失去原有的工作能力;肩关节活动功能严重障碍,连日常洗脸、梳头、穿脱衣服、束腰带等日常生活都受到影响;三角肌出现失用性肌萎缩。先后病程为 3～5 个月。查体可见肩关节出现多方位的运动障碍。

四、诊断与鉴别诊断

(一) 诊断

(1) 患者年龄、病史及临床表现综合分析。

(2) 肩关节局部的体格检查,详细记录下各个方位的关节活动度。通过对肩关节活动度可晓其关节活动受限的程度。寻找压痛点,通常最多见于肩峰下滑囊、喙肱韧带、二头肌长头腱、冈下肌和后关节囊等部。杜加征阳性即肩关节内收障碍。

(3) 肩关节 X 线检查虽然不能确诊本病,但可以达到排除其他骨关节(如肿瘤、化脓性关节炎、关节结核等)疾病的目的,并且结合病史、临床表现,对提示诊断肩关节周围炎还是有意义的。在 X 线片上可见大结节有局限性增白的致密阴影;关节粘连日久者,可见肱骨头有骨质疏松和囊样变征象。尤其是推拿科临床应将肩部 X 线检查列为常规检查项目。

(4) 通过关节镜检查盂肱关节纤维化,囊壁增厚,关节腔容量缩小,并可见纤维条索及漂浮碎屑等变化。

(二) 鉴别诊断

1. 肺尖部肿瘤

肺上沟瘤是原发于肺尖上沟部位的一种特殊类型的肿瘤,属肺外围型的鳞癌,常侵蚀胸膜,累及后肋和胸壁组织。发病年龄多在 50 岁以上,男性大于女性,一般缺少呼吸道症状。因侵蚀胸膜和后肋,可出现肩、背、上臂部疼痛。累及纵隔或喉返神经,可出现胸痛、肩胛间区疼痛或声音嘶哑。当压迫臂丛神经(颈 8 或胸 1 神经),可引起上肢疼痛、运动障碍、手部小肌肉麻痹等症。对肩部虽有疼痛,但运动功能基本正常,精神萎靡者,应怀疑此病。

X 线检查,早期可无典型 X 线征象,在肺尖外侧显示模糊阴影或仅有肺尖胸膜增厚。亦可在早期即能发现后肋有局部破坏,及颈椎、胸椎附件的侵蚀受压。对平片正常或可疑者,可加摄侧位、斜位、断层等片,以提高对本病的诊断率。

2. 肩袖损伤

肩局部疼痛,活动时有弹响,外展运动受限明显,在肱骨大结节有压痛,疼痛弧征呈阳性(图 7-12)。

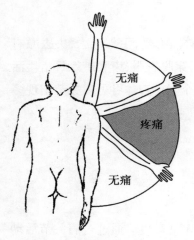

注：肩关节外展 0°～60° 和 120°～180°为无痛活动范围；60°～120°为有痛活动范围。

图 7-12 疼痛弧征

3. 神经根性颈椎病

除颈臂痛外，上肢有放射痛，同时有手部感觉运动障碍和肌力减退、腱反射改变，椎间孔挤压试验(图 4-39)、臂丛神经牵拉试验(图 4-40)等诸多阳性体征。颈部 X 线检查符合颈椎病的诊断。肩关节活动基本正常。

4. 风湿性关节炎

关节疼痛呈游走性、多发性，有发热、乏力、食欲减退、体重减轻等全身症状，主要累及心脏(心肌炎、心内膜炎、心包炎等)；"抗链球菌溶血素 O"增高，血沉增快，血清黏蛋白增高；用抗风湿药物治疗有明显疗效。

五、非手术治疗

有学者认为肩关节周围炎是一种自限性疾病，即在发病两年内，即使不接受任何治疗，疼痛会自行缓解，关节活动功能恢复如初。在现实生活中，没有一位患者愿意承受病痛的折磨，坚持两年不去就医，坐等疾病自愈的。但是在临床工作中，确实遇到病程连续两年以上，经过诸多方法治疗(包括休息、理疗、体疗、局封等)未愈的肩关节周围炎患者，最终还是推拿疗法为其解除了病痛。所以笔者主张应采取积极的治疗，要比坐等自愈要好得快。

本病在没有发生关节粘连的时候，中西医各种疗法均能促使其自愈。当关节粘连形成后，中医推拿疗法优于其他中西医疗法。

肩关节是人体中最灵活的关节之一，能沿着人体三个轴完成前屈、后伸、外展、内收、外旋、内旋及环转运动。当患有肩关节周围炎疾病后，其关节的灵活性将大幅度受限。良好的手法治疗可缓解肌肉、关节囊等软组织的痉挛，以解除疼痛，阻断其恶性循环，按照运动解剖的特点，选用规范的被动运动，可逐渐使粘连得以松解，关节活动度日趋增大，直到关节运动功能的恢复。

(一) 推拿治疗

1. 取穴与部位

肩髃、肩内陵、肩贞、曲池、外关、肩井、阿是穴等穴，以三角肌为中心的推拿治疗。

2. 手法

㨰法、指揉法、弹拨法、搓法、摇法、抖法等。

3. 操作

(1) 患者取仰卧位。医师立于患侧，对患肩三角肌先充分施以㨰法，使肌肉先得到放松，有利于接受进一步手法治疗。

① 一手在肱二头肌近端、三角肌前部、胸大肌锁骨部用㨰法治疗；另一手握住患臂肘部，做肩关节外展位(图7-13)的被动运动。双手配合逐渐使肩关节外展幅度增大。当外展功能得到一定的改善后，可配合做肩关节外旋的被动运动。单纯外展位被动运动主要是关节囊得到牵拉。在外展加外旋(图7-14)肩关节时，除关节囊外，喙肱韧带、盂肱韧带同样亦受到牵拉。在肩前部可选压痛点(大多为肱二头肌长头腱、喙肱韧带等)(图7-15)进行指揉和弹拨法，以达到缓解痉挛的作用。

② 在此体位上还可以完成肩关节内旋的被动运动(图7-16)。医师一手在三角肌前部施㨰法治疗；另一手握住患肢的腕背部，先使患侧肩关节尽可能地外展、屈肘，并将手向身侧下压，类同于双手叉腰动作。此时关节囊的后壁及其肌腱的纤维组织得到明显的牵拉。

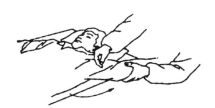

图7-13　肩关节外展示意图

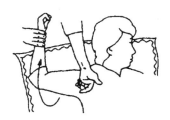

图7-14　肩关节被动外旋运动示意图

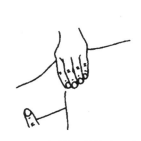

图7-15　肩前部弹拨法示意图

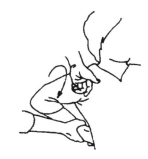

图7-16　肩关节被动内旋运动示意图

(2) 患者继续取仰卧位。医师在三角肌中部施㨰法治疗，配合做肩关节内收的被动运动(图7-17)。此法患者先屈肘，医师一手置患肢肘部，将肘尖逐渐推向前正中线；在推向中线的基础上肘关节尽可能向前胸骨贴近，从而完成肩关节内收的被动运动，这一动作可使肩关节后部和关节囊后壁及其肌腱的纤维组织均可得到牵拉。此时可弹拨和按揉三角肌下滑囊，以松解其粘连，加大肩关节内收幅度。当然亦可将(1)法和(2)法混合为一个步骤，在三角肌中部、前部㨰法治疗时，可交替做肩关节内收、外展、内旋和外旋的被动运动。

(3) 患者取俯卧位。医师在三角肌后部、冈上肌、冈下肌、小圆肌诸后部肌群施以揉法治疗,使肩后部肌群得到放松后,嘱患者改为仰卧位,而后做肩关节前屈的被动运动(图7-18)。肩关节前屈的被动运动,可使关节囊后壁及其肌腱的纤维组织及冈上肌、冈下肌、小圆肌、大圆肌、肩胛下肌诸后群肌肉得到牵拉,并可对肩后部压痛点进行指揉和弹拨,使关节囊后壁、冈下肌、小圆肌痉挛得到缓解。

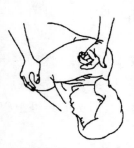 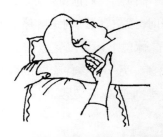

图 7-17　肩关节被动内收运动示意图　　　图 7-18　肩关节被动前屈运动示意图

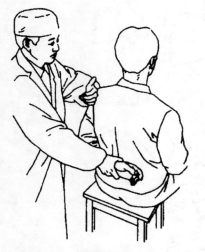

图 7-19　肩后伸被动运动

(4)患者取坐位。医师立于患侧,以三角肌中部治疗为主,可用揉法或用拇指螺纹或用手掌对肩峰施以按揉法,并配合肩关节后伸、屈肘、内旋的复合性被动运动(图7-19)。此法对肩峰下滑囊、关节囊的挛缩、粘连能起到松解作用。当然这一后伸、屈肘、内旋肩关节的复合被动运动是很痛的。要在(1)法肩关节内旋功能得以改善的基础上方能逐步完成本法的治疗。其动作要领:第一要以患者手背贴紧躯干做动作,千万不能悬空。第二后伸幅度不能太大,每次控制在1～2节棘突距离的上升幅度为好。第三后伸不能将手持续置于疼痛最剧烈的高度,应及时将手恢复原位置,并放松患臂。待肩痛缓解后,可再做肩关节后伸的被动运动。

(5)患者继续取坐位。指揉肩三穴(图7-20)、搓肩关节、摇肩关节(图7-21)、抖上肢结束治疗。当经过一段时间推拿治疗后,肩关节运动功能日趋增大的情况下,可增加被动

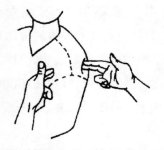 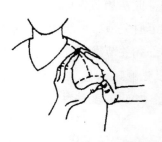

图 7-20　指揉肩三穴示意图　　　图 7-21　搓肩关节示意图

环转肩关节运动法。开始时被动环转幅度可小些,待患者能忍受后视病情再逐渐增大被动环转肩关节运动幅度,直至正常。

4. 推拿治疗注意事项

在治疗过程中要注意以下几点:

(1) 所有被动运动一定要规范,要在生理范围内进行调治,以健肩活动为标准,争取早日达到与健肩几乎同等的活动度。

(2) 手法力度及被动运动幅度要以人为本,以患者能忍受为原则。

(3) 要使肩关节粘连得以松解,绝不是一朝一夕的事,而是叠加效应,逐渐增大关节活动度,要循序渐进。

(4) 对于推拿治疗过程中的(1)(2)(3)法,可交替反复进行。

(5) 肩关节周围炎的肩痛是一个主要症状。推拿治疗时会有些疼痛反应,所以开始治疗时选用轻手法不做任何被动动作,待适应后先做外展、内收、前屈的被动运动。其次做内旋和外旋的被动运动;再增加后伸的被动运动。最后通过被动运动换转肩关节运动法,逐步恢复关节的运动功能。

(二) 针灸治疗

1. 普通针刺的一般治疗

以肩关节局部取穴为主,配合远端取穴,选用阿是穴、肩前、肩贞、肩髃、阳陵泉、中平(足三里下 1 寸偏于腓侧)等穴,以舒筋通络,行气活血为治则。其中太阴经证加尺泽、阴陵泉;阳明、少阳经证加手三里、外关;太阳经证加后溪、大杼、昆仑。痛在阳明、太阳经加条口透承山。针刺操作时肩前和肩贞要把握好针刺角度和方向,切忌向内斜刺、深刺;阳陵泉深刺或透阴陵泉;条口透承山可用强刺激;局部畏寒发凉可加灸;肩部针后还可加拔罐;余穴均按常规针刺。凡在远端穴位行针时,均令患者活动肩部。

2. 病因辨证治疗

(1) 风寒湿邪侵袭经脉型选用天柱、大椎、肩髃、肩前、臑俞、曲池、外关、合谷、后溪等穴,以疏散邪气,温经止痛为治则。以上诸穴均采用泻法。针天柱用 1 寸针,针尖刺向脊柱,使针感向患侧的肩部传导。针大椎时针尖稍微偏向患侧,同时用拇指按压健侧,使针感向患侧的肩部传导。针肩髃透向肩髎,针肩前透向臑俞,针臑俞透向肩前。针曲池用 1.5 寸长的针,直刺 1 寸左右,行龙虎交战手法。余穴用 1 寸针直刺泻法。留针 20～30 min。起针后,在肩髃、肩前、臑俞穴处拔火罐,起火罐后,艾灸大椎、肩髃、肩前。

(2) 瘀血阻滞经脉型选用膈俞、肩髃、肩髎、阿是穴、曲池、条口、承山等穴,以活血化瘀,通经止痛为治则。先在膈俞、阿是穴刺络拔罐,然后直刺肩髃、肩髎、曲池,针刺泻法,并可在肩髃、肩髎互透刺,或者用合谷刺法。条口穴属胃经,承山穴属膀胱经。两穴经气同交于肩,所以针这两穴治疗肩关节周围炎有奇效。针刺时用 3 寸毫针从条口直刺透向承山,捻转泻法,留针 30 min,留针期间每 5 min 捻转 1 次。起针时,先起上肢诸穴位的毫针,然后再捻转条口、承山针,且在捻转针的同时,令患者不停地活动肩关节,直至活动的最大范围为止。

(3) 筋肉失养型选用大杼、巨髎、肩井、肩髃、肩髎、肩贞、天宗、肺俞、心俞、肩内陵、臂臑、曲池、曲泽、外关、合谷、足三里等穴,以补益气血,养筋通脉为治则,以上诸穴均采用浅刺补法,结合龙虎交战手法,留针不少于 30 min,并在肩髃、肩髎、肩内陵、肩贞等穴施以灸法。

3. 经络辨证与治疗

(1) 太阴经病证选用尺泽、阴陵泉,治疗时先取健侧阴陵泉,用 3 寸毫针向阳陵泉透刺,捻转泻法,在行针的同时,令患者活动肩关节。疼痛缓解后,留针 20 min,每隔 5 min 行针 1 次。若疼痛缓解不明显,可再针健侧尺泽穴。

(2) 阳明经病证选用足三里、曲池,治疗时先取健侧的足三里,用 3 寸针直刺 2～2.5 寸,使针感沿经传导,在行针的同时,令患者活动肩关节,留针 20 min,在留针期间,每隔 5 min 行针 1 次。若疼痛缓解不明显,再直刺健侧曲池穴,行针的同时嘱活动肩关节。

(3) 少阳经证选用阳陵泉、天井,治疗时先取健侧阳陵泉,用 3 寸针向阴陵泉透刺,使针感沿经传导,并嘱患者活动肩关节。留针 20 min,在留针期间每隔 5 min 行针 1 次。若肩痛好转不明显,再针刺天井。

(4) 太阳经证选用条口、后溪,治疗时先取健侧条口穴,用 3 寸针直刺透向承山穴,在承山穴处有明显针感,并令患者活动患侧肩关节。留针 20 min,留针期间,每 5 min 行针 1 次。若肩痛缓解不明显,再针刺后溪穴。

4. 特殊方法治疗

特殊方法治疗指同经相应取穴法,依据压痛点决定针刺的经络和穴位,属于同经相应取穴法,如肩峰正中痛,位于肩髃穴处,治疗取对侧下肢的髀关穴;肩痛位于肩关节的肩髎穴,治疗取对侧的环跳穴;肩痛位于肩关节的后部的臑俞处,治疗取对侧下肢的秩边穴;肩痛位于肩关节的前面的肩前穴处,治疗取对侧下肢腹股沟区域足太阴经的相应穴位。

均采用 1.5 寸毫针直刺 1 寸左右,得气后用龙虎交战手法,在行针的同时令患者活动肩关节,留针 30 min,在留针期间每隔 5 min 行针 1 次。

(1) 电针治疗。取肩髃、肩髎、肩前、天宗、曲池、外关等穴。依次选 3～5 穴,接通电针仪,早期用连续波,后期断续波强刺激 10～15 min。

(2) 芒针治疗。取肩髃透极泉、肩贞透极泉、条口透承山等穴,肩不能抬举者可多向透刺,使肩能抬举。条口透承山时边行针边可令患者活动患肢,动作由慢到快,用力不宜过猛,以免引起疼痛。

(3) 腕踝针治疗。上 3、上 4、上 5、上 6 均可按疼痛部位的分区而确定针刺点,留针

30 min,每日 1 次,10 次为 1 个疗程。

(4) 耳针治疗。取肩、锁骨、神门的、对应点等。每次选 3～4 穴,毫针强刺激,留针 30 min;也可用王不留行籽贴压。

(5) 刺络拔罐治疗。对肩部肿胀疼痛明显而瘀阻浅表者可用皮肤针中强度叩刺患部,使局部皮肤微微渗血,再加拔罐;如瘀阻较深者可用三棱针点刺 2～3 针至少量出血,再加拔罐,使淤血外出、邪祛络通,每周两次。

(6) 梅花针治疗。取颈 5 至颈 7、胸 1 至胸 4 的患侧,肩关节周围。肩部活动障碍者加肩胛冈上下,胸 5 至胸 10 的患侧,用梅花针以中度或重度叩刺位于上述区域的痛点或压痛点,以皮肤微出血为度,隔日 1 次,5 次为 1 个疗程。

5. 灸法

(1) 艾条灸。取肩髃、肩髎、天宗、曲垣、肩贞、臑俞、肩前等穴。每次选 3～5 穴,点燃艾条,以适中距离悬灸于穴位上方,灸至皮肤潮红为度,每日 1 次,10 次为 1 个疗程。

(2) 隔姜灸。取肩髃、肩髎、曲垣、天宗、臂臑、肩井、曲池等穴,选取合适的体位,然后将姜洗净切成厚 1～2 mm 的薄片,并用针扎眼若干放置在穴位上,将艾炷制成如枣核大,置于姜片上点燃,燃尽再换另一个,每次施灸 5～10 壮,每日或隔日 1 次,10 次为 1 个疗程。

(3) 温针灸。取肩髃、肩髎、肩贞、臂臑、曲池、天宗、养老等穴。每次选取 3～5 穴,选好合适的体位,根据不同腧穴的不同针灸要求,将针刺入所选腧穴,然后在针柄上插一块长约 2 cm 的艾条段,点燃,燃尽后可再换 1 次。亦可医者手持艾条,熏烤穴位,均以局部皮肤出现潮红为度,每日 1 次,10 次为 1 个疗程。

(三) 物理疗法

1. 激光疗法

6 mW He-Ne 激光穴位照射,常取肩贞、肩内陵、天宗、肩髃、臂臑配合条口穴。

2. 微波疗法

肱二头肌长头肌肌腱或者喙突。

3. 中频电疗法

电极放置的原则是使电流通过病变部位,电极的大小应小于病变部位长度。电流强度以患者有明显震颤感、轻度的紧缩感为宜。

4. 超声波疗法

患侧肩部接触移动法,0.5～1.0 W/cm^2 每次 6～10 min,每日 1 次,共 15～30 次。适用于局部有钙化和粘连者。

5. 干扰电疗法

四个电极,一对电极置于关节上方和上臂外侧,另一对电极置于关节前面和后面,差频范围 0～100 Hz 或 50～100 Hz,每次各 5～10 min,每日 1 次,共 15～20 次。

(四) 局部封闭疗法

痛点常规消毒后,用 1‰的利多卡因 2 ml＋泼尼松 25 mg 的混悬后,痛点注射,刺入回抽无血液后,缓慢注入药物。

六、注意事项

1. 肩局部保暖

人到中年,肌肉的协调力较差,当感到风寒刺激后容易引起局部肌肉痉挛疼痛,所以要特别注意保暖。护肩是不错的选择。

在夏季不要因热而贪凉。避免电风扇,特别是空调直接吹肩背部,对于长期在空调环境下工作的中老年人,可以取浴巾披肩或加厚衣衫予以保护,睡觉不要使用竹席,也不要裸露双肩,以免卧露当风。

2. 加强肩关节功能锻炼

通过关节功能锻炼可防止肩部关节的粘连和挛缩,还可以防止失用性肌肉萎缩,缓解肩部疼痛,恢复肩关节活动功能等诸多优点。

肩关节的功能锻炼贵在坚持,要有毅力,持之以恒,并且要自我加压,要争取有突破感。每天锻炼 2～3 次,每次 5～10 min(当然也可根据各人的具体情况去设定)。关键就是每天都要练。何为自我加压和突破感? 比如患者目前肩关节前屈高度达 160 cm,下决心,在下周锻炼时必需突破 160 cm 的高度,向 162 cm 攀登。每个方向的功能锻炼都要有这种不间断的突破,才能达到真正的功能恢复,否则就只是原地踏步,毫无进步。

关节功能锻炼笔者主张以自主徒手锻炼为好。下面有一组肩关功能锻炼图解供参考(图 7-22)。

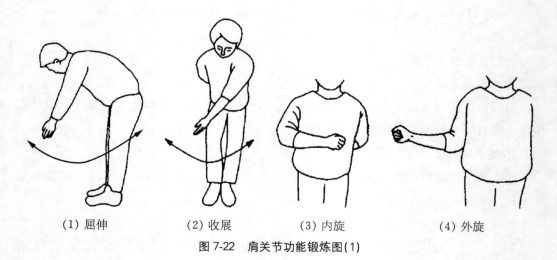

(1) 屈伸　　　(2) 收展　　　(3) 内旋　　　(4) 外旋

图 7-22　肩关节功能锻炼图(1)

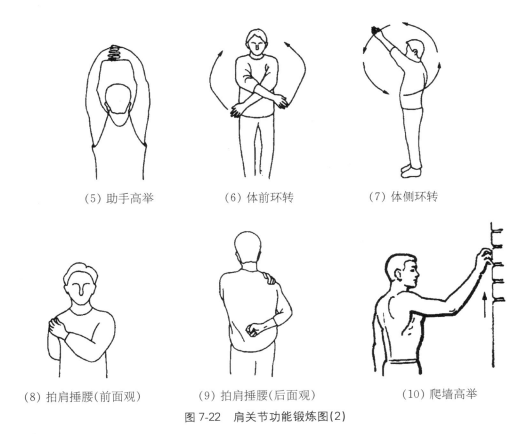

(5) 助手高举　　　　　(6) 体前环转　　　　　(7) 体侧环转

(8) 拍肩捶腰(前面观)　　(9) 拍肩捶腰(后面观)　　(10) 爬墙高举

图 7-22　肩关节功能锻炼图(2)

第三节　肩袖损伤

　　肩袖,又称肌腱袖、肌腱帽、旋转袖,位于三角肌的深层,分别由冈上肌(在肩关节上方)、冈下肌、小圆肌(在肩关节后方)和肩胛下肌(在肩关节前方)四个肌腱共同组成的肌腱袖(图 7-9),附着于肱骨大结节和肱骨解剖颈的边缘,肩袖内面腱纤维与关节囊紧密交织,不可分离,外面为三角肌下滑液囊(图 7-23)。此肩袖将滑膜囊与关节分离,两者并不相连。肩袖环绕肱骨头的上端将肱骨头纳入关节盂内,是肩关节稳定的有力保证;并可协助肩关节外展和旋转。肩袖随着年龄的增长发生退行性改变,故损伤常发生在 40 岁以后。占肩关节疾患的 17％～41％,青年人多因剧烈而严重的肩部外伤或肩关节脱位或肱骨外科颈骨折,可并发肩袖损伤。

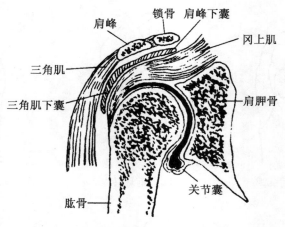

图 7-23　三角肌下滑液囊示意图

一、冈上肌肌腱炎

(一) 概述

冈上肌是肩袖的一个组成部分,有悬吊肱骨和协助三角肌外展的功能。冈上肌起于肩胛骨冈上窝,肌纤维向外行,经肩峰和喙肩韧带的深面,后移行为肌腱,紧密附着于关节囊的上部,参与肩袖的组成,最后止于肱骨大结节上部。

(二) 病因病理

冈上肌虽有悬吊肱骨和协助三角肌外展的功能,但从解剖结构和承受的机械性应力来看,该部又是肩袖的薄弱点。冈上肌位于肩袖的中央,也是肩部四方力量集中的交叉点,当肩关节处于静止状态时,该肌要承受上肢重力的牵拉,因此该肌容易疲劳损伤。当肩关节外展、高举活动时,冈上肌腱必须穿过上由肩峰、下由肱骨头构成的狭小间隙(图 7-24),所以极其容易受到挤压或摩擦损伤,诱发无菌性炎症,致使退行性改变。人到中年当肩部用力过度,或轻微外伤、局部感受风寒侵袭等因素,均可引发冈上肌肌腱炎。

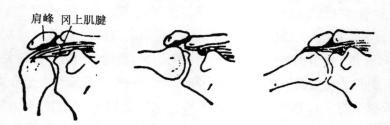

图 7-24　冈上肌腱

(三) 临床表现与诊断要点

(1) 呈缓慢肩痛发病的中年人,或有轻微外伤史、着凉史。肩痛部位以肱骨大结节处为主,向三角肌附着区放射。

（2）压痛局限于肱骨大结节顶部冈上肌止点处。

（3）肩关节疼痛弧征阳性(图 7-12)。

（4）肩关节活动时有弹响和痛感。

（5）肩部 X 光平片检查无异常发现。

二、冈上肌肌腱钙化

(一) 病因病理

冈上肌肌腱钙化是在冈上肌腱损伤产生无菌性炎症的基础上,日久出现局限性纤维缺血破裂,在炎症纤维组织处,其裂隙中碳酸钙和磷酸钙积聚,形成肌肉和肌腱的钙化,甚至演变为骨化性肌炎。所以是一种损伤、退变和钙质沉积的复合性病理变化。若冈上肌肌腱全层钙化斑块浸润,可导致肌腱完全断裂。

(二) 临床表现与诊断要点

（1）冈上肌肌腱钙化,其症状与单纯性冈上肌腱炎基本相似,在滑囊充血、水肿、渗出等急性炎症反映时,肩部疼痛更加剧烈,并可向背部斜方肌及手部放射,压痛点、疼痛弧征阳性均与冈上肌腱炎相似。

（2）肩关节 X 线正位片,在肱骨结节上方有一不规则阴影或各种形态大小深浅不同的钙化阴影(图 7-25)。其阴影浅者如同肌肉之阴影,深者则如同皮质之阴影。这不但是本病诊断的重要依据,同时也是与冈上肌腱炎鉴别的要点。

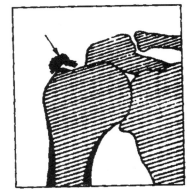

图 7-25　冈上肌腱钙化阴影

(三) 非手术治疗

1. 推拿治疗

对于冈上肌腱炎和冈上肌肌腱钙化的推拿治疗基本雷同,故放在一起介绍,其中冈上肌腱炎的疗效要优于冈上肌肌腱钙化。

治疗时以冈上肌和肩部为主要治疗部位。

治则。通脉络、行气血、止疼痛、利关节。

取穴与部位:肩髃、巨骨、阿是穴、肩髎、臂臑、曲池、后溪等穴。冈上窝部及肩部以三角肌为主。

手法。滚法、按揉法、掌揉法、擦法、拿法、摇法等。

操作。对急性损伤期患者可先按揉后溪穴 1～2 min,有远取镇痛的作用。然后分别按揉肩髃、巨骨、肩髎、阿是穴、臂臑、曲池诸穴,5～10 min。手法一定要轻快柔和。不要做任何被动运动。急性期疼痛明显者,可选用冰按摩局部治疗。

对慢性损伤的患者,取坐位治疗,医师立于患侧的背面,在冈上窝部用滚法治疗,同时可适当配合肩关节外展的被动运动,但外展幅度不要太大,10°~15°。指揉冈上肌3~5 min。

掌根按揉肩峰部3~5 min。此法可与冈上窝滚法交替使用。最后在冈上肌、肩峰部用擦法,以热为度。并可以在肩峰部辅以热敷治疗(热敷温度不宜高,但持续时间可相对延长一些)。对冈上肌建钙化者以痛点指揉和掌根按揉为主,同时要加强热敷治疗,使之消散、吸收。

2. 针灸治疗

(1) 冈上肌肌腱炎和冈上肌腱钙化的病因辨证与治疗。

① 气血瘀滞证型,取巨骨、肩髎、肩髃、阿是穴、曲池、合谷、外关等穴,以活血化瘀,通络止痛为治则。先在阿是穴处用毫针或梅花针刺络并拔火罐,然后施以关刺法①,用改进的龙虎交战泻法。刺巨骨,向肩关节斜刺3针,均刺在肌腱部位,然后轻按重提6次。其他穴位均用捻转泻法。

② 劳伤筋脉型,取肩髃、肩髎、巨骨、阿是穴、曲池、阳池、合谷、足三里等穴,以补益气血,养筋止痛为治则。针刺阿是穴用关刺法,用改进龙虎交战补法,术后加灸。针巨骨穴,用齐刺法②,由巨骨向肩关节方向斜刺3针。肩髃、肩髎、曲池、臂臑平补平泻法。合谷、阳池、足三里捻转补法。

③ 风寒痹阻型,取天柱、巨骨、肩髃、肩髎、阿是穴、曲池、合谷等穴,以温经散寒,通经止痛为治则。针巨骨穴用齐刺法,由巨骨穴向肩关节斜刺3针。针阿是穴采用关刺法,用改进的龙虎交战泻法,术后加用灸发。其他穴位均用针刺泻法。

(2) 巨刺法③适用于冈上肌肌腱炎急性期,肩关节活动有明显障碍者。患者取坐位,取健侧的阳陵泉。用 0.30 mm×75 mm 的毫针,常规消毒后,向阴陵泉方向直刺,得气后,一边捻转针柄一边令患者活动患肢,直至疼痛减轻或消失。留针期间每隔 10 min 捻针 1 次,同时令患者活动患肢。

(3) 阻力刺法④适用于肩关节外展时有明显痛点的患者。取病变处阿是穴。嘱病人取坐位,令患者外展上肢,当肩部出现疼痛时,寻找疼痛点,然后用 0.30 mm×25 mm 的毫针,对准疼痛点直刺 0.2~0.5 寸,行雀啄术手法。痛缓解后继续外展和抬高上肢,出现疼痛时再行雀啄术手法。反复操作直至疼痛消失。建议手法操作结束后,在疼痛点加用艾条灸 3~10 min。

---

① 关刺法,又名"渊刺、岂刺",是《灵枢》五刺法之一。治疗筋痹。是针对肌腱部病变治疗的一种针法。

② 齐刺法,在病变中心直刺一针,再在其上下或左右斜刺二针的针刺方法。即以三针共歼痛处。

③ 黄帝内经:"巨刺者,左取右,右取左也。"目前临床还有左上有病取右下,左下有病取右上的用法。

④ 阻力刺法,又称动刺法,是在相对活动的过程中通过对阻力痛点进行针刺。

3. 物理疗法

(1) 激光疗法。840 mW He-Ne 激光照射病变部位或肩袖区,每次 10 min,每日 1 次,10～20 次为 1 疗程。

(2) 微波疗法。辐射器放置于患部,微热量至温热量,每次 15～20 min,每日 1 次,共15～20 次。

4. 其他治疗

(1) 急性损伤期可用三色敷药以消肿止痛,亦可用三角巾悬吊、局部冷敷等法减轻疼痛;慢性损伤期以外用上肢洗方[①]为主;对冈上肌钙化者以局部热熨或外洗方为主,无论外洗或外熨均要注意保护皮肤,勿烫伤!

(2) 急性损伤期疼痛、压痛明显者可加局部封闭治疗。

(3) 在慢性期及康复阶段可配合肩关节的功能锻炼。

5. 注意事项

(1) 㨰法治疗时避免手法对肩胛冈的直接刺激,以防止皮肤出现疼痛反应。

(2) 在肩胛冈上部施行㨰法治疗时,可将头部略向健侧偏斜,可增大手法操作范围和避免手背拍打颈项部。

(3) 患肢注意休息,不要提取重物。

(4) 对冈上肌肌腱钙化较大、疼痛较重、治疗无效者,可考虑手术治疗,术后早期功能锻炼。

三、肩袖破裂

随着年龄的增长,肩袖肌腱退变或因反复损伤无菌性炎症,导致肌腱变性脆弱、黏弹性和伸展性降低,只要轻微外伤作用下即可造成肩袖损伤,甚至破裂。

(一) 病因病理

直接暴力很少造成肩袖破裂。由于肩袖受肩峰保护,直接外力不易损伤。间接暴力,如不慎跌倒时手外展位撑地,或手持重物肩关节急速外展、上举体位时均易造成肩袖损伤,肩袖中尤以冈上肌肌力薄弱,而承受的牵扯力最大,故易损伤,约占本病的 50%。

肩袖损伤根据其破裂程度可分为部分破裂和完全破裂两类(图 7-26)。部分破裂是肌腱纤维组织部分破裂,三角肌下滑液囊与关节囊不相通。而完全破裂是肌腱纤维组织完全破裂,三角肌下滑液囊与关节囊相通。当冈上肌腱完全破裂后,由于受到四个不同方向力的牵拉,即肩胛下肌向前拉,冈下肌、小圆肌向后拉,冈上肌向内回缩,而肢体重力向外

---

① 上肢损伤洗方见第二章节第 20 页。

向下拉,从而形成多角形裂口(图 7-27)。

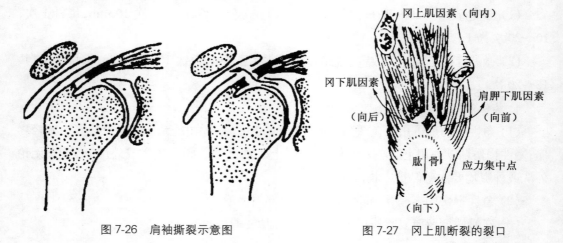

图 7-26　肩袖撕裂示意图　　　　　　图 7-27　冈上肌断裂的裂口

(二) 临床表现与诊断要点

(1) 40 岁以上肩部损伤后局限性疼痛,并向三角肌部放散。

(2) 当肩袖破裂后,患者自觉有撕裂声,活动时弹响,局部肿胀,皮下出血,关节活动受限。

(3) 肱骨大结节顶部有压痛。若压痛点经 1‰普鲁卡因局部封闭后,疼痛消失,肩关节活动恢复正常者,为不全破裂;若肩关节活动仍明显受限者,为完全破裂。

(4) 肩关节疼痛弧征呈阳性。

(5) 肩袖完全破裂者,则肌肉失去功能,冈上肌或冈下肌、小圆肌会发生失用性萎缩。

(6) 当肩袖完全破裂,其三角肌又不甚发达者,有可能会触摸到破裂的裂隙。

(7) 臂坠落试验呈阳性。被动外展患肩至 60°～120°范围内,撤出支持,若患臂不能自主支撑于外展位而发生坠落即为阳性。提示肩袖损伤。

(8) 撞击试验呈阳性。医师用手向下压迫患侧肩胛骨,并嘱患臂上举,如因肱骨大结节与肩峰撞击而出现疼痛,即为撞击征阳性。

(9) 肩关节碘油造影,如发现关节腔与三角肌下滑囊相互贯通,造影剂外溢,则提示肩袖完全破裂。

(10) 磁共振成像法(MRI)对肩袖水肿、出血、部分断裂、完全断裂,以及滑囊的炎症与渗出等病理变化,均能得到不同信号的显示。

(11) 超声诊断损伤者可肩袖水肿、增厚。部分断裂时,则显示肩袖损伤或缺损萎缩。完全断裂时,显示断裂及裂隙以及缺损的范围。

（12）关节镜检查是一种直接诊断的方法，能直接观察到肩袖破裂的部位及范围，还能够发现关节内一些继发性病理变化。

（三）非手术治疗

肩袖新鲜而又较小的部分破裂，保守治疗是极为有效的。若肩部伤后肿胀明显、疼痛剧烈、活动受限有弹响等，提示肩袖完全破裂者，其非手术治疗的治愈机会甚少，应考虑手术治疗。

（1）局部采用冰按摩法，使血管收缩，降低毛细血管的通透性，可迅速、有效地控制损伤部位的出血和渗出。

（2）肩关节制动有利于受损组织的修复。

（3）经冰按摩1～2天后，可参照冈上肌腱炎的推拿治疗方法。但手法一定要更轻柔，不要做任何被动运动。

（4）休息。用三角巾悬吊，制动2～3周，同时进行物理治疗。

（5）对慢性损伤的患者治疗，同时在冈上肌、三角肌部位施用轻柔手法为主，可参照冈上肌肌腱炎推拿治疗章节。

(四) 其他治疗

零位牵引。患者取仰卧位，患臂外展及上举均达到135°～155°，以拇指向上为标志，上肢皮肤牵引两周后，改用零位人字石膏固定2周。零位牵引时，肩胛冈和肱骨处于同一轴线，达到了解剖轴和生理轴的一致性，肩袖处于松弛的休息状态，有利于冈上肌腱在低张力得到修复和愈合。

对非手术治疗无效者可作微创手术。

第四节　肱二头肌病变

肱二头肌位于上臂前面，上部被三角肌和胸大肌遮盖(图7-28)。肱二头肌上部有长、短两个头，长头起自肩胛骨的盂上结节，通过肩关节囊，经过肱大、小结节之间的结节间沟下行；短头在内侧起自肩胛骨的喙突尖部。长、短两头在肱骨中部互相会合，形成梭形的肌腹。肌腹下行移行为肌腱和腱膜，并合并为一个腱经肘关节的前面，止于桡骨粗隆。

肱二头肌跨越上(肩关节)下(肘关节)两关节，所以有屈前臂协助屈上臂(屈肩关节)的功能；此外，屈肘关节、前臂处于旋前位时，肱二头肌有旋后功能。

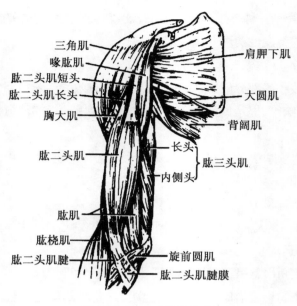

三角肌
喙肱肌
肱二头肌短头
肱二头肌长头
胸大肌
肱二头肌
肱肌
肱桡肌
肱二头肌腱

肩胛下肌
大圆肌
背阔肌
长头
内侧头
肱三头肌
旋前圆肌
肱二头肌腱膜

图 7-28　肱二头肌示意图

一、肱头肌长头肌腱炎及滑膜鞘炎

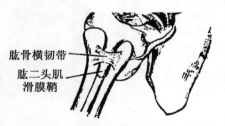

肱骨横韧带
肱二头肌
滑膜鞘

图 7-29　肱骨横韧带和结节间
滑膜鞘示意图

肱二头肌长头肌腱炎的发病与其解剖位置的特点是分不开的,二头肌长头腱较长,在该肌腱上部包裹有滑膜鞘,在结节间沟内段称结节间沟滑膜鞘。横跨结节间沟的韧带,称肱骨横韧带,又称结节间韧带(图 7-29)。肱骨横韧带为肱骨的固有韧带。该韧带有一部分与关节囊结合。结节间沟与肱骨横韧带围成一骨纤维性管道,在这管道内有肱二头肌长头腱及其滑膜鞘通过,并且对固定这两个组织起极其重要的作用。

(一) 病因病理

从事搬运、锻造等的体力工作者和从事投掷、棒球等运动的运动员,由于肩关节长期处于活动范围极限的情况下,反复用力,造成肱二头肌长头肌腱损伤和滑膜鞘炎症。其主要病理改变为肌腱表面失泽、变黄、粗糙、变硬、变脆等退行性改变;滑膜鞘充血、水肿、渗出、增厚,最终导致肌腱与腱鞘的粘连等。

结节间沟的解剖变异及伴随年龄增长结节间沟的退行性改变(增生、变窄)也都是引发肱二头肌长头腱鞘炎病变的原因之一。

(二) 临床表现与诊断要点

(1) 中年以上人群,多为慢性发病过程,少则几个月,多则数年不等。

（2）疼痛以肩前为主,呈持续性,肩部活动时或受凉后,疼痛加剧,尤其当上臂外旋或屈肘伸肩时疼痛更甚,休息后其痛减轻。患者喜欢将上臂紧贴身体(即内收、内旋位)。

（3）结节间沟有压痛或能触及条索状物。

（4）肱二头腱长头腱抗阻力试验阳性(图7-30)。

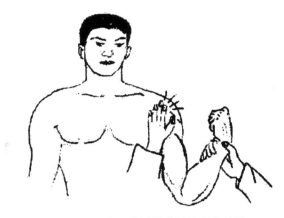

图7-30　肱二头腱长头腱抗阻力试验

（5）X线检查可发现结节间沟变浅、狭窄、骨赘形成等改变。

（6）结节间沟局部浸润麻醉,症状显著减轻。

(三) 非手术治疗

1. 推拿治疗

治则。调和气血,舒筋通络。

取穴及部位。肩内陵、肩髃、臂臑、阿是穴、曲泽、外关等穴及肩前部。

手法。滚法、指揉法、弹拨法、擦法和关节运动法。

操作。对急性发作疼痛较甚的患者,以远取治疗为主。分别在曲泽、外关穴施指揉法,每穴2～3 min;而后再在压痛点做轻快柔和的指揉法。

对慢性患者,其治疗重点应在结节间沟。患者取仰卧位,首先在肱二头肌的近端、三角肌前部和中部用滚法治疗,适当配合肘关节的屈伸和肩关节内收、外展的被动运动。而后以中指或拇指指腹,指揉肩内陵、肩髃、阿是穴诸穴。再对肱二头肌长头腱进行弹拨法3～5次。并且可将滚法、指揉法和弹拨法交替重复使用。最后在结节间沟部施以擦法,以热为度。也可配合局部热敷治疗。

2. 针灸治疗

（1）辨证分型。

① 气血瘀滞型选用肩髃、阿是穴、臂臑、臑会、曲池、合谷等穴,以活血祛瘀,通络止痛为治则,先在肩部寻找瘀血点,或大或小,或静脉怒张点,点刺出血,并拔火罐。刺阿是穴

用齐刺法,即在阿是穴的正中和上下各刺1针,正中点用龙虎交战法,上下点先用拇指向后捻转9次,再左右提拉6次,如此反复6次。余穴均用捻转泻法。

② 风寒湿型选用天柱、肩髃、阿是穴、臂臑、曲池、合谷等穴,以温经散寒,散风除湿,通经止痛为治则,天柱直刺捻转泻法,阿是穴关刺法,肩髃直刺龙虎交战手法,其他穴位直刺捻转泻法。阿是穴和肩髃穴术后行温针灸法,每穴灸3壮。

③ 气血亏虚型选用心俞、肝俞、肩髃、阿是穴、肩髎、臂臑、臑会、曲池、阳池、合谷、足三里、三阴交等穴,以益气温经、养血柔筋为治则,阿是穴浅刺关刺法,其他穴位均用浅刺补法,并在阿是穴、肩髎、肩髃行艾条温灸法。

(2) 其他方法。巨刺法适应于病变初期,疼痛剧烈,活动明显受限者。取患者健侧的足三里,用0.30 mm×75 mm的毫针直刺,捻转泻法,缓慢进针,同时令患者活动患肢。持续捻针5 min,留针15 min,每隔5 min行针1次。阻力刺法选用阿是穴。

3. 物理疗法

(1) 微波疗法。频率2 450 MHz,辐射器作用于患部,无热量至微热量,每次6~12 min,每日1次,共10次。

(2) 激光疗法。6 mW He-Ne激光穴位照射,常取肩贞、肩内陵、天宗、肩髃、曲池、臂臑配合条口穴。

(3) 超声波疗法。采用患侧肩部接触移动法,0.5~1.0 W/cm² 每次6~10 min,每日1次,共15~30次。适用于局部有钙化和粘连者。

(四) 注意事项

(1) 急性期应休息、关节制动。推拿治疗以远取法为主,忌关节运动法。

(2) 慢性期应注意局部保暖和尽可能地做些功能锻炼,但运动幅度不宜太大,时间不宜长。

(3) 对结节间沟因解剖变异致痛者,推拿治疗效果欠理想。

二、肱二头肌长头腱滑脱

肱二头肌长头腱,起于肩胛骨盂上结节,向下越过肱骨头进入结节间沟,沟的前侧受肱骨横韧带保护,可防止肌腱滑脱,沟的内侧为肩胛下肌,外侧上部为冈上肌和喙肱韧带,下部为胸大肌所覆盖。关节囊伸入结节间沟,肌腱受滑膜包围,腱鞘长约5 cm。当肩关节活动时,肱二头肌长头腱在沟内纵向滑动,尤其在外展外旋时其滑动范围最大。

(一) 病因病理

由于肩关节脱位、肱骨大结节骨折或肱骨外科颈骨折后,致肱骨横韧带撕裂引起肱二头肌长头腱滑脱(图7-31)。

或上臂过度外展外旋时,可将保护肱二头肌长头肌腱的软组织撕裂,产生该肌腱滑脱。

或由于先天性小结节发育不良;或胸大肌和肩胛下肌在肱骨结节间沟抵止部撕脱或松弛,肱二头肌长头肌弛缓、延长;或结节间沟基底部骨质增生,沟床变浅等因素,均可引起肱二头肌长头腱滑脱(图 7-31)。

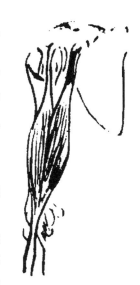

图 7-31　肱二头肌长头腱滑脱示意图

(二) 临床表现与诊断要点

(1) 局部有损伤史,在肩前部有剧痛,肿胀,上臂乏力,关节功能障碍。

(2) 当肩关节被动外展、外旋和前屈、外展活动时,可触到弹跳或听到弹响,此是肱二头肌长头腱在小结节上滑动所产生的,若不及时治疗,此腱鞘可发生无菌性炎症,成为肱二头肌长头腱炎及滑膜鞘炎。

(3) 肩部 X 线摄片可排除骨折、脱位。

(三) 非手术治疗

1. 推拿治疗

对于因肩关节脱位,大结节撕脱骨折或肱骨外科颈骨折等骨关节损伤致肱二头肌长头腱滑脱者,一旦脱位、骨折被整复,滑脱的肌腱亦随之而整复。

对于急性肱二头肌长头腱滑脱,肩关节受脱位的肱二头肌长头腱交锁不能活动,在排除肩部脱位、骨折的情况下可选用推拿手法治疗,使脱位的肱二头肌长头腱恢复原位,其功能亦可随之恢复。

治则:整复止痛。

操作:患者取坐位(以右侧肱二头肌长头腱滑脱为例),医师与患者相对而立,右手置于患肩,拇指按放在三角肌前缘中部相当于小结节的内侧缘,另一手握住患肢前臂的中下1／3 处,作对抗牵拉(图 7-32)2～3 min。

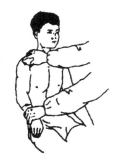
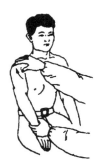
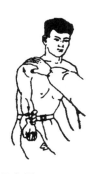

图 7-32　二头肌长头腱滑脱复位示意图

继以上体位,在牵拉的同时,将肩关节逐渐外展约 60°,再外旋至最大限度,而后再迅速内旋,同时拇指从肱骨小结节内侧缘用力向外上方推扳肱二头肌长头腱,此时指下有跳动感,提示长头腱滑脱复位成功,其功能也立即恢复,随即将患肢置于内收内旋。若一次未能成功者,可重复以上手法,直至成功。

对肱二头肌长头腱发生粘连影响关节活动者,应选用手术治疗。

2. 物理疗法

微波疗法。频率 2 450 MHz,辐射器作用于患部,无热量至微热量,每次 6～12 min,每日 1 次,共 10 次。

激光疗法。6 mW He-Ne 激光穴位照射,常取肩贞、肩内陵、天宗、肩髃、曲池、臂臑配合条口穴。

超声波疗法。患侧肩部接触移动法,0.5～1.0 W/cm² 每次 6～10 min,每日 1 次,共 15～30 次。适用于局部有钙化和粘连者。

(四) 注意事项

(1) 手法整复时两手动作要协调,肩关节急速内旋与拇推推扳须在同一时间内进行。

(2) 当手法整复后,上臂置于内收、内旋位,前臂用三角巾悬吊固定 3～4 周。

(3) 避免肩部做剧烈外展、外旋活动。

三、肱二头肌短头腱损伤

因肱二头肌短头腱及喙肱肌腱附着在喙突尖的下方,所以本病亦称为喙突炎。

肱二头肌短头腱起自肩胛骨喙突,位于喙肱肌的外侧下,与肱二头肌长头相合成一肌腹,向下以肌腱止于桡骨粗隆。具有使肩关节内收、前屈、屈肘等功能。

肱二头肌短头腱的损伤,多发生在起点部位邻近。绝大多数是在臂外展上举并发生极度外旋的情况下产生的。

(一) 病因病理

当人们在劳动或体育锻炼时,肱二头肌收缩,肘关节呈屈曲状态,肩关节再做猛烈的外展和后伸,肱二头肌遭突然拉伸,短头无法忍受这突然的张力变化,可造成损伤。据有关报道,在尸体上观察发现,当肩关节外展 90°时,肱二头短头可被拉伸 2 cm;肩关节后伸 40°时,肱二头肌短头可被拉伸 3 cm。肱二头肌短头的拉伸是有一定限度的,当超过这一生理限度时,可造成肱二头肌短头腱在喙突部的撕脱或肱二头肌短头局部渗血。由于损伤渗出导致肱二头肌短头与喙肱肌粘连,引发无菌性炎症,产生功能障碍和局部疼痛。

或者因为肱二头肌短头的退行性改变(如肌腱变硬、弹力减退、挛缩等),稍遇偶然损伤或外感风寒之邪,亦可导致本病。

(二) 临床表现与诊断要点

（1）肩前部喙突处有持续性钝痛为主。有时呈剧烈的撕裂样痛；当肩关节做外展、外旋活动时，疼痛最为明显；当肩关节处于内收、内旋位时，疼痛可减轻。

（2）有急、慢性损伤史。

（3）肩关节前内侧喙突部有明显压痛。

（4）肩关节外展、外旋、后伸位时疼痛加剧。

（5）肩部 X 线检查无明显异常。

(三) 非手术治疗

1. 推拿治疗

取穴与部位：肩内陵、阿是穴、曲池等穴与三角肌和喙突部位。

手法：滚法、指揉法、弹拨法、搓法、抖法、托肘摇法等。

操作：患者取仰卧位，在三角肌前、中部用滚法治疗，适当配合外展、内收等被动运动。疼痛较甚者，先在喙突部施以摩法以缓急止痛。

患者取坐位指揉肩内陵、阿是穴、曲池诸穴；重点指揉、弹拨肱二头肌短头肌腱。搓肩关节，托肘摇肩关节、抖上肢结束治疗。

亦可在肩前喙突部用擦法，以热为度。

若伴关节活动障碍者，可按肩关节周围炎推拿治疗中有关章节对症治疗。

2. 针灸治疗

（1）辨证分型

① 瘀血阻滞型，取阿是穴、肩前、尺泽、天府、曲池、合谷等穴，以活血化瘀，通经止痛为治则。其中阿是穴先施以刺络拔罐法，起罐后再施以关刺法，行龙虎交战泻法，余穴针刺捻转泻法。也可采用电针法，取阿是穴与尺泽穴，采用疏密波，刺激量的大小以局部出现肌纤维颤动或患者能忍受为宜。每次通电治疗 20～30 min，每周 2～3 次。

② 寒瘀互结型，取阿是穴、肩前、肩髃、天府、尺泽、合谷等穴，以温经散寒，活血通络为治则，先在阿是穴拔火罐，然后施以关刺法，行龙虎交战补法，余穴均施以捻转平补平泻法。

③ 巨刺法可应用于病变初期，疼痛剧烈者，并有明显的活动障碍者。取健侧的阴陵泉。选取 0.30 mm×75 mm 的毫针，用透针法向阳陵泉方向直刺，缓慢的捻转进针，得气后，令患者活动患肢，一边捻针一边活动患肢，直至疼痛缓解。留针 30 min，留针期间，每 5 min 捻针 1 次，并活动患肢。

④ 温针灸法适用于病变初期及寒瘀互结证者，取阿是穴为主，选取 0.30 mm×40 mm 毫针，在阿是穴的中心直刺 30 mm 左右，捻转得气后，取常规艾条，剪成 1 cm 长，在其中心穿洞，然后插入整个针柄，从其下端点燃，缓慢灸之，使热力直达病所。当患者感到灼热时，在穴位处垫小纸片，以防灼伤。每次灸 1～3 壮。

3. 物理疗法

微波疗法。频率 2 450 MHz,辐射器作用于患部,无热量至微热量,每次 6～12 min,每日 1 次,共 10 次。

激光疗法。6 mW He-Ne 激光穴位照射,常取肩贞、肩内陵、天宗、肩髃、曲池、臂臑配合条口穴。

超声波疗法。患侧肩部接触移动法,0.5～1.0 W/cm²,每次 6～10 min,每日 1 次,共 15～30 次。适用于局部有钙化和粘连者。

(四) 注意事项

(1) 对肩痛较甚者,可配合局部封闭疗法。

(2) 肩痛减轻后,鼓励患者做肩关节功能康复训练。

(3) 局部保暖。

第五节　肩部康复治疗技术

一、运动学概要

肩关节的生理运动包括前屈、后伸,内收、外展(包括水平内收和外展),旋转(包括旋内和旋外);附属运动包括分离,长轴牵引,挤压,前后向滑动等。

二、操作要领

1. 分离牵引

患者仰卧位,上肢处于休息位,肩外展约 50°,前臂中立位。医师站在患者躯干及外展上肢之间,外侧手托住上臂远端及肘部,内侧手四指放在腋窝下肱骨头内侧,拇指放在腋前。内侧手向外侧持续推肱骨约 10 s,然后放松,操作中要保持分离牵引力与关节盂的治疗平面相垂直。其作用为一般松动,缓解疼痛。

2. 长轴牵引

患者仰卧位,上肢稍外展。医师站在患者躯干及外展上肢之间,外侧手握住肱骨远端,内侧手放在腋窝,拇指在腋前。外侧手向足的方向持续牵拉肱骨约 10 s,使肱骨在关节盂内滑动,然后放松,操作中要保持牵引力与肱骨长轴平行。其作用为一般松动,缓解疼痛。

3. 上下滑动

患者仰卧位,上肢稍外展,此手法是上述分离牵引和长轴牵引手法的结合。医师站在躯干一侧,双手分别握住肱骨近端的内外侧。内侧手稍向外做分离牵引,同时,外侧手将肱骨上下推动。其作用为一般松动,缓解疼痛。

4. 外展向足侧滑动

患者仰卧位,上肢外展90°,屈肘约70°,前臂旋前放在医师前臂内侧。医师坐在患者外展肩的外侧,外侧手握住肘关节内侧,侧手虎口放在肱骨近端外侧,四指向下。外侧手稍向外牵引,内侧手向足的方向推动肱骨。

当患者关节疼痛剧烈或明显僵硬,上肢不能外展时,可让患者仰卧位,上肢放于体侧或外展至最大范围,肘关节伸、屈均可;医师站在患肩床头,双手拇指放在肩峰下肱骨头上,其余四指自然分开放在两侧。双手固定不动,向足的方向推动肱骨。其作用为增加肩外展活动范围。

5. 前后向滑动

患者仰卧位,上肢处于休息位。医师站在患侧肩关节的外侧,上方手的手掌放在肱骨头上,下方手放在肱骨远端内侧,稍稍将肱骨托起,上方手将肱骨的近段由前向后推动。如果关节疼痛明显(如急性期),医师可以将双手拇指放在肱骨头上,由前向后推动肱骨头。其作用为增加肩前屈和内旋活动范围。

6. 后前向滑动

后前向滑动下列3种操作方法。

(1) 患者仰卧位,上肢放在体侧,屈肘,前臂旋前放在胸前。医师站在患侧肩关节的外侧,双手拇指放在肱骨头后方,其余四指放在肩部及肱骨前方。双手拇指同时将肱骨头向前推动;此手法也可以在患者侧卧位时操作。

(2) 患者仰卧位,上肢稍外展,屈肘,前臂旋前放在医师内侧上肢肘窝处。医师站在患侧肩关节的外侧,外侧手握住肱骨近端外侧,内侧手握住肱骨远端内侧。外侧手将肱骨由后向前推动。

(3) 患者俯卧位,患侧肩关节放在治疗床边缘,肩前方垫一毛巾,上肢外展,上臂放在医师内侧大腿上。医师站在外展的上肢与躯干之间,内侧手放在肱骨近端后面,外侧手放在肱骨远端前面。外侧手固定,内侧手将肱骨向前推动。

上述3种方法中,第一种方法主要用于治疗关节明显疼痛的患者;第三种方法主要用于治疗关节明显僵硬的患者;第二种方法介于二者之间。其作用为增加肩后伸和外旋活动范围。

7. 外展摆动

患者仰卧位,肩外展至活动受限处,屈肘90°,前臂旋前。医师站在外展上肢与躯干之间,内侧手从肩背部后方穿过,固定肩胛骨,手指放在肩上,以防耸肩的代偿作用。外侧手托住肘部,并使肩稍外旋和后伸外侧手将肱骨在外展终点范围内摆动。其作用为当外展超过90°时,进一步增加外展的活动范围。

8. 侧方滑动

患者仰卧位,上肢前屈90°,屈肘,前臂自然下垂。医师站在患者躯干一侧,内侧手握住肱骨近端内侧,外侧手握住肱及肘部。外侧手固定,内侧手向外侧推动肱骨。

如果关节僵硬明显,医师也可以用双手握住肱骨近端,颈肩部抵住肱骨远外侧。松动时,双手向外,肩部向内同时推动肱骨。其作用为增加肩水平内收活动范围。

9. 水平内收摆动

患者坐位,肩前屈90°,屈肘,前臂旋前,手搭在对侧肩上。医师站在患肩后方,同侧手托住患侧肘部,另一侧手握住搭在对侧肩部的手。双手同时将患侧上肢作水平内收摆动。其作用为增加肩水平内收活动范围。

10. 后前向转动

患者健侧卧位,患侧在上,肩稍内旋,稍屈肘,前臂放在身后。医师站在患者身后,双手拇指放在肱骨头后面,其余四指放在肩部及肱骨近端前面。双手拇指同时由后向前转动肱骨。其作用为增加肩内旋活动范围。

11. 内旋摆动

患者仰卧位,肩外展90°,屈肘90°,前臂旋前。医师站或坐在患侧肩关节的外侧,上方手托住肘部,下方手握住前臂远端及腕部。上方手固定,下方手将前臂向床面运动,使肩内旋。其作用为增加肩内旋活动范围。

12. 外旋摆动

患者仰卧位,肩外展,屈肘90°。医师站或坐在患侧肩关节的外侧,上方手握住前臂远端及腕部,下方手托住肘关节前面,上方手将前臂向床面运动,使肩外旋。其作用为增加肩外旋活动范围。

13. 肩胛胸壁关节松动手法

患者健侧卧位,患侧在上,屈肘,前臂放在上腹部。医师面向患者站立,上方手放在肩部,下方手从上臂下面穿过,拇指与四指分开,固定肩胛骨下角。双手同时向各个方面活动肩胛骨,使肩胛骨分别作上抬、下降、前伸(向外)、回缩(向内)运动,也可以把上述运动结合起来,做旋转运动。其作用为增加肩胛骨活动范围。

根据该病的发生发展的病理过程,可分为急性期、粘连期、缓解期。

(1)急性期。病期较短,一般为1个月。临床主要表现为肩部自觉疼痛,昼轻夜重,疼痛多局限于肩关节外侧,表现为肱二头肌长头肌腱炎、冈上肌肌腱炎、肩峰下滑囊炎等。肩关节有相当范围可活动,肩关节活动受限多是由于活动加重疼痛所致。可采用Ⅰ级、

Ⅱ级手法,缓解疼痛,维持肩关节正常的生理功能。

(2) 粘连期。病期数月至半年,此期表现为肩关节活动功能明显受限。随着病情发展,肩部疼痛逐渐减轻或消失,肩关节周围肌肉、肌腱、滑囊和关节囊等软组织相继受累,出现慢性炎症,形成关节内外粘连,严重时可使肩关节活动范围明显缩小,甚至可使盂肱关节活动范围完全消失,形成冻结肩,上肢外展耸肩。当盂肱关节活动范围完全消失,只有肩胛、胸壁关节的活动。病程长者,同时可出现三角肌,肩胛带肌不同程度的萎缩。可采用Ⅲ级、Ⅳ级手法,治疗强度及治疗时间以治疗时出现轻微疼痛。24 h 后可缓解或减轻为度。

(3) 缓解期。为本症的恢复期或治愈过程,肩痛已明显减轻或消失。肩关节活动功能也逐步改善。应继续加强或强化功能锻炼,消除残余症状,增强失用所致萎缩肌肉的肌力,以达到全面康复和预防复发的目的。

Chapter 08

第八章
肘部和前臂常见病的非手术治疗

肘部指肘关节所在的部位,有肘前部和肘后部之分。前臂指肘关节以下,桡骨茎突和尺骨茎突的近端以上部位,分为前臂前部和前臂后部,亦可分为前臂桡侧和前臂尺侧。

第一节　肘部的解剖

一、肘关节

肘关节由肱尺关节、肱桡关节和桡尺近侧关节组成,属屈戌关节。其屈伸活动度约140°。因肱骨滑车(内上髁)低于肱骨小头(外上髁),所以当肘关节伸直时前臂略向外偏斜与上臂纵轴不成一条直线,其外翻角称为携带角。正常为 5°~10°,女性其角度大些,可达 10°~20°。

肱骨下端两侧之隆起部为内上髁、外上髁,内上髁为前臂屈肌总腱附着部,外上髁为前臂伸肌总腱附着部,因此,肌腱常因急骤收缩造成内上髁、外上髁撕脱性骨折。或因肌腱慢性劳损造成内上髁、外上髁无菌性炎症。

二、肘关节囊

肘关节囊向上附着于肱骨下端的关节软骨边缘,两上髁基底和鹰嘴窝上缘附近,向下附着于桡骨头和尺骨上端的关节软骨边缘。关节囊前后壁薄弱,两侧壁有韧带加强,其韧带有：

（1）桡侧副韧带，呈扇形，从肱骨外上髁到桡骨环状韧带外面，有一部纤维越过桡骨，止于尺骨旋后肌嵴。

（2）尺侧副韧带，呈三角形，从肱骨内上髁到尺骨滑车切迹内侧缘。

（3）桡骨环状韧带，围绕桡骨头，附着于尺骨桡切迹的前、后缘。此韧带与尺骨桡切迹围成上大下小的漏斗形结构，防止桡骨头向下滑脱。

三、肌肉

肘部周围的肌肉为肘关节活动提供动力，共有四组：

（1）屈肌，以肱肌和肱二头肌为主。

（2）伸肌，以肱三头肌为主。

（3）旋前肌，以旋前圆肌为主。

（4）旋后肌，以旋后肌为主。

四、神经

通过肘部的神经全部是臂丛神经的终末支，有正中神经、桡神经、尺神经分支（图 4-29）。

正中神经在肱二头肌内侧沟进入肘窝，从肘窝向下穿过旋前圆肌走在前臂正中指浅、深屈肌间达腕部。

桡神经相当于肱骨外上髁前方，在肱桡肌深面分出浅，深两支。

尺神经在肱骨内上髁后方的尺神经沟中行走，经尺侧腕屈肌两头之间，进入前内侧面下行。

第二节　肱骨外上髁炎（网球肘）

肱骨外上髁炎又称为肱骨外上髁综合征、俗称"网球肘"。网球运动员因经常反手挥拍击球，力度大而猛烈、单一而重复损伤，引发病变，故而得名，称为"网球肘"，是肘部疼痛的常见病、多发病。

肱骨下端外侧的一个骨性突起，称为肱骨外上髁。肱骨外上髁是桡侧腕长伸肌、桡侧腕短伸肌、指伸肌、小指伸肌、肱桡肌、旋后肌和尺侧腕伸肌和肘肌起点的附着处。桡侧腕短伸肌和旋后肌的部分纤维又附着于桡侧副韧带，旋后肌的另一部分纤维又附着于桡骨环状韧带,支配上述肌肉的神经主要是桡神经。由于韧带和肌腱的无菌性炎症,导致了肘部疼痛。

一、病因病理

本病因长期、多次、大强度地伸腕、伸指和前臂旋后运动时,肌腱过度牵拉,使肱骨外上髁发生了末端病理样改变和无菌性炎症反应,好发于长时间从事单一旋臂和屈伸肘、腕关节的人员,如网球运动员、木工、钳工、泥瓦工等,或者偶尔从事需要收缩上述肌肉的单纯臂力活动者,都会引起附着于肱骨外上髁部的肌腱、筋膜的慢性损伤,从而产生了局部肌腱、筋膜纤维无菌性炎症样损害等。也可急性突发伤害使肱骨外上髁及其周围软组织(包括肌腱、筋膜、副韧带、环状韧带等)发生了断裂破坏、出血、水肿、粘连和部分肌腱、筋膜变性等病理改变(图 8-1),或关节滑膜嵌顿或滑膜炎或支配伸肌的神经分支的神经炎或遭受卡压等。

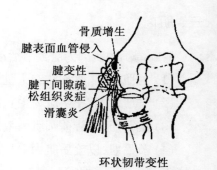

图 8-1　肱骨外上髁炎症病理改变

（图中标注：骨质增生、腱表面血管侵入、腱变性、腱下间隙疏松组织炎症、滑囊炎、环状韧带变性）

二、临床表现和诊断要点

起病缓慢,一般无明显外伤史,但多数有经常使用肘部和腕部力量操作的经历。如网球运动员持拍、钳工使用锤子和扳手、家庭主妇拎提过重物品等,都是在特殊姿势下从事一种单一的上肢动作,而形成了慢性发病过程。

病发初期仅肘外侧疼痛,拎提重物等动作时疼痛加重,休息后疼痛消失;以后疼痛逐渐转为持续性,并且向前臂桡侧扩散,乏力、提物时有突然失力现象,致使患肢不愿活动,不少生活琐事都无法独立完成,如不能拧毛巾、握杯饮水、提篮、握物等。

在肱骨外上髁部有固定压痛点(图 8-2)。

密耳征阳性(图 8-3)。

肘部 X 线检查一般无异常发现。

三、非手术治疗

(一) 推拿治疗

舒筋通络,松解粘连是医治本病的治则。

1. 取穴与部位

曲池、手三里、阿是穴、外关等穴。肱骨外上髁和前臂伸肌群。

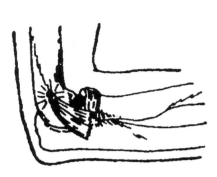

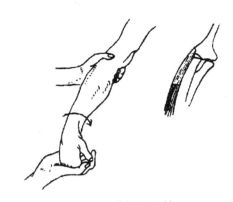

图 8-2 肱骨外上髁炎的压痛点　　　　　图 8-3 密耳征阳性

2. 手法

㨰法、弹拨法、按揉法、擦法及关节运动法。

3. 操作

(1) 患者取坐位,患侧上肢自然地置于诊疗桌上,医师面对患者,一手在前臂伸肌群用㨰法治疗;另一手握住患肢手部配合前臂做旋前旋后的被动运动,每次 2～3 min。然后将在肱骨外上髁㨰法逐渐下移至前臂伸肌群;在前臂伸肌群㨰法治疗的同时,配合前臂旋前,旋后的被动运动并上下缓慢移动㨰法施治的病位。

(2) 继以上体位,医师一手在肱骨外上髁部用㨰法治疗;另一手握住患肢手部配合做肘关节屈伸的被动运动,每次 2～3 min。然后可将前臂的被动旋转运动与肘关节被动屈伸运动交替操作,共 5～6 min。

(3) 分别按揉曲池、手三里、阿是穴、外关诸穴各 50～100 次。并弹拨前臂伸肌群(主要是桡侧腕长伸肌、桡侧腕短伸肌等),自近端向远端上下往返 2～3 遍。

(4) 医师一手托住肘部,另一手握住腕部,双手配合使肘关节、腕关节尽量屈曲,然后将前臂完全旋前,最后再将肘关节尽量伸直(图 8-4)。推拿治疗时利用此法达到徒手松解肱骨外上髁的粘连。这既是肱骨外上髁炎查体用的密耳征,也可用于治疗作为松解手法。

(5) 分别对肱骨外上髁和前臂伸肌群施以擦法,以热为度。

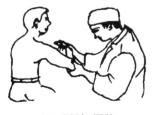　　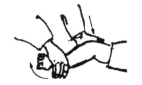　　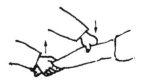

(1) 屈肘、屈腕　　　　(2) 前臂旋前　　　　(3) 伸肘

图 8-4 肱骨外上髁炎徒手松解法示意图

(二) 针灸治疗

1. 针刺手部全息穴和手部反射区

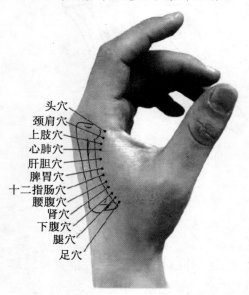

头穴
颈肩穴
上肢穴
心肺穴
肝胆穴
脾胃穴
十二指肠穴
腰腹穴
肾穴
下腹穴
腿穴
足穴

图 8-5　手部全息穴和手部反射区

（1）取穴。主穴为手部第二掌骨桡侧全息穴位(图 8-5)的上肢穴、脾穴、肝穴、肾穴。配穴为手部反射区(图 8-6)的上肢区、肝区、脾区、肾区、淋巴区、痉挛刺激区。

（2）操作。上述穴位常规消毒后,用 28 号 1 寸毫针快速捻转进针,以局部出现明显酸麻胀重感,并使针感向上肢肘关节部传导为佳。得气后留针 30 min,留针期间每隔 10 min 捻转补泻 1 次。主穴均用平补平泻法,配穴反射区的上肢区、肝区、痉挛刺激区用泻法快速用力来回前后旋转,幅度在 180°左右,反射区的脾区、肾区、淋巴区用捻转补法。注意捻转补泻时用力要均匀,轻而不浮,重而不滞,刚柔相济,不能单向转,以免患者疼痛而影响疗效。上述操作方法每日 1 次,每次只针刺 1 只手,次日针刺另 1 只手,双手交替进行治疗,5 次为 1 个疗程,疗程间休息 2 天,连续治疗 3 个疗程。

2. 艾灸治疗

患侧肱骨外上髁至桡骨颈间找出最明显的压痛点,即阿是穴。温和灸,每次 20～30 min,每天或隔天 1 次,每 10 次为 1 疗程。

3. 辨证分型

（1）瘀血闭阻型,取肘髎、曲池、阿是穴、手三里、合谷、商阳、关冲等穴。以活血祛瘀,通经活络为治法。阿是穴用刺络拔罐法,即用梅花针在局部叩刺出血,或用较粗的毫针点刺出血,然后拔火罐。商阳、关冲点刺出血。针曲池、肘髎、手三里时针尖均朝向痛点处,捻转泻法。合谷针刺捻转泻法。

（2）劳伤气血、筋骨失养型,取阿是穴、曲池、肘髎、天井、手三里、外关、足三里、三阴交等穴。以补益气血,舒筋解结为治则。为了舒筋解结主要采用龙虎交战法、扬刺法①。针刺阿是穴时,先在阿是穴处触及结节,然后选用 0.30 mm×25 mm 的毫针直刺进入结节的中心,当针尖部有紧涩感时,施以龙虎交战手法。之后在结节的周围(上下左右各浅刺 1 针),当感到针尖部沉紧时,拇指向前捻转 9 次,再提插 6 次,每针反复 5～9 次,术后再用

———————————

① 扬刺法:在患病局部中央刺一针,周围上下左右再浅刺四针。

艾条灸 2～3 min。曲池、手三里同样是以龙虎交战手法。其他穴位均采用补法。

（3）风寒阻络型,取天柱、天宗、肘髎、曲池、阿是穴、外关、合谷、足三里等穴。以祛风散寒,温经通络为治则。阿是穴用扬刺法,术后加用隔姜灸法,艾灸 5～7 壮。天柱向脊柱直刺 1 寸左右,使针感向患肢传导,术后加用艾条灸 3 min。曲池直刺 1 寸左右,得气后用龙虎交战手法,使肘部有明显的针感。足三里针刺补法,最好使针感沿经向上传导。其余穴位均用针刺泻法。

(三) 物理疗法

1. 激光疗法

He-Ne 激光,直接照射患部,距离 60～100 cm,输出功率 3.5 mW,每次 5～10 min,每日 1 次,共 10～15 次。

2. 超声波疗法

肘部痛区,固定法或漏斗法。0.2～0.4 W/cm^2,每次 5～8 min,每日 1 次,共 10～15次。可与超短波联合应用治疗后期肌腱变性、钙化的患者。

3. 超短波＋间动电疗法

肘部痛点置阴极,前臂桡侧肱桡肌置阳极。患部对置,无热量至微热量,每次 10～15 min,每日 1 次,然后进行间动电疗法。适用于病变部位明显肿胀,伴有炎性反应者。

4. 低频电疗法

两电极置于肘关节的内、外侧对置,电流密度 16～18 mA。每次 20 min,每日 1 次,10～20 次为 1 疗程。

四、注意事项

（1）劳逸结合,特别是在治疗期间应适当注意休息,避免前臂肌群的疲劳。

（2）弹拨、按揉手法及关节被动运动一定要到位,不能流于形式。

（3）建议用护肘。一可局部保暖,二可相对制动。

（4）经推拿治疗持续 3 个月以上无效者,可用地塞米松 5 mg 加利多卡因 2 ml 作压痛点封闭(一定要注意必须无菌操作)。严重者,若保守治疗无效,可考虑手术治疗。

第三节　肱骨内上髁炎

肱骨内上髁炎又称高尔夫球肘,与肱骨外上髁炎为同一类疾病,只是病变内、外侧部位的不同而已,临床上比肱骨外上髁炎少见。

肱骨下端内侧的一个骨性突起称为肱骨内上髁。肱骨内上髁是桡侧腕屈肌、掌长肌、指浅屈肌、尺侧腕屈肌和旋前圆肌等肌腱起点的附着处,其功能是屈腕、屈指和前臂旋前运动。除尺侧腕屈肌属尺神经支配外,其余诸肌均属于正中神经支配。

肱骨内上髁也是肘关节尺侧副韧带的附着点,此韧带的前、中、后三束分别附着于肱骨内上髁的前、中、后三部。内上髁的内下方从后向前的骨性浅沟,称为尺神经沟,内有尺神经通过。

一、病因病理

由于长期、反复、大强度或超生理负荷量地屈腕、屈指和前臂旋前运动时,屈肌腱过度牵拉,使肱骨内上髁及其周围组织发生无菌性炎症反应,如血管增生、扩张、渗出、粘连等;还可以发生小的骨膜下出血、血肿形成、血肿机化、瘢痕、骨膜增生、肥厚等病理变化。

二、临床表现与诊断要点

以慢性肘内侧疼痛为主,起初仅为一些酸胀不适,继而轻微疼痛,在手部活动时疼痛加重,可向前臂掌侧扩散,休息后减轻或消失。随病情的加重,肘痛可呈持续性,手握物乏力,致患者不愿活动患肢。个别患者因疼痛较甚而常影响工作和日常生活。在肱骨内上髁有明显压痛。肘关节活动功能基本正常。当前臂外旋、抗阻力背伸腕关节时在肱骨内上髁可出现明显疼痛。

X线检查大多无明显异常。少数患者可见局部有骨膜反应或轻重不等的骨质增生。

三、非手术治疗

(一) 推拿治疗

治则为舒筋通络,松解粘连。

1. 取穴与部位

取少海、小海、阿是穴、支正、后溪等穴。治疗部位为前臂屈肌群,肱骨内上髁。

2. 手法

采用㨰法、弹拨法按揉法、擦法等手法及关节运动法。

3. 操作

(1) 患者取仰卧位,上臂外展位、伸肘,医师位于患者患侧。一手在前臂屈肌群用㨰法治疗,另一手握住患肢手部,配合前臂做旋前、旋后的被动运动,每次 2～3 min。

(2) 患者继以上体位,医师一手在肱骨内上髁处用㨰法治疗,另一手握住患肢手部配合做肘关节屈伸的被动运动,每次 2～3 min。亦可将前臂的被动旋转运动与肘关节被动屈伸运动交替操作。

(3) 分别按揉少海、小海、阿是穴、支正、后溪诸穴,每次各 50～100 次。并弹拨前臂屈肌群(主要有桡侧腕屈肌、掌长肌和尺侧腕屈肌等),自近端向远端上下往返 2～3 遍。

(4) 患者取坐位,医师一手托住肘部,另一手握住手部,双手配合,先使肘关节尽量屈曲,而腕关节尽量背伸,然后将前臂完全旋后,再将肘关节伸直,全过程一气呵成。此法可松解肱骨内上髁的粘连。可重复 3～5 次。

(5) 分别对前臂屈肌群及肱骨内上髁用擦法,以热为度。

(二) 针灸治疗

1. 常规取穴

少海、青灵及肱骨内上髁处明显压痛点。患者取坐位,选用 30 号 1.5 寸毫针,局部常规消毒,上穴按针刺常规刺入留针 40 min,中间捻转 1 次,平补平泻,每日 1 次,6 次为 1 个疗程。

2. 辨证治疗

(1) 瘀血阻滞型,取少海、曲泽、小海、阿是穴、郄门、少泽、少冲等穴。以活血化瘀,通经止痛为治法。取曲泽处暴露的血脉用三棱针点刺出血,出血量以出血颜色由黯红变鲜红为度。少泽、少冲用三棱针点刺出血,每穴出血 3～5 滴。阿是穴刺络拔罐法,即先用梅花针叩刺出血,或用较粗的毫针点刺出血,然后拔罐。少海、郄门、小海针刺捻转泻法,针少海时针尖斜刺至阿是穴。

(2) 劳伤气血、筋脉失荣型,取少海、小海、阿是穴、支正、神门、腕骨、百劳、心俞等穴。以益气补血,养血荣筋为治法。其中阿是穴的刺法见肱骨外上髁炎劳伤气血筋骨失养证。针少海时针尖斜向肱骨内上髁,针百劳时针尖斜向椎间孔,进针 1 寸左右,并使针感传向患肢。其余诸穴均用捻转补法。

(3) 风寒阻络型,取大椎、少海、小海、阿是穴、后溪、灵道等穴。以祛风散寒,温经通络为治法。针大椎直刺 0.8 寸左右,使针感向患肢传导。阿是穴用扬刺法,针刺后加用灸法。小海直刺,并有麻感扩散。后溪、灵道直刺。

3. 同经相应取穴法

(1) 取穴。病变侧少泽、少冲,健侧相应穴(半腱肌肌腱外侧,平阴谷穴,腘横纹上)。

(2) 操作法。在健侧的相应穴用 0.30 mm×25 mm 的毫针刺入 0.5～10 mm(0.2～0.5 寸),行雀啄术,与此同时令患者活动患肢。通常 3 min 后,疼痛会迅速缓解。留针 30 min,留针期间,每隔 5 min 行针 1 次。

(三) 物理疗法

1. 激光疗法

He-Ne 激光,直接照射患部。距离 6～10 cm,输出功率 3.5 mW,每次 5～10 min,每

日 1 次, 共 10～15 次。

2. 低频电疗法

两电极置于肘关节内、外侧对置, 电流密度 16～18 mA。每次 20 min, 每日 1 次, 10～20 次为 1 疗程。

(四) 其他治疗

局部封闭

泼尼松龙 12.5～25 mg＋1％利多卡因 2 ml, 作压痛点及其周围封闭。

(五) 注意事项

注意事项可参见本章第二节肱骨外上髁炎(第 277 页)。

第四节　旋前圆肌综合征

旋前圆肌综合征曾称为报童臂, 是指该肌慢性劳损刺激或压迫正中神经所出现的卡压综合征之一。

旋前圆肌分别起自肱骨内上髁和尺骨冠突, 肌束斜向外下方, 止于桡骨中部前外侧面。此肌收缩时, 使前臂旋前并屈肘。正中神经肘前段, 通过旋前圆肌两头之间, 经指浅、深屈肌之间下行。但是正中神经通过旋前圆肌的位置并不恒定, 肱动脉(正中神经体表投影肱动脉内侧 1 cm 处)分叉有高低, 旋前圆肌尺骨头可缺如。

当正中神经的通道上一旦出现压迫, 就必然会产生相应的症状和体征。

一、病因病理

本病是由于肘部反复屈伸及前臂反复旋转而形成的一种慢性劳损, 多见于长期紧握工具的操作人员, 前臂经常旋转的劳动者和沿街旋臂叫卖的报童, 或因局部外伤或囊肿压迫等均为致病因素。

在前臂旋转运动中, 旋前肌较旋后肌弱, 所以可造成旋前圆肌肥大、肱二头肌腱膜和指浅屈肌腱纤维弓增厚, 使旋前肌所在筋膜腔内压力增高, 正中神经受压。肌纤维和腱性纤维组织的无菌性炎症反应, 局部水肿, 渗出增加, 发生纤维变性和粘连, 压迫正中神经而产生旋前圆肌综合征。

二、临床表现与诊断要点

初起以前臂、手部易疲劳感为主, 伴前臂掌侧近端局部疼痛, 每当前臂和手部劳动或运动过度而加剧,经过休息和局部制动后又能即刻缓解。

随病程的延长,旋前圆肌处疼痛加重,并且向正中神经分布区放射,疼痛在晚间为甚。前臂旋前障碍,屈腕运动部分丧失,拇指屈曲功能丧失。局部感觉障碍,时而会出现腕和手指抽搐。

查体可发现前臂掌侧近端有压痛和抗阻力试验阳性。第一,前臂旋前和屈腕抗阻力时,旋前圆肌处疼痛加重,是正中神经在旋前圆肌平面受压所致。第二,前臂旋后和屈肘抗阻力时,旋前圆肌处疼痛加重,是正中神经在肱二头肌腱膜处受压所致。

X线检查一般无异常表现。

肌电图检查可发现有局限性正中神经损害性电位。对本病具有诊断意义。

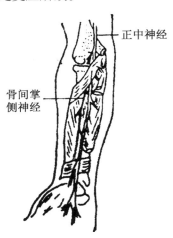

图 8-6　骨间掌侧神经

三、鉴别诊断

1. 骨间掌侧神经(骨间前神经)卡压综合征

骨间掌侧神经(图 8-6)是正中神经穿过旋前圆肌下缘发出的分支,该神经伴随骨间前动脉,经行于指深屈肌和拇长屈肌之间至旋前方肌后面、骨间膜前面。骨间掌侧神经损伤会引起手内肌不同程度瘫痪,其典型症状是拇指对掌运动功能障碍(图 8-7),是由于拇长屈肌和指深屈肌瘫痪,拇指指间关节及示指指间关节过伸所致。在瘫痪前常有前臂疼痛。

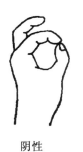
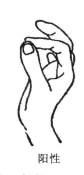

阴性　　　　阳性

图 8-7　捏一握征

2. 腕管综合征

由于正中神经在腕部受压,出现拇指、示指及中指疼痛、麻木,以中指最为明显,疼痛多呈烧灼样。夜间或清晨发作,同时伴拇指乏力,大鱼际肌萎缩,在屈腕同时压迫正中神经1～2 min 后疼痛与麻木感增重,并向示指、中指放射。

四、非手术治疗

(一) 推拿治疗

1. 取穴与部位

少海、郄门、阿是穴及前臂掌侧。

2. 手法

㨰法、弹拨法、指揉法、擦法、拿法。

3. 操作

(1) 患者取坐位(或仰卧位),前臂置于治疗床(桌)上,先在前臂掌侧施㨰法治疗,尤

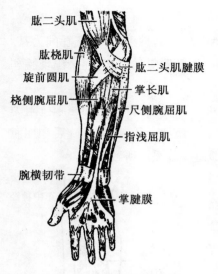

图 8-8　前臂肌前群浅层

以近端旋前圆肌处(图 8-8)为重点。每次约 5 min。在施㨰法的同时,可配合屈腕和旋前的被动运动。

(2) 分别指揉少海、郄门、阿是穴诸穴,50~100次,沿旋前圆肌走行路线弹拨 3~5 次,并且对压痛点进行重点指揉和弹拨治疗,以松解局部粘连。

(3) 在前臂掌侧施以掌揉法,由近端向远端,再由远端向近端,如此往返 3~5 次;同时也以前臂掌侧近端为手法重点治疗部位。再可将(1)(2)(3)法重复交替操作 2~3 次。

(4) 分别施拿法于桡侧屈肌和尺侧屈肌,由近端向远端,重复 3~5 遍。最后取擦法施于前臂掌侧,以热为度。

(二) 针灸治疗

1. 辨证治疗

(1) 经脉失养,气血瘀滞型,选用曲泽、尺泽、阿是穴、内关、列缺、三阴交等穴。以调血养筋,疏通经络为治则。在前臂肘窝下 2~4 指处寻找压痛点确定阿是穴,然后对阿是穴用扬刺法,行捻转泻法。曲泽、尺泽、内关穴直刺平补平泻法,使针感达到手指。列缺穴用 0.25 mm×25 mm(1 寸)的毫针沿经向上斜刺,使针感上达肘部。三阴交直刺补法。

(2) 脉络损伤,瘀血阻滞型,选用尺泽、曲泽、阿是穴、孔最、郄门、少商、商阳、中冲等穴。以活血祛瘀,通络止痛为治则。在尺泽、曲泽处寻找暴怒的静脉。少商、商阳、中冲用三棱针或较粗的毫针点刺出血,每穴出血 3~5 滴。阿是穴、孔最、郄门用 0.30 mm×40 mm(1.5 寸)的毫针直刺泻法。

(三) 物理疗法

1. 激光疗法

3.5 mW He-Ne 激光,距离 6~10 cm,直接照射患部。每次 5~10 min,每日 1 次,共 10~15 次。

2. 微波疗法

频率 2 450 MHz,辐射器作用于患部,无热量至微热量,每次 6~12 min,每日 1 次,共 10 次。

五、其他治疗

1. 封闭疗法

地塞米松 5 mg,配合 1% 利多卡因 2 ml 作痛点局部封闭。

2. 热敷法

中药上肢洗方外用熏洗参第二章热敷和上肢洗方(第 20 页)。

六、注意事项

(1) 治疗期间,患侧最好取前臂中立位,颈臂悬吊于胸前制动。

(2) 局部注意保暖,以保持良好的血液循环和代谢。

(2) 经 6～8 周的非手术治疗无效,应选择手术治疗。

第五节　旋后肌综合征

旋后肌综合征又称前臂骨间背侧神经卡压综合征、桡管综合征等,是指桡神经在前臂旋后肌卡压而产生的综合征。

桡神经在肱骨外上髁上方,肱骨中、下 1/3 交界处穿外侧肌间隔,至肱桡肌与肱肌之间,在此分为浅、深二支(图 4-29)。桡神经浅支为皮支,主要为感觉纤维,分布于手背桡侧和桡侧两个半手指近节背面的皮肤。桡神经深支(骨间背侧神经)为肌支,较粗,发出后,穿旋后肌,绕桡骨颈,达前臂背侧,在浅、深肌层伸肌之间下降(图 8-9)。支配旋后肌及其所有的前臂伸肌。

桡神经深支在进入旋后肌部要穿过旋后肌腱弓(图 8-10),此弓间隙不大,当桡神经深支(骨间背侧神经)穿过时,只有很少的活动余地,容易遭受卡压。

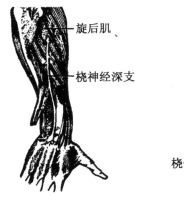

图 8-9　桡神经深支示意图

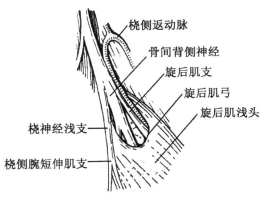

图 8-10　旋后肌腱弓

一、病因病理

伸直型尺骨上 1/3 骨折合并桡骨头前脱位、旋后肌的局部外伤以及旋后肌腱弓肥厚、局部囊肿等占位性病变或类风湿性病变增厚的滑膜等都是直接导致骨间背侧神经卡压的病因。另外前臂反复做旋转活动的职业,如钳工、泥工、理发师等,因反复牵伸旋后肌而致旋后肌的慢性劳损。

本病是由于前臂骨间背侧神经在增厚的旋后肌腱弓处遭受卡压后,神经近端水肿增粗,呈假性神经痛变化。受压部位神经呈苍白、变扁、有压痕,病程增长后在旋后肌腱弓亦可出现相应的压迹。疾病初期仅表现为神经外膜水肿,而神经轴索一般无变化,治疗及时,预后良好。若病久误治或失去治疗机会,骨间背侧神经长期受卡压,可造成神经的轴索变性,成为不可逆的神经损伤。

二、临床表现与诊断要点

症状可突然出现,亦可逐渐发生。肘关节外侧及前臂近端伸肌群疼痛为主呈放射性,向上可放射至肩部,向下可放射至前臂下段,这与背侧骨间神经的支配深部感觉神经纤维分布有关。伸腕、伸指肌力减弱,拇指不能外展,桡神经支配区有麻木感,在前臂近端伸肌群有深压痛(在肱骨外上髁下 4～5 cm),晚期可出现前臂伸肌群肌肉萎缩。伸肘时伸中指抗阻力试验阳性(图 8-11)。

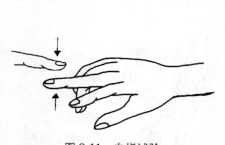

图 8-11　中指试验

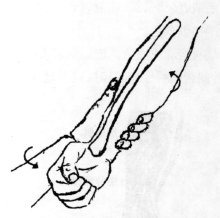

图 8-12　旋后肌抗阻力试验

旋后肌抗阻力试验阳性(图 8-12)。

肌电图检查有助于对本病的诊断。

X 线检查可排除骨折、脱位。

三、非手术治疗

非手术治疗仅适用于早期又暂时不愿意手术治疗的患者。

(一) 推拿治疗

1. 取穴与部位

曲池、上廉、阿是穴及前臂伸肌群。

2. 手法

㨰法、弹拨法、按揉法、掌揉法、拿法、抹法、擦法等。

3. 操作

(1) 患者取仰卧位或坐位,从肱骨外上髁起向下顺前臂伸肌群用㨰法治疗,直至前臂背侧远端,并上下往返于前臂背侧由近端向远端,再由远端向近端的反复施以㨰法推拿治疗。当然以旋后肌(图8-13)为重点治疗部位。在前臂背侧用㨰法治疗的同时,可配合伸腕、伸指及前臂旋转的被动运动,5 min左右。

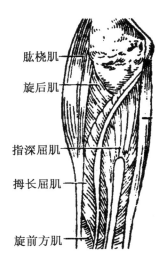

肱桡肌
旋后肌
指深屈肌
拇长屈肌
旋前方肌

图8-13 前臂旋后肌示意图

(2) 分别按揉曲池、上廉、阿是穴诸穴,各50～100次;对旋后肌深压痛部位(即旋后肌腱弓位置,在肱骨外上髁下4～5 cm),施以弹拨法。同时可将按揉穴位、压痛点与弹拨法交替施用。

(3) 掌揉前臂背侧伸肌群,以旋后肌腱弓处为重点,多次往返操作;以压痛点为中心做向上、向下、向内、向外各方向的抹法,有利于气血通畅,消肿散结。亦可将以上(1)(2)(3)再重复治疗一次。

(4) 对前臂伸肌群施以拿法。由近端向远端重复3～5遍,最后取擦法施于前臂背侧伸肌群,以热为度。局部可以配合热敷法,或中药上肢洗方外用熏洗参见第二章上肢洗方。

(二) 针灸治疗

1. 辨证治疗

(1) 气血瘀滞型,选用曲池、阿是穴、手三里、温溜、外关、合谷、商阳、列缺等穴。以活血祛瘀,消肿止痛为治则。阿是穴用刺络拔火罐法,商阳用三棱针点刺出血。曲池用0.30 mm×40 mm(1.5 寸)的毫针向肱骨外上髁下方斜刺25 mm(1.0 寸)左右,捻转泻法手三里直刺12～20 mm(0.5～0.8 寸),捻转泻法。温溜、列缺用0.25 mm×25 mm(1.0 寸)的毫针,沿经向上斜刺12 mm(0.5 寸)左右,捻转泻法。外关、合谷直刺捻转泻法。

（2）筋脉失养型，选用曲池、阿是穴、手三里、下廉、列缺、外关、合谷、足三里等穴。以益气养血，濡养筋肉为治则。曲池用 0.30 mm×40 mm（1.5 寸）的毫针，向肱骨外上髁斜刺 20 mm（1.0 寸）左右，手三里、阿是穴均采用龙虎交战手法。刺下廉、列缺、外关平补平泻法。合谷、足三里针刺补法。

（3）风寒阻滞型，选用天柱、曲池、手三里、阿是穴、列缺、合谷、外关、足三里等穴。以温散风寒，益气养血为治则。天柱直刺泻法，并使针感沿经传导，术后加用灸法。其他穴位的针刺法同上（2）筋脉失养型，不同的是在手三里、阿是穴施以艾条灸，每穴艾灸 3 min。

2. 电针治疗

取曲池、手三里、外关等穴，疏密波 20 min，每日 1 次，10 次为 1 个疗程。

(三) 物理治疗

1. 激光疗法

He-Ne 激光，距离 6～10 cm，直接照射患部。输出功率 3.5 mW，每次 5～10 min，每日 1 次，共 10～15 次。

2. 微波疗法

频率 2 450 MHz，辐射器作用于患部，无热量至微热量，每次 6～12 min，每日 1 次，共 10 次。

四、其他疗法

对诊断明确而推拿、针灸治疗效果不明显者，可选用局部封闭。

泼尼松龙 12.5 mg，2％利多卡因 2 ml 混合均匀后行旋后肌腱弓内注射，每周 1 次，3～4 次为 1 个疗程。注射时注意避免损伤桡神经。

经保守治疗无效者，肌力减弱，皮肤知觉减退明显者，可早日手术治疗。

第六节　前臂缺血性肌挛缩

前臂缺血性肌挛缩又称为筋膜间隔区综合征、伏克曼（Volkmann）挛缩。本病是由于供血不足所引起的肌肉变性，继而形成疤痕、挛缩而影响手部功能。属肢体创伤后可能发生的严重并发症之一。

前臂的深筋膜包绕前臂的肌肉，此筋膜的桡骨、尺骨侧各分出一片筋膜隔，分别向桡骨、尺骨与桡骨、尺骨的骨间膜相连（图 8-14）。这样包绕前臂的深筋膜与这两片筋膜隔，加上前臂骨间膜、桡骨、尺骨形成了前、后两个骨筋膜鞘。前骨筋膜鞘内含有屈肌群、桡动脉、桡静脉、尺动脉、尺静脉、正中神经、桡神经浅支和尺神经。后骨筋膜鞘内含有伸肌群、骨间后动脉、骨间后静脉和桡神经深支。

前臂深筋膜的前面上部为前臂屈肌浅层的起始部,后面上部为前臂伸肌浅层的起始部;此筋膜的下部增厚,形成腕掌侧韧带和腕背侧韧带(伸肌支持带)及腕掌侧韧带深面的腕横韧带(屈肌支持带)。

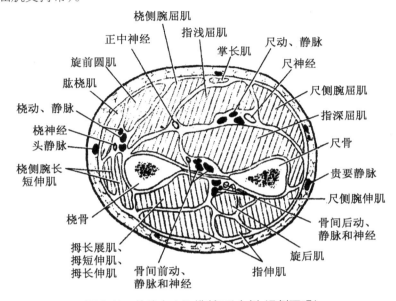

图 8-14 前臂中 1/3 横断面(右侧-远侧面观)

一、病因病理

本病的根本原因是前臂肌肉供血不足。上肢多见于肱骨髁上骨折或前臂双骨折后复位不佳(下肢多见于股骨髁上骨折或胫骨上端骨折后),或未经复位的病例。或因血管损伤、前臂软组织损伤、昏迷后肢体受压、过紧的外敷料包扎或外固定物的捆绑、超时限的包扎外固定等因素,造成肢体供血不足。

当肢体较长时间遭受挤压,间隔区内压力增高影响血液循环,最后可导致肌肉缺血性坏死、神经麻痹,逐渐形成特有的缺血性肌挛缩畸形—爪形手(图 8-15)。严重者可出现反射性血管痉挛、肾脏缺血,最终造成肾衰竭而死亡。

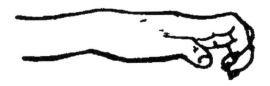

图 8-15 缺血性肌挛缩典型畸形爪形手

二、临床表现与诊断要点

此病为一种进行性发展的疾病,初期时症状不明显,但是病情发展迅速,如不及时处理,可以导致伤肢的终身残疾,甚至还会危及生命。尤其应该注意的是,发病时受累肢体远端有时仍能触及脉搏,皮肤颜色和温度亦基本正常,若有疏漏、延误时机,则会造成肌肉与神经不可逆的损害。

早期以肢体的远端肿胀、发冷、麻木、疼痛、乏力、手指活动受限为主。晚期可因缺血造成爪形手畸形。

受损肢体远端皮肤苍白或发绀,皮肤张力增高,按之较硬实,被动屈伸手指均可引发疼痛加剧,皮肤温度降低,远端动脉搏动减弱或消失,神经支配区域皮肤感觉障碍。

有骨折复位,外固定病史。

三、非手术治疗

非手术治疗对于暂不愿意手术治疗者,或手术治疗后尚存手部功能障碍者,只是一种辅助性的医疗方法之一。

(一) 推拿治疗

1. 取穴与部位

曲池、手三里、臂中、外关、阳池、鱼际、合谷、劳宫等穴及前臂掌侧、背侧肌群,大小鱼际肌,掌侧骨间肌,背侧骨间肌等。

2. 手法

㨰法、拿法、弹拨法、指揉法、捻法、抹法、摇法、擦法等。

3. 操作

(1) 患者取仰卧位于治疗床上,分别在前臂掌侧肌群、大小鱼际肌、前臂背侧肌群施以㨰法治疗。从前臂近端向前臂远端、掌侧、背侧,再从远端向近端往返操作,并在前臂掌侧、背侧交替治疗 8～10 min。在㨰法治疗的同时,可配合前臂的内外旋转和腕关节屈伸的被动运动。

(2) 分别对前臂掌侧肌群和前臂背侧肌群施以拿法和弹拨法。拿合谷,拿大小鱼际肌。由近端向远端,再从远端返近端,往返操作 3～5 遍。拿法直接作用于肌肉,能防止肌肉萎缩,增强肌肉张力,对改善肌肉功能起积极作用。

(3) 指揉曲池、手三里、臂中、外关、阳池、鱼际、合谷、劳宫诸穴,并且对每一掌侧骨间肌和背侧骨间肌逐一用中等刺激量的指揉法刺激。每穴或部位 50～100 次。

(4) 掌根按揉前臂掌侧肌群和背侧肌群。由近端向远端的分次往返和前、后面交替操作,共 3～5 min。

(5) 对拇指、示指、中指、环指、小指诸掌指及指间关节逐一施捻法、抹法、摇法,并且配合被动屈伸掌指和指间诸关节。同时可将操作(1)(2)(3)(4)(5)法重复交替。

(6) 最后对前臂掌侧肌群、前臂背侧肌群用擦法,以热为度。

(二) 针灸治疗

1. 辨证治疗

(1) 瘀阻脉络型,选用大椎、曲池、尺泽、曲泽、内关、井穴、合谷、阿是穴等穴,以活血化瘀、疏通经络为治则,先取患侧尺泽、曲泽、井穴用三棱针点刺放血,其余穴位取双侧,针刺泻法。在前臂肘部寻找肿胀的阿是穴,刺络拔罐。

(2) 筋肉失养型,选用尺泽、曲泽、少海、曲池、手三里、八邪、阿是穴、内关、大陵、太渊、神门、足三里、阳陵泉等穴,以补气补血,舒筋通络为治则,其中太渊、大陵、神门、足三里、阳陵泉取双侧,针刺补法。阿是穴针刺泻法。其余穴位均用浅刺补法。

(三) 物理疗法

1. 激光疗法

He-Ne 激光,直接照射患部。距离 6~10 cm,输出功率 3.5 mW,每次 5~10 min,每日 1 次,共 10~15 次。

2. 微波疗法

频率 2 450MHz,辐射器作用于患部,无热量至微热量,每次 6~12 min,每日 1 次,共 10 次。

四、注意事项

(1) 对于本病关键在预防。即在骨折复位、外固定时,一定要正确、规范。对有外固定的患者要注意密切观察,发现苗子及时处理。尽早去除挤压因素,直至及早手术。

(2) 推拿疗法对本病只是一种辅助医疗方法之一,可积极开拓针灸、体疗、理疗、中药外洗(见第 20 页)共同治疗。

(3) 手放置功能位。

第七节　桡侧腕伸肌腱周围炎

前臂桡侧伸肌群主要包括桡侧腕长伸肌、桡侧腕短伸肌和前臂后群深层肌(拇短伸肌、拇长展肌)两组肌肉。桡侧腕伸肌群起于肱骨外上髁,两组肌肉在前臂背侧中下 1/3

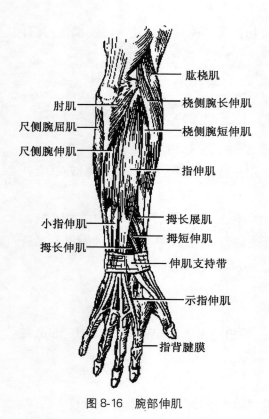

图 8-16　腕部伸肌

肱桡肌

肘肌

尺侧腕屈肌

尺侧腕伸肌

小指伸肌

拇长伸肌

桡侧腕长伸肌

桡侧腕短伸肌

指伸肌

拇长展肌

拇短伸肌

伸肌支持带

示指伸肌

指背腱膜

处相交,拇长展肌和拇短伸肌从桡侧腕长、短伸肌上面斜跨而过(图 8-16)。在此处它们均无腱鞘,各肌腱间仅有疏松的腱膜覆盖,缺乏腱鞘保护。由于腕伸肌活动频繁,又无腱鞘保护,使肌腱间相互摩擦增多,所以容易引起肌腱周围组织的劳损。

一、病因病理

桡侧腕长伸肌、桡侧腕短伸肌将腕关节固定于背伸位的情况下用力握物或提重物。而拇长展肌和拇短伸肌的运动方向不一而互相摩擦,又无腱鞘的保护,腱膜组织水肿渗出,产生无菌性炎症反应,继而发生纤维变性甚至粘连。

二、临床表现与诊断要点

前臂桡侧背部中、下段局限性疼痛、肿胀,腕部活动受限,活动时疼痛加重,休息后疼痛又能减轻。

病变局部有轻度肿胀和较明显压痛,腕部活动受限。在腕关节屈伸活动时局部触诊(于前臂背部桡侧中下 1/3 处)可感觉到或闻及"吱吱"的捻发音。而无肢体叩击征。

当前臂 X 线检查排除骨病后即可诊断为本病。

三、非手术治疗

(一) 推拿治疗

1. 取穴与部位

曲池、手三里、偏历、外关、阳溪、阿是穴等穴及前臂背部桡侧。

2. 手法

擦法、揉法、抹法、拿法、擦法与前臂和腕关节被动运动。

3. 操作

(1)患者取仰卧位或取坐位,患臂置于诊疗床(桌)上,在前臂背部桡侧施擦法,配合前臂旋前、旋后的被动运动。着重在病变处即前臂背侧中下 1/3 处用擦法,配合腕关节屈伸的被动运动,3～5 min。

(2)分别指揉曲池、手三里、偏历、阳溪、阿是穴等穴,每穴 50～100 次。再取大鱼际或掌根揉法施于前臂侧中下 1/3 处,2～3 min。尤其是阿是穴要多做指揉加理筋法,以疏通经络。

(3) 在前臂背侧中下 1/3 处,相当于拇长展肌和拇短伸肌从桡侧腕长伸肌、桡侧腕短伸肌上面斜行跨越部位施抹法,5～10 次。再取拿法于前臂桡侧上、下往返 3～5 次。

(4) 再将操作(1)(2)(3)法重复交替运用。

(5) 最后在前臂背部桡侧施以擦法,以热为度。亦可辅以局部热敷治疗。

(二) 针灸治疗

1. 辨证治疗

(1) 气血瘀滞型,选用曲池、温溜、偏历、阿是穴、外关、列缺、合谷、商阳等穴,以活血祛瘀、消肿止痛为治则。曲池、外关、合谷直刺泻法。温溜、偏历沿经向手部斜刺 1 寸 (25 mm)左右,捻转泻法。列缺沿经向上斜刺 0.5～0.8 寸(12～20 mm),捻转泻法。刺阿是穴用关刺法,从肌腱的两侧刺在四条肌腱(桡侧腕长伸肌、桡侧腕短伸肌、拇长展肌及拇短伸肌)的交叉点,捻转泻法。刺商阳用三棱针点刺出血。

(2) 外邪阻滞型,选用曲池、温溜、偏历、阿是穴、合谷、外关、足三里等穴,以温经祛邪、通经止痛为治则。温溜、偏历用 1 寸(25 mm)长毫针,沿经斜刺,得气后行龙虎交战手法。阿是穴用关刺法,并艾条灸法。合谷、外关直刺泻法。曲池、足三里取双侧,直刺捻转补法。

2. 温针治疗

选用手少阳三焦经与手阳明大肠经穴位,如手三里、曲池、支沟等穴,每次选用 3～5 穴温针灸,每穴每次治疗 20～30 min,每天或隔天 1 次,每 10 次为 1 疗程。

3. 灸法

根据辨证治疗取穴,病变局部每次 3～5 穴,配合远端取穴,每穴每次治疗 30 min,采用温和灸,每天或隔天 1 次,每 10 次为 1 疗程。或痛点局部以附子饼灸 3～5 壮,每天 1 次,10 次为 1 个疗程。

(三) 物理疗法

1. 透药疗法

两电极分别置于桡侧腕长伴肌和桡侧腕短腕伸肌处(并置),电流强度 6～10 mA (剂量治疗时一般有针刺感即停止增加电流),每次 15～20 min,每天 1 次,共 10～15 次。

2. 中频电疗法

将两电极并置痉挛肌肉处或疼痛点两侧。治疗时间为 20～30 min。20～30 次一疗程。

3. 激光疗法

3.5 mW He-Ne 激光,直接照射患部。距离 6～10 cm,每次 5～10 min,每天 1 次,共

10～15次。

四、其他治疗

可以配合热敷或者中药上肢洗方熏洗请参见第二章(第20页)。

五、注意事项

(1) 劳逸结合,特别是在治疗期间,应适当注意休息,避免前臂的疲劳。
(2) 局部保暖。

第八节   小儿桡骨头半脱位

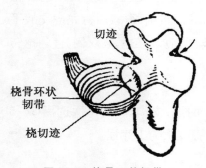

图 8-17   桡骨环状韧带

小儿桡骨头半脱位又称"牵拉肘"。多发生于四岁以下的幼儿,是临床中常见的肘部损伤。由于幼儿桡骨头发育尚不完全,环状韧带又较松弛,如果突然遭受牵拉前臂外力时,引起肘关节疼痛、功能障碍,临床上首先考虑为桡骨小头半脱位。

成人桡骨环状韧带形似上大下小漏斗状结构(图 8-17),是坚韧的、弧形纤维束,韧带的上缘与桡切迹上缘所围成的圆周,大于韧带下缘与桡切迹下缘所形成的圆周,这样,桡骨环状韧带围绕骨头和桡骨颈,而不会向下滑脱。但在 4 岁以下的幼儿因桡骨头发育还不完全,桡骨头与桡骨颈的粗细相似。桡骨环状韧带上缘与肘关节纤维囊相结合。其下缘有少量的纤维止于桡骨颈。其坚韧性不够,所以容易遭受损伤。

一、病因病理

多因幼儿在肘关节伸直时,腕部受到牵拉所致,如急速的穿衣、走路跌仆倒地时腕部被成人握提,由于肘部突然遭受到一种牵拉外力肱桡关节间隙增大,关节囊内负压骤增,这种负压可将松弛的前关节囊和环状韧带被吸入肱桡关节间隙,桡骨头被环状韧带卡住,阻碍恢复而形成桡骨头半脱位。

二、临床表现与诊断要点

患侧肘部疼痛,肘关节近似伸直,上臂不能抬举,手部不能取物,肘关节不能自主活动为主要症状。

桡骨头处有明显压痛。肘关节被动屈伸和前臂被动旋转时,患部疼痛加剧。

幼儿患肢有被牵拉后突然发生啼哭的损伤史。

X线检查无异常发现。

三、非手术治疗

(一) 推拿治疗

通过熟练的手法,能即刻纠正解剖位置的异常。

1. 手法复位

关键是伸肘旋臂,不需要麻醉,医师与患儿相对正坐。以右侧为例,医师左手握住肘部,拇指放在桡骨头,右手握住腕部,同时缓慢地伸肘并将前臂旋后(图8-18),一般半脱位在旋后过程中即可复位。若不能复位,右手可稍加牵引力,伸直肘关节,并且使前臂旋后,左手拇指加压于桡骨头,然后再屈曲肘关节,即可听到或感觉到入臼的复位声。随即疼痛症状消失,肘关节和前臂活动自如,手能主动上举取物。

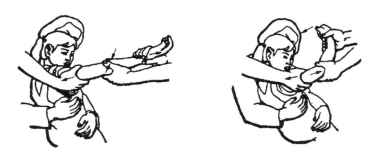

图 8-18　桡骨头脱位整复法

解剖上发现,肘关节处于过伸、上臂旋后位时,前关节囊往往被拉紧,可使吸入的前关节囊和环状韧带弹出,达到成功复位的目的。

2. 复位后处理

局部无明显肿胀者,一般不用外敷药物。但是可用颈腕吊带悬挂于胸前制动2～3天,并嘱家长为小儿穿衣时倍加小心,避免牵拉患肢以防脱位再次发生,若复位后处理不力,屡发脱位者,可形成习惯性脱位。

到8～9岁后,因儿童运动系统发育日趋完善,就不再发生桡骨头半脱位。

四、注意事项

（1）切忌将患儿送至非医疗机构去"复位"。

（2）不要单纯牵拉幼儿手腕，请连衣袖一起拉，将衣袖和手作为一整体，可避免本病的发生。

第九节　肘部和前臂康复治疗技术

一、运动学概要

肘关节的生理运动包括屈、伸；桡尺近端关节与桡尺远端关节共同作用可以旋转（包括旋前和旋后）。附属运动包括分离牵引、长轴牵引、前后向滑动、后前向滑动以及侧方滑动等。

二、肱尺关节操作要领

1. 分离牵引

患者仰卧位，屈肘至最大程度，前臂旋后。医师站在患侧，上方手放在肘窝，手掌接触前臂近端，掌根靠近尺侧，下方手握住前臂远端和腕部背面尺侧。其作用为增加屈肘活动范围。

松动手法：下方手固定，上方手向足的方向推动尺骨。

2. 长轴牵引

患者仰卧位，肩稍外展，肘关节伸到最大范围，前臂旋前。医师站在患侧，内侧手握住肱骨远端内侧，外侧手握住前臂远端尺侧。内侧手固定，外侧手沿着长轴牵引尺骨。其作用为增加屈肘活动范围。

3. 侧方滑动

患者仰卧位或坐位，肩外展，伸肘，前臂旋后。医师站或坐在患侧，一侧手放在肱骨远端，另一侧手握住前臂近端。将尺骨向桡侧推。其作用为增加肱尺关节的活动。

4. 屈肘摆动

患者仰卧位或坐位，肩外展，屈肘，前臂旋前或旋后。医师站或坐在患侧的外侧，上方手放在肘窝固定，下方手握住前臂远端，并将前臂稍做长轴牵引后再屈曲肘关节。其作用为增加屈肘活动范围。

5. 伸肘摆动

患者仰卧位或坐位,肩外展,前臂旋后。医师站或坐在患侧外侧,上方手放在肘窝,下方手握住前臂远端,在伸肘活动受限的终点摆动前臂。其作用为增加伸肘活动范围。

三、肱桡关节操作要领

1. 分离牵引

患者仰卧位或坐位,肩外展,屈肘,前臂中立位。医师站或坐在患侧,上方手抓住肱骨的远端,下方手握住前臂近端的尺侧。上方手固定,下方手向外侧推动桡骨,做肱桡关节分离的动作。其作用为增加肱桡关节的活动范围,增加屈肘和伸肘活动范围。

2. 长轴牵引

患者仰卧位,肩外展,肘关节在伸肘活动受限处,前臂旋后。医师站在外展上肢及躯干之间,内侧手握住肱骨远端,外侧手握住前臂远端桡侧。内侧手固定,外侧手沿桡骨长轴向远端牵拉。其作用为增加肱桡关节的活动范围,增加屈肘和伸肘。

3. 侧方摆动

患者仰卧位或坐位,肩外展,屈肘,前臂中立位,医师站或坐在患侧,上方手放在肱骨远端内侧,下方手握住前臂端桡侧及腕部。上方手固定,下方手将前臂向尺侧摆动。其作用为增加伸肘活动范围。

四、桡尺近端关节

1. 长轴牵引

患者仰卧位或坐位,屈肘,前臂旋后。医师站或坐在患侧,双手分别握住桡骨或尺骨的远端。一侧手固定,另一侧手将桡骨或尺骨沿长轴牵引。其作用为一般松动。

2. 前后向滑动

患者仰卧位或坐位,伸肘,前臂旋后。医师面向患者站或坐,双手分别握住桡骨和尺骨的近端,拇指在上,四指在下。一侧手固定尺骨,另一侧手向背侧推动桡骨。其作用为增加前臂旋前的活动范围。

3. 后前向滑动

患者仰卧或坐位,肩稍外展,屈肘,前臂中立位。医师面向患者站或坐位,一侧手拇指或掌根部放在桡骨小头处四指放在肘窝,另一侧手握住肘关节下方。上方手向掌侧推桡骨小头。其作用为增加前臂旋后活动范围。

4. 前臂转动

患者仰卧位或坐位,屈肘 90°,前臂中立位。医师站或坐在患侧,上方手握住肱骨远端,下方手握住前臂远端掌侧。上方手固定,下方手将前臂旋前或旋后摆动。其作用为增加前臂旋转活动范围。

第九章
腕部和手部常见病的非手术治疗

腕部是介于前臂和手之间的区域,前臂屈伸肌腱、血管及神经必须经腕部到达手部。腕部可分为腕前和腕后区两部分。手部可分为手掌、手背和手指三部分。

第一节　腕部和手部的解剖

一、腕前区

腕前区皮肤薄而松弛,皮下组织疏松。因此有较大的移动性。在腕前表面可看到三条横纹。腕近侧横纹位于尺骨小头水平;腕中间横纹的两端与桡、尺骨茎突相平(相当桡腕关节线的两端);腕远侧横纹微凸向手掌,通过腕中关节线的最高点。

当握拳稍屈腕时,腕前区由外向内有三条纵行的肌腱明显突出。桡侧腕屈肌腱(外侧),位于桡动脉的内侧。掌长肌腱(中间)位于腕部正中最为明显;正中神经由掌长肌腱的深面出现,在掌长肌腱与桡侧腕屈肌腱之间,向下经腕管入掌。尺侧腕屈肌腱(内侧),附着在豌豆骨上;尺神经与指浅屈肌腱和尺侧腕屈肌腱之间下行,在腕横韧带的浅面入掌。指浅屈肌腱,虽然位于掌长肌腱和尺侧腕屈肌腱之间,因属于深面,故隆起不甚明显。

腕前区的深筋膜,其近端与前臂筋膜相续,远侧与掌深筋膜相连,深筋膜在腕部增厚形成腕掌侧韧带和腕横韧带。腕横韧带又称屈肌支持带,位于腕掌侧韧带的远端,是前臂深筋膜特殊增厚的强韧纤维束与腕骨在掌面形成一个较深的凹陷,组成骨性纤维管道,即腕管。

二、腕后区

腕后区的皮肤和皮下组织比掌侧厚而松弛。

当用力伸指、伸腕时,在腕后区由桡侧至尺侧依次可出现在各伸肌腱的隆起和鼻咽窝,其分别为:拇长展肌腱和拇短伸肌腱;桡侧腕长、短伸肌腱;拇长伸肌腱;指总伸肌腱与示指伸肌腱;小指伸肌腱;尺侧腕伸肌腱。这些肌肉,肌腱分别为各自的滑液鞘所包绕(图9-1)。

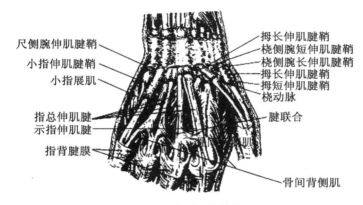

图9-1 腕后区的结构

腕后区的深筋膜增厚形成腕背侧韧带,韧带两侧附于桡骨、尺骨和腕骨,对伸肌腱起保护、支持和约束的作用。

三、手掌区

在手掌面有三条自然的掌纹,即鱼际纹、掌中纹及掌远纹,握拳时更为明显,犹如皮肤的"关节"。手掌的中央凹窝,称手心。手心两侧鱼腹状隆起,桡侧的称大鱼际,尺侧称小鱼际。

前臂的屈肌腱大部通过腕管而止于手指骨,肌腱在途中为减少与骨骼或韧带的摩擦,同时又便利活动起见,故在肌腱上配有鞘膜包裹,称为腱鞘。

手掌部腱鞘(图9-2)有尺侧腱鞘囊、桡侧

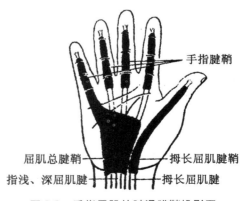

图9-2 手指屈肌的腱滑膜鞘投影图

腱鞘囊和手指腱鞘囊。

四、手背区

手背区的皮肤和皮下组织较薄,皮肤具有张力线。手背区的皮肤较手掌区的皮肤软而有滑动,具有伸缩性,握拳时皮肤紧张,伸指时不显得过于松弛。

手背部腱鞘有6个,自桡侧向尺侧依次名为:拇长展和拇短伸肌腱鞘;拇长伸肌腱鞘;桡侧腕伸肌腱鞘;指伸总肌腱鞘;小指伸肌腱鞘;尺侧腕伸肌腱鞘。

五、手指

手指借掌指关节与手掌相连。除拇指外,其余4个手指的结构较近似。拇指短而粗,只有两节指骨,其余四指有三节指骨。手指掌侧皮肤较厚,富有汗腺和指纹。指腹处神经末梢丰富,触觉灵敏,可辨别物体的质地和形态。指掌侧皮下组织聚积成球状,其间有纤维将皮肤连于指骨骨膜和腱鞘。

第二节　腕管综合征

腕管综合征是指由于腕管内容积减少或压力增高,使正中神经在骨性纤维管道内受压而形成的综合征。

在正中神经的沿途中,由近端到远端,可出现旋前圆肌综合征、骨间掌侧神经卡压综合征、腕管综合征、掌心支卡压综合征、大鱼际肌卡压综合征等,上述情况90%发生在腕管卡压。

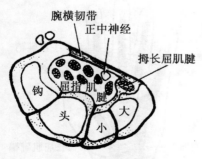

图 9-3　腕管示意图

腕管(图9-3)位于腕部掌面,前壁为厚而坚韧的腕横韧带,形似一座拱桥,横跨于腕桡侧隆起和尺侧隆起之间。后壁为腕骨沟,呈凹形,表面覆盖一层光滑韧带的筋膜组织。桡侧壁为舟骨结节和大多角骨结节。尺侧壁附着于豌豆骨和钩骨钩。在腕管内通过的有拇长屈肌腱、指浅屈肌腱、指深屈肌腱和正中神经。

由于腕管腔隙是由腕骨和坚韧的腕横韧带所构成,腕管腔隙窄小,缺乏弹性,肌腱和神经在腕管内排列又十分紧密,故凡能使腕管内容积减少或压力增高等因素,都可能使正中神经遭受压迫,引发腕管综合征。

一、病因病理

腕管综合征是手部正中神经受压的综合征。病因并不十分明确,可能与下列因素有关。

1. 创伤因素

如腕部骨折(桡骨远端骨折、腕舟骨骨折等)后,骨痂过多形成;月骨脱位等使腕管内腔隙缩小,正中神经受压。

2. 手部活动过多

长期反复用力进行手部活动过多,可致手和腕发生慢性损伤。尤其是握拳屈腕时则更易受损,指浅屈肌局限性腱鞘炎或腕横韧带异常增厚,或正中神经充血、水肿,与周围组织发生粘连,正中神经在腕管内遭受指屈肌腱和腕横韧带的挤压。

3. 邻近组织的病损

风湿性和类风湿疾病,肌腱附着处骨皮质增厚,外生骨疣、腱鞘囊肿、脂肪瘤、周围软组织增生形成厚垫等诸病因都可挤压正中神经。

4. 内分泌因素

本病好发于绝经期前后的妇女,少数患者症状出现于妊娠后期。

5. 解剖异常

指屈肌肌腹过低或蚓状肌肌腹过高,或有额外肌等先天性异常进入腕管,增加了管内的容积,挤压正中神经。

6. 正中神经本身病变

如神经瘤、神经炎、神经变性等。

二、临床表现

1. 症状

(1) 桡侧三个半手指(拇指、示指、中指及无名指桡侧半)刺痛、麻木、异常感觉,一般在夜间较重,甚至可被痛麻而醒,这就是典型的麻醒史。但通过连续挥动或挤压患手后,麻痛症状能即刻缓解。劳累后症状亦可加剧,偶尔可向上放射到臂部、肩部。

(2) 手感笨拙,尤其是精细动作(缝纫、刺绣等)不能准确完成或完成欠佳。以女性为多,右手多于左手;双手同时发病的占 10%～15%。

(3) 病程久(3 个月以上)可出现大鱼际肌萎缩,肌张力减弱。患肢发冷、发绀、活动不利、指甲增厚,及血管、神经营养改变。

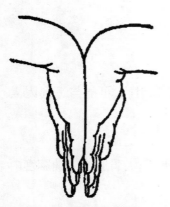

图 9-4　极度腕屈试验示意图

2. 体征

（1）腕横韧带挤压试验阳性。医师用拇指挤压患者掌侧腕横韧带中部，片刻后出现桡侧三个半手指麻木、疼痛即为阳性。

（2）腕屈试验阳性。嘱患者两手腕关节极度屈曲，手背向对，手指下垂，持续 1 min，出现拇指、示指、中指麻木、疼痛，即为阳性（图 9-4）。

（3）替尼尔症阳性。医师用叩诊锤或以中指指端轻叩掌侧正中神经，由近端向远端，当叩击到腕横韧带处，出现桡侧 3 个半手指放射样疼痛，即为阳性（图 9-5）。

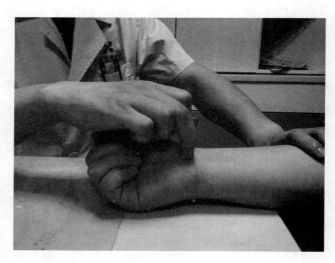

图 9-5　替尼尔症示意图

（4）脉压带试验阳性。将血压计气囊带缠裹于患者腕部，充气至 26.7 kPa（200 mmHg），2 min 后正中神经支配区内产生刺痛和麻木，即为阳性。

三、诊断要点

（1）中年以上女性出现拇指、示指、中指的麻木、刺痛，尤以夜间麻痛甚者，乏力和手指活动笨拙者。

（2）手部正中神经支配区的皮肤痛觉减弱或消失，拇指对掌功能减弱或丧失，大鱼际肌萎缩，同时出现腕横韧带挤压试验阳性、腕屈试验阳性和替尼尔症阳性等。

（3）腕部正侧位片 X 线检查，排除腕部其他骨关节病变。

四、非手术治疗

对于腕管综合征的非手术治疗,主要适用于慢性劳损所致。对于创伤因素、邻近组织的病损或解剖位置异常所致本病者,非手术医治均属无效。

(一) 推拿治疗

1. 取穴与部位

臂中、间使、大陵、鱼际、劳宫等穴,及前臂掌侧、腕掌侧和手掌侧。

2. 手法

㨰法、指揉法、摇法、抹法、拿法、擦法等,以及腕部被动运动。

3. 操作

(1) 患者取坐位或仰卧位均可,医师根据患者的体位可选用立位或坐位治疗。先以患肢前臂掌侧、腕部掌侧和手部掌侧施以㨰法;从前臂到手掌上下往返,以腕掌侧和手掌侧为治疗重点,并配合腕关节屈曲的被动运动和少量的腕关节尺偏、桡偏被动运动,5~8 min。

(2) 分别指揉臂中、间使、大陵、鱼际、劳宫诸穴,每穴 50~100 次。其中以大陵穴为主,重点指揉,并适当配合腕关节小幅度的屈伸运动。其次为鱼际、劳宫穴的指揉,并配合拿合谷、拿鱼际肌,腕掌部抹法,3~5 min。

(3) 摇动腕关节(上下方向,顺时针方向或逆时针方向转动),抹法施于诸手指,以拇指、示指、中指为主。

并可将(1)(2)(3)法重复交替操作。

最后以擦法施以前臂掌侧、腕掌侧及鱼际部,分段实施,以热为度。

(二) 针灸治疗

瘀血阻滞型,以疏通经脉,祛瘀通络为治则。

寒湿痹阻型,以疏通经脉,温散寒湿为治则。

脾肾阳虚型,以调理气血,温补脾肾为治则。

选用大陵、内关、劳宫、鱼际、阳溪为主要穴位。如瘀血阻滞者加少商、商阳、中冲;寒湿痹阻者加大陵隔姜灸;脾肾阳虚者加太渊、手三里、足三里、复溜。其中内关、劳宫、鱼际、阳溪用 1 寸长毫针直刺,得气后行龙虎交战手法,大陵用齐刺法,先在穴位的中心直刺1 针,捻转得气后,再在其左右各斜刺 1 针,针尖均达到病变的中心部位,得气后分别捻转,使针感上下传导和扩散。大陵隔姜灸每次 7~9 壮。少商、商阳、中冲用三棱针或较粗的毫针,点刺出血。太渊、手三里、足三里、复溜针刺补法。

(三) 物理疗法

1. 微波疗法

频率 2 450 MHz,辐射器作用于患部,无热量至微热量,每次 6~12 min,每天 1 次,共10 次。

2. 激光疗法

3.5 mW He-Ne 激光,距离 6～10 cm,直接照射患部。每次 5～10 min,每天 1 次,共 10～15 次。

3. 中频电疗法

将两电极并置腕伸肌疼痛点两边,痛点在疼痛中间。每次治疗 20～30 min, 20～30 次 1 疗程。

(四) 其他疗法

腕管内注射氢化泼尼松,可用氢化泼尼松 25 mg＋1％利多卡因 2 ml,在近侧掌横纹,紧靠掌长肌内侧进针,针尖指向示指、中指间,针管与腕成 45°～ 60°角,深度约 3 cm,无指端放射痛,回抽无血液,可缓缓注入药液。需注意药物不要注射在正中神经上,而应注射到腱周组织,无阻力感推药。如第一次注射后无效,则不必再注射。可同时服用神经营养药物如维生素 B_1 100 mg,每日 3 次;地巴唑 10 mg,每日 3 次。

五、注意事项

(1) 手部适当休息,不可再劳累。

(2) 可用夹板固定腕关节,使腕关节成背伸 10°～15°位置。

(3) 局部可选用上肢洗方,熏洗、热敷患处,每日 1～2 次(参见第二章上肢损伤洗方第 20 页)。

(4) 经保守治疗 3 个月无效,应手术治疗。

第三节　　指屈肌腱狭窄性腱鞘炎

腱鞘炎是腕部和手部的常见病之一。

指屈肌腱狭窄性腱鞘炎又称"弹响指""扳机指"。多发于拇指,亦可单发于示指、中指、无名指与掌骨头相对应的指屈肌腱纤维鞘管的起始部。

指腱鞘又称指腱滑液鞘,衬于各指的骨纤维管内。它是包裹于肌腱的外面,形成一条套层的圆筒形的鞘管。存在于活动性较大的部位,如腕、踝、手指和足趾等处,它使腱固定于一定的位置并减少腱与骨面的摩擦腱鞘(图 9-6)可分为纤维层和滑膜层两部分。纤维层(又称腱纤维鞘)位于外层,为深筋膜增厚所形成的骨性纤维管道,它对肌腱起约束作用。滑膜层(又称腱滑膜鞘),位于腱纤维鞘内,由滑膜构成,为双层圆筒形的鞘,两层之间含少量滑液。这个鞘的内层包在肌腱的表面,外层贴在腱纤维鞘的内面,所以肌腱能在这个鞘内自由滑动。腱滑膜鞘的两层在骨面到肌腱下面相互移行,为腱系膜,其中有供应肌腱的血管(图 9-7)通过,如血管阻塞可引起肌腱坏死。

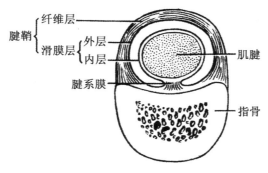

图 9-6　腱鞘示意图

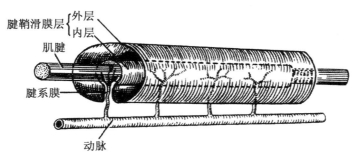

图 9-7　肌腱的血管

拇指的指腱鞘内,包绕拇长屈肌腱,其余各指腱鞘内,包绕指浅屈肌腱及指深屈肌腱,由于各指的活动度不一样,各指的指腱鞘长短也不等,其中拇指及小指的指腱鞘最长。前者近侧端与腕管内的拇长屈肌腱鞘相通,后者近侧端与腕管内的指总屈肌腱鞘相通。中间三指的指腱鞘独立,其近端与掌指关节线至所有各指的指腱鞘的远端均平远节指骨底。

一、病因病理

由于骨性纤维管道坚韧狭窄,限制了屈肌腱鞘管的伸缩性,当手指经常屈曲,使指屈肌腱与骨性纤维管道反复摩擦;或长期用手握持重物,使骨性纤维管道受硬物与掌骨头的挤压而发生局部充血、水肿,纤维变管性,管腔变狭窄,指屈肌腱受压而变细,两端膨大呈葫芦状(图 9-8 肌腱呈葫芦状)。屈指时,肌腱膨大部分通过狭窄的纤维管道,便出现手指弹响(图 9-9 屈指时发生弹响)。儿童拇指屈肌腱鞘炎,多由于先天性腱鞘肥厚或粘连肥大所引起。更年期女性内分泌失调,致使腱鞘增厚,也与此病有关。

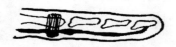 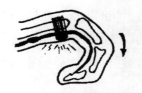

图 9-8　膨大呈葫芦状　　　　　图 9-9　膨大的肌腱难以通过
肌腱示意图　　　　　　　　　　狭窄的腱鞘示意图

二、临床表现

指屈肌腱狭窄性腱鞘炎病变大多限于指浅屈肌腱,而同时累及指深屈肌腱的患者则较少。

1. 症状

早期仅表现为患指屈伸不利,晨起手局部冷水刺激,或工作劳累后手指活动明显受限,掌指关节的掌侧局限性疼痛。随病程延长,腱鞘狭窄和肌腱受压呈葫芦形膨大后,当肌腱在腱鞘内滑动时,此膨大部分难以通过狭窄的腱鞘,手指则停留在伸直位或屈曲位而发生闭锁现象,经局部按摩或在患指远端做被动用力屈伸时,方能做勉强运动,但每一次屈伸运动时均可发生弹响,同时还会有疼痛。由于手部疼痛、乏力和屈伸运动受限,对工作和生活均带来不便。

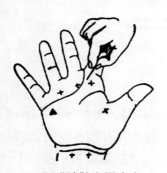

"＋"腱鞘炎压痛点
"▲"尺侧腱鞘炎最大压痛点

图 9-10　腱鞘压痛点

2. 体征

指屈肌腱狭窄性腱炎压痛点都位于掌骨头的掌侧(图 9-10)。并可触及结节样肿块,可随患指的屈伸来回移动。轻症患者只有摩擦感而无弹响;重症患者则可感到指部弹响由此发出。当用力推扳患指远端,使肌腱膨大部分强行通过狭窄的腱鞘时,则一定会发生扳机样的动作和弹响的声音,这也是此病名的由来。

三、诊断要点

(1) 手工劳动者,手部指屈肌腱部疼痛,手指屈伸活动受限,呈缓慢起病并逐渐加重。

(2) 掌骨头掌侧部有明显压痛者,伴有结节样肿块,此结节可随患指的屈伸来回移动。

(3) 患指出现闭锁现象和弹响。

(4) 经手部 X 线检查排除手部早期结核病变、骨骺炎、骨膜炎等病变后,本病诊断即可确立。

四、非手术治疗

(一) 推拿治疗

1. 治则

舒筋散结,和血通络。

2. 取穴与部位

内关、大陵、鱼际、劳宫、阿是穴等穴,及前臂掌侧和手掌部。

3. 手法

㨰法、掌揉法、指揉法、弹拨法、抹法、摇法、擦法和手指被动屈伸法。

4. 操作

(1) 患者取坐位,患手置于诊疗桌上,医师对患臂掌侧肌群及手部掌侧施㨰法和掌揉法,以腕手掌侧为重点,并配合腕关节屈曲的被动运动,3~5 min。

(2) 分别指揉内关、大陵、鱼际、劳宫、阿是穴诸穴,每穴按揉 50~100 次。

(3) 压痛点弹拨法,并配合做患指被动屈伸运动。

(4) 以压痛点结节处为中心向近端和远端用抹法,以舒筋散结。并且在掌指、指间关节处施以捻法。

(5) 拔伸患指的掌指关节,并可重复以上四法的操作,以压痛点指揉、弹拨和抹法为重点反复施治,最后以擦法施于病变处指屈肌腱部结束治疗。

(6) 儿童拇指指屈肌腱腱鞘炎,常有自愈倾向(半年左右)。家长可在家中做按摩、拇指屈伸和艾条熏治即可。亦可去医院找推拿医师医治。

(二) 针灸治疗

1. 辨证治疗

瘀血阻滞型,选用曲池、孔最、郄门、鱼际、阿是穴、井穴等穴。以活血祛瘀,通经止痛为治则。其中曲池、孔最、郄门、鱼际直刺,得气后行捻转泻法;井穴点刺出血;阿是穴采用傍针刺法,即对准结节直刺 1 针,在结节的两侧各斜刺 1 针,捻转泻法。

寒湿阻滞型,选用手三里、阳溪、太渊、大陵、足三里、阿是穴等穴。以温经利湿,益气养筋为治则。其中手三里、足三里针刺补法,阳溪、太渊、大陵直刺得气后行龙虎交战手法,阿是穴采用傍针刺法,并隔姜灸 5~7 壮或艾条灸 5 min。

2. 艾灸治疗

(1) 部位:患指压痛点最明显处。

(2) 方法:先用酒精棉球消毒患者压痛点最明显处皮肤,涂以蒜汁,然后把直径约 0.2 cm,长约 1 cm 无烟艾炷直立在涂了蒜汁的皮肤上点燃,直至燃尽自熄。清除烟灰。再用酒精棉球轻擦患处,嘱咐患者治疗后当局部起小泡时,可待其自行吸收,大的水泡,按烧烫伤相关治疗原则处理。切勿自行碰破水泡,以免感染,1周内不要过度用力、受凉。

(三) 物理疗法

1. 超声波疗法

患部接触移动法,0.5~1.2 W/cm²,每次 8~10 min,每天 1 次,共 10~15 次。

2. 激光疗法

4~6 mW He-Ne 激光直接照射局部,距离 10 cm,每次 10~15 min,每天 1 次,共 10~15 次。

3. 微波疗法

频率 2 450 MHz,辐射器作用于患部,无热量至微热量,每次 6~12 min,每天 1 次,共 10 次。

4. 超短波疗法

患部,并置或对置法,无热量至微热量,每次 10~15 min,每天 1 次,共 5~10 次。

5. 中频电疗法

将两电极并置腕伸肌疼痛点两边,痛点在疼痛中间。治疗时间 20~30 min,每天 1 次,20~30 次 1 疗程。

(四) 其他治疗

局部可配合热敷法或中药熏洗法见(第二章上肢中药外洗方),或艾条熏治。

五、注意事项

(1) 减轻手部劳动强度。

(2) 注意手部保暖,避免使用冷水。

(3) 经推拿治疗 2~3 个月无效者,可用地塞米松 5 mg 加利多卡因 2 ml 痛点行鞘内注射,每周 1 次,可连续 2~3 次。如仍无效者,则应考虑手术治疗。

第四节　腕尺管综合征

腕尺管综合征为通过腕部尺神经管(豌豆骨与钩状骨之间)内的尺神经受压所致。

尺神经管(图 9-11)为斜行的短管,近端内侧壁为豌豆骨,远端内侧壁为钩骨钩;背侧的底为豆状三角关节,复以腕横韧带;掌侧的顶部为尺侧腕屈肌附着部,并受腕掌侧韧带所包绕。由此可见尺神经管的四壁均缺乏伸缩性。

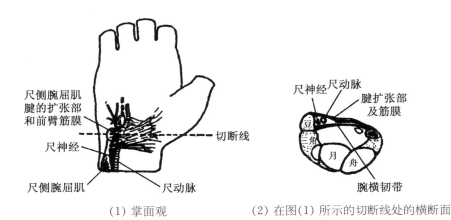

（1）掌面观   （2）在图（1）所示的切断线处的横断面

图 9-11　尺神经管

尺神经掌支循本干方向继续下行达腕部，至腕部在腕横韧带的外面，豌豆骨的外侧和尺动脉的内背侧入掌部。尺神经在管内分深、浅两支末梢。浅支为感觉支，支配小指和无名指尺侧的皮肤。深支为运动支，支配小鱼际肌、拇收肌、骨间肌和第三、第四蚓状肌。

此部的腱鞘囊肿、脂肪瘤、炎症、损伤等均可引起腕尺管内尺神经受压，出现小指及无名指尺侧半感觉迟钝，直至感觉消失，小鱼际肌、拇收肌、骨间肌、蚓状肌无力或麻痹、萎缩。

一、非手术治疗

(一) 推拿治疗

早期推拿治疗有效。晚期或出现肌肉麻痹萎缩时，则应手术治疗。

1. 取穴与部位

阳谷、后溪、神门、少府、中渚等穴，腕部和手部。

2. 手法

攘法、指揉法、抹法、捻法、摇法、拿法等，及腕部和手部被动运动。

3. 操作

（1）患者取坐位，患肢置于诊疗桌上。医师先用攘法分别施于前臂掌面尺侧、腕掌面、手掌面尺侧，多次上下往返约 5 min。

（2）分别指揉神门、少府、阳谷、后溪、中渚诸穴各 50～100 次，着重指揉腕尺管部（豌豆骨①的外侧）及少府、中渚等穴。并且配合屈腕、伸腕的被动运动。

（3）分别施指揉法于掌侧骨间肌和背侧骨间肌；拿小鱼际肌，重复操作 3～5 遍。指揉时以偏峰为佳，更能深达骨间肌；此法施治要以有得气感为好。

———————————————

① 豆骨体表定位：在腕中间横纹和腕远侧横纹的尺侧缘，可沿尺侧腕屈肌腱触及。

(4) 在腕尺管部及手掌尺侧用抹法,小指、无名指用捻法和摇法,可重复操作 3～5 遍。摇腕关节(上下向、顺时针向、逆时针向)。

(5) 腕尺管部用擦法,以热为度,结束治疗。

(二) 针灸治疗

瘀血阻滞型,以活血祛瘀,疏通经络为治则。

劳伤筋骨型,以调理气血,濡养筋骨为治则。

外邪痹阻型,以祛除邪气,通经止痛为治则。

治疗应以手少阴、太阳经穴为主,配手少阳经穴为主。

选用少海、小海、神门、少府、腕骨、阿是穴。其中瘀血阻滞型加少冲、少泽、关冲;劳伤筋骨型加阳谷、中渚;外邪痹阻型加阳谷、后溪。少海直刺平补平泻法;少海针尖向手部斜刺,有麻感传至小手指;神门针尖向手指斜刺,有麻感传导,并施以龙虎交战手法;少府直刺,平补平泻手法;阿是穴用齐刺法;少冲、少泽、关冲用三棱针点刺出血;腕骨、阳谷、中渚用龙虎交战手法;阳谷、后溪用平补平泻法;劳伤筋骨者在阿是穴加用灸法,每次不少于 5 min;外邪痹阻型,阿是穴加用隔姜灸法,每次不少于 9 壮。

(三) 物理疗法

1. 微波疗法

频率 2 450 MHz,辐射器作用于患部,无热量至微热量,每次 6～12 min,每天 1 次,共 10 次。

2. 激光疗法

3.5 mWHe-Ne 激光,直接照射患部,距离 6～10 cm,每次 5～10 min,每天 1 次,共 10～15 次。

3. 中频电疗法

两个电极。置疼痛点两侧,每次治疗:20～30 min。20～30 次 1 疗程。

(四) 注意事项

注意事项同腕管综合征(第 302 页)。

第五节　桡骨茎突部狭窄性腱鞘炎

桡骨茎突部腱鞘在劳损后,滑膜水肿、渗出增加,引发腱鞘管壁增厚、粘连、狭窄等一系列病理改变,造成局部肿胀、疼痛、活动受限,称为桡骨茎突部狭窄性腱鞘炎。

桡骨远端外侧,其面向下方的锥状突起,称为桡骨茎突。桡骨茎突部的腱沟窄而浅,骨沟底面凹凸不平,有拇长展肌和拇短伸肌通过,其沟面覆以腕背侧韧带,形成骨纤维性管道。两肌腱共处一个腱鞘中,通过骨纤维性管道,并以一定屈曲角度(约105°)折向止点,当拇指及腕部活动时,此折角加大,从而增加了肌腱与腱鞘的摩擦而易于发生腱鞘炎。女性其折角的度数较大,发病率所以较男性高。另外,女性发病常在哺乳期或更年期,可能与内分泌失调有关。从解剖学角度说,手腕和拇指过度活动,尤其经常持久的外展拇指,易致该腱鞘因摩擦、挤压而受损伤。

一、病因病理

拇长展肌和拇短伸肌自桡骨、尺骨背面及骨间膜起始后,其腱经过桡骨茎突腱鞘通过骨纤维管道,分别止于第一掌骨基底及拇指近节指骨基底。肌腱出腱鞘后折成一定的角度是构成导致本病的解剖结构因素。当拇指及腕部活动,此折角加大,从而更增加肌腱与腱鞘管壁的摩擦,久而久之则易发生腱鞘炎。另外,有时鞘管内有迷走肌腱存在,这种解剖变异,亦可产生狭窄性腱鞘炎的症状。

所以长期从事手部快速、重复、单一而又精确工种的人员(特别是女性),或因职业需要用手指做工作的人,或有慢性劳损史再骤然增加劳动强度的人等,是主要的发病对象。

据有关调查资料表明,纺织厂细纱车间女工腱鞘炎的发病率占全车间总人数的10%。某香烟厂包装女工,其发病率占全车间人数的9.69%。1959年1月至4月在上海市第一纺织医院腱鞘专科门诊中收治的300例病例中,其中男性仅为21例,而女性为279例,男性与女性之比为1:13.2。

由于肌腱在腱鞘内经过较长时间的过度摩擦后,滑膜层率先水肿、渗出、增厚等炎症性变化,当反复创伤或炎症迁延日久之后,即能出现纤维结缔组织增生、增厚、粘连等变化,继而整个管壁增厚,可由正常时0.1 cm左右,增厚至0.3~0.4 cm。从而使管腔变狭窄,肌腱在管内滑动困难而产生相应的症状。

二、临床表现

1. 症状

多为缓慢起病,一般都有慢性劳损病史。主要表现为桡骨茎突部疼痛,逐渐加重,当腕部或拇指活动时疼痛加剧。疼痛可向远端手部放射,亦可向近端肘、肩部放射。拇指乏力,伸拇活动受限。

2. 体征

(1) 桡骨茎突部轻度肿胀、压痛,有些可触及结节。

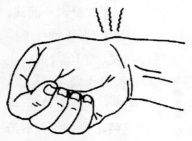

图 9-12 握拳尺偏试验

(2) 有部分患者在桡骨茎突部有捻发音。

(3) 伸拇、外展拇活动受限。

(4) 握拳尺偏试验阳性(图 9-12)。患者握拳(拇指在内,四指在外)同时将腕关节向尺侧偏斜,如果在桡骨茎突处发生剧烈疼痛,则为阳性,此为本病的特有体征。

三、诊断要点

(1) 本病多见于手工操作者及家庭主妇。桡骨茎突部局限性疼痛,逐渐加重;腕部、拇指活动可使疼痛加重者。

(2) 桡骨茎突部压痛,握拳尺偏试验阳性者,在排除其他骨关节疾病的同时,可以明确诊断为本病。

四、非手术治疗

(一) 推拿治疗

1. 取穴与部位

手三里、列缺、阳溪、合谷等穴。前臂桡侧及桡骨茎突部。

2. 手法

滚法、按揉法、弹拨法、抹法、擦法和腕关节尺偏的被动运动。

3. 操作

(1) 患者取坐位,患手置于诊疗桌上。医师对患肢前臂桡侧(中下 1/3 段)用滚法,适当配合前臂旋前、旋后的被动运动。并逐渐向远端在桡骨茎突部施滚法治疗。此部位皮下组织极薄,又是本病的主痛部位,这对手法的要求比较高,手法一定要以柔和为主,操作时一手挟住患者拇指,使第一掌骨背面与桡骨茎突部构成一狭长的平面(图 9-13),有利于滚法的施治。亦可在桡骨茎突部滚法治疗的同时配合握拳尺偏(图 9-14)的被动运动。如此反复施治,尤其是要以桡骨茎突部的治疗为重点,5~8 min。

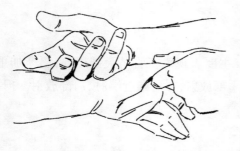

图 9-13　桡骨茎突部滚法示意图

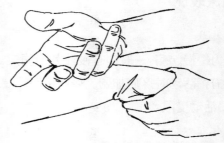

图 9-14　桡骨茎突部滚法配合握拳尺偏运动

（2）分别按揉手三里、列缺、阳溪、合谷诸穴，每穴 50～100 次。

（3）分别对桡骨茎突部和拇长展肌腱和拇短伸肌腱施以按揉法和弹拨法治疗，而且两种手法要交替使用。在手法治疗的同时，继续配合腕关节尺偏的被动运动，3～5 min。

（4）在桡骨茎突部施以抹法。以压痛点为中心，沿桡骨的外侧缘向近端抹；沿第一掌骨背面向拇指近节指骨抹。

（5）第一掌骨背面、桡骨茎突部施以擦法，以热为度。

（二）针灸治疗

1. 辨证治疗

邪气痹阻型，选用曲池、列缺、阿是穴、合谷、阳溪等穴。以温经祛邪，通经止痛为治则。其中曲池、合谷、阳溪直刺，得气后施以龙虎交战手法。列缺用 25 mm（1 寸）针向病处斜刺，捻转泻法。阿是穴用围刺透针法，先用 1 针沿僵硬的经筋斜刺，然后再在僵硬经筋的两侧各平刺 1～2 针，针尖均刺入经筋，得气后隔姜灸 5 壮。

气血瘀滞型，选用曲池、列缺、阳溪、合谷、商阳、阿是穴等穴。以活血祛瘀，疏通经络为治则。其中曲池、阳溪、合谷直刺泻法；列缺向病变部位斜刺 0.5 寸（15 mm）左右，捻转泻法。取商阳、少商点刺出血，阿是穴用傍针刺法。

2. 皮肤针法

选用阿是穴，将皮肤常规消毒，用皮肤针局部叩刺，以微出血为度。隔日 1 次，5 次为 1 个疗程。

3. 耳针法

选用腕区、神门、皮质下。将耳郭严格消毒，用短毫针对准穴位阳性反应点快速刺入，行泻法捻转数秒，留针 30 min，每日 1 次，10 次为 1 个疗程。

4. 耳压法

选用腕区、神门、皮质下。取 5 mm×5 mm 胶布，中心置一王不留行籽贴压双侧耳穴，嘱患者每日自行按压 3～4 次，每次 3 min。每 5 天更换 1 次。5 次为 1 个疗程。

5. 艾炷灸法

选用阿是穴。取麦粒大小艾炷置于局部压痛点上，直接非化脓施灸，每次连续灸 3～5 壮，以皮肤发生红晕为度。隔日 1 次，5 次为 1 个疗程。

6. 隔姜灸法

选用阿是穴、列缺、阳溪、阳池、腕骨、合谷等穴位。切取厚约 2 分许的生姜 1 片，在中心处用针穿刺数孔，上置艾炷放在穴位上施灸。每次选 2～3 个穴位，连续施灸 5～7 壮，以局部皮肤潮红为度。每日 1 次，5 次为 1 个疗程。

（三）物理疗法

1. 激光疗法

4～6 mW He-Ne 激光直接照射局部，距离 10 cm，每次 10～15 min，每天 1 次，共 10～

15 次。

2. 微波疗法

频率 2 450 MHz,辐射器作用于患部,无热量至微热量,每次 6～12 min,每天 1 次,共 10 次。

(四) 其他疗法

鞘内注射疗法用于早期及腱鞘已增厚者,疗效显著。腱鞘内注射局麻药和激素混合液。有止痛作用,并使鞘管内的炎症、充血水肿消退;松解纤维性粘连,达到治愈效果。每次注入 1%利多卡因、泼尼松 12.5 mg,共 1～2 ml,然后针刺到骨面,稍退针,进行深部注射。每周 1 次,5 次为 1 个疗程。

五、注意事项

(1) 减轻手部劳动强度。

(2) 腕部使用护腕。既可局部保暖,又有固定作用。

(3) 若经非手术治疗无效者,可行鞘管切开松解手术,效果理想。

第六节　腱鞘囊肿

腱鞘囊肿(图 9-15)是发生在腕背部或足背部关节附近或腱鞘内的囊性肿物,内含无色透明或微呈白色、淡黄色的黏稠液。

腱鞘囊肿的囊肿壁由纤维组织所组成,其内膜与关节滑膜相似,由白色光滑的滑膜所覆盖,囊内充满无色澄清的胶冻状黏液,囊腔可与关节腔或腱鞘相通,但也有封闭者。囊肿多单独存在(单房),偶尔可见几个连在一起(多房),多位于腕背部,在手舟骨与月骨关节的背面,拇长伸肌腱、桡侧腕伸肌及指总伸肌腱之间。其次为腕部掌面桡侧,位于桡侧腕屈肌腱与拇长展肌腱之间。

本病类同于中医学中的“筋聚”“筋结”“腕筋瘤”等,但绝不是肿瘤。

一、病因病理

本病多为腕部积累性的损伤所致,或为外伤诱发,它与关节囊腱鞘中结缔组织发生退行性改变有关。

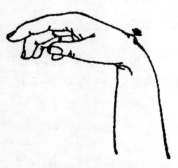

图 9-15　腱鞘囊肿

损伤后关节囊或腱鞘突出,嵌顿在关节间形成疝状物而成囊肿,日久囊肿可与周围组织发生粘连。

二、临床表现

在关节或腱鞘附近有一囊性肿块,发展速度缓慢,往往在不注意时被发现,很少有疼痛,但是在手、足关节附近有酸胀、乏力的感觉。

部分腱鞘囊肿有自行消失的可能性,但时间很长。

囊性肿块小至黄豆,大至鸡蛋(腘窝囊肿)不等,呈半球形,表面光滑。局部皮肤温度正常,压之有一定的胀痛感,与皮肤无粘连,但与深部的附着组织无明显活动性,囊肿多数张力大,少数柔软,但都有囊性感。

三、诊断要点

(1) 可发生于任何年龄,但以中青年为多见,女性多于男性。

(2) 肿块近关节或腱鞘附近,无明显压痛,表面光滑与皮肤不粘连、有囊性感。

四、非手术治疗

(一) 推拿治疗

推拿对于腕背、足背部囊壁较薄而又浅表的腱鞘囊肿效果良好。对于囊壁较厚,又较深层,与关节腔相通的大型腱鞘囊肿(腘窝囊肿),则难以见效,对此类囊肿应考虑手术摘除。

1. 手法

按揉法、拔伸法、挤压法等。

2. 取穴与部位

以局部为主。

3. 操作

以腕背部腱鞘囊肿为例。

(1) 首先用拇指在囊肿附近按揉,继而用拇指推挤囊肿的四周,使之有一定的移动度。

(2) 拔伸腕关节并向掌侧做被动的屈曲运动,以此方法增大腕背侧关节间隙,有利囊肿回位。

(3) 在拔伸、屈曲腕关节的同时,医师双手拇指重叠向囊肿用力挤压;再被动使腕关节改变为过伸位,由于关节间隙急骤缩小,囊肿往往会受挤压而破裂。此时囊内黏液破壁而出,散于筋膜下,待其自行吸收,囊肿即可消除。

(4) 最后再局部按揉放松后,用弹力绷带包扎 1～2 天。

(二) 针灸治疗

1. 三棱针法

选取囊肿最高点,作局部常规消毒,用三棱针从囊肿最高点迅速刺入,刺破肿块后,马上用力加以挤压,囊肿内胶状黏液可随之从刺破的针孔溢出,囊肿即可见消。随后用消毒后的干棉球放在原囊肿部位,视囊肿大小放 1 分、2 分或 5 分硬币于棉球上,胶布加压包扎 3～5 天。

2. 电针法

选取囊肿点,治疗时囊肿局部皮肤作常规消毒,在囊肿四周扎 3～4 针,针尖要穿透囊肿壁斜向囊肿基部,其正中部加扎 1 针至基底部。接通 G6805 治疗仪,用断续波,电流量以患者能忍受为度,留针 15 min。针后用酒精棉球加压按摩 3 min,每日 1 次。

3. 指针法

选取囊肿局部,用拇指指腹按压在囊肿上,小囊肿用单拇指,大囊肿用双拇指,其余四指握住患者肢体,由小到大均匀加力揉挤,呈螺旋形疏导。当指下感到囊肿较前变软时,便猛加指力,挤压囊肿,至指下有囊肿破溃感受时,再由大到小地均匀减力,并以囊肿中心为圆心,向四周作划圆状揉按疏导 70 次。

(三) 其他治疗

经局部严格无菌消毒后,用 2 ml 注射器,直刺囊肿而后抽吸。抽吸后盖以无菌纱布,加压包扎。

五、注意事项

(1) 腱鞘囊肿虽然会复发,但仍以保守治疗为主。可反复接受非手术治疗。

(2) 对生长在神经、血管组织附近的腱鞘囊肿不宜手法治疗,以免误伤神经、血管。

(3) 对腕背部腱鞘囊肿治疗后应避免活动 1～2 天,以减少囊肿的复发机会。

(4) 对囊肿较大,部位较深,或对推拿治疗无效,或治疗后反复发作者,宜手术治疗。

第七节　桡尺下关节韧带及三角纤维软骨损伤

三角纤维软骨复合体是腕关节一个重要的组成部分,损伤后可导致腕关节不稳定及功能障碍。

三角纤维软骨又称关节盘,是一块位于尺骨茎突与桡骨远端尺切迹之间的纤维软骨,因略呈三角形而得名。桡尺远侧的关节纤维囊比较松弛,连接两骨远端的力较小,而三角纤维软骨则是连接该两骨的主要结构。三角纤维软骨为一纤维软骨组织,中间较薄,周缘肥厚而坚固。其较厚的尖端借纤维组织附着于尺骨茎突根的凹面,一部分与尺侧副韧带相连;其较薄的底附着于桡骨远端的尺切迹边缘,与桡骨远端关节面相互移行;其掌侧及背侧与桡腕关节的滑膜相连,并且有坚强而柔韧的桡尺掌侧、背侧韧带,构成独立的关节腔,可增强桡尺远侧关节的活动性,并可保护三角纤维软骨在旋转时避免损伤,三角纤维软骨的上方和下方均有滑膜囊(又称囊性隐窝),该囊松弛,利于做旋前、旋后运动。三角纤维软骨与桡尺下关节关系密切,能维持桡尺下关节的完整性和稳定性能,还能起到纵向负荷传导及缓冲外力冲击等作用,防止桡尺下关节发生分离,它使得桡骨围绕尺骨旋转时,可限制前臂的过度旋转,当前臂做旋转活动时,三角纤维软骨在任何角度时都处于紧张状态,旋前时掌侧部分紧张度增加;旋后时背侧部分紧张度增加。当前臂遭受过度旋转暴力时,桡尺下关节旋转超越正常范围时,可引起周围韧带损伤和关节破裂。

一、病因病理

当前臂旋转幅度过大,或旋转时力量过于猛烈,这样首先引起三角纤维软骨前后两韧带的紧张;如旋转暴力持续增加,则可引起此韧带的撕裂伤,甚至断裂。此时暴力若能中止,三角纤维软骨不至于受损伤,但是下桡尺关节可因此发生松动,出现分离趋势。如旋转暴力未能中止而继续增加,三角纤维软骨在没有韧带的保护下,可由它连接的薄弱部分损伤,造成下桡尺关节松动分离。

或者当腕部受到较大的急速的旋转暴力,三角纤维软骨上下的滑膜囊(囊性隐窝)又无法抵消时,暴力会使三角纤维软骨最薄弱的中央部分发生破裂,造成下桡尺关节分离。三角纤维软骨伤可单独发生,也可并发于下桡尺关节损伤(脱位)。此外,也与尺骨变异、类风湿腕关节炎有关。

也有少数人三角纤维软骨先天发育不全,下桡尺关节松动,并且伴有分离,所以前臂旋转的活动度超过正常范围。

二、临床表现

1. 症状

急性期,下桡尺关节背侧轻度肿胀,腕关节尺侧部位疼痛明显,有乏力感,并有握力减退现象。

急性期后,下桡尺关节背侧和腕关节的尺侧呈持续性疼痛乏力,握力明显减退,手部不能平举碗、盘之类物品。也不能较长时间从事抄写工作,当腕关节尺偏和前臂做旋转动作,如拧毛巾、洗衣服等,其疼痛加剧。

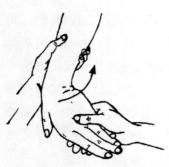

腕关节向尺侧偏压时,腕
尺部疼痛为阳性

图 9-16　腕三角软骨挤压试验

2. 体征

（1）下桡尺关节及三角纤维软骨处分别有不同程度的压痛,和前臂的旋转痛。

（2）部分患者下桡尺关节松弛,尺骨小头向背侧隆起,当按压尺骨小头时,有一种易被推动的松动感,并且出现疼痛及少量的弹响声。

（3）被动前臂旋转时,下桡尺关节部可发出清脆的弹响声和交锁现象。

（4）腕三角软骨挤压试验阳性(图 9-16)。

三、诊断要点

腕关节尺侧疼痛、运动受限、前臂旋转痛和局部压痛是本痛主要临床诊断依据。

多数患者有明显外伤史,再结合临床表现,诊断并不困难。若能做腕关节碘油剂造影,更有助于对本病的确诊。

可通过磁共振或关节镜检查,以帮助对本病的诊断。

四、非手术治疗

(一) 推拿治疗

1. 急性期整复方法

患者取坐位,上臂取外展位,医师立于患侧,双手握住患侧手部大、小鱼际处,做持续拔伸牵引(牵引力并不在于大,关键是要持续,有持久力,这是整复一切骨折、脱位最基本的手法),经数分钟牵引后,医师以拇指压住突出的远端尺骨,使其“突者复平”(牵引、端提、捺正法)手法整复后,用弹力绷带包扎腕关节 6～8 周(或外敷消瘀止痛类药膏),并给予中立位固于胸前。

2. 慢性损伤的推拿治疗

（1）取穴与部位。外关、阳池、阳谷、阿是穴等穴,以及前臂背侧远端、腕关节背侧与尺侧。

（2）手法。滚法、指揉法、拿法、擦法和热敷法。

（3）操作。

① 患者取坐位,患肢置于诊疗桌上,在前臂背侧由近端向远端,再由远端向近端反复往返施滚法,重点在远端,每次 3～5 min。

② 继以上体位,分别指揉外关、阳池、阳谷、阿是穴诸穴,每穴 50～100 次。以阿是穴为重点,施用指揉法及局部理筋手法。施拿法于前臂尺侧、自中段向远端往返多次。以远端为重点,并可与指揉法交替施治。

③ 最后以擦法施于前臂背侧远端、腕关节背侧与尺侧,以热为度,并可辅以热敷法。在推拿治疗的全过程中,不宜做关节被动运动法,尤其是前臂的旋转运动。

④ 推拿治疗后用护腕保护腕关节,同样给予中立位颈臂悬吊休息。

(二) 针灸治疗

取阳池、阳谷、神门、大陵等穴,局部温和灸,每天或隔天 1 次,每次 20～30 min,每 10 次为 1 疗程。

(三) 物理疗法

1. 激光疗法

4～6 mW He-Ne 激光,距离 10 cm,直接照射局部。每次 10～15 min,每天 1 次,共 10～15 次。

2. 微波疗法

频率 2 450 MHz,辐射器作用于患部,无热量至微热量,每次 6～12 min,每天 1 次,共 10 次。

五、注意事项

(1) 对本病的推拿治疗忌前臂旋转和腕关节尺偏等被动运动。

(2) 急性损伤期除用冰按摩推拿治疗外,一定要使关节制动,最好是腕关节固定在功能位、前臂中立位 4～6 周。

经推拿连续医治 2～3 个月无效者,可考虑地塞米松局部封闭,或管形石膏外固定。对严重影响生活和工作者,可考虑手术治疗。

第八节　腕部与手部康复治疗技术

一、腕部关节松动技术

(一) 运动学概要

腕部关节的生理运动包括屈腕(掌屈),伸腕(背伸),桡侧偏斜(外展)、尺侧偏斜(内收)以及旋转等。附属运动有分离牵引,前后向滑动,后前向滑动,侧方滑动等。

(二) 桡尺远端关节操作要领

1. 前后向滑动

患者仰卧位或坐位,前臂旋后。医师站或坐在患侧,双手分别握住桡骨和尺骨的远端,拇指在侧,其余四指在背侧。握住尺侧的手固定,握住桡侧手的拇指将桡骨远端向背侧推动,如果关节僵硬比较明显,可以改拇指为鱼际推动桡骨。其作用为增加前臂旋前活动范围。

2. 后前向滑动

患者仰卧位或坐位,前臂旋前。医师双手分别握住桡骨和尺骨远端,拇指在背侧,其余四指在掌侧。桡侧手固定,尺侧手拇指将尺骨远端向掌侧推动。如果关节僵硬比较明显,可改为用鱼际推动尺骨。其作用为增加前臂旋后活动范围。

(三) 桡腕关节操作要领

1. 分离牵引

患者坐位,前臂旋前放在治疗床或治疗台上,腕关节中立位伸出床沿或桌沿,前臂下可垫一毛巾卷。医师一侧手握住前臂远端固定,另一侧手握住腕关节的近排腕骨处并向远端牵拉腕骨。其作用为一般松动,缓解疼痛。

2. 前后向滑动

患者仰卧位或坐位,前臂和腕关节中立位。医师一侧手握住手背近排腕骨处固定,另一侧手握住前臂远端桡侧,并向背侧推桡骨。其作用为增加屈腕活动范围。

3. 后前向滑动

患者坐位或仰卧位,屈肘 90°,前臂和腕关节中立位。医师一侧手握住近排腕骨掌侧固定,另一侧手握住前臂远端桡侧背面,并向掌侧推动桡骨。其作用为增加伸腕活动范围。

4. 尺侧滑动

患者坐位或仰卧位,伸肘,前臂和腕关节中立位,伸出治疗床沿或治疗台沿。医师一侧手固定前臂远端,另一侧手握住近排腕骨桡侧,并向尺侧推动。其作用为增加腕桡侧偏斜的活动范围。

5. 桡侧滑动

患者坐位或仰卧位,肩关节外展,内旋,伸肘,前臂旋前或旋后位,腕关节中立位。医师一侧手固定前臂远端尺侧,另一侧手握住近排腕骨尺侧,并向桡侧推动。其作用为增加腕尺侧偏斜的活动范围。

6. 旋转摆动

患者坐位或仰卧位,屈肘 90°,前臂和腕中立位。医师一侧手握住前臂远端固定,另一侧手握住近排腕骨,将腕骨顺时针或逆时针转动。其作用为增加腕关节旋转活动范围。

(四) 腕骨间关节松动手法

1. 前后向滑动

患者坐位,前臂旋后,腕中立位。医师面向患者坐位,双手拇指分别放在相邻腕骨的掌面,示指放在相应腕骨的背面。一侧手固定,另一侧手向背侧推腕骨。其作用增加腕骨间关节的活动范围,增加屈腕活动范围。

2.后前向滑动

患者坐位,前臂旋前,腕中立位。医师面向患者坐位,双手拇指分别放在相邻腕骨的背面,示指放在相应腕骨的掌面。一侧手固定,一侧手向掌侧推动腕骨。其作用为增加腕骨间关节活动范围,增加伸腕活动范围。

二、手部关节松动技术

(一) 解剖学概要

手部骨骼由 8 块腕骨、5 块掌骨、14 块指骨以及数个籽骨构成,除拇指为 2 节指骨外,其余均为 3 节指骨。

(二) 运动学概要

手部关节的生理运动包括屈、伸,内收、外展,拇指对掌等。附属运动包括分离牵引、长轴牵引以及各方向的滑动等。

(三) 操作要领

1.腕掌关节长轴牵引

患者坐位,前臂旋前放在治疗床或治疗桌上,腕部伸出床沿或桌沿,中立位。医师一侧手固定远排腕骨,一侧手握住相对应的掌骨,向远端牵拉。其作用为一般松动,缓解疼痛。

2.掌骨间关节前后向或后前向滑动

患者坐位。前后向滑动时前臂旋后,后前向滑动时前臂旋前。医师面向患者坐位,双手拇指放在相邻掌骨的远端,前后向滑动时,拇指在掌侧,四指在背侧;后前向滑动则相反,拇指在背侧,四指在掌侧。松动时一侧手固定,一侧手将相邻的掌骨由掌侧向背侧(前后向滑动),或由背侧向掌侧(后前向滑动)推动。其作用为增加相邻掌骨间的活动范围。

3.掌指关节分离牵引

患者坐位,前臂中立位放在治疗床或治疗桌上,腕关节中立位,掌指关节屈曲。医师一侧手固定掌骨远端,一侧手握住指骨近端,将指骨向掌骨远端牵拉。其作用为一般松动,增加掌指关节屈曲活动范围。

4.掌指关节长轴牵引

患者坐位,前臂旋前放在治疗床或治疗桌上,腕关节中立位,手指放松。医师一侧手握住掌骨远端固定,一侧手握住指骨近端,将指骨沿长轴向远端牵拉。其作用为一般松动,增加掌指关节的屈伸活动范围。

5.掌指关节前后向或后前向滑动

患者坐位,前臂旋前或中立位放在治疗床或治疗桌上,手指放松,医师一侧手握住掌骨远端固定,一侧手握住指骨近端,前后向滑动时将近端指骨向背侧推动,后前向滑动时将近端指骨向掌侧推动。其作用为前后向滑动增加掌指关节屈曲活动范围,后前向滑动增加掌指关节伸展活动范围。

6. 掌指关节侧方滑动

患者坐位,前臂旋前或中立位放在治疗床或治疗桌上,腕关节中立位,手指放松。医师一手握住掌骨远端固定,一手握住指骨近端的内外侧,将指骨向桡侧或尺侧来回推动。其作用为增加掌指关节内收、外展活动范围。

7. 掌指关节旋转摆动

患者坐位,前臂旋前放在治疗床或治疗台上,手指放松。医师一侧手握住掌骨远端固定,一侧手握住指骨近端,将指骨稍作长轴牵引后再向掌侧转动,或向背侧转动。其作用为一般松动,增加掌指关节活动范围。

8. 拇指腕掌关节长轴牵引

患者坐位,前臂中立位放在治疗床上,腕关节中立位,可在前臂下垫一毛巾卷。医师一侧手握住远排腕骨的大多角骨固定,一侧手握住拇指近端指骨,将拇指近端指骨沿长轴向远端牵引。其作用为一般松动,缓解疼痛。

9. 拇指腕掌关节前后向滑动

患者坐位,前臂旋后放在治疗床或治疗桌上。医师一侧手握住前臂远端及远排腕骨的大多角骨,一侧手握住第一掌骨并向背侧推动。其作用为增加拇指腕掌关节屈的活动范围。

10. 拇指腕掌关节后前向滑动

患者坐位,前臂旋前放在治疗床上。医师一侧手握住前臂远端掌侧固定远排腕骨的大多角骨,一侧手握住第一掌骨,并向掌侧推动。其作用为增加拇指腕掌关节伸的活动范围。

11. 拇指腕掌关节尺侧滑动

患者坐位,前臂中立位放在治疗床或治疗桌上,腕关节中立位,拇指掌侧内收。医师一侧手握住舟骨及大多角骨固定,一侧手握住第一掌骨,并向尺侧推动。其作用为增加拇指外展活动范围。

12. 拇指腕掌关节桡侧滑动

患者坐位,前臂旋后位放在治疗床上,腕中立位,拇指掌侧内收,医师一侧手握住手腕背侧,手指放在舟骨、大多角骨及第二掌骨近端固定,一侧手放在第一掌骨处,将第一掌骨向桡侧推动。其作用为增加拇指对掌活动范围。

13. 近端指间关节和远端指间关节

操作手法相同。包括分离牵引、长轴牵引、前后向或后前向滑动、侧方滑动、旋转摆动。这些手法的治疗作用及操作手法与掌指关节相同。

Chapter 10 第十章
髋部常见病的非手术治疗

在髋骨外面的一个近似四方形的区域称为臀部。其上界为髂嵴,下界为臀沟,外侧为髂前上棘至股骨大转连线,内侧界为骶尾骨的外侧缘。由盆部至下肢的坐骨神经和会阴部的血管和神经等均通过这里。

髂嵴浅居于皮下,全长均可触及,其前端为髂前上棘,后端为髂后上棘。两侧髂嵴最高点的水平连线,正好通过第四腰椎棘突。

臀部浅筋膜很发达,为富有纤维的脂肪组织,特别是悬在后下部的筋膜,厚而致密,当人在坐位时,整个躯干的重量就压在这部分"脂肪垫"上。

臀部深筋膜又称为臀筋膜,较为坚韧,覆盖于臀中肌。该筋膜的下部分在大转子外面与阔筋膜张肌和臀大肌浅层的腱纤维相合并,向下延伸形成坚韧的髂胫束。

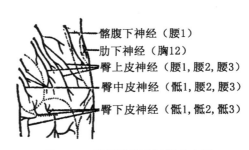

图 10-1　臀及股部皮神经分布区

臀部共有臀上、臀中、臀下三组皮神经(图 10-1)。

臀部肌肉由浅至深可分为三层。浅层为臀大肌,最为发达,几乎覆盖了整个臀区。中层主要有臀中肌、梨状肌、上孖肌、闭孔内肌、下孖肌等。深层有臀小肌和闭孔外肌。

髋关节由髋臼和股骨头构成,属杵臼关节。其特点是头大盂深,即股骨头呈球形而大;髋臼窝很深,可容纳 2/3 的股骨头,而且关节囊十分坚韧、厚实,关节内有股骨头韧带,其周围又有强大的肌肉覆盖。因此髋关节是既强大而又稳定,能适应支持体重,便于行走、跳跃等。

髋关节和肩关节一样可做多方位的运动,有前屈运动、后伸运动、内旋运动、外旋运动、内收运动、外展运动及环转运动。但因关节囊较坚固,且受关节腔内外韧带的限制,故

图中标注:
髂腹下神经（腰1）
肋下神经（胸12）
臀上皮神经（腰1,腰2,腰3）
臀中皮神经（骶1,腰2,腰3）
臀下皮神经（骶1,骶2,骶3）

稳定性大于灵活性,运动幅度较肩关节小。事实证明,它是最不易发生脱位的关节。

髋关节囊由坚韧致密的纤维组织所组成,厚实而又十分坚强,特别是在关节囊的前部,有全身坚固强大的髂股韧带(厚度达 8~10 mm)保护,其上部有肥厚的肌肉(臀小肌)与髂转子韧带包绕。而关节的后部仅有一束韧带(坐股韧带)所以较为薄弱,在其下部又缺乏坚固的肌肉保护,故在临床上以髋关节后脱位较为多见。

髋关节周围肌肉很丰富,使之稳固有力,又保证了它的灵活运动。前屈动作主要由髂腰肌、股直肌和缝匠肌所控制;后伸动作主要由臀大肌所控制;内收动作主要由内收肌群控制;外展动作主要由臀中肌、臀小肌和阔筋膜张肌控制;外旋动作主要由梨状肌、上孖肌、下孖肌、闭孔肌和股方肌控制;内旋动作主要由臀中肌、臀小肌前部和阔筋膜张肌的控制,但内旋活动受关节囊及坐骨囊韧带限制,故活动范围较外旋为小。

髋关节的神经支配主要来自腰丛和骶丛的分支。髋关节的前方主要是股神经的股直肌支;髋关节后方主要是坐骨神经的股方肌支;髋关节的内下方主要是闭孔神经的前支发出的关节支,分别至髋关节和膝关节,因而髋关节发生病变时,常可有膝关节牵涉性疼痛,须注意鉴别。

第一节　臀上皮神经损伤

由于外伤、劳损、感受风寒等原因引起臀部筋膜组织充血、水肿、挛缩、肥厚,刺激或压迫臀上皮神经而出现的一系列症状,称为臀上皮神经损伤。

臀上皮神经由腰 1~腰 3 的脊神经后外侧支组合而成,在竖脊肌(骶棘肌)的外侧缘,穿出腰背筋膜,形成臀上皮神经血管束,越过髂嵴的后部,在臀区的皮下向外下方斜行,分出 3 个分支,属皮支。其体表投影位置是分别自上 3 个腰椎间与股骨大转子连线交于髂嵴处,平行向外下方穿出深筋膜(图 10-1)。臀上皮神经支配的区域是从髂前上棘后 2~3 cm 至髂后上棘的范围,呈圆锥形。

一、病因病理

在臀上皮神经解剖位置中,若有软组织的压迫或牵拉性损伤就会产生神经的压迫性疼痛或牵扯痛(图 10-2)。或者因腰背筋膜与臀筋膜的纤维方向并不一致,所以当身体左右旋转时,该部神经血管束也会遭受损伤。或因发育上缺陷,髂嵴外翻,同样也是造成臀上皮神经损伤的又一因素。

慢性腰臀筋膜劳损或寒冷刺激时,腰臀部肌肉张力增高,神经血管束痉挛、臀上皮神经遭受压迫后即出现臀部疼痛。

本病的基本病理现象是臀上皮神经血管束的内压增高,神经缺血缺氧,静脉回流受阻,臀上皮神经遭受压迫,出现了以臀部疼痛为主的症状。因局部疼痛,又可促使局部软组织的张力增高,臀上皮神经血管束内压再次增高,从而形成了恶性循环。

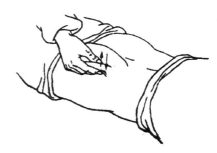

图 10-2　臀上皮神经轻触痛及皮肤牵扯痛

二、临床表现

患侧臀部以撕裂样疼痛为主,急性期其疼痛较剧烈,当腰部左右旋转或下肢活动时其疼痛加重,可出现跛行步履,还可出现患侧股后放散性疼痛。这是因为臀上皮神经入臀以后,继续在浅筋膜中走行,可到达腘窝平面之上,所以放散可串至腘窝部。

在患侧臀上部,即臀上皮神经分布区有轻触痛及皮肤的牵扯痛(用拇、示指拿捏皮肤,包括皮下组织,做横向牵扯动作时所出现的一种疼痛)。另外在髂嵴最高点的内下方有浅压痛及软组织"条束样"的硬物(系臀上皮神经血管束变粗大、钝厚的表现)。

三、诊断要点

(1) 对本病诊断以临床表现为主,即局部疼痛、触痛、浅压痛、皮肤牵扯痛,髂嵴内下方有"条束变"等症状和体征。

(2) 局部 X 线摄片排除骨关节病变。

四、鉴别诊断

(1) 臀上神经痛。臀上神经由腰 5～骶 1 脊神经前支构成,属肌支。行于臀中肌和臀小肌之间,支配臀中肌和臀小肌,临床上出现的疼痛症状和压痛均较深层。没有皮肤牵扯痛和髂嵴内下方的"条束样变"的硬物。

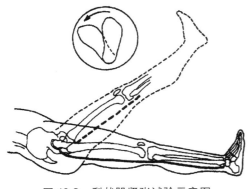

图 10-3　梨状肌紧张试验示意图

(2) 梨状肌综合征。除患侧臀部疼痛外可伴有明显的患肢放射痛。体检时可发现压痛部位较深在梨状肌坐骨出口处。直腿抬高试验受限制,尤其是梨状肌紧张试验可呈现明显阳性体征(图 10-3)。

梨状肌紧张试验阳性(图 10-3),直腿抬高试验受阻。在做直腿抬高试验出现坐骨神经痛时,将患肢降低 5°～10°无痛时,做内旋髋关节,使梨状肌紧张,再次出现坐骨神经痛,即为梨状肌紧张试验阳性。

(3) X 线检查可排除髋部骨关节病变。

五、非手术治疗

(一) 推拿治疗

1. 取穴与部位

居髎、环跳、阿是穴、委中等穴,臀部与股后部。

2. 手法

㨰法、按揉法、弹拨法、擦法等。

3. 操作

(1) 患者取俯卧位,医师立于患侧。先在臀部施用㨰法或掌根按揉法治疗 5～8 min。在手法治疗的同时,医师另一手握住患者踝部将膝关节屈曲,做髋关节内外旋转的被动运动。

(2) 继以上体位,在髂嵴的内下方、臀上部与神经血管束呈垂直方向施以弹拨法,以散结通络。并可将掌根按揉法与弹拨法交替使用 3～5 遍。

(3) 分别指揉环跳、居髎、环跳、阿是穴诸穴,每穴 50～100 次。

(4) 沿神经血管束的方向用直推法,以通经络、促循环;最后用擦法,以热为度。亦可以配合局部热敷法。

注意本病推拿治疗手法刺激量并不需要很大,关键是要柔和,以提高局部的血液及淋巴液的循环,以降低神经血管束内压的压力,消除受压因素,缓解局部疼痛。

(二) 针灸疗法

(1) 瘀血阻滞型,取腰 2 夹脊、肾俞、大肠俞、阿是穴、委中、阳陵泉,以活血祛瘀、疏通经络。夹脊穴常规针刺法,施捻转泻法,得气后有麻感向臀部传导,大肠俞、肾俞直刺,施捻转泻法;阿是穴、委中用刺络拔罐法;阳陵泉直刺,施捻转泻法。大肠俞与阳陵泉或阿是穴与阳陵泉可加用电针,疏密波,以患者耐受为度,通电 30 min。

(2) 寒湿痹阻型,取腰 2 夹脊、肾俞、大肠俞、次髎、阿是穴、阳陵泉、委中,以温经散寒、祛湿止痛。阿是穴(在髂嵴中间下找到疼痛的条索或结节)用齐刺法,取 0.30 mm×60 mm 的毫针直刺患处,再于左右两侧 1.5 cm 处各刺 1 针,术后艾条灸 5 min,或用温针灸,每次 30 min,阳陵泉直刺泻法,夹脊穴用直刺泻法,以患者耐受为度。

(三) 物理疗法

1. 低频电疗法

两电极置于臀上皮神经出口,治疗 20 min,每天 1 次,10～20 次为 1 疗程。

2. 激光疗法

4～6 mW He-Ne 激光直接照射患处,距离 6～10 cm,每次 10～15 min,每天 1 次,共 10～15 次。

六、注意事项

(1) 局部保暖,以改善血液循环。

(2) 避免腰、臀部肌肉的疲劳,以降低软组织的张力增高。

(3) 对顽固性臀上皮神经痛可采用压痛点封闭,直至做腰神经后外侧支切断术,完全切断了疼痛的传入神经,起到永久止痛的目的。

第二节 弹响髋

弹响髋是指髋关节在某些动作时出现感觉到或听到的声音或"咔嗒"响声。这种情况可发生在关节内,但更常见的是关节外。

关节外的弹响髋又称为阔筋膜紧张症或髂胫束劳损。本病是由于髂胫束的后缘或臀大肌肌腱部的前缘增厚,在髋关节屈曲、内收或内旋活动时,上述增厚的组织滑过大粗隆的突起而发生弹响。或大粗隆上部异常突出,阻挡了阔筋膜组织在其上面滑动,而产生弹响。另外大转子部滑囊炎或骨软骨瘤,或髂腰肌在小转子的异常骨性突起部的滑动都可造成弹响髋。

阔筋膜张肌位于大腿上部的前外侧,起自髂前上棘,肌腹在阔筋膜两层之间,向下移行至臀大肌的外层部分肌腱,相当于在股骨外侧中上 1/3 部位,形成纵行纤维,而且特别增厚呈扁带状,称髂胫束(图 10-4),向下止于胫骨外侧髁。

髂胫束是全身最厚的筋膜。覆盖股骨大转子和股骨粗隆,其增厚挛缩是构成本病的基本因素。

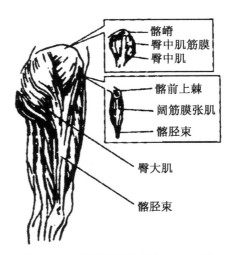

图 10-4 阔筋膜张肌、髂胫束示意图

一、病因病理

由于阔筋膜的紧张,当髋关节过度屈曲、内收或内旋活动或损伤后,髂胫束会发生充血、水肿、增生、变厚,这是其一。另一方面股骨大转子是臀大肌、臀中肌和梨状肌的附着点,周围肌腱之间存在滑膜囊,以保证肌肉活动时不发生强烈的摩擦。但可因上述肌肉长期的过度牵拉、劳损后,可致肌肉末端附着点发生代偿性骨质增生或骨皮质增厚等改变。

在下肢活动(尤其是屈髋、内收、内旋髋)增厚的髂胫束与骨质增生的大转子发生摩擦产生弹响。在增厚组织的反复刺激下,可发生粗隆部滑囊炎。同时也可因阔筋膜的紧张,致骨盆向前倾(图 10-5),腰椎代偿性前突增加,腰骶角加大。

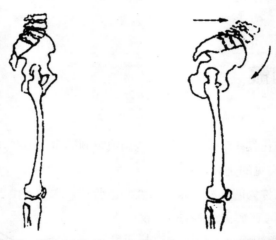

　(1)阔筋膜正常,骨盆中立位　　(2)阔筋膜紧张,骨盆向前倾,腰骶角加大

图 10-5　阔筋膜与骨盆关系

二、临床表现

1.关节外弹响和不适

每当髋关节在做屈伸、内收或内旋活动时,由于髂胫束的后缘与臀大肌肌腱前缘增厚组织滑过粗糙的大粗隆突起部而发生弹响。同时可触及(瘦弱的人甚至可从体表看到)一条粗而紧的纤维在大粗隆上前后滑动。

一般没有痛感,但患者始终自觉患髋部不舒适,或有些精神紧张不安。若伴有继发性滑囊炎时,可有局部疼痛。

2.慢性下腰部疼痛

病程较长者,可由于腰骶角的加大,腰部负重力线由前部的椎体向后移至关节突关节,容易造成腰骶后关节的慢性损伤,出现慢性下腰部疼痛。

3. 髂胫束挛缩试验

髂胫束挛缩试验(又称欧伯尔试验)时,患者健侧卧位,髋、膝关节屈曲。医师尽量使患肢外展,屈膝 90°;当医生松手后患肢仍保持原外展不能内收者为阳性(图 10-6)。

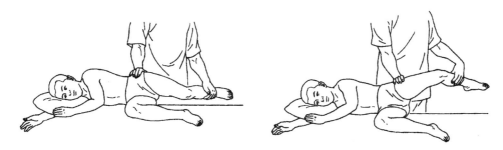

图 10-6　髂胫束挛缩试验(欧伯尔试验)示意图

三、诊断和鉴别诊断

患侧髋部弹响不适,同时伴有一条紧张的纤维束带可触及;髂胫束挛缩试验阳性;经局部 X 线摄片除外骨关节病变者,即可诊断为本病。

在临床上应与关节内弹响作鉴别。一种可见于儿童的关节内弹响,是由于股骨头在髋臼后上方边缘轻度自发性移位,造成大腿突然的屈曲和内收而发生弹响,日久可变成习惯性。治疗时可用绷带约束髋关节,防止屈髋活动一个时期即可。另一种可见于成人的关节内弹响,由于髋关节前部髂股韧带呈条索状的增厚,在髋关节后伸时,尤其是外旋时与股骨头摩擦而产生弹响,程度不一。轻者,可先保守治疗。如疼痛较重,保守治疗无效,可行手术松解。再则,髋关节内游离体存在,或是髋关节人工关节松动等原因。

四、非手术治疗

非手术治疗适用于关节外源性的弹响髋。大多数患者对非手术治疗均有较好的治疗效果。

(一) 推拿治疗

1. 取穴与部位

居髎、环跳、阿是穴、风市、阳陵、委中等穴,及腰骶部、臀部和股外侧部。

2. 手法

揉法、掌根按揉法、弹拨法、拿法、擦法等及关节运动法。

3. 操作

(1) 患者取俯卧位,医师立于患侧。先对腰骶段两侧骶棘肌施以揉法治疗,以患侧为重点,并逐渐向患侧臀部过度。即从腰骶部至臀部,上下往返手法治疗 3～5 min,先放松腰臀部肌肉。特别是对于有腰骶角加大的患者更为需要。

（2）患者取侧卧位，患侧在上，伸直下肢；健肢在下，呈屈曲位。医师立于后方，从臀部起，经阔筋膜的外侧部、髂胫束而下施以㨰法和掌根按揉法（两种手法可交替使用）至膝关节外侧，上下往返 5～8min，并配合做髋关节屈伸的被动运动。以大粗隆部为重点治疗时，可配合髋关节外展的被动运动。只有在髋关节外展位时髂胫束才是处于最松弛状态，所以髋关节外展位局部手法是治疗本病的最佳体位。最后以拇指推髂胫束或以肘推法（此手法刺激力度较强，注意要因人而施）于髂胫束自上而下 2～3 次，结束此法治疗。

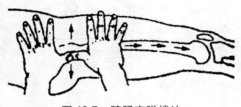

图 10-7　髂胫束弹拨法

（3）患者取仰卧位，下肢外展；医师立于患侧。分别按揉居髎、环跳、阿是穴、风市、阳陵泉诸穴，每穴 50～100 次。沿髂胫束自上而下往返施掌根按揉法、弹拨法（图 10-7）。并且可以将穴位按揉、髂胫束按揉法和髂胫束弹拨法交替重复施治，尤其是在髂胫束的后缘与臀大肌肌腱附着部做重点的按揉和弹拨治疗。

（4）患者继续取仰卧位，从髂前上棘、阔筋膜张肌起始部向下，经股前近端、股外侧至膝关节外侧施㨰法治疗，上下多次往返 3～5 min，并配合髋关节内、外旋转的被动运动。再弹拨髂前上棘的阔筋膜张肌和大粗隆处紧张的筋膜。

（5）最后在病患处施以擦法，以热为度。并可在大粗隆处加以热敷。

对症状较重，保守治疗无效者，应行手术切断或切除引起弹响的增厚的肌腱和纤维组织，直至弹响、摩擦完全消除为止。

（二）针灸疗法

局部体针疗法：

（1）处方以环跳、阿是穴、风市、阳陵泉为主穴，以胆经为基础，自髋部经股外侧部至膝，作较为密集而排列成行的排刺法。《素问·痛论》："总筋立束骨而利机关也"。

（2）取以上主穴配合电针、温针（单日用电针，双日选温针交替间隔选用）。

（3）艾条灸胆经髋股外侧病变段，以髋部位为重点。

（三）物理疗法

1. 激光疗法

840m W He-Ne 激光直接照射肌肉紧张处或痛点，距离 6～10 cm。每次 10～15 min，每天 1 次，共 10～15 次。

2. 微波疗法

频率 2 450 MHz，辐射器作用于患部，无热量至微热量。每次 6～12 min，每天 1 次，共 10 次。

五、注意事项

(1) 对出现有下腰痛的患者,可增强腹肌锻炼,以减少腰骶角度。

(2) 患者仰卧时,腘窝部可垫枕头,使膝关节微屈,髂胫束放松,减少腰骶角度,使腰肌得到充分休息。

(3) 行走、登楼时尽量减小屈髋的幅度,尤其是登楼要一个台阶一个台阶地攀登。

第三节　臀肌筋膜挛缩症

臀肌筋膜挛缩症是由于臀部肌肉及其筋膜变性引起该部组织挛缩,导致髋关节外展、外旋畸形,屈曲障碍,患者可出现坐、蹲和行走姿势异常表现。

臀大肌位于臀部皮下,大而肥厚,形成特有的臀部膨隆,覆盖臀中肌下半部及其他小肌。起自髂骨翼外面和骶骨背面,肌束斜向外下,止于髂胫束和股骨的臀肌粗隆。收缩时可使髋关节后伸和外旋。

臀中肌位于臀大肌的深面。臀小肌位于臀中肌的深面。臀中肌、臀小肌均呈扇形,皆起自髂骨翼外面,肌束向下集中形成短腱,止于股骨大转子。两肌共同收缩可使髋关节外展。

臀筋膜在上方附着于髂嵴,然后向下延续于股后部的深筋膜。臀筋膜分为浅、深两层,分别包绕臀大肌和阔筋膜张肌。

当臀肌筋膜挛缩后,髋关节可导致外旋、外展畸形和中立位屈曲障碍。

一、病因病理

多数学者认为是由于反复多次臀部肌肉注射引起的化学性、物理性刺激造成创伤性和化学性肌纤维炎、纤维增生(约占病因的96％)。这个区域是臀大肌上半部。臀筋膜以及部分阔筋膜张肌后缘,臀中肌、臀小肌则位于臀筋膜的深层。但个别患儿并未见臀部有反复多次肌肉注射的病史。

当臀肌筋膜病变后,尤其是受化学性、物理性刺激后,可致臀大肌变性,在臀大肌上部与臀肌筋膜,臀肌筋膜与臀中肌、臀小肌表面粘连,髂胫束紧张,重症则可在上述病理改变的基础上致阔筋膜张肌后缘,甚至髋关节外旋肌(梨状肌、股方肌、闭孔内肌、闭孔外肌)和关节囊挛缩。

有学者发现本病可能与遗传有关,最典型的病例是祖孙三代同病。

二、临床表现

本病多有臀部肌肉反复多次注射药物病史,有学者统计患者平均臀肌注射 170 次,好发于 4~15 岁的儿童及青少年,男性多于女性,其比例为 2∶1。可单侧发病或双侧发病。均因坐姿、步态异常而就诊。

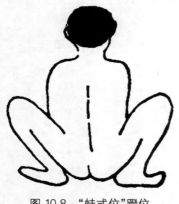

图 10-8 "蛙式位"蹲位

双侧臀部病变患者在站立或行走时均呈"外八字"步态,步幅较小,跑步、上楼时更为明显。坐位时往往双膝自然分开,不能并拢。下蹲时双膝关节必须分开,双足为外八字,呈典型"蛙式位",亦称蛙腿征(图 10-8)。临床体检,并膝下蹲试验、并腿屈髋试验及坐位交腿试验,均为阳性体征。在臀肌筋膜挛缩的病变处可触及坚韧的条索物。屈伸髋关节时,可见该条束物在皮下滑动或皮肤凹陷现象。

三、诊断要点

(1) 有反复多次臀部肌肉注射药物史。臀部凹陷。

(2) 有坐姿及步态异常,并膝下蹲困难者。

(3) 查体时并膝下蹲试验、并腿屈髋试验、坐位交腿试验均为阳性,及臀部病变处可触摸到坚韧的条索物者。

(4) 欧伯尔征阳性(图 10-6)。

(5) 早期髋关节 X 线检查多无异常发现。病程长者可影响骨骼生长,股骨颈干角增大,轻度髋外翻等。若属先天性臀肌挛缩者,X 线摄片可提示有髋臼发育不良、颈干角增大、小骨盆变窄等变化。

四、非手术治疗

对本病的治疗仅适合于年龄较小,病程较短,早期发现,病变部位较浅,粘连不甚严重的患者;或者是病情虽然较重,但暂时不愿意手术者。

(一) 推拿治疗

1. 取穴与部位

居髎、环跳、阿是穴、风市、阳陵泉,及臀部和髂胫束部。

2. 手法

滚法、弹拨法、按揉法、擦法、拿法。

3. 操作

(1) 患者取俯卧位,先在臀部施以滚法,可适当配合髋关节外展、外旋的被动运动;亦可将患肢放置在外展、外旋的体位(图 10-9),然后在臀部施滚法 2~3 min。

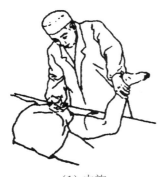 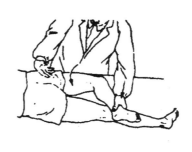

（1）内旋　　　　　　　　（2）外展、外旋

图 10-9　俯卧位髋关节内外旋转法

（2）患者取侧卧位（患侧在上），在臀部及髂胫束部上下往返多次施用㨰法治疗，可配患肢外展位时臀部㨰法推拿治疗，2～3 min。对臀部坚韧的条索施以按揉法和弹拨法。最后可将㨰法、弹拨法、按揉法，三法交替施之 3～5 min。尤其是以弹拨法为重点，每当弹拨法后再辅以㨰法和揉法，要进行多次反复弹拨法治疗。

（3）患者取仰卧位，在髂胫束前部及股外侧部施以㨰法，并适当配合髋关节内旋、外展的被动运动，拿风市、阳陵泉等穴，1～2 min。可先做单腿的屈髋屈膝被动运动；当屈髋达到 90°时，可稍增加髋内收（5°～10°）的被动动作。再可做并腿的屈髋屈膝被动运动。并腿屈髋要因人而异，逐渐增大屈髋的活动度。因很痛，要以患者能忍受为原则，决不可使用蛮力。

（4）患者再改为侧卧位，对臀部条索处施以擦法，以热为度。

局部可配合热敷治疗。若无效应及早手术治疗。

（二）针灸疗法

（1）局部阿是穴采用围刺法[①]，接通电针仪，以疏密波中等量刺激 20 min，强度以患者能耐受为度。

（2）以灸治为主，取姜片放置在患侧臀部，上置艾绒或艾炷灸治，每次 3～5 壮。或选用艾条在患侧臀部，沿臀大肌纤维的走向，从骶背面起向下至大粗隆，以雀啄法逐步慢移，最终完成对臀大肌的灸治法。

除灸治法外还可选用中药熏洗或外敷（可选用第 20 页下肢损伤洗方）。

（三）物理疗法

1. 微波疗法

频率 2 450 MHz，辐射器作用于患部，无热量至微热量，每次 6～12 min，每天 1 次，共

---

① 围刺法又称围剿刺法，由古代扬刺法发展而来；是在病变部位进行包围式针刺以达到提高疗效为目的的一种刺法。

特点：一是多针。二是可以一层或多层包围病变部位治疗。

10 次。

2. 中频电疗法

将两电极并置痉挛肌肉处或疼痛点两侧。治疗时间 20~30 min。20~30 次 1 疗程。

3. 激光疗法

4~6 mW He-Ne 激光直接照射局部,距离 6~10 cm。每次 10~15 min,每天 1 次,共 10~15 次。

第四节　梨状肌综合征

梨状肌综合征是临床上腰腿痛常见病症之一。早在 1928 年优门(Yoeman)就提出坐骨神经痛可能与梨状肌有关。1937 年弗赖贝格(Freiberg)首次采用切断梨状肌的方法治疗原因不明的坐骨神经痛,12 例中 10 例有效,之后有人报道相似结果。

本病是由于梨状肌的损伤或梨状肌的解剖变异或感受风寒潮湿诸因素引起梨状肌充血、水肿、痉挛、肥厚等,刺激或压迫坐骨神经而出现的一系列症状称梨状肌综合征。

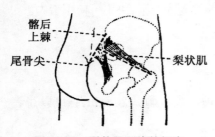

图 10-10　梨状肌下缘的标志

梨状肌起自小骨盆后壁,纤维发自第二～第五骶椎椎体前部,在骶前孔的外侧,尚有纤维起自骶结节韧带,肌纤维向外集中经坐骨大孔出骨盆,紧贴关节囊的后上部,向外止于大转子上缘的后部。其体表定位是自尾骨尖至髂后上棘连线的中点与大转子顶部的连线(此线即代表梨状肌下缘)(图 10-10)。梨状肌横贯坐骨大孔,形成梨状肌上孔(即梨状肌上缘),其内通过臀上血管和神经;梨状肌下孔(即梨状肌下缘),其内通过臀下血管和神经以及坐骨神经等组织(图 10-11)。梨状肌的功能是使髋关节外旋。梨状肌由骶丛发出的梨状肌支支配,血管来自臀上、臀下动脉的分支支配。

坐骨神经为人体最粗大的神经,由骶丛(第四、第五腰神经和骶 1、骶 2、骶 3 神经)发出,经梨状肌下缘出盆腔,在大转子与坐骨结节之间下行,分布于臀大肌的深面。

坐骨神经的变异有两个方面:其一,分支平面差异较大,有的分支平面很高,甚至在盆腔内就分为两支(即胫神经和腓总神经),此类高位分支约占 27.3%。其二,与梨状肌的关系多变(图 10-12),根据我国统计资料显示,坐骨神经以单干出梨状肌下孔者约占 66.3%。而以单干穿梨状肌或以两根夹持梨状肌,或一支出梨状肌下孔,另一支穿梨状肌等变异型者约占 6.4%。

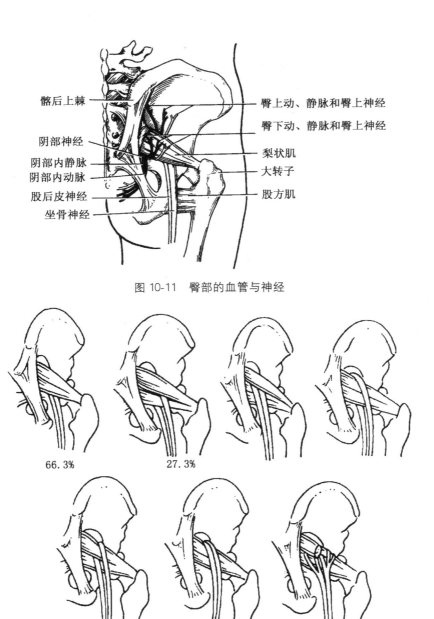

图 10-11　臀部的血管与神经

髂后上棘
阴部神经
阴部内静脉
阴部内动脉
股后皮神经
坐骨神经

臀上动、静脉和臀上神经
臀下动、静脉和臀上神经
梨状肌
大转子
股方肌

66.3%　　　27.3%

图 10-12　坐骨神经与梨状肌的关系类型

一、病因病理

正常情况,坐骨神经由梨状肌下缘穿出,行程不受阻碍,不易产生卡压。由于解剖学的变异(即坐骨神经与梨状肌的位置关系),容易受到外伤或炎症等刺激引起梨状肌的痉挛,从而挤压坐骨神经,使坐骨神经造成无菌性炎症和水肿,其营养血管循环障碍,产生动脉的供血不足和静脉的回流受阻等病理改变。

梨状肌急、慢性损伤是导致本病的另一常见因素,梨状肌急剧收缩(如快速的跨越运动)或被动牵拉(髋关节过度内旋、外旋、外展或由蹲位变为站位时),肌筋膜破裂或有部分肌束损伤,梨状肌充血、水肿或保护性肌肉痉挛状态,坐骨神经遭受挤压;或因慢性劳损致梨状肌代偿性肥厚,同样会压迫坐骨神经。局部感受风寒致梨状肌痉挛,也会出现坐骨神经受压。诸多致病原因使梨状肌变性、水肿、粘连等,以致从中穿过的坐骨神经遭受刺激或压迫,并出现一系列临床症状。

二、临床表现

本病以青壮年居多,大多数有肩扛重物,过度旋转、外展,反复下蹲,或有夜间受凉病史。以患侧臀部疼痛及下肢坐骨神经痛为主要症状。发作时患侧臀部及下肢呈"烧灼样"或"刀割样"疼痛,夜间加剧不能入睡。走路及活动后症状加重,咳嗽、大便等腹压增高时可出现不典型的下肢放射痛,偶尔可见阴部不适(因阴部神经亦通过梨状肌下孔)。

梨状肌体表投影部位有压痛,可触到痉挛的梨状肌或发生条索样变的肌纤维组织。髋关节内旋、内收受限。直腿抬高试验受阻,梨状肌紧张试验阳性(图10-3)。

三、诊断要点

(1)患侧臀部疼痛及下肢坐骨神经痛。

(2)梨状肌体表投影部位深压痛,可触及痉挛的梨状肌或条索样变的肌束。

(3)梨状肌紧张试验阳性(图10-3)

四、鉴别诊断

1. 腰椎间盘突出症

梨状肌综合征与腰椎间盘突出症的鉴别诊断要点见表10-1。

表 10-1 梨状肌综合征与腰椎间盘突出症主要鉴别表

病　　名	主要疼痛部位	压痛及放射痛	腹压的影响	梨状肌紧张试验	梨状肌封闭
梨状肌综合征	臀部及下肢坐骨神经痛	臀部深部压痛,下肢放射痛不明显	不甚明显	阳　性	能缓解
腰椎间盘突出症	腰部及下肢坐骨神经痛	棘旁压痛伴下肢放射痛	明　显	阴　性	不能缓解

2. 腰椎管狭窄症

具有间歇性跛行,主诉多而体征少,腰部后伸受限三大特征。梨状肌处无明显压痛。

3. 腰椎椎管内肿瘤

持续性疼痛,尤以夜间为甚,并且有受压神经根相应的症状和体征,可出现鞍区的麻木、刺痛或大、小便异常。在临床上一时难以鉴别者可行 CT 扫描或 MRI 检查,或选用脊髓造影等检查。

4. 盆腔疾患

以女性为多,由盆腔炎或卵巢、附件炎症引起骶丛神经受压,除了坐骨神经受刺激并出现症状与体征外,臀上神经、臀下神经、阴部神经等也可同时被波及。因此症状更加广泛,与骶丛神经分布相一致,一般不难区别。

五、非手术治疗

非手术治疗是本病的首选治疗方法,绝大多数患者通过非手术治疗均能起到治疗效果。

(一) 推拿治疗

1. 取穴与部位

次髎、中髎、下髎、环跳、承扶、殷门、委中、阳陵、承山等穴,及臀部、股后部及小腿外侧等部。

2. 手法

滚法、掌根按揉法、弹拨法、指揉法、擦法。

3. 操作

梨状肌位于臀大肌的深层,当损伤后绝大多数患者有明显的坐骨神经痛症状,因此臀大肌一般比较紧张,这给推拿治疗本病带来了困难。要使推拿手法效应达到臀部深层组织梨状肌,首先克服臀大肌张力增高的问题。其方法如下:

(1) 患者取俯卧位,肢体要放松,尤其是患侧臀部及下肢,医师立于其患侧。在臀部先施以滚法或掌根按揉法,手法刺激的量不要大,但需要柔和,其目的是使臀部的肌肉放松,便于手法力量能达到深层次的治疗,同时对改善局部动脉的血液供应和静脉回流都有利。然后在股后、小腿后部同样施用滚法或掌根按揉法,上下往返约 5 min,以臀部为重点。分别指揉次髎、中髎、下髎、环跳、殷门、委中、承山、阳陵泉诸穴,每穴 30～50 次。

(2) 经以上手法治疗臀部肌肉得到放松的基础上,在梨状肌体表投影区施以弹拨法。手法刺激量一定要由轻到重,先定点,要避开臀大肌的抗御力量,使指力直接达深层梨状肌,再行与梨状肌呈垂直方向的弹拨法。此法可缓解痉挛的梨状肌,松解局部粘连,是治疗过程中的重点。亦可将局部穴位指揉、臀部滚法或掌根按揉法与梨状肌弹拨法结合起来交替应用,约 5 min。为了避开臀大肌的抗御力量,可采用膝关节屈曲的方法,并通过内、外旋转髋关节的被动运动,来提高手法治疗的效果。同样,也可在此将髋关节处于内旋体位的时候对梨状肌进行弹拨法治疗和按揉放松。经过被动的髋关节内、外旋转,还可使梨状肌舒张、收缩功能得以调节。

(3) 患者取侧卧位,患侧在上,屈髋屈膝,医师立于患者身后。在梨状肌体表投影区顺其走向,施以指推法,力量要渗透,使条索状梨状肌得到松解。再施以擦法,以热为度。对臀部疼痛症状较重的患者,局部可加以热敷治疗。

(二) 针灸疗法

1. 体针疗法

(1) 寒湿痹阻型取大肠俞、次髎、阿是穴、环跳、殷门、阳陵泉、昆仑、三阴交,以散寒除湿、祛风通络。诸穴均直刺捻转泻法,阿是穴用 0.30 mm×75 mm(3 寸)的毫针齐刺法深刺直达病所,环跳深刺并有触电感传导,次髎、阿是穴和环跳加用艾条温和灸 5 min,或温针灸 3 壮。留针 30 min。

(2) 血瘀气滞型取大肠俞、次髎、阿是穴、环跳、殷门、委中、阳陵泉、三阴交。以活血祛瘀、疏通经脉。诸穴均直刺泻法,大肠俞、次髎、委中刺络拔罐,阿是穴用齐刺法,环跳深刺并有触电感传导,加用电针,选用疏密波,以患者耐受为度通电 30 min。

2. 温针疗法

主穴为臀部阿是穴。

配穴为肾俞、大肠俞、关元俞、秩边、环跳、承扶、殷门、委中、承山、昆仑、阳陵泉、悬钟等。

以上穴位均取患侧。患者取侧卧位,患肢在上,常规消毒后,取 28 号 3.0 寸毫针,于臀部阿是穴直刺进针,用提插捻转手法,使之有酸胀、重着感。再取配穴 6～7 个针刺,使之得气。然后在针尾上放约 3 cm 长艾条施灸,每穴 2～3 壮,待艾条燃尽,针凉后出针。每天 1 次,10 次为 1 个疗程,治疗 2 个疗程后观察疗效。

(三) 物理疗法

1. 微波疗法

频率 2 450 MHz,辐射器作用于患部,无热量至微热量,每次 6～12 min,每天 1 次,共 10 次。

2. 中频疗法

将两电极并置痉挛肌肉处或疼痛点两侧。治疗时间 20～30 min。20～30 次1 疗程。

3. 激光疗法

840 W He-Ne 激光直接照射肌肉紧张处或痛点,距离 6～10 cm。每次 10～15 min,每天一次,共 10～15 次。

六、注意事项

(1) 消除致病因素,劳逸结合。

(2) 局部避免寒冷、潮湿侵袭。

（3）急性发作时应以卧床休息为主。

第五节　股内收肌痛

股内收肌痛是一个症状，并不是疾病的名称。它以股内收肌痉挛、疼痛、活动受限，行走欠便利为特征的局限性病变。

股内收肌群位于大腿内侧，共由 5 块肌肉组成（图 10-13），分层排列。浅层自外向内有耻骨肌、长收肌和股薄肌。在耻骨肌和长收肌的深面为短收肌。在上述肌的深面是一块宽而厚的呈三角形的大收肌。

股内收肌均起自闭孔周围的耻骨支、坐骨支和坐骨结节等骨面，除股薄肌止于胫骨上端的内侧外，其他各肌都止于股骨粗线，大收肌上有一个腱止于股骨内上髁上方的收肌结节，此腱与股骨之间有一裂孔，称为收肌腱裂孔，有大血管通过。

神经支配为闭孔神经，主要作用使髋关节内收。

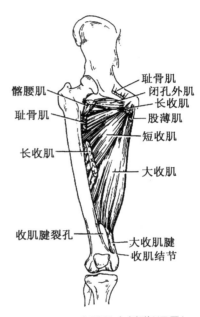

图 10-13　大腿肌内侧群（深层）

一、病因病理

（1）运动员、舞蹈、杂技演员在练习劈腿、跨木马等动作，使大腿过度外展，导致股内收肌的牵拉伤、挫伤或撕裂，致使肌肉起始部出血、机化、纤维组织形成；当反复多次损伤后，纤维组织增生，局部粘连形成。

（2）劳累后复受风寒侵袭，缓慢起病。

（3）不明原因，股内侧疼痛，日久行走不便。

二、临床表现

损伤后股内侧疼痛，轻度肿胀，患侧髋关节可呈半屈曲外旋体位，髋关节外展和前屈功能受阻，跛行步履。

慢性患者局部肿胀不明显，常以髋部不舒服行走不便而就诊，医师通过检查方才发现股内收肌痉挛、压痛，髋关节外展、外旋、前屈等部分运动功能障碍。

三、诊断要点

(1) 大腿有过度外展的损伤史。

(2) 股内收肌张力增高、痉挛、压痛明显。

(3) 髋关节活动受限,当外展、外旋、前屈时,疼痛加重。

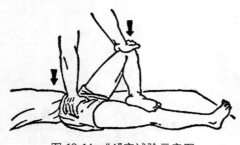

图 10-14 "4"字试验示意图

(4) "4"字试验阳性(图 10-14)。患侧仰卧,一侧髋膝关节屈曲,髋关节外展、外旋,小腿内收、外旋,将足外踝放在对侧大腿之上,两腿相交成"4"字。医师一手在对侧髂骨,另一手在屈曲膝关节内侧向下压。如诱发出髋、骶髂关节部位疼痛,则为阳性。

(5) 髋关节 X 线检查,排除骨、关节病变者。

四、非手术治疗

能有效地缓解其病痛,恢复其正常的髋关节活动功能。

(一) 推拿治疗

1. 取穴与部位

阴包、足五里、阿是穴、髀关、血海等穴,以及股内侧部。

2. 手法

㨊法、掌根按揉法、指揉法、拿法、弹拨法、搓法、抖法及关节运动法。

3. 操作

(1) 患者取仰卧位,医师立于患者的患侧,使患髋适度外展外旋位。医师一手在股内侧肌群施以㨊法治疗。采用先远端而后近端的治疗,上下往返,以近端肌肉张力增高处为重点治疗部位。另一手握住患侧内踝部,配合在㨊法治疗的同时,做被动的髋关节外展运动(图 10-15),其幅度由小逐渐增大,治疗 5～8 min。

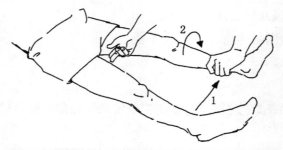

1. 髋关节外展的被动运动   2. 髋关节外旋的被动运动

图 10-15 股内收肌㨊法治疗示意

(2) 继以上体位,指揉阴包、足五里、髀关、阿是穴、血海诸穴,每穴 50～100 次。拿股内收肌,由近端向远端,上下往返 3～5 次。被动做髋关节屈曲、外展等被动运动,以及"4"字试验。这些被动运动,要以健侧为标准,以患者能忍受为原则。要循序渐进,逐步扩大被动运动的幅度。

(3) 继续以上体位,将患侧髋关节处于外展外旋位,并屈曲膝关节对股内收肌施以掌根按揉法和弹拨法。此两种手法为一柔一刚,相互配合,交替施用,可谓刚柔相济,相得益彰。

(4) 最后被动屈曲髋关节、外展外旋髋关节,搓大腿、抖下肢结束治疗。

(二) 针灸治疗

1. 瘀血痹阻证体针治疗

取中极、足五里、阴包、血海、三阴交、太冲、隐白、大敦,以活血祛瘀、舒筋通络。先用三棱针在隐白、大敦点刺出血,每穴挤出血 3～5 滴,再于阴包、血海穴用刺络拔罐法,即用梅花针叩刺出血,然后再拔罐 6～10 min。足五里与血海连接电针仪,用疏密波,通电 20～30 min,强度以病人能耐受为度。其余诸穴均用捻转泻法,留针 30 min。

2. 寒湿痹阻证体针治疗

取中极、急脉、箕门、曲泉、阴陵泉、三阴交、太白、次髎,以温经散寒,祛湿止痛。诸穴均用直刺泻法,其中急脉、箕门、曲泉、次髎用泻法,留针 30 min。术后在次髎、中极、箕门、急脉用艾条温和灸 3～5 min。

(三) 物理疗法

1. 微波疗法

频率 2 450 MHz,辐射器作用于患部,无热量至微热量,每次治疗 6～12 min,每天 1 次,共 10 次。

2. 中频电疗法

将两电极并置痉挛肌肉处或疼痛点两侧。治疗时间 20～30 min。20～30 次 1 疗程。

3. 激光疗法

840 mW He-Ne 激光照射病变椎体,或者是肌肉紧张部,距离 10 cm,每次治疗 10 min,每天 1 次,10～20 次为 1 疗程。

五、注意事项

(1) 急性损伤应以冰按摩治疗为主。

(2) 休息、避负重、避大腿过度外展。

第六节　股外侧皮神经痛

　　股外侧皮神经痛,又称为股外侧皮神经卡压综合征。在其神经所支配区域内出现感觉异常、疼痛、麻木等症。

　　股外侧皮神经(图 10-16)起自腰大肌深面的腰丛,由腰 2～腰 3 脊神经前支组成,含有感觉纤维和交感纤维。自腰大肌外侧缘走出,斜向外下越过髂肌表面,达髂前上棘内侧,通过髂前上棘和腹股沟韧带外端两面层之间所形成的骨纤维管,下行进入大腿,分前、后两支;前支分布于大腿前外侧面的皮肤,后支分布于大转子附近的皮肤,司理感觉。

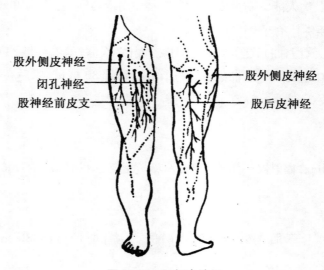

图 10-16　股部皮神经

一、病因病理

1. 手术因素

当手术需要髂骨取骨或髋关节手术时误伤,或因暴露需要将其切断。

2. 盆腔内压迫

如妊娠、内脏下垂、巨大肿瘤、骨盆骨折等造成盆腔内压迫。

3. 直接压迫

造成直接压迫的原因有穿戴紧身腰围衣物，军人腰部的武器腰带，或悬吊裤腰皮带的硬物在睡时不慎压于髂前上棘等。

4. 髋关节过伸活动

如跨栏、体操、跳舞等都可使此神经在管口处受到牵拉而致伤。

股外侧皮神经从髂前上棘穿过腹股沟骨纤维管时，此管出口明显小于入口，另外此管几乎由水平位急转成垂直位下降，当肢体活动不当时，神经容易遭受持续性牵拉、摩擦、挤压。局部组织水肿，疤痕形成，筋膜鞘管增厚，造成神经卡压征。

二、临床表现

1. 感觉异常

常于大腿前外侧出现感觉减退、麻木、瘙痒、过敏或压迫感；患者常诉不能忍受裤管的接触和摩擦，行走时会增加不适。

2. 疼痛

在其神经支配区可出现刺痛、剧痛，常影响睡眠。

3. 压痛点

在髂前上棘内、下方可触及一明显压痛点，伴向下放散①。

三、诊断要点

(1) 在股外侧皮神经支配区内有感觉异常、疼痛。

(2) 髂前上棘内、下方骨纤维管处有压痛伴放散痛。

(3) 局部无运动障碍和肌肉萎缩。

(4) 封闭试验，即在髂前上棘内下方骨纤维管压痛点注入 0.5%利多卡因 5～10 ml，症状缓解者为阳性。

四、非手术治疗

(一) 推拿治疗

1. 取穴与部位

居髎、髀关、伏兔、风市、阿是穴等穴，以及股前外侧、大转子附近。

2. 手法

㨰法、指揉法、掌揉法、指推法、拿法、擦法等。

---

① 放射痛：痛向肢体远端，疼痛剧烈。
放散痛：痛不过膝，疼痛程度较放射痛低。

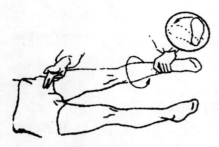

图 10-17 内旋髋骨在股外侧滚法治疗

3. 操作

(1) 患者取仰卧位,医师立于患侧。医师一手位于股前外侧施以滚法治疗,由近端向远端,上下往返,以近端为重点;另一手握住患肢踝部,使患肢内旋位(图 10-17),有利于对股外侧部及大转子附近部位的滚法治疗。约 5 min。

(2) 分别指揉居髎、阿是穴、风市、伏兔诸穴,每次 50～100 次。可辅以髋关节屈伸的被动运动。

(3) 指推髂前上棘内下方骨纤维管。局部涂少量祛瘀止痛膏或双氯芬酸钠软膏,做由上向下的直推法。再从髂前上棘而下至股外侧皮神经支配区用拿法,上下多次往返。

(4) 股前外侧,尤其是髂前上棘处施以擦法,以热为度。

(5) 被动屈伸髋关节,搓大腿,抖下肢结束治疗。

(二) 针灸治疗

1. 毫针治疗

股外侧局部和足少阳胆经腧穴为主。以风市、环跳、伏兔、血海、阿是穴为主穴。寒湿引起者加灸,以疏经通络、行气活血,针刺泻法或平补平泻,留针 20 min,10 次为 1 疗程。腰椎病变或腰大肌压迫引起者加腰夹脊、大肠俞。局部阿是穴采用围刺法,或用隔姜灸,加拔火罐;余穴常规操作。

2. 皮肤针治疗

在病变局部用皮肤针叩刺,以局部渗血为度。

3. 三棱针治疗

在病变局部用三棱针点刺或散刺出血,再加拔火罐。适用于病程长、以麻木为主者。

4. 电针治疗

在病变局部围刺后,接通电针仪,以疏密波中等刺激 20 min,强度以患者能耐受为度。

(三) 物理疗法

1. 微波疗法

频率 2 450 MHz,辐射器作用于患部,无热量至微热量,每次 6～12 min,每天 1 次,共 10 次。

2. 中频电疗法

将两电极并置痉挛肌肉处或疼痛点两侧。治疗时间 20～30 min。20～30 次 1 疗程。

3. 激光疗法

840 mW He-Ne 激光照射病变椎体,或者是肌肉紧张部,距离 6～10 cm, 每次 10 min,每天 1 次,10~20 次为 1 疗程。

第七节　闭孔神经痛

闭孔神经起自腰大肌深面的腰丛,由腰 2～腰 4 脊神经前支组成。从腰大肌的内缘穿出,向下入小骨盆,循小骨盆侧壁前行,穿闭孔管出小骨盆,分前、后两支,分别经短收肌前面和后面进入大腿收肌群,肌支支配大腿骨收肌群,包括耻骨肌、长收肌、短收肌、股薄肌和大收肌(图 10-13)。皮支分布于大腿内侧至膝内侧的皮肤(图 10-18)。此外还有关节支分别到髋关节和膝关节,所以髋关节病变时,常伴有牵扯性膝关节痛。

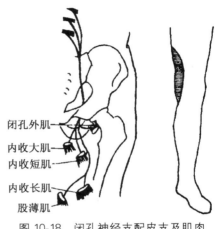

图 10-18　闭孔神经支配皮支及肌肉

一、病因病机

本病主要原因是闭孔神经遭受压迫或炎症刺激所致。

闭膜管(图 10-19)是闭孔神经和血管的通道,此管为闭孔上外侧的一个骨纤维管,管顶为耻骨的闭孔沟,管底为闭孔内肌及其闭孔膜。闭膜管受卡压是导致闭孔神经痛的主要病因。

耻骨骨折、局部感染、闭孔疝及分娩过程等因素致闭孔神经卡压受损。

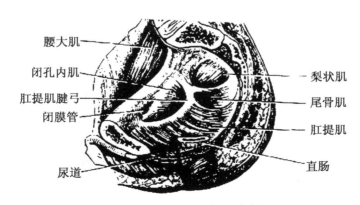

图 10-19　盆璧与盆底肌(右侧)

二、临床表现

患侧腹股沟至膝内侧疼痛,内收肌群痉挛。大腿内侧至膝内侧皮肤感觉减退。髋关节、膝关节因疼痛而行走不便。可随腹压增高症状加重。日久,股内收肌肌力下降,肌肉萎缩。

三、诊断要点

(1) 股内侧疼痛,股内收肌群痉挛、压痛,尤以内收肌和耻骨肌为甚。
(2) 肌电图检查可提示闭孔神经损伤。
(3) 闭孔管封闭有助于诊断性治疗。
(4) 对髋、膝关节疼痛患者,经体检和 X 线排除有其他骨关节疾病者。
(5) 经询问病史及体检中发现有闭孔神经受卡压者。
(6) 应与闭孔等妇科、外科疾病引起的闭孔神经受压相鉴别。

四、非手术治疗

对于本病首选非手术治疗,常用的治疗方法如下。

(一) 推拿治疗

1. 取穴与部位

阴包、阴廉、箕门、足五里、曲泉、阴陵泉、阿是穴等穴,及股内侧、腹股沟部。

2. 手法

摩法、指揉法、推法、拿法、弹拨法、擦法,及髋、膝关节被动运动法等。

3. 操作

患者取仰卧位,在患侧腹股沟处先施以摩法,而后髋、膝关节略屈曲,下肢取外展、外旋体位,在股内侧以内收肌群为主体以掌根按揉法和拿法交替施治,对缓解内收肌痉挛和疼痛有积极作用。

继以上体位指揉阴廉、足五里、阴包、箕门、曲泉、阴陵泉、阿是穴诸穴,特别是阿是穴,及股内侧近端阴廉、足五里等穴,最好要有得气感。而后在股内侧涂以少量祛瘀止痛膏或双氯芬酸钠软膏自上而下施指推法,取足厥阴肝经为主,足太阴脾经、足少阴肾经次之。诸穴指揉与足三阴经指推法可交替施治。最后在足厥阴肝经循行路径及腹股沟压痛处施以擦法,以热为度。

继以上体位,做被动髋、膝关节屈伸运动,摇髋、膝关节,搓下肢、抖下肢结束治疗。

(二) 针灸治疗

1. 电针夹脊治疗

取患者腰 2～腰 4 夹脊穴,常规消毒,选用 0.38 mm×40 mm 不锈钢毫针刺入,行提插捻转手法,深度 30 mm,接上电针,施以断续波,强度以患者耐受度,每次治疗 20 min,每日 1 次,10 次为 1 疗程。

2. 体针治疗

阴包、阴廉、阿是穴、阴陵泉等穴以毫针直刺,施中等度刺激量提插捻转;或加用电脉冲刺激,每次 20 min,隔日 1 次,10 次为 1 疗程。

3. 灸治疗

压痛点处用隔姜灸治 3～5 壮,每天 1 次。

(三) 物理疗法

1. 微波疗法

频率 2 450 MHz,辐射器作用于患部,无热量至微热量,每次治疗 6～12 min,每天 1 次,共 10 次。

2. 激光疗法

3～4 mW He-Ne 激光照射环跳、殷门、承扶、阿是穴等。每次治疗 10 min,每日或隔日治疗 1 次,10～20 次为 1 疗程。

五、注意事项

如果是由于骨折后遗症、骨盆内肿瘤或闭孔疝等所引发本病者,应首先去除病因,必要时应手术治疗。非手术治疗无效者应采用手术治疗。

第八节　髋关节一过性滑膜炎

髋关节一过性滑膜炎多见于儿童,病程相对短暂,预后良好。

髋关节滑膜除分泌滑液润滑关节面、减少摩擦外,在运动时关节囊滑膜也随着股骨头圆韧带从髋臼切迹进入股骨头凹,包裹圆韧带,减少韧带在关节内的摩擦。髋关节囊滑膜是贴着关节面的移动润滑关节面的。

一、病因病机

真正的病因仍不清楚。一般认为,本病是由上呼吸道感染所引起;或关节过度运动,影响关节滑膜的功能,导致病变关节滑膜充血、水肿,无菌性炎症的发生。

　　当机体防卫功能下降时,病毒、细菌侵入机体,扩散到血液中,轻则可引起髋关节一过性滑膜炎,关节囊内滑膜受到炎性刺激,会分泌滑液引起肿胀。炎性介质刺激局部组织而引起疼痛。所以渗出越多,关节间隙增宽越明显,疼痛也越重。重则髋关节滑膜组织结构遭到破坏,丧失分泌和润滑功能,同时可伴有全身性感染中毒病征。

　　髋关节的过度运动或不适当的运动,如劈跨(双髋呈"八"字或"一"字状)、背伸、过度旋转(均属体操、舞蹈高难动作),均能直接伤害滑膜的功能(当然周围韧带、关节囊等软组织亦会受损)。特别是关节快速活动过程中,滑膜退缩不及,嵌在关节面之间,受挤压致伤。出于某些因素,未能得到正确治疗和充分休息,久而久之滑膜损伤加重,滑膜可出现条索样增生,分泌功能减退,关节滑液减少,而关节摩擦力增大,纤维蛋白酶活性增加,纤维素凝集,填充于关节面之间,形成纤维性强直,而失去关节运动功能。

二、临床表现

　　髋关节一过性滑膜炎的主要症状有髋关节疼痛,或伴有牵扯性膝关节痛、跛行、活动受限,不能站立。全身症状不明显,体温正常或轻度增高,休息、平卧位则疼痛减轻。

　　髋关节呈半屈曲状态,髋关节活动受限、压痛,下肢纵向叩击征阳性(图 10-20),但肿胀不显著。症状一般可持续 7～10 天后逐渐消退。

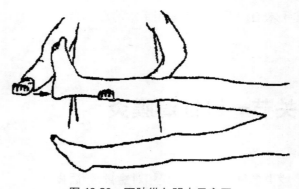

图 10-20　下肢纵向叩击示意图

三、诊断要点

　　(1) 好发于 3～10 岁的儿童,有上呼吸道感染病史。

　　(2) 髋关节疼痛,活动受限,跛行。

　　(3) 髋关节呈半屈曲状态,有压痛和纵向叩击征阳性。因髋关节积液,可出现患肢假性变长,最多不超过 2 cm。

　　(4) 实验室检查白细胞计数和血沉正常,偶见增高。关节液透亮,细菌培养阴性。

（5）X线检查可见髋关节囊肿胀，关节液过多时关节间隙增宽，但没有骨质破坏。

四、鉴别诊断

1. 早期髋关节结核

初期可无甚症状，仅在疲劳后偶有患侧跛行，局部疼痛，伸直运动受限。日久可出现低热，盗汗等全身结核中毒症状。早期X线检查不易诊断，特别是滑膜结核。X线检查应双侧对比，结合病史，短期随访检查，才不致漏诊。

2. 髋关节化脓性关节炎

起病急，全身中毒症状明显。髋关节疼痛、肿胀、活动限制均较明显。关节液多混浊，镜检血细胞增高，细菌培养阳性。

3. 风湿性关节炎

有游走性关节疼痛，症状顽固，病程较长，活动期血沉增速，抗链球菌溶血素"O"滴定值升高，后期可致风湿性心脏病。

4. 股骨头无菌性坏死

起病缓慢，病程较长，髋关节疼痛持续不缓解，关节活动亦随之受限明显。晚期X线片上可见股骨头扁平、塌陷，呈蕈状、半脱位状及一系列髋关节骨性关节炎的表现。

五、非手术治疗

以卧床休息，皮肤牵引为主，药物、推拿治疗为辅。

卧床休息，有利于炎症的消退。皮肤牵引（图10-21），可以减轻关节疼痛，防止关节畸形。药物以水杨酸制剂、消炎止痛药物为主，一般不用抗生素或激素。中药以理气、活血、通络之药物如延胡索、赤芍、丹参、牛膝、忍冬藤等。推拿治疗可舒筋通络、滑利关节，是一种有效、良好的外治方法。

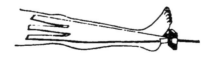

正确贴放法

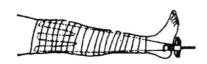

贴放粘膏后，直接用绷带缠绕

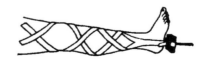

不正确贴放法，禁用螺旋粘膏条缠绕

图 10-21　下肢皮肌牵引

(一) 推拿治疗

1. 取穴及部位

环跳、秩边、承扶、髀关、阿是穴、阳陵泉、委中等穴及髋关节部。

2. 手法

按揉法、滚法、擦法、搓法、抖法及关节被动运动和关节牵伸法。

3. 操作

(1) 患者取俯卧位,在髋关节后部臀大肌处施以滚法,手法记住一定要轻柔。可将膝关节屈曲,被动使髋关节产生内旋外旋运动。在髋后滚法和髋关节被动内外旋治疗后,再以手指轻轻按揉秩边、环跳、承扶等穴。

(2) 患者取侧卧位,患侧在上呈半屈曲位,健侧在下取伸直位。在股骨大粗隆上方,施以按揉法,并配合髋关节屈、伸和外展位的被动运动。在髋关节外侧以阿是穴为中心,向四周行抹法,有舒筋通络之功效。

(3) 患者取仰卧位,在髋关节前部腹股沟处、股四头肌施以滚法(同样需要轻柔),可配合髋关节内外旋转和外展、内收的被动运动。再指揉髀关、阿是穴。然后做髋关节屈伸的被动运动,纵向牵伸下肢(要缓慢可间歇)。这几组手法可重复 2～3 次。最后弹拨阳陵,拿委中,搓下肢,在纵向牵伸下肢的情况下,抖动下肢,结束治疗。

(二) 针灸疗法

1. 体针取穴

肾俞、白环俞、环跳、承扶、殷门、委中、阳陵泉等穴。每次选 3～5 穴,用泻法。另可加循经取穴、远取诸穴。

2. 耳穴

坐骨、臀、骶椎、神门等穴。局部消毒后取王不留行籽贴压。嘱患者每日按压 3～4 次,每贴压点持续半分钟左右,要有得气感。

3. 灸治

在压痛点取隔姜灸 3～5 壮,每日 1 次。

(三) 物理疗法

1. 微波疗法

频率 2 450 MHz,辐射器作用于患部,无热量至微热量,每次治疗 6～12 min,每天 1 次,共 10 次。

2. 激光疗法

3～4 mW He-Ne 激光照射环跳、居髎、阿是穴等穴。每次治疗 10 min,每日或隔日治疗 1 次,10～20 次为 1 疗程。

六、注意事项

(1) 一旦明确诊断后,应以卧床休息为主,避免负重和运动。

(2) 推拿手法以轻柔为主,以柔克刚,以牵伸下肢加局部手法。

(3) 疼痛减轻后,可开始在床上活动关节。症状消失一周后,方可下床活动。

第九节　髋部关节康复治疗技术

髋关节由髋臼与股骨头构成,属多轴的球窝关节,为全身位置最深的关节。髋臼的周缘附有纤维软骨构成的髋臼唇,以增加髋臼的深度。髋臼窝内充填有脂肪组织,髋臼的上 1/3 最重要,为髋关节的主要负重区,髋臼的后 1/3 较厚,主要维持关节的稳定。

关节囊周围有多条韧带加强:

① 髂股韧带最为强健,可限制大腿过伸。

② 股骨头韧带位于关节囊内,连于股骨头凹和髋臼横韧带之间。当大腿半屈并内收时,韧带紧张,外展时韧带松弛。

③ 耻股韧带可限制大腿的外展及旋外运动。

④ 坐股韧带加强关节囊的后部,可限制大腿的旋内运动。

⑤ 轮匝带是关节囊的深层纤维围绕股骨颈环形增厚,可约束股骨头向外脱出。

髋关节的股骨颈与股骨干之间的角度称为颈干角,可以增加下肢的运动范围,并使躯干的力量传至较宽的基底部。此角一般为 110°～140°,平均 127°,若大于 140°,为髋外翻,小于 110°,为髋内翻。自股骨头中心沿股骨颈画一条轴线与股骨下端两髁间的投影连线之间形成的角度称为前倾角,也叫扭转角。股骨内旋时股骨颈轴变水平位,前倾角消失,股骨外旋时,前倾角增大。

(一) 运动学概要

髋关节的生理运动包括屈、伸、内收、外展,以及内旋和外旋。附属运动包括分离牵引,长轴牵引,前后向滑动,后前向滑动以及旋转摆动等。

(二) 操作要领

1. 长轴牵引

患者仰卧位,下肢中立位,双手抓住床头,以固定身体。医师面向患者站立于患侧,双手握住大腿远端,将小腿夹在内侧上肢与躯干之间。双手同时用力,身体向后倾,将股骨沿长轴向足部方向牵位。其作用为一般松动,缓解疼痛。

2. 分离牵引

患者仰卧位,患侧屈髋90°,屈膝并将小腿放在医师的肩上,对侧下肢伸直。双手抓住床头,以固定身体。医师面向患者站立于患侧,上身稍向前弯曲,肩部放在患腿的小腿下,双手五指交叉抱住大腿近端。上身后倾,双手同时用力将股骨向足部方向牵拉。其作用为一般松动,缓解疼痛。

注意治疗中保持患侧髋关节屈曲90°。

3. 前后向滑动

患者仰卧位,患侧下肢稍外展。医师面向患者站在患侧,上方手掌放在大腿近端前外侧,下方手放在腘窝内侧。下方手将大腿稍托起,上方手不动,借助身体及上肢力量将股骨向背侧推。其作用为增加屈髋和外旋髋活动范围。

4. 后前向滑动

患者俯卧位,健侧下肢伸直,患侧下肢屈膝。医师面向患者患侧站立,上方手放在大腿近端后面,下方手托住膝部和大腿远端。下方手稍向上抬起,上方手固定,上身稍前倾,借助上肢力量将股骨向腹侧推动。其作用为增加髋后伸及内旋活动范围。

5. 屈曲摆动

患者仰卧位,患侧下肢屈髋、屈膝,健侧下肢伸直。医师面向患者站立,上方手放在膝关节上,下方手托住小腿。双手同时将大腿向腹侧摆动,使患侧下肢髋关节发生被动屈曲。其作用为增加髋屈曲活动范围。

6. 旋转摆动

此手法有以下几种操作方法:

(1) 患者仰卧位,患侧下肢分别屈髋,屈膝90°,健侧下肢伸直。医师面向患者站立,上方手放在髌骨上,下方手握住足跟,将小腿抬起。做内旋旋转时,上方手向内摆动大腿,下方手向外摆动小腿;做外旋旋转时,上方手向外摆动大腿,下方手向内摆动小腿。

(2) 患者俯卧位,患侧下肢屈膝90°,健侧下肢伸直。医师面向患者站在患侧,上方手放在臀部固定,下方手握住小腿远端的内外踝处。做内旋时下方手将小腿向外摆动,做外旋时下方手将小腿向内摆动。

以上几种其作用为增加髋的内旋或外旋活动范围。

7. 内收内旋摆动

患者仰卧位,患侧下肢屈髋、屈膝,足放在治疗床上,健侧下肢伸直。医师面向患者站立于患侧,上方手放在患侧髋部,下方手放在患膝髌骨上。上方手固定,下方手将大腿向对侧髋部方向摆动。其作用为增加髋内收、内旋活动范围。

8. 外展外旋摆动

患者仰卧位,患侧下肢屈髋、屈膝,足放在对侧膝关节上,呈"4"字状,健侧下肢伸直。医师面向患者站立于患侧,上方手放在对侧骨盆上,下方手放在患侧膝关节。上方手固定,下方手将膝关节向下摆动。其作用为增加髋内收、内旋活动范围。其作用为增加髋外展、外旋活动范围。

注意此手法也是临床上骨科检查中常用的髋关节检查手法之一。

Chapter 11

第十一章
膝部常见病的非手术治疗

膝部位于股部与小腿之间,通过股骨内侧髁、外侧髁的垂线,又将膝部分为膝前、膝后两区。该部皮下组织较少,便于触摸,易于对膝部检查。

膝前中部皮下有界限明显的三角形髌骨,其底向上,有股四头肌腱包绕的腱组织止于胫骨粗隆,当股四头肌松弛时,髌骨可被动地向四周移动;股四头肌收缩时,其上方可显示出隆起的股四头肌内、外侧肌,两肌之间凹陷部为股直肌。伸膝时髌骨贴附股骨髌面,髌韧带中部相当于关节平面。膝半屈位,髌韧带两侧各有一明显的小凹窝(俗称"象眼")。当膝关节腔积液时,此凹窝(象眼)消失。

股骨髁几乎全位于皮下,髌骨内后方隆起为股骨内侧髁,其向内最凸出部位为股骨内上髁。在股骨内上髁上方的小突起称收肌结节(大收肌止点),此处相当于股骨后端骺线的平面,是一重要骨性标志。髌骨外后方隆起部为股骨外侧髁,其向外最凸出部位为股骨外上髁。

胫骨上端明显位于皮下,在胫骨粗隆外上方约 4 cm 处,于胫骨外侧髁表面可触及一个小结节,为髂胫束主要附着部。胫骨外侧髁后下方,约在胫骨粗隆水平有一明显的骨性隆起为腓骨头,其上附有股二头肌肌腱。腓总神经位于该肌腱内侧,而后至其表面,再绕腓骨颈至小腿。腓总神经于此处位置表浅,易于损伤。

膝后侧面皮肤较薄,伸膝时腘筋膜紧张,腘窝内容物不易触摸。屈膝时腘上界明显可见,上外界为股二头肌,上内界为半腱肌、半膜肌。其下界分别为腓肠肌内侧头、外侧头,窝底为膝关节囊,内有血管、神经、脂肪和淋巴结等。膝后面皮肤在大、小腿之间有一横形的腘窝横纹,膝微屈时腘窝横纹约与膝关节平面齐。

膝关节(图 11-1～图 11-3)是人体中关节面最大、最复杂、杠杆作用最强、负重较多、又不甚稳定、容易损伤的屈戌关节。构成关节的骨骼有股骨下端、胫骨上端和髌骨。股骨下

端的内侧髁、外侧髁和髁间窝分别与胫骨上端的内、外平台和髁间隆起相对;髌骨与股骨
的髌面相接。三骨被韧带、关节囊及关节外部肌肉和肌腱紧密包裹,构成坚强有力的膝关
节;在关节囊内还有交叉韧带和半月板,这些都是膝关节的结构特点。

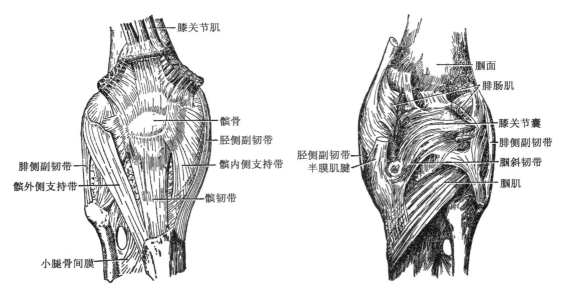

图 11-1　膝关节

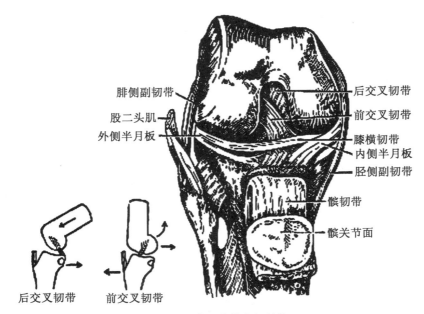

图 11-2　膝关节的内部结构

膝关节周围及关节内均有坚韧的韧带牢固地连接股骨和胫骨,以增加其稳定性。前
有髌韧带可填补关节囊前囊的不完整性;后有腘斜韧带可防止膝关节过度前伸;外有腓侧

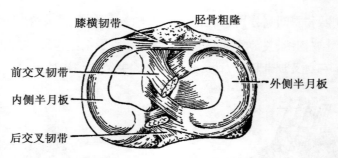

图 11-3　膝关节半月板(上面)

副韧带和内有胫侧副韧带,具有防止膝内翻和膝外翻作用,胫侧副韧带还具有限制旋外的作用。关节内前交叉韧带和后交叉韧带不仅可防止胫骨向前和向后滑动,而且还具有限制膝内翻、外翻和旋转的作用。侧副韧带和交叉韧带在膝关节伸直和完全屈曲时,处于紧张状态,防止膝关节过伸和过屈。

膝关节的关节囊内面有滑膜覆盖,为人体最大的滑膜腔,髌上方滑膜的反折部,对维护膝关节的屈伸活动有重要作用,将滑膜切除,势必影响关节功能。

半月板位于膝关节关节间隙,内侧半月板较大,呈现"C"形,外侧半月板较小,近"O"形。半月板一方面加深了关节窝的深度,增加了膝关节的稳定性能;另一方面半月板可同股骨髁一起对胫骨做旋转运动,因而也增加了膝关节运动的灵活性。但是,当骤然伸小腿并强力的旋转时(如踢足球)半月板退让不及,可能会发生半月板挤压伤,甚至破裂。

膝部肌肉以股四头肌最为重要,为伸直膝关节的重要装置,其肌力超过腘绳肌三倍,故治疗膝关节损伤时,须注意加强股四头肌的锻炼,防止肌肉萎缩,是保护膝关节功能的关键。

膝关节附近最主要的血管是腘动脉。

膝关节附近的神经为胫神经和腓总神经,此二神经为坐骨神经在腘窝上部的分支。胫神经与腘动脉伴行,经比目鱼肌深面伴胫后动脉下降,在小腿发出的肌支支配小腿后肌群;皮支分布于小腿后侧的皮肤和小趾外侧缘的皮肤。过内踝后方,在分裂韧带深面分为足底内侧神经和足底外侧神经,二终支入足底,肌支支配足底诸肌,皮支分布于足底的皮肤。腓总神经绕腓骨颈穿腓骨长肌达小腿前面,分为腓深和腓浅神经。腓总神经分布范围是小腿前,外侧肌群和小腿,足背和趾背的皮肤。

第一节　膝关节胫、腓侧副韧带损伤

胫侧(内侧)副韧带呈三角形,桥架于股骨内髁与胫骨内髁之间其内面与半月板的中后部的外缘紧密相连。当膝关节伸屈活动时,韧带在股骨内上髁上前后滑动。膝关节完全伸直与完全屈曲时,韧带均保持紧张,但在半屈位时,韧带松弛,关节不稳定易受损伤(图11-4)。

腓侧(外侧)副韧带起于股骨外髁,止于腓骨头。腓侧(外侧)副韧带与半月板之间无联系,被疏松结缔组织与关节囊相连。腘肌腱与腓侧(外侧)副韧带间滑囊和股二头肌腱下滑囊。屈膝时,此韧带弛缓,伸至150°时,开始紧张,完全伸直时最紧张,可防止小腿内收及内旋活动(图11-5)。

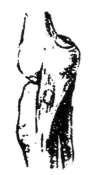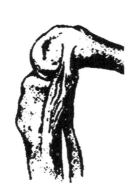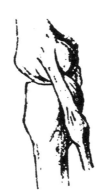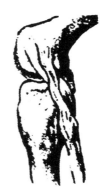

(1) 膝关节伸直时　　　(2) 膝关节屈曲时　　　(1) 膝关节伸直时　　　(2) 膝关节屈曲时
内侧副韧带紧张　　　　内侧副韧带松弛　　　　外侧副韧带紧张　　　　外侧副韧带松弛

图 11-4　膝关节内侧副韧带　　　　　　图 11-5　膝关节外侧副韧带

膝关节的韧带坚强柔韧、不易断裂,在功能活动中,总有一根或一根以上的韧带保持紧张,以维护膝关节的稳定。因韧带受神经支配,牵伸其韧带时,反射性地引起关节附近肌群紧张,控制关节发生非生理的异常活动。

一、病因病理

膝关节韧带损伤中以内侧副韧带损伤最为多见。损伤多发生在膝关节半屈曲时,小腿突然遭受外展、外旋暴力所致。如大型球类运动或重物砸于膝关节的外侧均可致内侧副韧带损伤。外力较轻者可发生韧带挫伤(劳损),或部分纤维断裂。外力强大者可发生韧带完全断裂或合并前交叉韧带断裂、内侧半月板破裂,则称为膝关节损伤三联症。

外侧副韧带由于受到对侧肢体保护和髂胫束与股二头肌在膝关节外侧保护可防止关节内收。因此,外侧(腓侧)副韧带断裂极为罕见,除非极强大暴力加于膝关节内侧或小腿强度内翻,方能引起外侧副韧带断裂。轻者韧带挫伤(劳损),重者腓骨茎突部发生撕脱性骨折,多合并外侧关节囊破裂。腓总神经、腘肌肌腱、腓肠肌外侧头、髂胫束和股二头肌可同时损伤。

二、临床表现

韧带仅为挫伤或部分断裂者(图 11-6),以局部疼痛、肿胀、皮下淤紫,由于反射性肌肉紧张,关节活动受限。

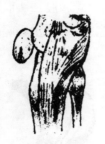　　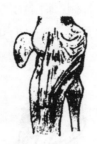　　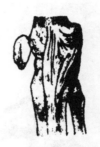　　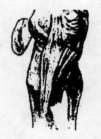

(1) 上附着部断裂　　　　(2) 下附着部断裂　　　　(3) 后上斜部断裂　　　　(4) 后下斜部断裂

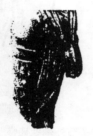　　　　　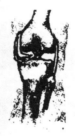　　　　　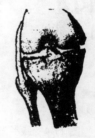

(5) 内侧副韧带浅层自胫骨附着部　　(6) 内侧副韧带断端　　　(7) 内侧副韧带断裂合并
　　撕裂,深层自股骨附着部撕裂　　　窜入关节间隙　　　　　前交叉韧带断裂

图 11-6　膝关节内侧副韧带断裂

韧带完全断裂或合并交叉韧带断裂、半月板破裂者,关节内显著肿胀,皮下淤血、青紫。关节内积血是造成疼痛的主要原因。局部压痛,关节活动受限,如将关节内积血抽出后则关节活动即可恢复。若由于韧带断裂引起的关节活动受限,经普鲁卡因局封后,则关节活动即可恢复。如果是半月板破裂所引起的关节交锁,虽经抽血或局封等处理,其交锁也不一定能缓解。

三、诊断要点

(1) 外伤病史是诊断本病的主要依据。

(2) 病变韧带处肿胀、淤紫,明显压痛。

(3) 膝关节侧向挤压试验阳性(图 11-7)。患者仰卧伸膝,医师一手握住踝关节向外侧施加压力,另一手置于膝关节外侧做向内侧加压,使膝关节内侧副韧带承受外翻张力,如有疼痛或有侧方活动,即为侧向挤压试验阳性。提示内侧副韧带损伤。如做相反方向施加压力,使膝关节外侧副韧带承受内翻张力,此时出现疼痛或侧方活动,则提示外侧副韧带损伤。

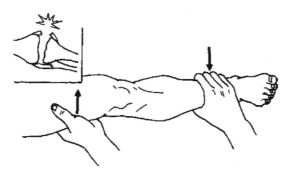

图 11-7　侧向挤压试验示意图

(4) 如完全断裂,可在副韧带损伤处触摸到有失去连续的裂隙。

(5) 磁共振检查能确立副韧带断裂的程度。Ⅰ级:皮下水肿和出血;形态未见改变,仍表现为平行于骨皮质的带状低信号;Ⅱ级:水肿和出血使韧带和周围脂肪组织分界不清,韧带可有移位,不在平行于骨皮质;Ⅲ级:韧带的连续性中断或韧带增粗、肿胀。

四、非手术治疗

(一) 推拿治疗

1. 推拿疗法

推拿疗法对侧副韧带损伤的适应范围如下:

(1) 内侧副韧带不完全断裂、挫伤或劳损。

(2) 单纯外侧副韧带不完全断裂,无腓总神经损伤或腓骨茎突撕脱性骨折合并症者。

(3) 内、外侧副韧带损伤的早期(急性期),一律使用冰按摩。除用冰按摩治疗外,还必须制动、卧床休息,仅可练习股四头肌自主舒缩活动。

(4) 对本病推拿治疗手法宜轻柔,忌被动运动。如属慢性劳损其手法刺激量可适量增加。

在此只介绍内侧副韧带不完全断裂、挫伤或劳损的治疗。

2. 取穴与部位

血海、阴陵泉、膝眼、阿是穴等穴及膝关节内侧。

3. 手法

㨰法、掌根按揉法、拿法、指揉法、擦法等。

4. 操作

(1) 患者取仰卧位,医师坐或立于患侧。先以㨰法施治于股四头肌,约 5 min。此法既可以作为基础治疗手法,又能使股四头肌保持良好的张力,对膝关节的功能恢复起积极作用。

(2) 继以上体位,以掌根按揉法施于股内侧远端、膝关节内侧、小腿内侧;拿股内侧远端及小腿内侧肌肉。二法结合交替施用,上下多次往返,3～5 min。同时对损伤的内侧副韧带做自上而下的指推法。

(3) 指揉血海、阴陵泉、膝眼、阿是穴,每穴 50～100 次。以阿是穴为主,着重点指揉,并且结合(2)操作。对半腱肌、半膜肌、大收肌远端及腓肠肌内侧头做掌根按揉法和拿法。

(4) 最后在内侧副韧带施以擦法,以热为度。在损伤治疗 1 周后,可考虑加用局部热敷法。

5. 对外侧副韧带损伤的看法

首先外侧副韧带断裂极为罕见,其次在膝关节外侧除有外侧副韧带外,还有股二头肌和髂胫束的双重保护,所以外侧副韧带完全断裂也不影响膝关节的稳定性,保守疗法自然应作为首选的治疗方法。如果合并腓骨茎突撕脱性骨折而有移位者,应手术切开整复内固定;如果合并腓总神经损伤者,应早作腓总神经探查。

(二) 针灸治疗

运用针灸疗法辨证施治:

1. 瘀血阻滞证

取上穴以活血祛瘀、理筋通络。诸穴均用直刺泻法,血海、阿是穴刺络拔罐,大敦、足窍阴用三棱针点刺出血。

(1) 内侧副韧带损伤取穴:血海、阿是穴、曲泉、阴陵泉、三阴交、太冲、大敦。

(2) 外侧副韧带损伤取穴:梁丘、膝阳关、阿是穴、阳陵泉、足窍阴。

2. 经筋失养证

取梁丘、血海、阿是穴、三阴交、太冲、阳陵泉穴,以益气养血、濡筋通络。

阿是穴先刺络拔罐,然后艾条温和灸 5 min。三阴交、太冲、太白、足三里、悬钟针刺捻转补法。其余诸穴用龙虎交战法。

(1) 内侧副韧带损伤加商丘、太白。

(2) 外侧副韧带损伤加足三里、悬钟、丘墟。

(三) 物理疗法

1. 干扰电疗法

将 4 个电极分别置于膝关节周围,方法有 3 种:

① 膝关节上、下及内、外固定法。

② 膝关节前上、下交叉固定法。

③ 膝关节前、后及上、下交叉固定法。差频:50～100 Hz；0～100 Hz。每次 5～15 min。

2. 微波

频率 2 450 MHz,辐射器作用于患部,无热量至微热量,每次 6～12 min,每天一次,共
10 次。

3. 激光

840 mW He-Ne 激光照射病变部位,每次 10 min,每天 1 次,10～20 次为 1 疗程。

五、注意事项

(1) 患肢制动,仰卧位,腘窝部垫枕,不负重 4～6 周,尽可能不要主动伸屈膝关节。

(2) 待急性损伤出血停止后,即可进行股四头肌功能锻炼,即仰卧位股四头肌自动收
缩活动。后期可做膝关节练习方法(见图 11-8)。

(3) 推拿治疗时手法宜轻柔,不宜做膝关节的被动运动。

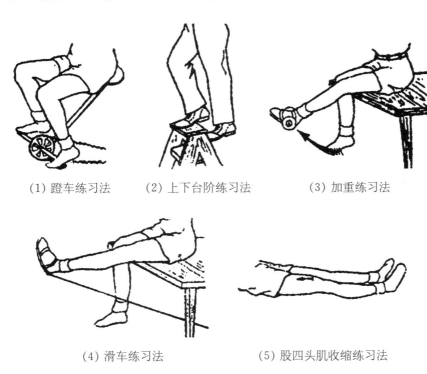

(1) 蹬车练习法　　　　(2) 上下台阶练习法　　　　(3) 加重练习法

(4) 滑车练习法　　　　　(5) 股四头肌收缩练习法

(6) 直腿抬高练习法　　　　(7) 橡皮筋对抗练习法

图 11-8　膝关节练习方法

（4）内侧副韧带完全断裂，或伴有骨折或神经损伤者，应及早手术治疗，以免贻误治疗。

（5）平日可用护膝，保护膝关节。一可稳固膝关节，具有保护作用。二起到局部保暖的作用。

第二节　髌上囊血肿

膝关节周围肌腱多，活动度大，为减轻组织间的磨损，关节附近滑膜囊也较多，其中髌上囊（图 11-9）是膝部最大的滑膜囊，位于髌骨底的上方，股四头肌腱深面，股骨远端前面之间。在胎儿和大部分儿童中为独立的解剖结构，成年后又以较宽的开口与膝关节滑膜囊相通，所以可视为膝关节完整关节腔的一部分。对维护膝关节的屈伸活动有重要作用。

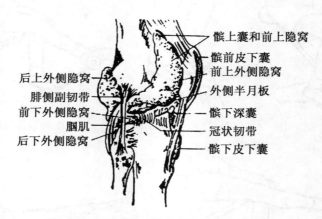

图 11-9　膝关节滑膜囊及其隐窝

一、病因病理

由于膝关节上部遭受打击或跌仆等外伤所致。

当髌上囊受伤后，滑膜充血，渗出物增多，内压增高，出现局部肿胀、疼痛和膝关节活动受限。

二、临床表现

膝部急性损伤后除有疼痛，活动明显受限制外，即刻在髌骨上缘呈现一个"新月形"或

"香蕉形"(图 11-10),具有特征性的肿胀形态,局部压痛、有波动感。

三、诊断要点

(1) 膝关节上部外伤史。

(2) 髌骨上缘呈现"新月形"或"香蕉形"特征性肿胀。

(3) 局部压痛、有波动感。

(4) 膝部 X 线检查排除骨关节病变。

(5) B 超检查可提示对本病的诊断,并且能测出血量。

四、鉴别诊断

在鉴别诊断方面,主要是与创伤性滑膜炎相鉴别,可见下表 11-1。

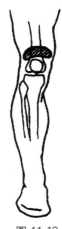

图 11-10
髌上囊
血肿外观

表 11-1　髌上囊血肿与创伤性滑膜炎主要鉴别表

病　名	伤后出血时间	肿胀情况	浮髌试验	局部皮肤温度
髌上囊血肿	即刻出现	局限于髌骨上缘	阴性	正常
创伤性滑膜炎	伤后数小时出现	全膝关节	阳性	可增高

五、非手术治疗

(一) 推拿治疗

1. 取穴与部位

伏兔、风市、解溪等穴,股四头肌及髌上囊部位。

2. 手法

指揉法、按压法及膝关节被动屈伸运动。

3. 操作

(1) 患者取仰卧位,医师立于患侧。先在患肢的两端施指揉法,以伏兔、风市、解溪以及股四头肌为主,2～3 min。可视为准备手法,以缓急止痛。

(2) 继以上体位,医师一手拇、示指分开,以虎口紧紧卡压在髌上囊血肿的上缘,做向下按压的准备(图 11-11);另一手握紧患肢的踝部,做伸小腿的准备;两手配合用力,先迅速使膝关节过伸,然后再急速将膝关节充分屈曲,最后缓慢伸直膝关节(图 11-12)。 在操作治疗过程中,可以听到或手(卡压在髌上囊上缘的一只手)部感觉到血流向膝关节腔内,使有限的血液到较为庞大的关节腔内。

4. 推拿治疗后的处理

(1) 首先要使膝关节制动,不能负重,可选用下肢超长夹板将膝关节固定伸直位 7～10 天。

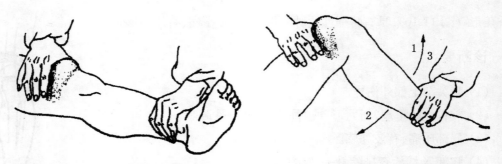

图 11-11　虎口按放在髌上囊血肿上缘　　　　图 11-12　髌上囊血肿治疗手法示意图

（2）在关节制动的同时,膝局部可外敷消瘀止痛类中药,并且用弹力绷带加压包扎,这样可减少局部组织液渗出和防止再出血。

（3）鼓励患者坚持在卧床不负重的情况下做股四头肌收缩功能锻炼。如若能持之以恒地保证每小时锻炼一次,每次 5 min 左右,即可避免股四头肌萎缩,减少粘连的发生,有利于膝关节功能恢复。后期膝部可配合中药熏洗参见第一章下肢洗方。

（二）抽吸疗法

局部经常规消毒后,采用穿刺的方法,抽吸出积血后,加冰按摩、弹性绷带包扎、抬高患肢休息。

六、注意事项

（1）诊断一定要正确,不要将创伤性滑膜炎、膝部骨折误诊为髌上囊血肿而造成医疗事故。

（2）一旦确诊为髌上囊血肿后,手法要到位;但不能蛮干,更不能多次重复膝关节被动屈伸运动。

（3）手法治疗血肿消除,仅是完成治疗全过程的第一阶段工作;而后膝关节的固定、制动、中药外敷、弹力绷带加压包扎、股四头肌锻炼以及后期中药熏洗也是医治髌上囊血肿必不可少的部分。

第三节　髌下脂肪垫损伤

本病由 Hoffa 于 1904 年报道,故又称 Hoffa 综合征。髌下脂肪垫充填于股骨髁下部、胫骨髁前上缘及髌韧带之间,位于髌韧带的深面并将关节囊的纤维层与滑膜分开,为关节内及滑膜外结构,形成一个三角形皱褶。它是由膝关节的滑膜层在髌骨下方中线的两侧突入关节腔内,形成一对翼状襞,襞内充有脂肪组织,称为脂肪垫(图 11-13)。起填充关节内的空隙,具有滑润关节、稳定关节和减少摩擦等作用。

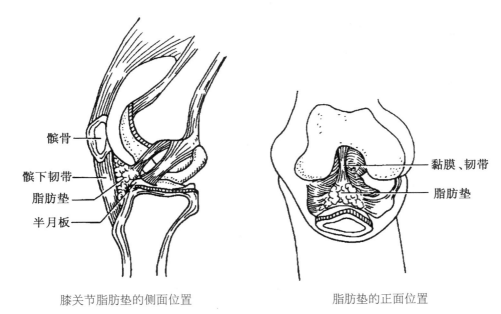

膝关节脂肪垫的侧面位置   脂肪垫的正面位置

图 11-13 脂肪垫

脂肪垫形态随膝关节的位置而改变,伸膝时呈扁平形,此时股四头肌拉紧髌下韧带把脂肪垫向外拉,以免被股骨和胫骨卡位。屈膝时呈锥体状。黏膜、韧带把它拉入关节腔,在胫骨与髌骨间形成一个衬垫。

一、病因病理

髌下脂肪垫损伤的病因,目前尚不十分确切,但常与以下两方面因素有关。

(1) 膝关节长期过伸位运动、弹跳或直接遭受外力撞击,容易使脂肪组织受到挤压或挫伤,造成损伤。继而脂肪垫组织充血、水肿、增厚,发生无菌性炎症。股四头肌张力减弱时,不能有效地把脂肪垫拉出关节腔,使之反复受压损伤,亦可导致脂肪垫变厚肥大。

(2) 继发于膝部其他疾病,如髌骨软化症、创伤性滑膜炎、半月板损伤、风湿性关节炎等疾病的激惹,引起继发性髌下脂肪垫的损伤。

由于脂肪垫组织含有丰富的血管和神经,当遭受急、慢性损伤后,会充血、水肿、增厚、粘连、纤维化等病理性改变,造成膝关节疼痛和活动功能受限。

二、临床表现

患者自觉膝前部髌下韧带的后方慢性持续性疼痛,尤以站立位或过伸位时疼痛加重,有时膝痛可向后放射至腘窝部,另有乏力感,劳累后症状加重,急性期膝痛明显,行动不便,在膝前髌韧带两侧"象眼"饱满有压痛。被动伸膝时可感到疼痛,病程较长患者可见股四头肌萎缩。

三、诊断要点

(1) 膝前部损伤史或膝关节慢性劳损史。

(2) 髌韧带两侧"象眼"饱满,有压痛。

(3) 膝关节过伸试验阳性。患者仰卧伸膝,医师一手抬起小腿,另一手按压膝前,使膝关节呈现被动过伸状态。如有疼痛,即为阳性,提示半月板前角损伤,脂肪垫肥厚或损伤或股骨髁软骨损伤。

(4) 髌腱松弛压痛试验阳性(在做此试验时,先要告知患者如何做股四头肌收缩动作,并请患者配合查体)。患者取仰卧位,双膝关节伸直,医师立于患侧,一手拇指放于内膝眼或外膝眼处,另一手掌根(拇指亦可)放在压膝眼的拇指指背上,嘱患者放松股四头肌(髌腱放松),医师逐渐用力下压膝眼的拇指,受压处出现明显疼痛;再嘱患者收缩股四头肌(髌腱紧张),医师以同样的压力重复以上动作,其疼痛反而减轻者,为阳性。

(5) 常规 X 线检查可排除膝部骨质病变。另请放射科协助,对患膝侧位采用软组织 X 线检查,这样更能突显脂肪垫部位的纹理增粗,并由髌骨下向股胫关节方向呈射状排列。其密度可比周围组织深,有时可见到脂肪垫钙化影。

(6) MRI 可显示髌下脂肪垫纤维化和液体浸润。

(7) 膝关节镜动态检查可以对本病明确诊断。

四、非手术治疗

(一) 推拿治疗

1. 取穴与部位

血海、膝眼、阳陵泉、阴陵泉、委中等穴,及股四头肌远端、膝前、膝后部位。

2. 手法

滚法、指揉法、拿法、擦法及膝关节屈伸的被动运动。

3. 操作

(1) 患者取仰卧位,双下肢伸直、放松,腘窝部垫一薄枕。医师立于患侧,先在膝关节前部施以擦法治疗,尤以股四头肌远端为主,约 5 min。

(2) 分别指揉血海、膝眼诸穴。尤以两侧膝眼穴为重点要反复刺激,要有得气感,可与股前远端㨰法交替结合施治。由于本病病变部位集中,指揉法对穴位刺激时间较长,请注意不要损害皮肤。本法治疗需 5 min 左右。局部指揉可涂以介质或取治疗巾包裹。

(3) 拿阳陵泉、阴陵泉、委中诸穴。在膝眼穴及髌韧带分别施以擦法,以热为度。搓膝关节,抖下肢结束治疗。对于慢性劳损者局部可加用热敷治疗。

(二) 针灸治疗

1. 毫针治疗

(1) 取膝眼、血海、伏兔、阳陵泉、阴陵泉、委中、委阳、承山、足三里、阿是穴诸穴,用平补平泻法,并可加用温针灸,以疏通经络,舒筋止痛。

(2) 从髌骨下两侧缘(两膝眼)进针,左右侧各 1 针,针身与体表呈 30°～45°角,呈扇状斜向刺入髌尖处,针深 1.5～1.8 寸。行针以酸胀得气为度,留针 30 min。隔日 1 次,5 次为 1 个疗程。另外可平刺进针,以外膝眼透内膝内眼,或内膝眼透外膝眼。

(3) 取内膝眼、外膝眼、鹤顶、阴陵泉、足三里诸穴。患者坐位,根据症候虚实选用补泻手法,留针 30 min,中间捻转 1 次。急性期奏效迅速,慢性期治疗时间长。

2. 温针治疗

在内、外膝眼穴针刺后,每一针尾装一直径 2 cm 的艾球,艾球燃烧时,患者自觉髌尖有热感,疼痛缓解。待艾球燃完后更换艾球 2～3 次。每周治疗 2～3 次。热能的传导,加快局部病变组织的微循环血流量,改善代谢,促进致痛物质清除。

3. 辨证施治

(1) 瘀血阻滞证取梁丘、血海、膝眼、足三里、阳陵泉、阴陵泉、三阴交诸穴,以舒筋通络、活血化瘀。患者仰卧屈膝,针膝眼时两根针呈八字形,针向髌韧带的后方,行龙虎交战手法,使膝关节内有明显的酸胀感。血海、阴陵泉刺络拔罐。其余诸穴均采用捻转泻法。

(2) 寒湿痹阻证取梁丘、血海、膝眼、阴陵泉、阳陵泉、足三里、三阴交诸穴,以温经散寒、利湿止痛。膝眼的刺法见瘀血阻滞证,其余诸穴均用龙虎交战手法。本证的重点是灸法,用大艾住隔姜灸膝眼、梁丘,最少 9 壮,或用艾条灸,直至膝内有热感。

(三) 物理疗法

1. 微波疗法

频率 2 450 MHz,辐射器作用于患部,无热量至微热量,每次 6～12 min,每天 1 次,共 10 次。

2. 激光疗法

840 mW He-Ne 激光照射髌下脂肪垫,每次 10 min,每天 1 次,10～20 次为 1 疗程。

3. 超短波疗法

中或小号正方形电极,对置于膝关节内、外侧。Ⅰ级无热量,在温热感觉阈下,无温感(大功率超短波:10～15 min),适用于急性炎症、水肿显著、血液循环障碍者。Ⅱ级剂量,又称微热量(大功率超短波:20～30 min),有刚能感觉的温热感,适用于亚急性、慢性炎症。Ⅲ级剂量,又称温热感,有明显的、舒适的温热感,20～30 min,适用于慢性炎症、慢性疾病。

(四) 其他疗法

中药熏洗。可使用下肢损伤洗方(第20页)或活血化瘀、温经通络的中药外用熏洗,每天1～2次,每次20 min。

五、注意事项

(1) 避免患肢过伸位及剧烈的屈伸运动。

(2) 加强股四头肌锻炼(见图11-8)。

(3) 局部注意保暖。

(4) 站立行走时膝关节保持微曲位以较少卡压。

(5) 如保守治疗失败后可作手术治疗。

第四节　髌前滑膜囊炎

滑囊是关节囊的滑膜层穿过纤维层呈囊状向外突出形成的滑液囊。滑囊壁为疏松结缔组织构成,薄而柔润。滑囊通常位于肌腱与肌腱、肌腱与骨面之间,有减轻肌腱与肌腱、肌腱与骨面的摩擦的作用,并对肌腱的运动起一定的协助作用。

膝关节周围有许多滑液囊,如前部有髌上囊(见第360页图11-9)、髌前囊和髌下囊;两侧有腓肠肌外侧囊和腓肠肌内侧囊;后面有腘肌囊等。这些滑液囊有的与膝关节腔相通,参与膝关节腔的构成,有的则与膝关节腔不相通。

髌前滑囊位于髌骨前面的皮下,覆盖着髌骨的下半部,与膝关节不相通。

一、病因病理

(1) 膝前突然遭受碰撞、打击、跪地等直接暴力,髌前滑囊损伤出血、肿胀。

(2) 与所从事的职业相关。如矿工、地毯工或擦洗工或其他需要较长时间跪着操作的工种,使髌前长期摩擦造成髌前滑囊的慢性劳损,最终导致无菌性炎症的发生。

髌前滑囊炎急性期主要表现为滑膜充血、渗出、肿胀等。慢性主要表现为滑囊壁增厚或钙化,囊内绒毛样增生,与皮下组织粘连。

二、临床表现

以髌骨前局限性疼痛、肿胀为主,髌骨及膝关节活动基本正常,且多无全身症状。

可触及在髌前皮下有囊性肿块,表面光滑,无粘连,伴明显压痛。

三、诊断要点

(1) 有外伤史与职业有关的慢性损伤史。

(2) 髌前部局限肿胀,伴压痛。

(3) 穿刺可抽吸出淡红色或棕黄色滑液。

(4) X线检查对本病虽无直接诊断价值,但可以排除髌骨及膝关节的其他病变。

四、非手术治疗

(一) 推拿治疗

当遭受碰撞、打击、跪地所致急性髌前滑囊血肿时,同样可采取冰按摩治疗。

对于慢性髌前滑囊炎的推拿治疗,以局部按揉为主。操作方法如下。

(1) 患者取仰卧位,双下肢伸直、放松,腘窝部垫一薄枕,医师立于或坐于患侧。以损伤的髌前滑囊处做按揉法,5~8 min。

(2) 以髌前滑囊为中心向四周做单手抹法或双手分法,能消瘀通络。

(3) 最后以局部擦法加热敷法结束治疗。

(二) 针灸治疗

1. 瘀血阻滞证

取鹤顶、血海、膝眼、足三里、厉兑穴,以消肿散瘀、活络止痛。主穴采用泻法通经祛瘀,泻其实。血海、足三里并刺络拔罐,厉兑用三棱针点刺出血。

2. 湿热壅盛证

取梁丘、血海、膝眼、上巨虚、阴陵泉、内庭、厉兑、曲池穴,以清热消肿、活血止痛。诸穴均用捻转泻法,血海刺络拔罐,厉兑用三棱针点刺出血。

3. 气虚湿阻证

取关元、梁丘、膝眼、足三里、上巨虚、太白穴,以健脾利湿、温经散寒。关元、太白针刺补法;梁丘、膝眼、上巨虚用龙虎交战法;梁丘、膝眼、足三里并用灸法。

(三) 物理疗法

1. 间动电疗法

选择密波、疏密波和间升波,痛区治疗。主要作用解痉、止痛。

2. 激光疗法

He-Ne 激光直接照射患部,距离 6～10 cm,输出功率 3.5 mW,每次 5～10 min,每天 1 次,共 10～15 次。

3. 超短波疗法

膝关节内外间隙,I 级无热量,在温热感觉阈下,无温感(小功率超短波:6～8 min,大功率超短波:10～15 min),适用于急性炎症、水肿显著,血液循环障碍者。II 级剂量,又称微热量(小功率超短波 10～15 min,大功率超短波:20～30 min),有刚能感觉的温热感,适用于亚急性、慢性炎症。III 级剂量,又称温热感,有明显的、舒适的温热感,20～30 min,适用于慢性炎症、慢性疾病。IV 级剂量,又称热量,有刚能忍受的强烈热感,30～30 min。每日或隔日 1 次,10～20 次为 1 疗程。

(四) 其他治疗

(1) 局部隔姜灸。

(2) 加强中药外用熏洗。

第五节　　髌骨软化症

髌骨是人体中最大的籽骨,位于膝前股四头肌肌腱中,髌骨为三角形骨块,上缘肥厚宽广,两侧缘向下移行至髌尖,前面粗糙稍隆起,后面光滑为关节面,由一纵嵴把关节面分为内小外大两部分,均与股骨下端的髌面构成关节。髌骨的上缘和两侧缘均为强、厚的股四头肌肌腱的终止部,髌尖有髌韧带附着。

髌骨关节面与股骨下端的髌面保持着接触关系,当膝关节全屈时,整个关节面紧贴股骨髌面。而当股四头肌收缩使膝关节伸直时,只有髌下部与股骨接触,但股四头肌在髌骨上所形成的压力,对股骨下端则起到向后抵推的作用。

髌骨软化症是以髌骨软骨面为主要损伤而引起的退行性病变。以髌骨关节面粗糙不平、软化、纤维化甚至软骨裂隙为主要病理改变;导致膝部摩擦感(摩擦音)、膝关节疼痛和行走不便。

一、病因病理

(1) 由髌股关节面劳损所致。膝关节经常性屈伸活动,特别是半蹲位、上下楼梯、起跳、着地等过度屈伸动作,或在膝关节旋转过程中,髌骨关节面在较强的压力下反复的摩擦与碰撞,致使关节软骨面受到磨损。

(2) 膝部外伤后骨折的同时软骨亦骨折,亦能导髌骨软骨病。重要的是反复微小损伤可引起软骨软化和破坏。可用带橡皮头的铅笔磨损来比喻,因日常反复摩擦,最终将橡皮头磨损了。髌骨软骨损伤后引起的退行改变,在髌骨关节面有局限性粗糙不平,失去光泽、软化、纤维化、碎裂、甚至剥脱,使骨质外露等病理改变。

(3) 软骨发育不良、代谢紊乱及老年人都可使的正常软骨修复功能减弱而导致髌骨软化。

二、临床表现

缓慢起病,以膝前部疼痛和膝关节酸软乏力为主。膝痛以髌骨周围隐痛不适尤以内侧为主,膝部有摩擦感(摩擦音),劳累时加重。半蹲位、下楼梯、起跳、着地等过度屈伸时,常感膝痛加剧或出现打软腿现象。严重者出现股四头肌萎缩,行走时膝痛,甚至跛行。

三、诊断要点

(1) 膝部有劳损或外伤史。

(2) 膝前部隐痛,有摩擦音,乏力或打软腿现象。

(3) 髌骨周缘压痛明显,尤以内侧缘为甚。

(4) 髌股研磨试验阳性。患者仰卧伸膝,医师一手按压髌骨并使其在股骨髁关节面上做上、下、左、右的推动研磨动作,如有摩擦音,或患者感觉疼痛,即为阳性。提示髌骨软化症。

(5) 推髌试验阳性。患者取仰卧位,膝关节伸直。医师以拇、示二指按于髌骨上缘并往下推,出现疼痛者为阳性。

(6) X线检查。除摄膝关节正侧位 X 片外,应摄轴位 X 片。早期一般无特殊改变。晚期在侧位片可显示关节面粗糙不平有囊样变或缺损,髌骨关节面变薄,关节间隙变窄,髌骨边缘唇样增生;轴位片上可见两侧关节间隙不对称等。

(7) 膝关节镜和 MRI 检查均可对本病做出明确诊断。

四、鉴别诊断

1.半月板损伤

膝痛明显,有绞锁和开锁现象,关节弹响,股四头肌萎缩等。

2. 胫骨结节软骨病

多见于青少年,疼痛部位在膝下,X 线摄片可以明确诊断。

3. 髌下脂肪垫劳损

膝痛可向后放射至腘窝。压痛点位于髌韧带及两侧。髌腱松弛压痛试验阳性。

五、非手术治疗

(一) 推拿治疗

1. 取穴与部位

取伏兔、血海、阳陵泉、膝眼等穴,以及股前远端、髌骨周边等。

2. 手法

滚法、指揉法、掌根按揉法、搓法等。

3. 操作

(1) 患者取仰卧位,双下肢伸直,自然放松,腘窝部垫一薄枕。医师立于患侧,先在股前远端及膝前用滚法治疗,尤其是股内侧头、股外侧头和股中间肌近髌骨周边处作为治疗重点,5～8 min。为了使以上部位能得到确切的治疗,可通过体位的调节来完成。当下肢外旋时,以股内侧头治疗为主;在中立位时(足趾向上),以股中间肌治疗为主。当下肢内旋时,以股外侧头治疗为主。

(2) 分别指揉伏兔、血海、膝眼、阳陵泉诸穴,每穴 50～100 次。沿髌骨周边用指揉法和抹法,3～5 min。

(3) 以全掌贴紧髌骨做顺时针向按揉法,此法要做到蓄力于掌,不可用力挤压髌骨,以免进一步造成髌骨关节面的医源性磨损。要使患者觉察到髌股关节间有种温热的感觉。按揉 3～5 min。并且可将操作(2) 与(3) 交替重复施治。亦可以大、小鱼际夹持髌韧带,而大、小鱼际分别在内、外膝眼做按揉法。患者同样会感觉到膝关节有温热的舒适感。

(4) 搓膝关节,抖下肢结束治疗。

(二) 针灸治疗

1. 毫针治疗

(1) 取髌骨内上、内下、外上、外下角,髌骨两侧中点及鹤顶穴。用 2 寸针围刺,针尖至髌骨关节面内 0.5～1 寸,禁强刺激;继于前 6 穴针尾上加艾球,大小以点燃后局部关节腔内感到温暖舒适为度。每次灸 2～3 壮。

(2) 主穴。内、外膝疾穴(分别梁丘、血海上 1 寸外半寸)、鹤顶、内膝眼、外膝眼、股四头肌上硬结(或条索状痛点)。配穴:阴市、伏兔、阳陵泉、足三里等穴;腰痛配肾俞(双,补法)。每次选主穴,配穴 2～3 个,常规针刺法,直刺,留针 20 min。

(3) 两法(1)和(2)交替使用。每日 1 次,6 天为 1 个疗程,疗程间隔 2 天。

2. 辨证施治

(1) 痰湿痹阻证取鹤顶、膝眼、血海、足三里、阴陵泉、太白等穴,以燥湿化痰、活血通络。鹤顶针刺用龙虎交战手法,膝眼、血海平补平泻法,其余诸穴针刺补法。鹤顶穴可配以艾灸以加强疗效。

(2) 肝肾亏虚证取鹤顶、膝眼、阳陵泉、足三里、肾俞、太溪等穴,以补养肝肾、温经通络。针刺鹤顶、膝眼用龙虎交战手法,其余诸穴用捻转补法。鹤顶穴可配以艾灸以加强疗效。

六、注意事项

(1) 避免患肢负重劳累,避免剧烈运动,忌屈膝、下蹲、爬坡、上下楼梯等。

(2) 加强股四头肌锻炼(图11-8)。

(3) 局部注意保暖。

(4) 可用强力绷带保护。

(5) 早发现,早治疗,以免进一步发展为骨关节炎疾病。

第六节 半月板损伤

膝关节半月板(见图11-3)由纤维软骨构成,呈楔形嵌于胫骨平台和股骨内、外侧髁之间,扩大了股骨髁与胫骨髁的间隙接触面,可防止关节囊或滑膜的嵌入,又能起到对膝关节的稳定作用,分别称为内侧半月板与外侧半月板。半月板的周缘较厚,附着于关节囊的内面;内缘较薄,游离于关节腔内。半月板的上面凹陷,以承接股骨髁关节面,下面平坦,以适合胫骨平台(即胫骨髁关节面)和上下关节面的需要。

内侧半月板较大,近似"C"形。有前后角,前角附着于胫骨平台髁间隆起前无关节面处,相当于外侧半月板的前角和前交叉韧带抵止点的前方;后角附着于髁间隆起的后部和后交叉韧带附着点之间。内侧半月板的中后部与内侧关节囊和内侧副韧带密切相连。

外侧半月板较小,近似"O"形。前角附着于髁间隆起的前部,后角附着于两隆起之间。其外缘不与韧带相连,因此外侧半月板活动性比内侧半月板大。但常有先天盘状畸形,称盘状半月板。

半月板是膝关节重要的稳定装置之一,它具有承受和传递重力防止摩擦、缓和震荡、散布滑液、润泽关节、吸收热量、参与运动等多项功能。

一、病因病理

正常情况下半月板能随膝关节的运动而移动,伸膝时半月板向前移动;屈膝时半月板向后移动;旋转膝时半月板一侧向前,另一侧后移动。膝关节屈伸时,股骨内、外侧髁活动于半月板的上面。膝关节旋转时,半月板则于股骨内、外侧髁固定,其转动发于半月板与胫骨平台之间。所以半月板破裂多发生于板的下面。也就是当膝关节屈伸旋转、碾锉力量过于强大,半月板未能恢复到正常的位置,又抵抗不了周围结构的牵拉应力,即超过了半月板所能承受的极限时,就可引起半月板的损伤破裂。因此,在胫骨固定的条件下,当膝关节半屈曲位,股骨下端突然内旋伸直,可造成内侧半月板损伤。同样,膝关节半屈曲位,股骨下端突然外旋伸直,则可造成外侧半月板损伤。如足球运动员转身起脚、篮球运动员的转身跳跃、铅球运动员的旋转发力等动作都是在瞬间完成,具有强大的爆发力导致半月板损伤。或因长期处于蹲位、跪位的劳动者、生活者,半月板(尤其是后角)易遭受挤压而发生损伤。

半月板损伤一般分为:前角破裂、边缘破裂、后角破裂、横形破裂、瓣状破裂和桶状破裂(图 11-14)。半月板因血运较差,除边缘破裂可愈合外,一般不易愈合。

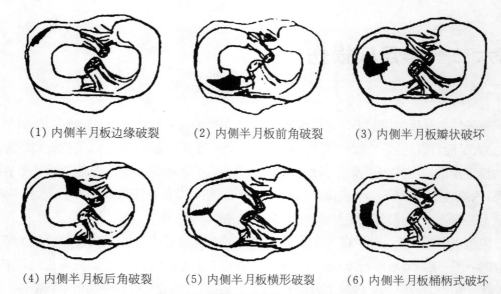

| (1) 内侧半月板边缘破裂 | (2) 内侧半月板前角破裂 | (3) 内侧半月板瓣状破坏 |
| (4) 内侧半月板后角破裂 | (5) 内侧半月板横形破裂 | (6) 内侧半月板桶柄式破坏 |

图 11-14 膝关节半月板破裂病理类型

盘状半月板又称盘状软骨,其形态为一个宽的盘状。

盘状半月板属先天性发育异常所致,多发在外侧,较正常大而肥厚,常受外力的冲击而致伤,男性多于女性。盘状半月板在中国、日本的发生率很高,周氏等报告 350 例半月板手术,外侧盘状 88 例,占 25.3%,内侧盘状 2 例,占 0.57%;日本 1 084 例半月板手术,外侧盘状 351 例,占 23.2%,内侧盘状 15 例,占 1.38%。

二、临床表现

半月板损伤发生年龄多在 20～30 岁之间,以矿工、运动员多见。在国内以外侧半月板破裂为多,约占 72.7%,与国外文献报道相反,这主要与我国外侧盘状半月板甚为多见有关。

半月板破裂多有典型的外伤史,受伤时患膝内有撕裂感,随即关节疼痛,活动受限,走路跛行。其主要症状如下。

1. 关节肿胀

半月板边缘破裂,血管损伤而产生关节积血和积液,应抽尽积血和积液,再行检查。

2. 关节交锁(开锁)

破裂移位的半月板,游离于关节间隙中,阻碍了关节活动谓之交锁。当休息片刻、稍稍改变一下体位,关节又获重新活动,谓之开锁。无论是交锁或开锁时,都会伴有关节弹响声。

3. 关节不稳定感

走路感觉关节不平,尤其走高低不平的道路,上下台阶或楼梯时最明显。

4. 肌肉萎缩

以股四头肌为主,由于半月板的损伤,关节活动受限,日久股四头肌发生了废用性萎缩;肌肉萎缩越严重,下肢乏力现象亦越明显。

5. 压痛点

压痛点多出现于半月板的边缘和前角。检查时,患者取仰卧位,下肢自然伸直、放松。医师一手拇指压在髌韧带的内、外侧,平膝关节间隙的前缘(俗称"膝眼"处);另一手握住踝部,使小腿边做内、外旋转活动,边徐徐伸直膝关节,此时,半月板被股骨髁及胫骨平台的挤压向前推移,与压迫"膝眼"的拇指相接触,则发生疼痛(图 11-15)。

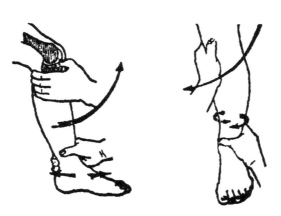

图 11-15　膝关节半月板前角压痛点检查法

6. 麦氏征阳性

麦氏试验(图 11-16)时患者仰卧伸膝,医师一手握住患肢足部,另一手拇指及其余四指分别按在膝部内、外侧关节间隙,先使膝关节极度屈曲,然后将小腿内收、外旋,并逐渐伸直膝关节,此时内侧膝关节间隙处有弹响、疼痛,即为阳性,提示内侧半月板损伤。反之使小腿外展、内旋,再逐渐伸直膝关节,此时外侧膝关节间隙处有弹响、疼痛,即为阳性,提示外侧半月板损伤。

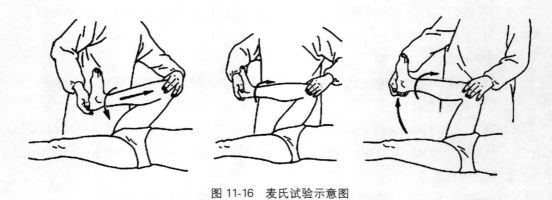

图 11-16　麦氏试验示意图

7. 挤压与分离试验

挤压与分离试验(埃普莱试验)又称提压旋转试验(图 11-17),该试验通过对膝关节提拉旋转和挤压旋转,鉴别疾病是来自副韧带还是半月板。

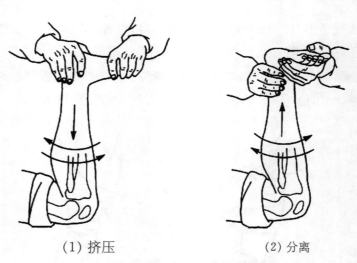

(1)挤压　　　　　　　　　(2)分离

图 11-17　挤压与分离试验示意图

(1)挤压又称研磨,患者俯卧屈膝 90°,医师双手按放足底部,向下施压,使膝关节产生一种挤压力,并做小腿内、外旋转,如诱发出膝关节内、外疼痛,则提示内、外侧半月板损伤。

（2）医师双手握患者踝、足背，沿小腿纵轴上提小腿，使膝关节分离，而拉紧了内、外侧副韧带；在保持牵引力的情况下，做内、外旋转，如出现膝关节内、外侧疼痛，则提示内、外侧副韧带损伤。

三、诊断要点

（1）膝部外伤史或慢性损伤史。

（2）膝关节肿胀、疼痛、交锁、弹响、股四头肌萎缩、乏力等症状。

（3）关节间隙压痛及麦氏征阳性、挤压与分离试验阳性等。

（4）X 线检查的常规正侧位片对本病诊断意义不大，但可排除其他疾病，故仍不失为一种常规检查方法。膝关节充气造影、碘水造影，并结合临床检查有助于诊断。但都有创伤性，而且较繁琐，目前已很少使用。

（5）膝关节镜检查对关节内结构可提供直观形象，可评估半月板、交叉韧带及关节面受损程度，但不能以它来完全代替其他检查。亦能作为治疗手段，可在膝关节镜下行半月板修补和切除术。

（6）膝关节 MRI 检查可正确地、无损伤地诊断半月板与韧带的损伤、破裂的部位和形态，对半月板手术方案（半月板修补术、半月板部分或半月板全切除术）的制定是很重要的。MRI 为非侵入性诊断手段，对半月板及韧带损伤的诊断率已大于 90%。

四、鉴别诊断

1. 半月板囊肿

半月板囊肿归属于腱鞘囊肿，发生于半月板内及半月板周边。可分为半月板内、半月板旁和滑液囊肿三型。其发生率约占半月板手术的 10%。囊肿大小不一，多为多发性与多房性，内容物为软骨的黏液样物质。局部肿胀，有持续性疼痛，在膝关节间隙处可触摸到肿块，屈膝时突出，伸膝后消失或变小。MRI 检查可明确诊断。

2. 关节内游离体

本病虽然也能引起关节活动时突然发生交锁（开锁）和弹响声，但由于游离体在关节内可随意活动，所以关节运动受阻的位置也随之变动，而不像半月板损伤有固定的角度和体位发生交锁（开锁）。X 线摄片中游离体常常显示骨性，诊断比较明确。

五、非手术治疗

非手术治疗对半月板损伤的治疗仅适用于边缘型和前角部分破裂型。

对半月板的微血管研究证实，血管能穿入半月板。半月板前角、后角均有一层光滑的滑膜组织;其体部的血管来自周围附着的关节囊滑膜与侧副韧带。这说明半月板是有一定血液供应的,所以边缘型和前角部分损伤后,还是可能得以修复,尤其是青年的患者。

20世纪早期骨科医师做半月板手术摘除,如同外科医师做阑尾炎手术摘除一样,一旦明确诊断即刻动员患者尽早手术摘除。日久发现半月板摘除术后的关节,因内、外侧关节间隙不等宽,下肢负重的平衡因素被打破,负重力线遭受改变,会引发出创伤性、退行性膝关节病变。20世纪后期在"救救半月板"的呼吁下,终于逐渐改变了原先对半月板全切除的传统手术方式。目前有半月板修补术、半月板部分切除术、半月板次全切除术、半月板全切除术等多种术式。这一手术方式的改进,大大提高了对半月板损伤的治疗效果。

(一) 推拿治疗

1. 取穴与部位

伏兔、血海、膝眼、阳陵泉、阿是穴等穴,以及股四头肌远端、腘部等。

2. 常用手法

擦法、拿法、指揉法、掌根按揉法、搓法、擦法、热敷法及适量的关节被动屈伸运动。

3. 操作方法

(1) 患者取仰卧位,下肢自然放松,腘窝部垫一薄枕,医师立于患侧。先在股四头肌远端为主施擦法和掌根按揉法治疗,并辅以股四头肌拿法,分别对外侧肌、内侧肌、股中间肌逐一拿到。此3种手法交替使用5～8 min。这样可增加股四头肌张力,防止股四头肌萎缩,以增加膝关节的稳定性能。

(2) 继以上体位分别指揉伏兔、血海、阿是穴、膝眼、阳陵泉诸穴,每穴约100次,其中以阿是穴为重点;前角病变以膝眼穴为重点;后角病变以委中穴为重点。指揉时注意不要损伤皮肤,尤其是委中穴,因腘窝部皮肤较薄,更要引起重视。总之,除膝周穴位外,阿是穴和膝关节间隙是推拿指揉法施治的重点。此法可有效促进局部血液循环和组织代谢。当直接指揉时,局部可涂少量祛瘀止痛膏或双氯芬酸钠软膏,以增疗效。

(3) 继以上体位分别拿血海、委中、阳陵诸穴。以擦法施于患侧关节间隙,以热为度。搓膝关节,并可做小幅度膝关节被动屈伸运动。最后可以湿热敷结束治疗。

(二) 针灸治疗

1. 辨证施治

(1) 瘀血阻滞证取鹤顶、膝眼、足三里、阳陵泉等穴,以活血化瘀、疏通经络。外侧半月板损伤加梁丘、厉兑穴;内侧半月板损伤加血海、三阴交、隐白穴。屈膝120°,针刺鹤顶用1.5寸(40 mm)毫针,向髌骨下斜刺1.0寸(25 mm)左右,有针感向膝关节内传导,捻转泻法。针膝眼时应针尖直达病变部位,施捻转泻法。足三里、阳陵泉、梁丘、血海、三阴交直刺泻法。厉兑、隐白用三棱针点刺出血。

(2) 痰瘀互结证取鹤顶、血海、膝眼、足三里、阳陵泉、气海、丰隆、三阴交、太白等穴,以温化痰浊、祛瘀通络。鹤顶、膝眼、足三里、阳陵泉的操作法见瘀血痹阻证。血海直刺泻法加刺络拔罐。气海直刺捻转补法,丰隆捻转泻法,三阴交、太白平补平泻法。膝眼加用灸法。

(3) 肝肾亏损证取鹤顶、膝眼、足三里、阳陵泉、关元、肾俞、太溪等穴,以补益肝肾、濡养筋骨。诸穴均用针刺补法,并于关元、膝眼、足三里加用灸法。

2. 按症状施治

(1) 膝关节伸直时疼痛多见于半月板前角损伤,外侧半月板损伤加针刺外膝眼,内侧半月板损伤加刺内膝眼。针刺时用齐刺法,三针直达病所,捻转手法。

(2) 膝关节屈曲时疼痛多见于半月板后角损伤,外侧半月板损伤加针刺委阳,向外膝眼针刺,捻转手法;内侧半月板损伤加针刺阴谷穴(刺在半腱肌腱的外侧),向内膝眼方向直刺,捻转手法。

3. 同经相应取穴法

急性期可采用此法治疗。外侧半月板损伤压痛点在犊鼻处,先在患侧的厉兑穴用三棱针点刺出血,然后针刺健侧的曲池穴(刺在曲池穴稍外方,靠近肱骨外上髁处);内侧半月板损伤,先于患侧隐白穴用三棱针点刺出血,再针刺健侧的尺泽穴,用雀啄针刺手法,留针 30 min。在留针期间,每隔 5 min 行针 1 次。本法可获效于顷刻。

(三) 物理疗法

1. 透药疗法

半月板的前角和后角。电流强度 6～10 mA(剂量治疗时一般有针刺感即停止增加电流),每次 15～20 min,每天 1 次,共 10～15 次。

2. 微波疗法

频率 2 450 MHz,辐射器作用于患部,无热量至微热量,每次 6～12 min,每天 1 次,共 10 次。

3. 激光疗法

840 mW He-Ne 激光照射病灶处。每次治疗 10 min,每日或隔日治疗 1 次,10～20 次为 1 疗程。

六、注意事项

(1) 在推拿治疗时,不要反复地做麦氏试验等有关物理检查,以避免人为地造成半月板的伤痛。

(2) 加强股四头肌功能锻炼(图 11-8),提高膝关节的稳定性能。

(3) 避免膝部外伤,并加用护膝。

(4) 注意局部保暖。

(5) 保守治疗无效者,可考虑手术治疗。手术后仍可继续推拿治疗,或考虑其他保守治疗方法。

第七节　退行性膝关节病

退行性膝关节病是退行性关节病的成员之一,而退行性关节病是一种波及躯干和肢体负重关节中最常见的一种慢性关节炎。以前曾认为此病不是炎性,称为骨关节病。但近年来,从组织学可以观察到组织内有炎性细胞出现,故又称为骨关节炎。但其机理仍属于一种退行性改变,因此也称为退行性关节病。

根据流行病学调查,55～65岁的人群中退行性关节病发病率高达20％～40％,多见于女性。随着世界人口的老龄化,退行性关节改变发病率也呈逐年上升趋势。本病好发于承重关节和多动关节。

膝关节是退行性关节病最好发的关节。退行性关节病分为原发性和继发性两种。原发性退行性关节病原因不明,发病者多为中老年人,呈多关节同时出现,女性多于男性,尤其是年龄达到50岁的肥胖女性更为常见。该病发展缓慢,随年龄增长而增加,故被认为是和年龄有关的关节退化性病变。继发性退行性关节病常见原因为关节内、外的创伤,如关节内骨折所致的关节面不平整,创伤性关节脱位,关节内结构(如半月板)的损伤,关节周围支持带的损伤造成关节囊松弛和不稳定,关节内、外先天和后天的畸形,邻近关节的骨干骨折复位不良所造成的力线改变,另外如感染、游离体、血友病等。继发性退行性膝关节病多发于青壮年,症状随关节软骨磨损的程度而变化。

俗话说人老先老腿,上了年龄之后往往会感到步子迈不大,走路比人慢,尤其登高不灵便,这一系列现象都属于年龄增长之自然表现、生理改变。

一、病因病理

(1) 急、慢性膝部损伤,造成关节运动的力量和方式不当是引发退行性膝关节病的重要因素。

(2) 内分泌功能紊乱,尤其是生理性绝经后的女性,雌激素水平下降,不能起到应有的对关节软骨的保护和对关节代谢的调节作用,导致关节软骨退行性改变。

(3) 肥胖、甲状腺功能减退、糖尿病、肢端肥大症等同样也会使膝关节发生退行性改变。

遗传等因素均可抑制软骨基质蛋白多糖合成,促进蛋白多糖、透明质酸和胶原的降解。另外细胞因子、生长因子、免疫因素等都可能与退行性膝关节病的发病有关。

早期关节软骨变黄、失去光滑,软骨逐渐变薄、碎裂、糜烂,甚至部分剥脱后,软骨下骨组织暴露。由于软骨破损后,关节骨皮质亦发生稀疏坏死,加上关节囊内的压力增高,在关节面上可产生一个个小凹陷或洞穴,滑液从破口流入,在关节面和骨内形成含有滑液的囊样变。关节运动时的摩擦与刺激使骨小梁增厚,骨质变为致密、坚硬。软骨边缘、软骨膜过度增生,产生新的软骨性骨赘,并转变为骨赘。骨赘可破裂或软骨碎裂进入关节腔,形成关节内游离体。总之以软骨损伤及骨性增生为特点。

二、临床表现

由于膝关节退行性改变过程和机体适应的个体差异很大,症状轻重与 X 线检查显示的改变并不一定成正比例关系。

大多发生于 40~50 岁以后,起病缓慢,无全身症状。主要症状是受累膝关节局限性疼痛。关节痛最初只在白天关节活动用力时明显,休息后减轻,但晚上静止时亦可作痛。关节软骨无神经末梢,故最初关节软骨碎裂、糜烂和生物化学改变并不引起症状。膝关节可有晨僵,但很少超过半小时。关节肿胀、压痛,但不红。关节活动时有弹响声或摩擦音。上下楼梯、上下公交车时均感疼痛和吃力,需用手抓住扶手,协助方可。

晚期时疼痛加重,多为持续性,休息后不能迅速缓解。此痛来自于关节粘连、滑膜充血、关节囊增厚、纤维化,在关节活动时,刺激囊内神经而引起。

血常规、血沉指标一般均正常。

X 线检查早期可无异常表现。当疾病进一步发展时由于软骨变形或破坏,使得关节间隙变狭窄,关节韧带肌腱附着处骨质增生,关节周边变锐利或唇样变。晚期关节周边唇样变增加,关节软骨广泛破坏使关节间狭窄和不规则更为显著,可见关节游离体(图 11-18)。

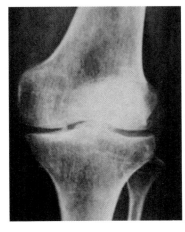

膝关节侧位片

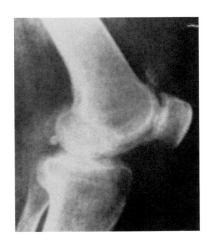

膝关节正位片

图 11-18　膝关节 X 线片

在 MRI 图像上可清楚地显示软骨下的小囊状改变,通常在关节间隙狭窄出现前就可看到。这种囊变在 T_1 加权像上呈较低信号,在 T_2 加权像上呈较高信号。还可清楚地显示软骨的改变,可见软骨表面毛糙、凹凸不平及软骨的碎裂(图 11-19)。

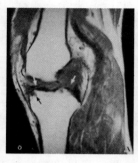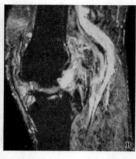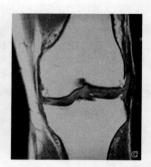

A.矢状面 T1WI;B.矢状面 STIR 像表现为滑膜增厚、关节积液、半月板退变(白箭),骨的异常和软骨下骨的异常(黑箭);C.冠状面 T1WI 半月板退变(白箭)和骨赘(黑箭)。

图 11-19　膝关节骨关节炎

三、诊断要点

(1)老年人膝关节慢性疼痛,伴有晨僵、疲劳痛,活动后膝痛加重,休息后膝痛缓解,又无其他异常者,多为退行性膝关节病。

(2)痛甚者,局部肿胀。检查时可发现关节有轻度积液,关节屈伸运动时有弹响。

(3)X 线检查可发现膝关节间隙变狭窄或内、外间隙不对称,边缘有唇样增生、游离体等。

四、鉴别诊断

主要与类风湿关节炎相鉴别。

类风湿关节炎发病年龄偏低。虽也是缓慢起病,但伴有发热、贫血、消瘦等全身症状,并有近端指间关节受累,呈对称性分布,关节肿胀呈纺锤形,肌肉萎缩明显,血沉加快,白细胞有时增高,类风湿因子阳性。X 线检查提示:关节周围软组织肿胀、骨质疏松、关节间隙狭窄、关节变形、半脱位、强直等。

五、非手术治疗

(一) 推拿治疗

1. 取穴与部位

伏兔、血海、风市、膝眼、阳陵泉、阴陵泉、足三里、委中、阿是穴等穴,以及股四头肌、胫骨前肌等部位。

2. 手法

　滚法、弹拨法、拿法、按揉法、拿法及少量关节被动屈伸运动。

3. 操作

　(1) 患者取仰卧位,患肢腘窝垫一薄枕。先在股四头肌中、远端用滚法治疗,当下肢外旋时,则在股四头肌内侧头着重点治疗;当下肢内旋时,则在股四头肌外侧头着重点治疗。而后向下至胫骨前肌近端。如此反复在股四头肌和胫骨前肌之间用滚法治疗约 5 min。

　(2) 分别指揉伏兔、血海、风市、阳陵泉、阴陵泉、足三里、阿是穴诸穴,每穴 30～50 次。并可对血海、足三里、阿是穴做重点按揉。以掌根中部抵住髌韧带;大、小鱼际肌分别挟住内、外膝眼做按揉法。以手掌按住髌骨做顺时针向揉动。使患者膝部有种温热感觉。

　(3) 双手交替拿股四头肌,拿委中,按揉阿是穴,被动屈伸膝关节。

　(4) 再对股四头肌施以滚法,在滚法的同时,再拿股四头肌,即边滚法,边拿法,重点刺激股四头肌 2～3 min,使股四头肌保持正常的舒张、收缩和功能。按揉血海、足三里、阿是穴,搓膝关节,拿委中结束治疗。

　(5) 除推拿治疗外,中药外用熏洗每天 2 次,或局部加强热敷治疗,通过持续 1～2 个月的治疗,膝关节的活动范围可以增大、肿胀可以有所消退。

(二) 针灸治疗

1. 毫针治疗

　(1) 取鹤顶、膝眼(双)、梁丘、足三里、阳陵泉、阴陵泉等穴。诸穴均用平补平泻法,留针 20 min,隔日 1 次(病情较重者,可每日 1 次),10 次为 1 个疗程。

　(2) 以膝眼(双)、阳陵泉、梁丘、血海、委中和阿是穴为主穴,膝关节前部症状重者加配膝阳关、阴陵泉;膝关节后部症状重者加配委阳、承山。待针刺结束后宜用梅花针在阿是穴轻叩,少量出血即可,然后局部加火罐,10 min 后起罐。隔日治疗 1 次,10 次为 1 个疗程。每疗程结束休息 3 天。

2. 电针治疗

　(1) 取血海、膝眼(双)、阴陵泉、足三里、委中、阳陵泉、阿是穴,据疼痛部位选用相应腧穴 3～5 个。

　(2) 进针得气后留针 30 min,加用电针断续波,频率 50～60 次/min,电流强度以患者能耐受为度。针后可选痛点或血海、委中刺络拔罐。每日 1 次,10 次为 1 个疗程,疗程间隔 4～5 天。

3. 耳压治疗

　(1) 取相应区压痛点、交感、神门等穴。

　(2) 采用常规方法贴单侧耳穴,将边缘压紧,双耳交替同时按压已贴好王不留行籽的耳穴 0.5～1 min,手法由轻到重,按至有热胀感和疼痛(以患者能忍受为度)。其后嘱患者每日自行按压药丸 3～4 次,每次 2 min 左右。每 3～5 天更换王不留行籽 1 次。

4. 艾灸治疗

取膝关节局部阿是穴。将燃着的艾条在穴位上回旋灸,每穴每次施灸 10～15 min,每日 1～2 次,10 次为 1 个疗程,疗程之间间隔 5 天。

(三) 物理疗法

1. 透药疗法

两电极分别置于膝关节的内、外侧(对置),电流强度 6～10 mA(剂量治疗时一般有针刺感即停止增加电流),每次 15～20 min,每天 1 次,共 10～15 次。

2. 微波疗法

频率 2 450 MHz,辐射器作用于患部,无热量至微热量,每次 6～12 min,每天 1 次,共 10 次。

3. 激光疗法

840 mW He-Ne 激光照射患处,每次 10 min,每日或隔日治疗 1 次,10～20 次为 1 疗程。

4. 超短波疗法

小号或中号正方形电极,对置于膝关节内外侧。

(1) Ⅰ级热量。有温热感觉,无温感大功率超声波 10～15 min,适用于急性炎症、水肿显著血液循环障碍者。

(2) Ⅱ级剂量。又称微热量(10～15 min)刚能感觉的温热感,适用于亚急性、慢性炎症。

(3) Ⅲ级剂量。又称温热感,有明显的舒适的温热感,20～30 min,适用于慢性炎症、慢性疾病。

(四) 其他疗法

1. 穴位注射

(1) 取患侧梁丘、风市、鹤顶、血海、阳陵泉、阴陵泉、足三里、委中、三阴交等穴,每次选用 2～3 穴,交替运用。

(2) 灵活辨证运用骨宁、维丁胶性钙、地塞米松、维生素 B_1、维生素 B_{12} 等注射液,上述各药每周穴位注射 2 次,10 次为 1 个疗程。

2. 医用几丁糖关节腔内注射

局部消毒后,选取髌骨外上方为穿刺点,局麻后经皮由关节间隙,穿入关节腔,回抽到关节液以确认进入关节腔,注射几丁糖 2 ml。注射完成后,嘱患者主动屈伸膝关节,使药液均匀涂布关节面。每 2 周 1 次,每次 2 ml, 2～3 次为 1 疗程。

六、注意事项

（1）体重超重者应减轻体重。

（2）避免膝关节剧烈活动和过度负重。

（3）加强股四头肌训练(图 11-8)，以保持关节稳定性能。

（4）局部用护膝，一可保暖；二可避免损伤。

（5）对膝关节严重畸形，保守治疗无效者，应考虑手术治疗。

第八节　胫骨结节骨骺炎

胫骨结节骨骺受股四头肌腱的牵拉，属关节外骨骺。

胫骨结节骨骺炎又称胫骨结节骨软骨炎(病)、胫骨结节牵拉性骨骺炎、胫骨结节无菌性坏死。此病好发于 10～15 岁男性青少年，尤其是喜欢剧烈运动的青少年，是一种由外伤或劳损后引发的以胫骨结节处疼痛、肿胀为特征的疾病，是膝部的常见病之一。特点是髌腱水肿和胫骨结节过度突出。大多数患者能自愈。

胫骨结节又称胫骨粗隆，位于胫骨上端与胫骨体交接处的前面，呈一三角形凸起，是下肢骨牵引的常用部位。

胫骨结节最初由一舌状软骨形成，自胫骨上端的骨骺向前下方延伸，通常有一个独立的骨化中心，于 11～12 岁时出现，但可发生节裂，以后逐渐形成胫骨粗隆。此骨骺于 18～19 岁时与干骺端愈合。

胫骨结节骨骺属于牵拉性骨骺，髌韧带附着在其尖端，使它能经常承受牵拉力，属于伸膝装置的一部分。胫骨结节在发育过程中，可有若干变异，如舌状软骨方向异常、两侧不对称、附加骨化中心及骨骺中心分离等。

一、病因病理

骨骺因其结构的力学强度较弱，易于受伤。

青少年骨骺尚未闭合时，是伸膝装置中的薄弱点。由于剧烈的运动，如踢足球、跳跃、奔跑等，股四头肌强力收缩，通过髌韧带反复牵拉胫骨结节骨骺，引起局部慢性损伤，造成血液循环障碍，甚至缺血性坏死。也可因强大暴力，产生胫骨结节撕脱性骨骺损伤，使骨骺向上翘起移位。

损伤早期,髌韧带与骨骺附着部因损伤而充血、水肿,并可有出血、撕裂的痕迹。由于频繁地牵拉,骨骺受刺激,可使增生活跃或骨化缓慢。后期,局部骨骺肥大、隆起,形成包块,发生骨骺分离者尤甚。有的胫骨结节骨骺部分碎裂或骨骺前部翘起。

二、临床表现

本病好发于 10～15 岁喜欢剧烈运动的男性青少年,少数发病于 10 岁以前的患者,则多见于女孩;常为单侧性,亦可发生在双侧;偶见成年患者。

膝关节前下方胫骨结节处疼痛、肿胀,当膝关节活动时疼痛加重,尤其是在股四头肌用力时最痛。自觉跑跳、下蹲或上下楼梯时均可致痛,甚至跛行,其疼痛常在数月或数年后自行消失。

体检时往往可发现胫骨结节处增大,伴有压痛。抗阻力伸膝时胫骨结节疼痛加重。

X 线检查,早期仅见有局部软组织肿胀,逐渐可见骨质改变。胫骨结节骨骺舌样隆突不规则增大,密度浓而不匀,且可见其断裂、分节而形成数块大小形态不一之碎骨块,诸骨块间隙往往不匀,节裂边缘欠规则,亦常见碎骨块向上移(图 11-20)。

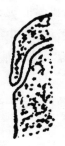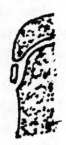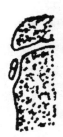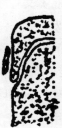

图 11-20　正常胫骨结节骨骺

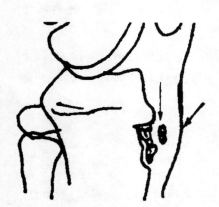

图 11-21　胫骨结节骨骺炎,
箭头所指系软组织肿胀
和骨骺断裂及骨碎块

正常发育期胫骨结节骨骺如图 11-21 所示,可见一个或数个骨块,但骨块顺列、间隙匀称、边缘光整,结节不增大,软组织无肿胀。

三、诊断要点

(1) 好发于 10～15 岁的男性青少年。

(2) 有剧烈运动损伤病史。

(3) 胫骨结节局部肿胀、疼痛,运动后加剧,休息后减轻。

(4) 胫骨结节压痛明显,伸膝抗阻力试验阳性。X 线检查提示:胫骨结节骨骺致密,轻度分离或有碎裂现象。

正常胫骨结节骨骺变异很大,可有多个骨化中心,形状亦各异。此外,两侧胫骨结节骨化中心的出现亦可有先后,有时在结节远端可多出现一个骨化中心,且有的永久不与骨干相结合。故诊断时必须谨慎,结合病史、体征仔细分析加以鉴别。局部压痛和 X 线片上在碎裂结节前方软组织的局限增厚突出现象是诊断本病的要点。

四、非手术治疗

(一) 推拿治疗

1. 取穴与部位

血海、膝眼、犊鼻、阿是穴、足三里、阳陵泉等穴,以及膝前部、股四头肌的远端、胫骨前肌近端。

2. 手法

滚法、指揉法、按揉法、擦法、拿法、搓法等。

3. 操作

(1) 患者取仰卧位,患肢腘窝部垫一薄枕,先在股四头肌远端及胫骨前肌近端用滚法治疗。特别是胫骨前肌用滚法治疗时,另一手应将患侧小腿置于内旋位,这样才有利于手法的施治,治疗 2~3 min。

(2) 分别指揉血海、膝眼、犊鼻、阿是穴、足三里诸穴,每穴 30~50 次。以阿是穴为重点做指揉法 1~2 min。在指揉阿是穴的同时,另一手可辅以股四头肌的拿法及弹拨阳陵泉 3~5 次。

(3) 在胫骨前肌近端施以滚法治疗和胫骨结节部施以掌根按揉法相结合。滚法与按揉法交替使用 2~3 min。

(4) 胫骨结节部施以擦法,以热为度,结束治疗。

(5) 局部可选用消瘀止痛膏外敷,并配合中药外洗或热敷。

(二) 物理疗法

1. 激光疗法

840 mW He-Ne 激光照射患部,每次 10 min,每天或隔天治疗 1 次,10~20 次为 1 疗程。

2. 微波疗法

频率 2 450 MHz,辐射器作用于患部,无热量至微热量,每次 6~12 min,每天 1 次,共 10 次。

3. 超短波疗法

胫骨结节两侧对置。Ⅰ级剂量(无热量):在温热感觉阈下,无温感(小功率超短波

6～8 min,大功率超短波 10～15 min),适用于急性炎症、水肿显著,血液循环障碍者。Ⅱ级剂量(又称微热量):有刚能感觉的温热感(小功率超短波 10～15 min,大功率超短波 20～30 min),适用于亚急性、慢性炎症。Ⅲ级剂量(又称温热感):有明显的、舒适的温热感,20～30 min,适用于慢性炎症、慢性疾病。

五、注意事项

(1) 避免剧烈的体育运动。

(2) 若属胫骨结节撕脱骨折,一定要用石膏托固定。如移位较大,可切开复位内固定。

第九节　膝部关节松动技术

一、运动学概要

关节的生理运动包括屈和伸,在屈膝位小腿可内旋(足尖向内)和外旋(足尖向外),附属运动包括长轴牵引,前后向滑动,后前向滑动,侧方滑动等。

二、股胫关节操作要领

1. 长轴牵引

患者坐在治疗床上,患侧屈膝垂于床沿,腘窝下可垫一毛巾卷,身体稍后倾双手在床上支撑。医师面向患者下蹲或坐在低治疗凳上,双手握住小腿远端,将患者小腿向足端牵拉。其作用为一般松动,缓解疼痛。

2. 前后向滑动

此手法可以采用以下两种方法:

(1) 患者仰卧位,下肢伸直,患侧腘窝下垫一毛巾卷。医师面向患者站立,上方手放在患者大腿远端的前面,下方手放在患者小腿近端前面,虎口位于胫骨结节稍上方,上方手固定,上身前倾,借助身体及上肢力量将患者胫骨向背侧推动。

(2) 患者坐位,患侧下肢屈膝,腘窝下垫一毛巾卷。医师面向患者坐位,一手虎口或掌根部放在患者小腿近端大约胫骨结节处,一手握住患者小腿远端,将患者胫骨近端向背侧推动。

以上两种方法其作用为增加膝关节伸的活动范围。

3. 后前向滑动

患者仰卧位,患侧下肢屈髋、屈膝,足平放床上,健侧下肢伸直。医师坐在治疗床一侧,大腿压住患者足部,双手握住患者小腿近端,拇指放在患者髌骨下缘,四指放在腘窝后方。医师双手固定,身体后倾,将患者胫骨向前拉动。其作用为增加膝关节屈曲活动范围。

4. 侧方滑动

患者仰卧位,下肢伸直。医师站立于患侧,双手将患者下肢托起,内侧手放在患者小腿近端内侧,外侧手放在患者大腿远端外侧,将患者小腿夹在内侧前臂与躯干之间。医师外侧手固定,内侧手将患者胫骨向外侧推动。其作用为增加膝关节活动范围。

注意:此手法和骨科检查膝关节内侧副韧带损伤的手法相同。

5. 伸膝摆动

患者仰卧位,患侧下肢稍外展,屈膝。医师面向患者足的方向站立于患侧,双手抬起患侧下肢,将其置于内侧上肢与躯干之间。医师双手握住患者小腿远端,稍将小腿向下牵拉,并同时将小腿向上摆动。其作用为增加膝关节伸的活动范围。

6. 旋转摆动

此手法有以下几种方法:

(1)患者坐位,小腿垂于治疗床沿。医师面向患者坐在一低凳上,双手握住患者小腿近端,并稍向下牵引。内旋时向内转动小腿,外旋时向外转动小腿。

(2)患者仰卧位,下肢稍外展。医师面向患者站立,双手托起患者下肢,上方手放在患者大腿远端前面,下方手托住患者足跟,上方手固定,下方手将患者小腿向外转动(内旋)或向内转动(外旋)。

以上两种方法其作用为内旋摆动增加小腿内旋活动范围,外旋摆动增加小腿外旋活动范围。

三、髌股关节操作要领

1. 分离牵引

患者仰卧位,稍屈膝,可以在腘窝下垫一毛巾卷。医师面向患者站立于患侧,双手拇指与示指分别放在髌骨两侧,双手握住髌骨,同时于向上抬动。其作用为一般松动,增加髌骨活动范围。

2. 侧方滑动

患者仰卧位,稍屈膝,可以在腘窝下垫一毛巾卷。医师站在患侧膝关节外侧。双手拇指放在髌骨外侧,示指放在对侧,双手固定,同时将髌骨向外侧或内侧推动。其作用为一般松动,增加髌骨活动范围。

3. 上下滑动

患者仰卧位,稍屈膝,可以在腘窝下垫一毛巾卷。医师面向患者站立于患侧。向下滑动时,医师双手拇指放在患者髌骨上端,其余四指放在髌骨两侧。向上滑动时,医师双手拇指放在髌骨下端,其余四指放在髌骨两侧,双手同时用力将髌骨向上或向下推动。如果髌骨活动明显受限,医师可以将一侧手的虎口或掌根放在髌骨的上端(向下滑动)或下端(向上滑动),另一侧手虎口放在髌骨的下方(向下滑动)或上方(向上滑动)操作。其作用为向上(头部方向)滑动时,增加伸膝活动范围;向下(足部方向)滑动时,增加屈膝活动范围。

四、上胫腓关节操作要领

1. 前后向滑动

患者仰卧位,患侧下肢屈髋、屈膝,足平放在治疗床上,对侧下肢伸直。医师坐在治疗床旁,大腿压住患者的足前部。医师双手拇指放在患者腓骨小头上,其余四指放在两侧。医师双上肢同时用力将患者腓骨小头向后推动。其作用为一般松动,缓解疼痛。

2. 后前向滑动

患者俯卧位,小腿下方垫一枕头或将小腿放在医师的大腿上。医师站在患侧或医师将自己的内侧腿屈膝放在治疗床上托住患者小腿。医师双手拇指放在患者腓骨小头后面,其余四指放在小腿两侧。医师双上肢同时用力将患者腓骨小头向前推动。其作用为一般松动,缓解疼痛。

Chapter 12 第十二章
踝关节及足部常见病的非手术治疗

踝关节是由胫骨、腓骨的下端关节面与距骨滑车组成的屈戌关节,又称距小腿关节。如在外踝尖端上方 2.5 cm 处横行画一线,即为踝关节线,踝关节即位于此线上。胫骨下端内侧向下的骨性突起称内踝,胫骨下端后缘也稍向下突出称为后踝,腓骨下端的骨性突起称为外踝,此三踝构成踝穴。距骨是下肢唯一没有肌肉附着的骨块,位于踝穴内,分头、颈、体三部。距骨体前宽后窄,当足背伸时,距骨体前部进入踝穴,关节稳固,不能做收、展活动;但在跖屈时,距骨后部进入髁穴,关节较松动,可做收、展活动,因此踝关节在跖屈位易发生扭伤。踝穴对踝关节的稳定甚为重要,因此内踝、外踝或后踝骨折时,应使骨折片完全复位,才能恢复踝关节的功能。

踝部最突出的骨性标志为内踝和外踝。在内踝的前下方可触到舟骨粗隆(胫骨后肌抵止点),其稍后方为距跟关节;在内踝下方一横指处,可触及跟骨的载距突。

踝关节的关节囊附着于关节软骨周围的边缘,关节前后较松弛,两侧较紧。踝关节的前后韧带亦菲薄软弱,以利踝关节的伸屈活动,但内侧韧带(图 12-1)、外侧韧带比较坚强,

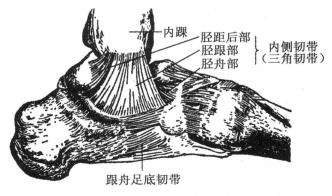

图 12-1　距小腿关节与跗骨间关节及其韧带(内侧面)

固定较紧。内侧韧带又称三角韧带,分浅、深两层,均起自内踝,浅层称跟胫韧带,止于跟骨截距突上部。深层呈三角形,尖朝上,基底朝下呈扇形,分别足舟骨、距骨和跟骨的内侧面,自前向后可分为四部:胫距前部、胫舟部、胫跟部和胫距后部。

内侧韧带有限制足背屈(伸)、跖屈运动和防止足向后脱位作用,增强关节的稳定性。

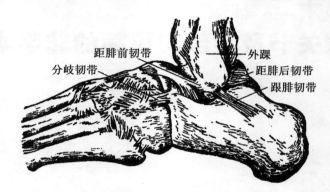

距腓前韧带　　　外踝
分歧韧带　　　距腓后韧带
　　　跟腓韧带

图 12-2　距小腿关节与跗骨间关节及其韧带(外侧面)

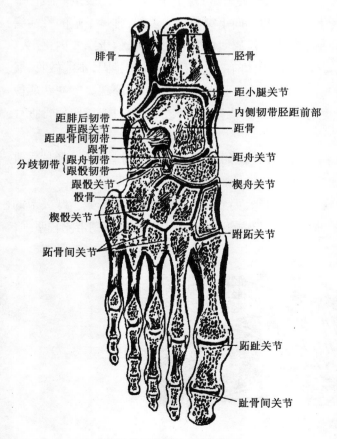

腓骨　　　　　　胫骨

距小腿关节

内侧韧带胫距前部

距腓后韧带
距跟关节
距跟骨间韧带
跟骨
分歧韧带〔跟舟韧带
　　　　 跟骰韧带
跟骰关节
骰骨

楔骰关节

距骨间关节

距骨

距舟关节

楔舟关节

跗跖关节

跖趾关节

趾骨间关节

图 12-3　足关节水平切面

外侧韧带(图 12-2)起自外踝止于距骨和跟骨,较内侧为弱,自前向后分为三束:前束为距腓前韧带,中束为跟腓韧带,后束为距腓后韧带。外侧的 3 个韧带较薄弱。主要有限制足内翻和向后脱位的功能。

踝关节周围有肌腱包围,但缺乏肌肉和其他软组织的遮盖。后面主要为跟腱,在跟腱与内、外踝之间各有一线沟,分别为内侧沟和外侧沟。外侧沟内可摸到腓骨长、短肌腱;内侧沟内可摸到胫骨后肌腱及胫后动脉,并可测得胫后动脉的搏动。前面有胫骨前肌腱和蹞长伸肌腱及趾长伸肌腱及第三腓骨肌。外侧有腓骨长、短肌腱。内侧有胫骨后肌腱、蹞长屈及趾长屈肌腱(在内踝至跟骨间有一骨纤维管道即踝管,除肌腱外还有神经和血管通过)。这些肌肉的协调动作,可使踝关节背伸、跖屈和足内、外翻。在紧靠姆长伸肌腱的外侧,可摸到足背动脉的搏动。

踝关节的活动范围因人而异,一般背伸达 70°,跖屈可达到 140°,有 70°的活动范围。

足(图 12-3)是人体负重、行走和吸收震荡的结构,它有 7 个跗骨、5 个跖骨、14 个趾骨,彼此间由坚强的韧带(骨间韧带、足底韧带和背侧韧带)相连而组成。

足部的各骨组成两个凸向上的弓,称足弓(图 12-4)。一个呈前后向的纵弓(分为内侧纵弓、外侧纵弓),另一个呈左右向的横弓。

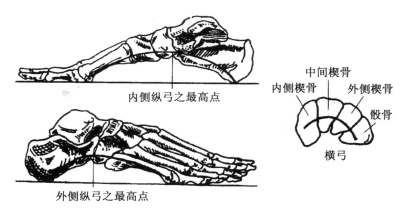

图 12-4 足弓

内侧纵弓较高,由跟骨、距骨、足舟骨、3 个楔骨和内侧 3 块跖骨构成。此弓前端支点为第一跖骨头;后端支点为跟骨结节。内侧纵弓之最高点为距骨头,弓的高度男性约 4.5 cm,女性约 4.0 cm。外侧纵弓较低,由跟骨、骰骨和外侧 2 块跖骨所构成。此弓前端支点为第五跖骨头,后端支点为跟骨结节。骰骨位于外侧纵弓的顶部,弓的高度男性约 2.2 cm、女性约 2.1 cm。

横弓由骰骨和第一至第三楔骨以及全部跖骨的基底部所构成。中间楔骨位于弓的顶部;其宽度男性约 7.5 cm、女性约 7 cm。

足弓是人体直立、行走及负重的弹性装置。能增加弹性,以缓冲在行走、跑步和跳跃时所产生的震荡,保护足底血管神经免受压迫。当足弓的结构发育不良或受损时,均可引起足弓塌陷,形成平足症。

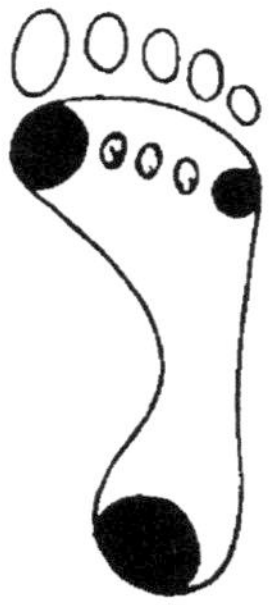

足底是三点负重(图 12-5)。足跟负重约占 50%,姆趾和小趾球部联合负重约占 50%;由于第一跖骨较一般的其他跖骨长,而且还有跖骨垫在它的下头,因此姆趾球部的负重比小趾球部多。

足底皮肤致密坚厚而又耐磨,尤以足跟、第一和第五趾骨头及足外侧缘处尤为显著。足底皮肤汗腺丰富,感觉灵敏,浅筋膜内富有脂肪,其间有

图 12-5
足趾部的
三个负重点

致密的纤维束穿过脂肪层连接于皮肤和足底筋膜之间,将皮下脂肪分隔成许多小叶状,形成跟垫。故此区皮肤移动性较小。

足部之所以能承担巨大的重力和动力的平衡,是由于 26 块骨和诸多关节、韧带、肌肉紧密地连接成一个整体,在神经体液的调节下发挥出整体作用。足本身可做屈、伸、内翻、外翻和旋内、旋外运动。足的屈曲运动主要靠姆长屈肌和趾长屈肌,而姆长屈肌除屈姆趾外,在行走时亦起重要作用。足背伸的运动主要靠姆长伸肌和趾长伸肌。足的内翻、外翻运动发生在距下关节,内翻肌主要为胫骨前肌和胫骨后肌;外翻肌主要为腓骨长、短肌。跗横关节仅有旋内、旋外的功能。失去上肢的人,足的功能经过训练,基本可完成持物、写字、编织等精细活动功能。

第一节　踝关节副韧带陈旧性损伤

踝关节周围主要韧带有内侧副韧带和外侧副韧带。内侧韧带又称三角韧带,较坚强不易损伤,位于关节内侧,上起自内踝,向下呈扇形分别止于足舟骨、距骨和跟骨的内侧面。有限制足背屈(伸)、跖屈运动和防止足向后脱位功能,并增强关节的稳定性。外侧副韧带起自外踝,止于距骨前外侧的为距腓前韧带;止于跟骨外侧的为跟腓韧带;止于距骨后突的为距腓后韧带。主要限制足内翻和向后脱位。

踝关节副韧带损伤甚为常见,可发生于任何年龄,但以青壮年为多。临床上一般分为内翻位损伤和外翻位损伤两大类,以前者为多。

从解剖学分析,外踝低于内踝,形成骨性保护;另一方面外侧副韧带相对薄弱,所以容易造成踝关节内翻位损伤。

一、病因病理

多因在不平道路上行走、跑步、跳跃或下楼、下坡时不慎踩空,或骑车、踢球等运动中不慎跌倒,使足过度内翻或外翻而产生踝关节副韧带损伤。

损伤轻者副韧带部分撕裂,重者副韧带可完全断裂或伴有内外踝撕脱性骨折。

跖屈内翻位损伤时,容易致前外侧距腓前韧带损伤;若单纯内翻位损伤,则容易致外侧跟腓韧带损伤。外翻位时,由于内侧副韧带比较坚强,较少发生损伤,但可引起胫腓韧带撕裂。若为直接暴力除韧带损伤外,还可合并骨折和脱位。

踝关节副韧带陈旧性损伤因踝关节副韧带损伤后未能及时医治或治而未愈,或医治不当遗留病痛,或反复多次损伤所致。

二、临床表现

在内、外踝部有持续慢性疼痛,行走或活动后其痛尤甚,局部轻度肿胀。

内翻位损伤时,在外踝前下方或下方压痛明显;做足内翻检查时,可引起外踝前下方或下方疼痛。外翻位时,在内踝前下方压痛明显;做足外翻检查时,可引起内踝前下方疼痛。

三、诊断要点

(1) 有明显外伤史。

(2) 踝关节周围有肿胀、疼痛、压痛、活动受限。

(3) 有行走痛。

(4) X 线检查可排除内、外踝撕脱位骨折。必要时应作强力内翻、外翻位 X 线摄片,若见距骨倾斜角度增大,甚至有移位现象,则提示副韧带完全断裂。

四、非手术治疗

(一) 推拿治疗

踝关节副韧带急性损伤的治疗,应选用冰按摩,即 RICE 原则(第 19 页)。推而广之,此法可适用于一切软组织急性损伤。

本章节着重讨论因急性损伤未能及时治愈,或医治不当遗留病痛,或因反复多次损伤所致的踝关节副韧带陈旧性损伤。推拿治疗以外侧副韧带陈旧性损伤为例。

1. 取穴与部位

足三里、悬钟、昆仑、申脉、解溪、丘墟、阿是穴等穴,以及小腿前外侧、外踝、足背外侧面。

2. 手法

𱁜法、指揉法、直推法、擦法、抹法、摇法、拔伸法等。

3. 操作

(1) 患者取仰卧位,先从小腿前外侧(胫骨前肌)中下段处施以𱁜法治疗,经外踝至足背外侧,上下往返 3~5 次,以外踝病痛处为重点。

(2) 同上体位,指揉足三里、悬钟、昆仑、申脉、丘墟诸穴,每穴 30~50 次。

(3) 重点指揉阿是穴及附近穴位;与外踝部𱁜法治疗交替施治。在外踝部𱁜法治疗和阿是穴指揉的同时可配合踝关节的屈伸和内、外翻(图 12-6)的被动运动。其运动幅度由小到大,以患者能忍受为原则。此法可松解粘连和疤痕组织,有助于关节活动的恢复。

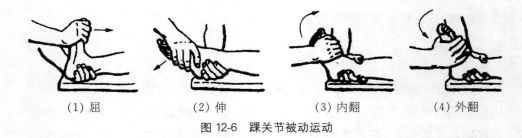

(1) 屈　　　　(2) 伸　　　　(3) 内翻　　　　(4) 外翻

图 12-6　踝关节被动运动

(4) 同上体位,在外踝及足背外侧施以指推法,以痛点为中心,向四周直推,起理筋作用,可配合踝关节摇法和拔伸法。医师面对患者脚部站立,一手托住足跟部,另一手握住足前部,双手向后用力拔伸踝关节。在拔伸同时,还可加踝关节被动屈伸运动。可有助于松解关节挛缩和粘连。本法仅用于陈旧性宿伤。再指揉昆仑、申脉、丘墟、阿是穴诸穴,每穴 50～100 次。阿是穴(压痛点)指揉,配合局部直推法,可以疏散"筋结",是治疗本病的主要组合手法,可以反复多次运用。最后以外踝及足背外侧擦法治疗,以热为度,并且可以辅以热敷法结束治疗。

(二) 针灸治疗

1. 经络辨证法

治以活血祛瘀,消肿止痛为原则。外踝扭伤:阳陵泉、丘墟、申脉、阿是穴、足临泣、至阴穴。内踝扭伤:三阴交、照海、商丘、然谷、阿是穴、隐白穴。其中足临泣、至阴、隐白用三棱针点刺出血,阿是穴用皮肤针叩刺出血,或用毫针点刺出血。其余诸穴均用捻转泻法。

2. 同经相应取穴法

外踝扭伤取患侧至阴、足窍阴穴;健侧与病变部位相对应的穴位,如阳池、阳谷、腕骨等穴。内踝扭伤取患侧隐白、大敦穴;健侧与病变部位对应的穴位,如太渊、神门等穴。治疗先取患侧井穴用三棱针点刺出血,出血 5～7 滴,然后浅刺健侧与病变位置相对应的穴位,行雀啄术手法,同时令患者活动患肢和足踝部。留针 30 min,留针期间,每 5 min 操作1 次。

(三) 物理疗法

1. 微波疗法

频率 2 450 MHz,辐射器作用于患部,无热量至微热量,每次 6～12 min,每天 1 次,共10 次。

2. 激光疗法

840 mW He-Ne 激光照射患部 10 min,每天或隔天治疗一次,10～20 次为 1 疗程。

五、注意事项

(1) 在损伤的急性期(1～2 天以内),以冰按摩治疗为最佳医疗方案。

（2）在急性损伤后数周内,恢复期可选用常规推拿治疗,但仍然不宜施用重手法和关节被动运动类手法

（3）对陈旧性副韧带不完全撕裂者,可选用以上方法治疗;并可以配合热敷治疗。

（4）陈旧性副韧带完全断裂,保守治疗无效者,应行手术修补。

第二节　踝管综合征

踝管综合征又称跗管综合征,是指胫后神经在踝部屈肌支持带深面的踝管(跗管)中被卡压而引起疼痛、行走困难等一系列的综合征。

踝管(图12-7)为踝关节内侧的一个纤维骨性隧道,长20～25 mm,横断面呈梭形,由一顶一底围成,顶为屈肌支持带,起自内踝后下方,止于跟骨结节的内侧面。底由距骨、跟骨、关节囊、三角韧带及距下关节的相应部分组成。踝管内容物自前向后依次胫骨后肌腱、趾长屈肌腱、胫后动、静脉、胫神经及踇长屈肌腱。肌腱周围包以腱滑液鞘,上述结构被纤维隔分隔,形成四个管道,其间含有少量脂肪结缔组织。

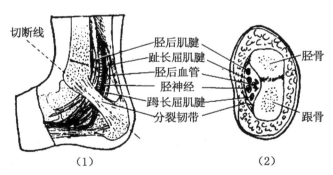

（1）足内侧面观示跗管部位、内容
（2）跗管的断面观,沿图(1)所示的切断线处横切

图 12-7　跗管的结构

胫神经在踝管内一般呈圆形,直径5～6 mm,在踝管内分出两根感觉支,一为跟骨内侧支,穿过屈肌支持带,分布于足跟内侧皮肤;另一为关节支,支配踝关节,胫神经出踝管后,即分为足底内侧神经和足底外侧神经。足底内侧神经支配足底内侧皮肤和内侧3个半足趾的感觉;足底外侧神经,支配足内在肌和足外侧1个半足趾的感觉。

一、病因病理

造成踝管综合征的常见病因有以下几种：

1. 踝管管腔缩小

（1）外伤造成内踝软组织急性损伤局部水肿，或胫骨远端骨折，或距骨、跟骨骨折后骨痂过多生长等。

（2）胫后静脉性淤血、栓塞性静脉炎。

（3）局部慢性劳损或扁平足或足外翻畸形，致屈肌支持带张力增加。

2. 踝管内组织增多

（1）胫骨后肌腱、踇长屈肌腱、趾长屈肌腱的腱鞘炎，滑膜增生或腱鞘囊肿。

（2）风湿性关节炎滑膜组织肿胀。

（3）先天性解剖异常，如增生或肥大的踇外展肌。

（4）体重增加脂肪积累过多。

（5）胫后静脉瘤。

（6）胫后神经及其分支神经鞘膜瘤。

3. 足底神经受压

踇外展肌筋膜纤维弓在足底内侧神经或足底外侧神经进入处产生压迫。

二、临床表现

疾病初期胫神经处于功能性损伤阶段，仅表现在行走、久立或劳累后，内踝下方有不舒服的感觉，局部有压痛，休息后症状即可缓解。随着病程延长，病情亦随之加重，患者足跟内侧和足底内侧有疼痛、麻木或有蚁行感。内踝部有肿胀、压痛，叩击痛明显。夜间痛或行走后尤甚。足底感觉减退或消失，累及足底内侧神经者为内侧 3 个半足趾，偶及足底外侧神经者为外侧 1 个半足趾，累及跟骨侧支为足跟内侧皮肤。部分患者足趾皮肤干燥发亮、少汗、汗毛脱落等现象。严重者足底肌肉萎缩（尤其是踇展肌、小趾展肌、1～2 骨间肌萎缩明显）。

替尼尔氏症阳性（叩击踝管时足部刺痛加剧即为阳性）。足极度背屈或外翻时症状亦可加重。

X 线查可发现部分患者存在距骨内侧、跟骨载距突有骨赘增生。

三、诊断要点

（1）踝、足部有外伤或慢性劳损史。

（2）足底或足跟内侧面疼痛、麻木、皮肤感觉减退。

（3）病程较长者,有足底灼痛、夜间痛和行走后疼痛加剧等症状。严重者足内在肌可出现萎缩,足趾皮肤干燥、汗毛脱落等交感神经营养障碍症状。

（4）踝管部压迫、叩击,或踝关节过度背屈或外翻时足部疼痛加剧。

（5）肌电图检查对本病诊断帮助较大,其传导速度减慢,潜伏期延长,足内在肌出现纤颤波等。

（6）踝关节 X 线检查多为正常,但属骨折畸形愈合,或畸形性骨病亦可通过 X 线摄片得到明确诊断。

四、非手术治疗

(一) 推拿治疗

1. 取穴与部位

阴陵泉、三阴交、太溪、照海、阿是穴等穴,以及小腿、踝内侧、足底部。

2. 手法

㨰法、指揉法、指推法、弹拨法、擦法、拿法等。

3. 操作

（1）患者取仰卧位,患肢轻度外展外旋,膝关节微屈自小腿内侧部中下段起,施以㨰法治疗,经踝管至足底,上下多次往返;以踝管和足底部为治疗重点,3～5 min。

（2）分别指揉阴陵泉、三阴交、太溪、照海、阿是穴诸穴,每穴 50 次左右。

（3）在踝内侧施以㨰法治疗,并配合对屈肌支持带的弹拨法,两种手法交替治疗,并辅以踝关节屈伸和内外翻的被动运动,3～5 min。

（4）在踝内侧沿肌腱鞘及血管神经的走向做由上而下的指推法对屈肌支持带施以指揉法和抹法(可交替治疗),2～3 min。

（5）拿小腿三头肌,双手拇指重叠,从足跟向足趾方向,由内侧到外侧逐一施按压法,指揉骨间肌,2～3 min。

（6）对踝管施以擦法,以热为度,结束治疗。

(二) 针灸治疗

1. 瘀血阻滞型

选用三阴交、太溪、照海、然谷、阿是穴等穴,以舒筋通络,活血祛瘀为治则。诸穴均用捻转泻法,针三阴交、太溪得气后使针感向足心、足趾传导。阿是穴先点刺出血,后用齐刺法。

2. 气血不足型

选用三阴交、太溪、照海、阿是穴、足三里等穴,以益气养血,柔筋养筋为治则。诸穴均采用捻转补法,阿是穴用齐刺法,针后并用灸法。

(三) 物理疗法

1. 微波疗法

频率 2 450 MHz,辐射器作用于患部,无热量至微热量,每次 6～12 min,每天 1 次,共 10 次。

2. 激光疗法

3.5 mW He-Ne 激光,直接照射患部,距离 6～10 cm,每次 5～10 min,每天 1 次,共 10～15 次。

3. 中频电疗法

将两电极并置踝伸肌疼痛点两边,痛点在疼痛中间,治疗 20～30 min。20～30 次 1 疗程。

(四) 其他治疗

泡脚、熏洗、热敷等。

五、注意事项

(1) 加强对踝关节的保护,要从孩时即注意,避免踝关节损伤。

(2) 疼痛症状较重者,应注意休息。

(3) 若因骨赘形成,或其他骨病或神经瘤等,均应及时手术治疗。对经保守治疗长期不愈者,亦可手术治疗。

第三节　跟腱周围炎

跟腱周围炎是跟腱及其周围组织(脂肪、筋膜、滑膜囊)因外伤或慢性劳损引起的无菌性炎症。

跟腱是人体最坚强的肌腱,长约 15 cm,由腓肠肌和比目鱼肌的肌腱组合而成,止于跟骨结节后面中点。跟腱有两个鞘,外鞘由小腿的深筋膜所形成,内鞘直接贴附于跟腱,其结构很似滑膜。在跟腱的前方尚有较厚的脂肪垫。这些腱周围组织都内含血管以供给跟腱营养。跟腱背侧有数层滑润层,每层有独立的营养血管,层与层之间有血管通行。踝关节做屈伸活动时,层与层之间可有滑动。跟腱中心螺旋纤维较少,不易吸收张力,是容易受伤的因素之一。而跟腱止点上方 4 cm 处血供差,是损伤断裂的好发部位。

据有关体育科研测试,优秀运动员在跑、跳时跟腱受力可高达 700 kg 左右。

一、病因病机

引起本病的根本因素是损伤,可分为以下三类。

1. 直接暴力

跟腱组织突然遭受到外力直接打击、挤压、钝挫,引起跟腱周围组织的充血、水肿等炎性改变。

2. 间接暴力

当人在奔跑、跳跃或由高处跳下,足前部着地,由于小腿三头肌用力过猛,骤然收缩,引起跟腱组织部分纤维撕裂、捩伤,致跟腱周围充血、水肿。

3. 慢性劳损

由于长期行走、长距离的跑步等致小腿三头肌劳累过度,跟腱与周围组织长期摩擦造成慢性局部炎症性改变。

4. 穿鞋不当

经常穿高跟鞋而鞋帮太低的女性,其跟腱组织也容易受损伤。

二、临床表现

临床主要症状是跟腱疼痛。急性损伤时可见跟腱周围肿胀,踝关节屈伸运动可引发疼痛,跟腱局部有压痛,足跖屈抗阻力试验疼痛加重(图 12-8)。随病情的加重,凡牵扯跟腱的活动,如上下楼梯、登山、行走时间过长等,均可引起疼痛。后期跟腱粗大变硬,其表面有硬块,即所谓"筋聚",跟腱失去韧性,挤捏时缺乏弹性。

跟腱有压痛、硬块,捻动时有捻发音。小腿三头肌抗阻力试验阳性即抗阻力跖屈时跟腱部疼痛(图 12-8)。

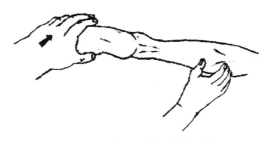

图 12-8   小腿三头肌抗阻力试验

晚期 X 线摄片可见跟腱周围有钙化影。

三、诊断要点

(1) 跟腱疼痛,跟腱粗大,有压痛。

（2）踝关节屈伸时，跟腱部可出现摩擦感。

（3）小腿三头肌抗阻力试验阳性。

四、鉴别诊断

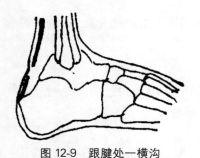

图 12-9　跟腱处一横沟

开放性跟腱断裂诊断并无困难，在跟腱部有横行的切割伤口，检查伤口时可发现跟腱断裂。

闭合性跟腱断裂诊断比较困难，可根据下列体征诊断：

① 外伤后小腿后方疼痛，提踵无力，走路困难甚至无法行走。

② 小腿后部肌肉较健侧显著隆起，肌腹上移，跟腱处触及一横沟（图 12-9）。

③ 足背伸活动范围较健侧增大（不全断裂者无此现象）。

④ 足跖屈力减弱，单足不能提踵。

⑤ X 线侧位片可显示断裂后的裂痕。

五、非手术治疗

（一）推拿治疗

在急性损伤时，按四肢软组织急性损伤冰按摩处理。急性期过后按以下方法处理。

1. 取穴与部位

承山、昆仑、太溪、阿是穴等穴，以及小腿三头肌及跟腱。

2. 手法

㨰法、拿法、按揉法、捏法、捻法、擦法等。

3. 操作

（1）患者取俯卧位，患肢踝前方垫枕，从小腿三头肌肌腹处施以㨰法治疗，向下经跟腱至跟骨结节，上下多次往返。在小腿三头肌肌腹处用㨰法治疗时，另一手辅以拿小腿三头肌肌腹，双手配合默契。在跟腱处用㨰法治疗时，另一手辅以捏跟腱和捻跟腱，双手配合默契，治疗 5 min 左右，以跟腱部为重点。

（2）继以上体位，分别指揉承山、昆仑、太溪、阿是穴诸穴，每穴 50 次。拿小腿三头肌、拿跟腱上下往返 3～5 次。

（3）再继以上体位，跟腱部施以轻㨰法治疗、捏跟腱、捻跟腱，三法交替重复施治，并适当配合踝关节的屈伸运动。

（4）最后以擦法施于跟腱和小腿三角肌，以热为度。

本病在推拿治疗时，手法应轻柔，不能过重，因跟腱组织已增粗、变性，手法过重易造成进一步损伤。踝关节被动屈伸幅度也不要强求过大,以免造成跟腱闭合性断裂。

(二) 针灸治疗

1. 瘀血阻滞型

选用委中、委阳、承山、昆仑、太溪、阿是穴、至阴等穴,以活血祛瘀,消肿止痛为治则。先行委中、至阴穴,用三棱针点刺放血,其余诸穴用捻转泻法。阿是穴采用关刺法,直刺跟腱的两旁,每侧各刺 2～3 针。

2. 经筋失养型

选用承山、昆仑、三阴交、太溪、大钟、阿是穴等穴,以养血柔筋,活血祛瘀为治则。先以承山、昆仑针刺行龙虎交战手法,三阴交、大钟、太溪针刺捻转补法,阿是穴采用关刺法。

(三) 物理疗法

1. 微波疗法

频率 2 450 MHz,辐射器作用于患部,无热量至微热量,每次 6～12 min,每天 1 次,共10 次。

2. 激光疗法

5 mW He-Ne 激光照射压痛处 10 min,10 次 1 疗程。

六、注意事项

(1) 治疗期间,应尽量减少跑跳和下蹬等运动。

(2) 局部保暖,用护踝。

(3) 可配合中药熏洗参见第一章下肢损伤洗方(第 20 页)。

(4) 也可将后鞋帮正中剪除"U"形,以减轻局部压迫。

(5) 非手术治疗无效时,无进行手术治疗。

第四节 跟痛症

跟痛症是一种以足跟底面疼痛为主要表现的常见痛症。它常见于中老年人,女性及肥胖者更为多见。

足跟部的皮肤坚厚,皮肤与跟骨及跟腱间有特殊的弹性纤维组织构成的脂肪垫。脂肪垫中含有许多纤维组织隔,将其分隔成许多小房。每个小房中都充满了脂肪,并有斜行及螺纹排列的纤维带加强。在压力作用下,小房形状改变,但内容不变,压力解除后又恢复原状。因此,脂肪垫可缓冲压力,减轻震动。

跟骨是人体负重的主要部位,呈不规则的长方形。其前部窄小,后部宽大,向下移行于跟骨结节。结节的下面有内、外两突。内侧较大,称跟骨结节内侧突,有坚强的足底腱膜及其深面的𧿹展肌、趾短屈肌附着。外侧较小,称跟骨结节外侧突,有小趾展肌附着。站立时仅跟骨内侧结节触地负重。

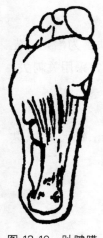

足底腱膜(图 12-10)即足底深筋膜增厚部分,自跟骨跖面结节起,有如弓弦伸展向前,分成 5 股,分别止于 5 个足趾近节趾骨的脂肪垫,然后再附着在骨膜上。其功能可保护足底的肌肉、肌腱、血管、神经和关节,提供足底某些内在肌的附着点,同时还可帮助维持足纵弓。当人体重增加,长时间站立、行走,足弓降低时,足底腱膜受到持续牵伸,均可发生种种跟痛症。

跟痛症在临床上一般可分为足底腱膜起点筋膜炎、跟腱下滑囊炎、跟骨下脂肪垫炎和跟骨骨刺。

图 12-10 趾腱膜

一、足底腱膜起点筋膜炎

足底腱膜起点筋膜炎是指发生于足底腱膜在跟骨跖面结节起始部的无菌性炎症。

1. 病因病机

由于长时间的站立位工作,或长期从事奔跑、跳跃等运动项目,或平足症患者,以致足底腱膜长期而又持续地遭受牵伸,在跟骨跖面结节附着处产生充血、水肿、钙化、无菌性炎症等改变。

2. 诊断要点

(1) 临床表现为站立或行走时,足跟跖面疼痛,其疼痛可沿跟骨内侧向前扩展到全足底。尤其在早晨起床以后或休息后开始行走时疼痛更为明显,当稍走一段时间或活动一会儿后原疼痛反而减轻。夜间不痛,有的可自愈。在跟骨结节内侧突有压痛。

(2) X 线摄片可见足底腱膜在跟骨结节附着处可有钙化现象,其形状类似跟骨骨刺。不过足底腱膜的钙化常显得平而小。

二、跟骨下滑囊炎

跟骨下滑囊炎位于跟下脂肪垫与跟骨之间。

1. 病因病机

由于经常站立、行走在较硬地面,或跟部受过挫伤,致使滑液囊渗出增加和充血,出现无菌性炎症。

2. 诊断要点

（1）临床表现为跟骨结节下方可有局限性肿胀，行走或站立时跟下疼痛较明显。跟骨结节下方压痛，按之有囊性感。

（2）X线检查虽属正常，但可排除其他骨病。

三、跟骨脂肪垫炎

跟骨脂肪垫[①]位于跟部皮肤与跟骨、足底腱膜之间，脂肪致密而丰富。正常时可缓冲压力，减轻震动。当受损伤后，脂肪垫组织可发生充血、水肿、增生等病理改变等无菌性炎症。

1. 病因病机

多有足部外伤史，如足跟部被石子硌伤，引起跟骨下脂肪垫损伤，产生充血、水肿、增生、肥厚性改变。

2. 诊断

（1）临床表现为站立或行走时足跟下方疼痛。跟部皮肤下有肿胀、压痛、按之无囊性感。

（2）X线检查无异常表现。

四、跟骨骨刺

当足内在肌肌力衰弱时，或者长期久行和站立时，跟骨内侧结节上的足底腱膜附着处由于长期牵拉，引起慢性损伤刺激，使局部骨质增生形成骨刺（图12-11）。但要注意疼痛不一定是骨刺所致，骨刺也不是跟痛的唯一原因。赵氏观察900例跟痛症跟骨的X线片，发现有很多患者无骨刺，也有很多患者在健侧有骨刺。所谓骨刺，是横跨跟骨下方的骨脊，是跖筋膜的附着点。有学者认为以"骨刺综合征"这一提法比较合理。

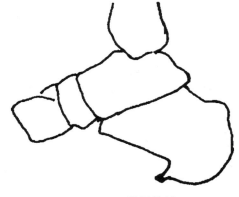

图 12-11　跟骨骨刺

跟痛症除上述四种疾病外，还有跟骨骨骺炎、跟骨骨髓炎、跟骨结核、跟骨良性和恶性肿瘤等，这些跟骨病虽不属于本学科范围，但

---

①　跟骨脂肪垫萎缩多见于久病长期卧床不起者，或年老体弱不能独立自主行走者。足跟部因不经常负重而发生退行性改变，皮肤变薄，跟下脂肪垫萎缩。站立时感觉两腿酸软无力，双足跟下疼痛，行走更为明显。双足跟下部平坦，感觉过敏。X线摄片可见跟骨有脱钙、皮质变薄的表现。

一定要加以排除。最基本的方法是通过对病史的全面了解分析,和跟骨 X 线检查及有关实验室项目检查,基本都可得到明确诊断的目的。

五、非手术治疗

(一) 推拿治疗

以上 4 种跟痛症,除跟骨骨刺外,其余 3 种皆可谓属异病同治,所以一并加以介绍。

1. 取穴与部位

三阴交、太溪、照海、阿是穴等穴,以及内踝、足跟部及足底。

2. 手法

滚法、按揉法、弹拨法、拿法、捏法、擦法等。

3. 操作

(1) 患者取仰卧位,患肢外展外旋、微屈膝关节,自内踝起经足跟部止于足底反复用滚法治疗,以足跟部为治疗重点,3～5 min。

(2) 分别按揉三阴交、太溪、照海、阿是穴诸穴,每穴 30～50 次足底腱膜起点筋膜炎在治疗时应加强对跟骨内侧结节腱膜附着点的按揉和弹拨。跟下滑囊炎在治疗时应加强对跟骨结节下方囊性压痛部位的按揉和捏法。跟骨下脂肪垫在治疗时应加强足部皮下脂肪组织的按揉和捏法。

(3) 内踝、足跟底部及足底部的法治疗,以足跟底部治疗为主。根据不同疾病,拿跟腱,按揉压痛点、弹拨足底腱膜,以及足底部直推法(由足跟向 5 个足趾近节趾骨方向直推)交替施治 3～5 min。最后以擦法治疗,以热为度,结束治疗。

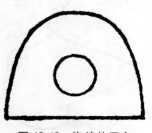

图 12-12　海绵垫示意

所有跟痛症都可辅以中药泡脚或熏洗,每天 1～2 次,每剂中药可反复使用数次,当药液浓度淡化时就应立即再换新药。若属跟骨骨刺患者,可在泡脚或熏洗的中药药液内每次加入 10～20 ml 的米醋。

对患有跟骨骨刺的患者,可取海绵一块,大小与自己所穿鞋后跟一般,并在其中部开一圆洞(图 12-12)垫入鞋内,以减少局部压迫,缓解疼痛。

凡平足患者,可配合弓垫加以矫正。

只有少许患者在保守治疗失效后,才考虑手术。

(二) 针灸治疗

1. 毫针治疗

(1) 昆仑穴透太溪穴。用毫针从昆仑穴刺入,慢提紧按往复 3 次,直至太溪,以补法为主,留针 30 min。

（2）在大陵穴与劳宫穴连线上，近大陵穴 1/4 处，称为足跟点。用毫针直刺 0.5 寸左右，平补平泻手法，留针 10 min，每日 1 次。

（3）在照海穴直下约 1 寸半的赤白肉际处，称为下照海。用毫针刺入，针尖向足跟痛点方向进入，平补平泻，留针 15～20 min。

（4）在合谷穴后约 1 寸，称为无名穴，用毫针直刺约 1 寸半，有酸胀感为度，留针 1 h 左右，以感足跟发热为好。

（5）选用大钟穴，用毫针直刺，提插捻转，留针 20 min。

（6）取肩奇穴（肩峰内 2 寸，锁骨后缘）。常规消毒，取 1.5 寸 28 号毫针，直刺 0.3～1 寸，捻转提插以取效为度，2～4 天针 1 次，3 次为一个疗程。

（7）取患足对侧足运感区。横刺进针一定深度后，以 150～200 次/min 频率持续捻转 2～3 min，间歇 10 min，如此运针 3 次，隔天 1 次，10 次为 1 个疗程，疗程间隔 1 周。

（8）取养老穴。单侧足跟痛取同侧，双侧足跟痛取双侧。用 30 号 2 寸毫针，局部常规消毒，掌心向胸，针尖朝肘方向斜刺 1 寸左右，行捻转泻法，要求酸胀感向肘部放散；同时令患者踩患足，直至疼痛消失或减轻为止。每 10 min 行针 1 次，留针 30 min 后出针。每日 1 次，3 次为 1 个疗程。

（9）取后溪穴。一般取坐位，左侧足跟痛取右侧后溪穴，右侧足跟痛取左侧后溪穴。常规消毒，取 2 寸毫针，快速进针，用强刺激泻法（以患者能耐受为度），并嘱患者不断地尽力狠踩足跟痛处，2 min 后，患者疼痛立即减轻或者消失，而后留针 30 min，每 10 min 行强刺激泻法 1 次，并嘱患者竭尽所能不停地踩足跟痛处，以期达到更好的效果。隔天 1 次，3 次为 1 个疗程。

2. 辨证治疗

邪气与瘀血痹阻型，选用委中、承山、昆仑、阿是穴、仆参、至阴等穴，以通经祛邪，活血祛瘀为治则，诸穴均用捻转泻法，委中、至阴用三棱针点刺出血。阿是穴可选用关刺法，若邻近跟后滑囊、跟下滑囊或跟骨下脂肪垫可选用齐刺法。本证因于风寒湿邪者，阿是穴亦可用灸法。

肝肾不足型，以补肾益精，强筋壮骨为治则。选用肾俞、太溪、阿是穴为主穴，如跟后滑囊炎加大钟、水泉；跟腱周围炎加大钟、昆仑；跟骨骨刺加照海。诸穴均采用捻转补法，并用灸法。大钟、昆仑用关刺法。

（三）物理疗法

1. 激光疗法

5 mW He-Ne 激光照射压痛处 10 min，10 次 1 疗程。

2. 微波疗法

频率 2 450 MHz，辐射器作用于患部，无热量至微热量，每次 6～12 min，每天 1 次，共

10次。

(四) 其他疗法

对于本病病情顽固或较重、局部压痛明显者,可使用2%利多卡因2 ml加地塞米松5 mg,痛点封闭。

第五节　跖痛症

跖痛症指前足横弓劳损或足底趾神经受压迫而引起的前足跖侧疼痛。本病好发于中、老年体弱的妇女,或非体力工作的男性,或发生在某些消耗性疾病之后。有压挤型与松弛型之分。

跖骨属于长骨,共5块,从内侧向外侧依次命名为第一~第五跖骨。跖骨的近端称跖骨底,中间称跖骨体,远端称跖骨头。跖骨底分别与第一~第三楔骨和骰骨连接构成跗跖关节;跖骨头分别与远节趾骨底相连接构成跖趾关节。跖趾关节属于球窝关节,关节囊薄而松弛,故运动较灵活。在关节跖面和侧面分别有跖侧韧带和侧副韧带加强。

胫神经穿踝管到足底分为足底内侧神经和足底外侧神经(图12-13)。足底内、外侧神经分别沿足底内、外侧缘前行,在跖骨底附近分支为趾足底总神经,继而沿跖骨间隙前行,达跖趾关节处分支为趾足固有神经(即足底趾神经),趾足底固有神经沿趾的相对缘到足趾末端。

足底内侧神经的肌支支配邻近肌肉,皮支分布于足底内侧半及内侧三个半足趾底面的皮肤。足底外侧神经支配足底深层肌肉,皮支分布于足底外侧半及外侧1个半足趾的皮肤。

一、病因病机

1. 松弛型跖痛症

由于足内在肌力量减弱,或第一跖骨头发育短小、内收,或第一跖骨同第一楔骨的关节异常活动等导致第二、第三跖骨代偿性负重。横弓塌陷,韧带松弛及劳损引起疼痛。横弓塌陷,韧带松弛及足内在肌劳损引起疼痛。

2. 压挤型跖痛症

又称摩顿(Morton)跖骨痛、趾神经瘤(图12-13)。过紧的高跟鞋外力挤压使跖骨头向一起靠拢,挤压足底趾神经,使神经纤维增粗、增生,久之形成趾神经瘤(摩顿神经瘤,或称摩顿结节)。好发于第三、第四趾毗邻侧跖骨深横韧带下方。其大小约为 1 cm×1.5 cm,可以多发,亦可双侧同时发生。压挤型跖骨症也容易发生于反复使用前足的芭蕾舞演员。

二、临床表现

患者在步行时感觉足跖骨的跖侧面有持续性灼痛,或呈阵发性放射痛(向足趾方向),需休息后待疼痛缓解后才能继续行走。疼痛为烧灼性并伴有麻木感,也有人感刀割样痛,并向足趾远端放射。严重者可向上波及小腿,足背可有微肿。若属松弛型跖骨痛者,可有骨间肌萎缩,足趾可呈爪形,跖骨头之足底部可见胼胝形成。侧方挤压跖骨头可使疼痛减轻。若属压挤型跖骨痛者,侧方挤压跖骨头可引发趾蹼间疼痛或使疼痛加重,并向足趾远端发射。

三、诊断要点

(1) 发病年龄多为中、老年体弱妇女。

(2) 跖骨头跖侧常并发胼胝,局部压痛。跖面的胼胝与疣不同,压迫时疼痛,挤捏时不痛。在每个跖骨头之间,进行软组织触诊时,要注意触痛和肿块。偶尔可在第三和第四跖骨头之间,发现痛性趾神经瘤[摩顿(Morton)神经瘤](图 12-13)。

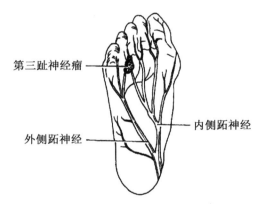

图 12-13　跖神经、跖神经瘤神经瘤

(3) 行走及站立时足底第二、第三、第四跖骨头断面疼痛和感觉异常,路面不平时加剧。如若穿不合脚的鞋时,其痛更甚。

(4) 足前横向挤压征阳性。

(5) X 线摄片显示跖骨头增粗和跖骨之间间隙增宽。X 线摄片发现跖骨(好发于第二跖骨头)变平、硬化、变形等,则提示为跖骨头无菌性坏死,请注意鉴别。

四、非手术治疗

对本病的治疗,首先要明确是属松弛型跖痛症,还是压挤型跖痛症。属松弛型跖痛症可以保守治疗为主。若属压挤型跖痛症多数患者需做手术切除趾神经瘤。

(一) 推拿治疗

1. 取穴与部位

三阴交、太溪、照海、然谷、涌泉、内庭等穴,以及足底、足背部骨间肌。

2. 手法

揉法、抹法、指揉法、拿法、擦法等。

3. 操作

(1) 患者取仰卧位,患肢外展、外旋,膝关节微屈曲。在足底部施以㨰法治疗,3～5 min。

(2) 分指指揉三阴交、太溪、照海、然谷、涌泉、内庭诸穴,每 50 次。以涌泉穴以及足底、足背跖骨间隙作为重点指揉的穴位和部位,要有酸胀的得气感。在足背治疗时,患肢改变为中立位屈髋屈膝,足底置于治疗床的床面(下同)。

(3) 拿三阴交,拿足底内、外侧,由后向前反复施行 1～2 min,并配合㨰法交替治疗。

(4) 指揉骨间肌,抹足底、足背,弹拨跖筋膜。擦法施于内、外侧纵弓及横弓,以热为度,结束治疗。

(二) 针灸治疗

1. 毫针治疗

取八风及足背各趾缝端凹陷处,左右共 8 个穴。患者坐位,取 30 号 1 寸毫针,局部常规消毒,斜刺 0.5～0.8 寸。配以电磁波治疗仪,俗称神灯,留针 30 min,中间捻转 1 次,10 次为 1 个疗程。

2. 辨证治疗

精血亏损型,选用肾俞、太溪、三阴交、阿是穴等穴,以补益肾精,濡养筋骨为治则。肾俞、太溪、三阴交捻转补法,阿是穴采用齐刺法,捻转泻法。

瘀血阻滞型,选用委中、三阴交、然谷、阿是穴、井穴等穴,以活血化瘀,通经止痛为治则。委中、井穴用三棱针点刺出血,三阴交、然谷捻转泻法,阿是穴用齐刺法,捻转泻法。

(三) 物理疗法

1. 激光疗法

5 mW He-Ne 激光照射压痛处 10 min,10 次 1 疗程。

2. 微波疗法

频率 2 450 MHz,辐射器作用于患部,无热量至微热量,每次 6～12 min,每天 1 次,共 10 次。

(四) 其他治疗

(1) 穿矫形鞋及使用横弓垫,以恢复和维持足弓,尤其是横弓。

(2) 亦可做局部封闭、中药熏洗等治疗参见第二章下肢损伤洗方(第 20 页)。

(3) 对趾神经瘤经保守治疗失效者,应行手术切除。

五、注意事项

(1) 避免穿高跟鞋或紧足鞋。

(2) 加强足内在肌锻炼。

第六节 蹞外翻

蹞外翻(图 12-14)指第一跖骨头内收,足趾向外侧偏移的一种常见的足部畸形。女性多见,有报道男女之比高达 1∶40。与遗传因素有关。

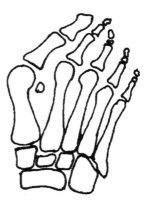

图 12-14 蹞外翻

蹞趾由两节趾骨构成,第一跖骨与第一节趾骨基底构成第一跖趾关节,又称趾关节。第一节趾骨滑车与第二节趾骨底连接构成趾间关节。第一跖趾关节属于球窝型关节,能做屈、伸、内收、外展及环转运动。趾间关节属屈戌关节,仅能沿额状轴做屈伸运动。

一、病因病机

(1) 先天性第一跖骨发育短小,蹞长展肌和蹞收肌肌力不平衡,又经常穿尖头鞋、高跟鞋或不合脚的紧鞋子,可导致蹞外翻畸形。蹞外翻亦常为平足症的并发症。由于蹞内收肌、蹞长伸肌的作用使蹞外翻角度增大。

(2) 第一跖骨内收、蹞趾外倾并旋转。跖趾关节半脱位,关节囊外侧紧缩,内侧受到牵拉使跖骨头产生骨赘;跖骨头内面的皮肤因长期与鞋帮摩擦,局部充血、肿胀,局部增厚,产生蹞囊炎。它容易发生在遗传因素、外伤后关节炎的足。蹞外翻时将第二趾挤向背面,形成锤状趾。

(3) 由于横弓和内侧纵的韧带松弛塌陷,足部负重线向外侧移位,因而在第二、第三跖骨下易产生胼胝而引起疼痛。

二、临床表现

畸形和足痛是本病的两大主症。

足痛的原因应根据病理改变做具体分析:第二趾因受蹞趾挤压形成锤状趾,当行走时畸形处及第二、第三跖骨头下疼痛;第二、第三跖骨头处足底伴有胼胝痛。蹞囊炎急性发作时,跖趾关节内侧常有红肿热痛伴囊内积液、囊壁增厚,因滑囊与关节腔相通,故可并发急性跖趾关节炎,加重疼痛。

三、诊断要点

(1) 有明显跚外翻畸形外观。

(2) 本病多发生于青年,女性多于男性。

(3) 第二、第三跖骨头跖面压痛。

(4) 多数患者合并有平足症。

四、非手术治疗

原则上轻度跚外翻或症状不严重时可用保守治疗,以推拿治疗为主。畸形严重有疼痛症状者宜手术治疗。

1. 取穴与部位

大都、太白、公孙、涌泉、阿是穴等穴,以及足跚趾侧。

2. 手法

按揉法、抹法、拔伸法、拿法、捏法、擦法等。

3. 操作

(1) 患者取仰卧位,患肢伸直。分别指揉大都、太白、公孙、阿是穴、涌泉诸穴,每穴50～100 次。

(2) 按揉跚趾,拿、捏涌泉及足前部跚趾侧2～3 min。

(3) 对跚趾施以按揉法和抹法1～2 min。拔伸跚趾,并被动屈、伸、内收和做顺时针向、逆时针向的环转运动。并可将(2)(3)两法交替重复施治。特别是以拔伸跚趾和被动屈伸、内收、环转跚趾关节为治疗重点。对跚侧骨间肌加强按揉和跖筋膜弹拨法。

最后以擦法施治于跚侧和内侧纵弓,以热为度,结束治疗。

五、注意事项

(1) 避免穿高跟、尖头及不合适的鞋。

(2) 可配合理疗和其他物理治疗、中药外洗[参见第二章下肢损伤洗方(第20页)]等。

(3) 应持之以恒地自我做拔伸矫正法。可利用每日晨起、午休、夜间入睡之前片刻时间。最好是在每日睡前用中药下肢洗方泡脚20 min 后,作自我足部按摩。用左手拔伸右足跚趾30～50 次,并配合做跚跖关节的屈伸、内收、环转运动各30～50 次。若是左足,以右手做同样的拔伸、屈伸、内收、环转运动。当拔伸至正常位置后,可用棉花或纱布垫于第一、第二趾间;再穿戴各式适合的趾垫、矫正等支具,以保持良好的位置。

第七节　踝部关节松动技术

(一) 运动学概要

踝部关节的生理运动包括跖屈、背伸、内翻、外翻等。附属运动包括长轴牵引,前后向滑动,后前向滑动,上下滑动等。其中下胫腓关节可以进行以下运动:①上下运动。即腓骨头在胫骨平台下向外方活动。②前后运动。范围很小,通常用手才能感觉出来,并随年龄的增加而减少。③旋转及侧方运动。二者常同时发生,此外,当足背伸时,外踝向上、外、后方,跖屈时向下、内、前方。

(二) 下胫腓关节操作要领

前后向或后前向滑动。

患者俯卧位,患侧下肢屈膝90°,踝关节放松。医师站在患侧。前后向滑动时,上方手掌根部放在内踝后面,下方手掌根部放在外踝前面;后前向滑动时,上方手掌根部放在外踝后面,下方手掌根部放在内踝前面。前后向滑动时,上方手固定,下方手将外踝向后推动;后前向滑动时,下方手固定,上方手将外踝向前推动。其作用为增加踝关节活动范围。

(三) 胫距关节操作要领

1. 分离牵引

操作时可以采用以下手法。

(1) 患者俯卧位,患侧下肢屈膝90°,踝关节放松。医师位置面向患者站在患侧,双手握住内外踝远端,相当于距骨处。也可用一侧下肢屈膝压住患者大腿后面固定。双手同时向上用力牵引。

(2) 患者仰卧位,下肢伸直,踝关节伸出床沿外。医师面向患者站在或坐在床尾,双手握住足背近端,借助上肢力量将足向远端牵引。以上2种操作手法其作用为一般松动,缓解疼痛。

2. 前后向滑动

操作时可以采用以下手法。

(1) 患者俯卧位,患侧下肢屈膝90°,踝关节稍跖屈。医师面向患者站立,下方放在距骨前面,上方手放在内、外踝后方。上方手固定,下方手将距骨向后推动。

(2) 患者仰卧位,下肢伸直,踝关节伸出治疗床外。医师面向患者站在床尾,上方手握住内、外踝前方,下方手握住距骨前面,拇指在外侧,四指在内侧,上方手固定,下方手借助上肢力量将距骨向后推动。

以上 2 种操作手法其作用为增加踝关节背伸活动范围。

3. 后前向滑动

操作时可以采用以下手法。

(1) 患者俯卧位,患侧下肢屈膝 90°,踝关节放松。医师面向患者站立,上方手虎口放在距骨后面,下方手虎口放在内、外踝前面。下方手固定,上方手将距骨向前推动。

(2) 患者俯卧位,踝关节伸出治疗床外,小腿前面垫一毛巾卷。医师面向患者站在床尾,上方手握住内、外踝后面,下方手虎口放在距骨后面。上方手固定,下方手借助上肢力量将距骨向前推动。

(3) 患者仰卧位,下肢伸直,医师面向患者站立,上方手握住内、外踝前面,下方手托住跟骨。下方手固定,上方手借助上肢力量将内、外踝向后推动。

以上几种操作手法其作用为增加踝关节跖屈活动范围。

4. 向内侧滑动

患者俯卧位,下肢伸直,踝关节伸出治疗床外,小腿前面垫一毛巾卷。医师面向患者站在患足外侧,上方手握住内、外踝后面,下方手握住跟骨及距骨。上方手固定,下方手借助上肢力量将跟骨及距骨向内侧推动。其作用为增加踝关节外翻活动范围。

注意:这一手法对距下关节也有一定的松动作用。

5. 向外侧滑动

患者患侧卧位,患肢置于下方并伸直,踝关节伸出治疗床外。上方健侧下肢屈髋、屈膝,医师面向患者站立,上方手握住内、外踝后面,下方手握住跟骨及距骨。上方手固定,下方手借助上肢力量将跟骨及距骨向外侧推动。其作用为增加踝关节的内翻活动范围。

6. 屈伸摆动

患者俯卧位,患侧下肢屈膝 90°,健侧下肢伸直。医师面向患者站立,上方手握住内、外踝后面,下方手握住足底上方手固定,下方手将足做屈、伸摆动。其作用为增加踝关节屈、伸活动范围。

注意:这一手法对距下关节也有一定的松动作用。

7. 翻转摆动

患者俯卧位,患侧下肢屈膝 90°,健侧下肢伸直。医师面向患者站立,上方手握住足跟后部,下方手握住足跟前部。内翻摆动时,双手将跟骨向内侧翻转;外翻摆动时,双手将跟骨向外翻转,如果关节比较僵硬,医师可以用上方手握住足跟,下方手握住足的中部,双手同时摆动,以增加摆动的强度和范围。其作用为内翻摆动增加踝内翻活动范围,外翻摆动增加踝外翻活动范围。

(四) 距下关节操作要领

1. 分离牵引

操作时可以采用以下手法。

(1) 患者仰卧位,下肢伸直,踝关节伸出治疗床外。医师面向患者站在床尾,内侧手放在内、外踝远端距骨前面,外侧手握住跟骨。上方手固定,下方手借助上肢力量将跟骨向远端牵拉。

(2) 患者俯卧位,患侧下肢屈膝90°,健侧下肢伸直。医师面向患者站立,双手用虎口分别握住跟骨和楔骨,双上肢同时用力将跟骨及足向上牵拉。以上几种手法作用为一般松动,缓解疼痛。

2. 前后向滑动

患者俯卧位,患侧下肢屈膝90°,健侧下肢伸直。医师面向患者站立,上方手握住内、外踝及距骨后面,下方手虎口放在距骨前下方的跗骨上。上方手固定,下方手将距下关节的远端向后推动。其作用为增加踝关节背伸活动范围。

3. 后前向滑动

患者俯卧位,患侧下肢屈膝90°,健侧下肢伸直。医师面向患者站立,上方手握住足跟,手掌放在跟骨后,下方手口或掌根部放在距骨前面。下方手固定,上方手借助上肢力量将跟骨向前推动。

4. 侧方滑动、屈伸摆动、翻转摆动

距下关节手法的操作与胫距关节本节(三)胫距关节操作要领基本相同,主要区别在于操作时固定手尽量靠近距骨,松动手尽量靠近跟骨,使力量真正作用于距下关节。具体操作方法此处不再赘述。其作用为增加踝关节跖屈活动范围。

(五) 跗骨间关节

跗骨间关节的松动技术基本相同,主要为上下滑动,即由足背向足底滑动,或由足底向足背滑动。向足底滑动可以增加跗骨的背伸活动范围;向足背滑动可以增加跗骨的跖屈活动范围。

患者仰卧位,稍屈髋、屈膝,或坐位,踝关节放松,稍跖屈。医师站立或坐位,双手拇指分别放在患者相邻跗骨的背侧,示指放在足底相应跗骨的跖面。向足底滑动时,一侧手固定,另一侧手拇指向足底方向推动相邻跗骨;向足背滑动时,一侧手固定,另一侧手示指向足背方向推动相邻跗骨。

(六) 跗跖关节

1. 上下滑动

患者仰卧位或坐位,踝关节放松稍跖屈。医师面向患者,上方手握住患者跗骨,下方手握住跖骨。上方手定,下方手将跖骨上下推动。如果要松动某个单一跗跖关节,则用双

手拇指分别放在相邻的跗骨和距骨近端的背面,示指放在足底相应的跗骨和距骨的跖面,上方手固定,下方将距骨近端向足背或足底方向推动。其作用为增加跗跖间活动范围。

2. 旋转摆动

患者仰卧位或坐位,踝关节放松。医师面向患者,双手分别握住患者跗骨和距骨近端,拇指在足背,四指在足底。上方手固定,下方手将距骨向内转动(旋前),或向外转动(旋后)。其作用为旋前摆动增加踝关节外翻活动范围,旋后摆动增加踝关节内翻活动范围。

第八节　足部关节松动技术

(一) 运动学概要

足的功能主要为支撑体重,足部关节的生理运动有屈、伸、内收、外展、内翻、外翻。附属运动有上下滑动、侧方滑动、长轴牵引、旋转等。

(二) 操作手法

1. 跖骨间关节的上下滑动

患者仰卧位、俯卧位或坐位,踝关节放松。医师面向患者,双手分别握住相邻跖骨,一侧手固定,另一侧手将相邻的跖骨上下推动。其作用为增加相邻跖骨间活动范围。

2. 跖趾关节上下滑动

患者俯卧位,患侧下肢屈膝 90°。医师面向患者站立,上方手放在跖骨上,拇指在足底,示指在足背,下方手放在相应的趾骨近端,拇指在足底,示指在足背。上方手固定,下方手将趾骨上下推动。其作用为增加跖趾关节活动范围

3. 趾骨间关节

①分离牵引。②长轴牵引。③前后向或后前向滑动。④侧方滑动。⑤旋转摆动。

上述松动手法与趾骨间关节的手法操作基本相同,此处不再赘述。

Chapter 13 第十三章
周围神经损伤的非手术治疗

　　周围神经系是指中枢神经系(脑和脊髓)以外的神经,它由神经和神经节构成。根据发生的部位和分布区域的不同,通常把周围神经系分为3部分:其一,与脊髓相连的叫脊神经,共31对,分布于躯干和四肢。其二,与脑相连的叫脑神经,共12对,主要分布于头部。其三,与脑和脊髓相连,主要分布于内脏的叫内脏神经或称自主神经。周围神经把全身各部的中枢神经系统联系起来,保证各种生理活动的正常进行。

　　周围神经支配肢体的正常功能活动。周围神经尤其是四肢神经损伤,无论平时或战时都较常见。如在2008年5月20日汶川地震中有503例周围神经损伤病例。据湖南省人民医院小儿骨科统计:在创伤患者中周围神经损伤发生率占2.8%。四肢神经损伤只要早期处理得当,多数可获得较好的疗效;晚期修复神经也可取得一定疗效,关键在于要争取时间,而周围神经损伤的修复效能可以说是比较慢、比较不完全的。

　　周围神经均有髓纤维,它由很多平行的神经纤维束(含运动神经纤维、感觉神经纤维、交感神经纤维)构成。几条大小不等神经束外包有结缔组织膜,此膜称为神经外膜(图13-1)。外膜的结缔组织伸向神经内包绕每一个神经束的外面,称为神经束膜。束膜的结缔组织进入束内,包绕每条神经纤维,称为神经内膜。

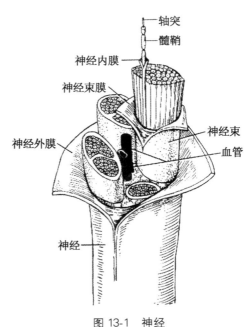

图 13-1　神经

血管随结缔组织穿行,以保证神经纤维的血液供应。所以周围神经的血液供应比较丰富。神经节包括脑、脊神经节和自主性(交感性)神经节。

第一节　概述

一、周围神经损伤分类

(一) 按损伤原因分类

按损伤原因可分为开放性损伤和闭合性损伤。

1. 开放性损伤

(1) 锐器伤,如被刀、玻璃等割伤,多见于手部、腕部或肘部。常见于腕部正中神经和尺神经。

(2) 撕裂伤,被机器绞伤或轧伤等,由于牵扯、挤压可造成软组织与神经断裂。

(3) 火器伤,如枪伤或弹片伤等,多合并骨折伴肌肉、血管和神经复合损伤。

2. 闭合性损伤

(1) 神经挫伤,神经遭受较小钝性暴力引起,神经轴和神经鞘膜多完整,可自行恢复。

(2) 神经挤压伤,如手术时,止血带缚扎过久;或骨折脱位压迫神经;或小夹板、石膏固定太紧等。一般为神经轴退变,神经鞘膜仍完整。另外因骨折部骨痂或疤痕形成,压迫神经所致。

(3) 神经牵扯伤,如肩、肘、髋关节脱位,相应部位神经遭受牵扯。轻则神经传导功能暂时丧失,重则神经功能不易恢复。

(4) 神经断裂,由于锐利的骨折端刺伤神经而造成神经断裂,如肱骨髁上骨折致桡神经和正中神经断裂、神经轴和鞘膜全部或大部断裂。

(二) 按神经损伤分类

按神经损伤程度可分为下列 4 种。

(1) 神经轴和鞘膜完整,但传导功能暂时丧失,多见于挫伤和轻度的牵扯伤,数周后功能多可自行恢复。

(2) 神经轴变性而神经鞘膜完整,常见于挤压伤,亦发生沃勒变性。但因神经外膜完整,损伤不广泛,神经轴再生后,亦有恢复的可能。

(3) 神经轴及神经鞘膜部分断裂,多见于严重的挫伤和开放性损伤。神经功能部分存在,其断裂部分亦需手术缝合。

（4）神经干完全断裂,多见于开放性损伤、神经功能完全丧失。伤后两断端收缩分离,其间为瘢痕组织充填,末端产生沃勒变性。不能再生及恢复功能,应尽早施行手术。

二、周围神经损伤病理现象

1. 沃勒变性

当周围神经断裂2～3天后,其远侧的神经轴断裂成颗粒状。3周后神经元纤维的残迹几乎全部消失,而仅余少数分散小粒。神经髓鞘的外形也呈不规则,进而分裂成长短不等的小段,并逐渐吸收。自第四天后神经鞘膜细胞增生,细胞质中近段神经一般仅限于损伤段坏死,神经鞘膜亦有增生。

神经轴突和髓鞘的分解吸收以及神经膜细胞增生等现象,称为沃勒变性。这一蜕变过程在神经断裂后即开始,一般在伤后8周左右完成。

如为广泛的牵扯伤、撕裂伤或损伤处距神经元很近,亦可有广泛而显著的退行变性。

2. 神经再生

一般认为神经细胞损伤后不能再生,而周围神经纤维可以再生。神经损伤7～10天后,近端的神经轴即开始沿增生的神经鞘膜向下生长,进入远端管状的神经鞘膜。如损伤两断端接合正确,则神经轴通过较易;如两断端接合过紧或其中有间隙,则神经轴不能平行生长,多呈屈曲,或有一部分不能通过回转。但进入远端神经鞘膜后,则恢复其平行的排列,向下伸展。神经断裂后,二断端各自收缩,如不及时缝合,其间隙将为瘢痕组织所填充。再生的神经轴离开近端后,不能通过疤痕组织,遂迂曲回旋,形成团状的神经瘤。远端神经膜细胞增生集聚而形成纤维团,形成神经膜细胞瘤。

神经再生的速度取决于神经损伤程度组织(断端之间有无间隙、缝合的时间、缝合是否正确、伤处神经床为肌肉、脂肪组织或为瘢痕组织),以后各神经再生力。神经切断后经过缝合,近侧断端于7～10天后开始向远侧断段生长,神经再生平均每天生长约1 mm,必须待神经纤维自切断处长至该神经远侧断端末端器官方能恢复功能。

三、周围神经损伤后临床表现

周围神经断裂后立即发生运动和感觉功能丧失。运动瘫痪为下神经单位型,肌张力降低,肢体弛缓,反射消失,逐渐发生肌肉萎缩,伤后3个月有明显肌肉萎缩,1～2年达到极点。感觉丧失包括深浅各种感觉,并伴有营养障碍现象。损伤神经分布区皮肤光滑、发红、温度较高、无汗或少汗。皮肤、指甲、肌肉及骨关节萎缩变性,指甲粗糙,骨质疏松,关节强直。

不完全损伤者可保存一部分功能,并可有感觉过敏现象。轻者部分感觉异常;重者轻微触按、冷热改变都可引起模糊、弥漫和放射性疼痛,或灼性疼痛。

四、周围神经损伤的诊断

对周围神经损伤的患者应了解损伤原因、受伤部位、麻痹发生时间和伤后有否恢复的希望等。

1. 运动检查

见以后病种章节。

2. 感觉检查

面 N 麻痹、桡 N 损伤、正中 N 损伤、尺 N 损伤、正中 N 与尺 N 合并伤、胫 N 损伤、腓总 N 损伤、多发性 N 炎。

3. 发汗试验

周围神经和交感神经协同分布,通过本试验可确定交感神经是否损伤。其方法为:伤肢先涂以 2% 碘溶液,待其干燥后,在上面再撒一层薄薄的淀粉,用布包裹;然后用灯烤加热,同时给患者饮热水,并服阿司匹林 0.6 g,使之发汗。待 10~15 min 后,出汗处淀粉变蓝色,未出汗区域之淀粉未变为蓝色,则提示该处交感神经损伤。

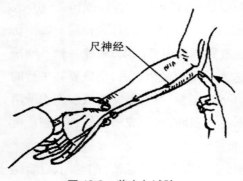

尺神经

图 13-2　蒂内尔试验

4. 蒂内尔试验

蒂内尔(Tinel)试验又称神经干叩击试验(图 13-2),以叩诊锤或医师手指叩击受压神经干,可诱发其神经分布区疼痛,或放射性疼痛,为阳性。也可检测受损伤神经有无恢复现象,可用手指在受伤神经的远侧段向近侧段轻轻叩击,如该神经分布区有蚁行感或麻刺感,则为神经恢复现象。

5. 腱反射改变

神经损伤后,该神经所支配的腱反射消失。

6. 肌电图检查

可帮助与脊髓前角细胞病变、肌病、癔症的鉴别诊断,并可帮助确定周围神经损伤的范围、程度,可观察神经修复的再生和功能恢复情况等。

7. 神经恢复征象

神经恢复时感觉消失区开始缩小,逐渐由近端向远端扩展。感觉较运动恢复为快,而感觉又按温度觉、痛觉和触觉的顺序先后恢复。

五、周围神经损伤的治疗

根据神经损伤种类、有无伤口、有无骨折以及受伤原因和伤后时间等,其治疗方法不尽相同,但伤后的及时医治对于恢复肢体功能至关重要。

(一) 非手术治疗

对周围神经闭合性损伤,又无骨折者,一般均采用非手术治疗多可恢复损伤。经 2~3 个月保守治疗后,如有部分功能恢复,可再继续治疗。如经 3 个月保守治疗后,无恢复征象,应行手术探查。

另外对于手术治疗,遗留肌肉萎缩、关节僵硬,仍可继续选用非手术治疗方法,使之康复。

1. 药物治疗

(1) 中药内服宜益气养营,活血行瘀,方选圣愈汤加味。方中四物(芎、归、地、芍)调肝养血,人参、黄芪益气;加桃仁、红花以活血化瘀,使气血健旺,瘀去新生。成药中可选用虎潜丸口服,每次 6 g,每天 2 次。

(2) 可选用活血化瘀,益气通络的中药,外用熏洗受损的肢体,或用中药酊剂外擦等。

(3) 营养神经的药。如维生素 B_1、维生素 B_{12} 穴位注射;新 B_1 50 mg 口服,每天 3 次;甲钴胺肌肉注射或口服等。

2. 推拿治疗

推拿是一种较为理想的外治方法。通过推拿手法刺激和肢体被动运动,可以使瘫痪的肌肉发生被动性的缩短和拉长,这一方面促进了肌肉的血液循环,加速了静脉和淋巴液回流,使组织间水肿得以减轻,从而缩短血液中氧和营养物质与肌细胞之间的弥散距离,有利于肌肉内氧及代谢产物交换;另一方面通过机械性地将纤维拉长与缩短,使肌肉保持一定的弹性,防止关节僵直及废用性骨质疏松与萎缩,为再生的神经纤维到达靶器官做好良好的准备。

实验研究表明,被动运动可以保护肌细胞的线粒体、肌质网等功能器官的形态退变,肌细胞直径及截面积较对侧提高 20.74% 和 24.05%。肌肉 Na^+-K^+-ATP 酶和 Ca^{+2}-ATP 酶活性在失神经支配 4 周时提高 23.53% 和 31.92%。这是由于被动活动促进静脉和淋巴液回流,改善肌肉血液循环和血氧供应,从而提高了肌细胞的供能水平。所以它可以防止肌肉萎缩,改善关节功能。

3. 功能训练

根据肢体关节功能进行被动、主动及抗阻力训练。这是一个循序渐进的过程。初病时,肢体运动功能丧失,暂由他人帮助做功能训练;待部分功能恢复后,要患者做主动的功能训练为主;当肌力逐步恢复后,可加抗阻力功能训练,以不断增加肌力。

4. 外固定

以石膏托外固定使瘫痪肌处于休息位,防止间质纤维化,肌肉挛缩或过伸。单纯固定可加重肌肉萎缩,造成肌腱粘连和关节周围纤维化。故应经常去除固定支架,对瘫痪肌肉进行按摩,并做各种关节的主动、被动活动。但按摩和被动活动必须轻柔,因为神经肌纤维特别脆弱,受机械性创伤后可加速肌肉变性和萎缩。

(二) 手术治疗

对于开放性损伤或锐器切割伤等所致的神经断裂,大多做一期修复。若伤口污染严重或清创过晚,以及多数战争受伤应做二期手术。

根据不同的损伤可选择神经减压术、神经松解术、神经缝合术等。

此略。

第二节　面神经麻痹(面瘫)

面神经麻痹是茎乳孔内,面神经管内急性非化脓性炎症,或面神经本身的炎症,所引起的周围性面神经受损,或称贝尔(Bell's)麻痹。本症可发生于任何年龄,呈急性起病,迅速发展至完全性面瘫,多为一侧性。

中医学认为,本病易发生于气血虚弱者,复感风寒之邪,颜面经脉气血凝滞,不能濡养而致。有"口㖞""㖞僻""口眼㖞斜"之称。

面神经(图 13-3)是从脑发生的第七对周围神经,属混合性神经。其大部为纯运动性神经,起始于脑桥,自离开脑干进入耳内,经内耳道和面神经管出茎乳孔向前进入腮腺,于腮腺内形成腮腺丛,再发出颞支(额肌和眼轮匝肌等)、颧支(眼轮匝肌及颧肌)、颊支(颊肌、口轮匝肌及其他口周围肌)、下颌缘支(沿下颌下缘向前,止下唇诸肌)及颈支(支配颈阔肌)(图 13-4),分布于面部表情肌。

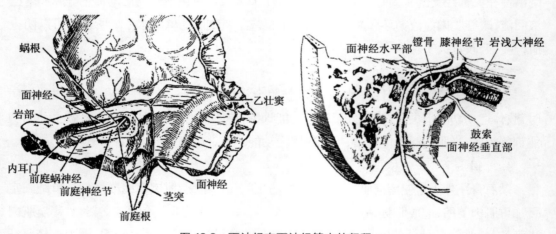

图 13-3　面神经在面神经管内的行程

在面神经管内还有含有内脏感觉纤维及内脏运动纤维(鼓束支和岩大神经)。内脏感觉纤维分布于舌前 2/3 的味蕾,传导味觉;内脏运动纤维为副交感纤维,它能控制泪腺、舌下腺、下颌下腺以及腭和鼻腔黏膜腺体的分泌;镫骨支、支配镫骨肌。

一、病因病机

本病病因尚未十分明确,常可因病毒感染、受寒、损伤、中耳炎、肿瘤手术或脑血管意外等原因,局部营养神经的血管发生痉挛,面神经缺血、水肿、受压而致病,导致面神经麻痹。临床上除上述原因外,可以发生病因不明的原发性周围性面瘫(图 13-5),又称贝尔面瘫。

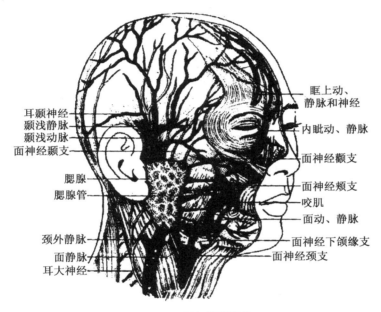

耳颞神经
颞浅静脉
颞浅动脉
面神经颞支

腮腺
腮腺管

颈外静脉
面静脉
耳大神经

眶上动、静脉和神经

内眦动、静脉
面神经颧支
面神经颊支
咬肌
面动、静脉
面神经下颌缘支
面神经颈支

图 13-4　面部浅层结构

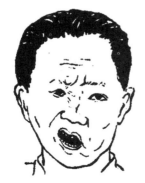

露牙时症状更为显著,
口角向健侧吊起,患侧正常沟
纹变浅或消失,眼裂变大

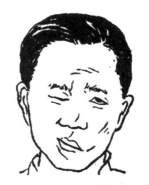

闭眼时,健侧可闭眼,
患侧不能闭眼

图 13-5　左侧面神经损伤的症状

二、临床表现

起病突然,于几小时内达到顶峰,病初可有乳突部或下颌角部疼痛,多数患者是在晨起洗漱时发现口角㖞斜。患侧表情肌完全麻痹,肌张力丧失,患侧额纹消失,上眼睑闭合不全、下眼睑松垂,鼻唇沟变浅,人中沟偏斜,口角歪向健侧,说话时唾液从患侧口角溢出。颊肌麻痹时,可使食物留存于齿颊之间;口轮匝肌麻痹时,则不能噘嘴、露齿等;颧肌、笑肌、鼻肌和提上唇肌等小肌肉瘫痪时,患侧可丧失表达情感的能力;如鼓索支、岩大神经损伤可导致患侧舌前 2/3 的味觉减退或消失,以及泪腺、舌下腺、下颌下腺分泌障碍;若镫骨支受损,可导致镫骨肌麻痹、患侧听觉障碍。

总之,患者不能完成皱额、抬眉、闭眼、鼓腮、露齿、吹口哨等动作;而且在闭眼时,眼球转向上方,露出白色巩膜;还有舌前 2/3 味觉减退,泌泪、泌涎障碍和听觉障碍。

三、诊断要点

(1)面瘫主要表现为单侧面部表情肌运动障碍。即眼睑闭合不全,眼裂增大;患侧额纹消失,不能抬眉;患侧鼻唇沟变浅;人中沟偏斜;口角歪向健侧;患侧不能鼓气,鼓气即漏气,饮水即漏水,进食时食物留存于齿颊间等。

(2)如仅有颜面下 2/3 表情肌瘫痪、有额纹、能抬眉者,可能为中枢性面神经麻痹;如同时又伴有患侧肢体瘫痪者,即可确立诊断。

(3)为确定病变部位和评估预后,应进一步做以下检查:味觉(以甜、咸味为主)、听力(音叉)及泪腺分泌检查(取 5 cm×0.5 cm 大小滤纸两张,分别置于下睑结膜囊处作对照,正常情况下 5 min 内一般应湿润滤纸 2 cm 左右)。根据以上检查结果,大致可以定位:患侧面肌全部瘫痪,泪腺分泌增多,无味觉及听力改变者,病变在茎乳孔外,预后最佳。伴有味觉改变、涎液分泌减少者,病变在鼓索之前面神经管内受损。伴有听觉改变,泪腺分泌减少者,病变在膝状神经节以上。

四、鉴别诊断

1. 感染性面神经麻痹

一种以耳源性化脓性感染为主。另一种为病毒性感染以单纯疱疹多见。若伴有口腔黏膜病变,耳周及三叉神经分布区疱疹,同时有剧烈疼痛(膝状神经性耳痛),称为亨特综合征。

2. 肿瘤性神经麻痹

无论是颅内肿瘤或颅外肿瘤,只要肿瘤组织浸润至面神经即可出现面瘫。

3. 中枢性神经麻痹

面神经麻痹仅限于病变对侧下面部表情肌的运动障碍,而上部表情肌的运动(有额纹,可抬眉等)仍属正常,而且伴有肢体瘫痪。

五、非手术治疗

周围性面瘫应首选非手术治疗,而且疗效显著。对于中枢性面瘫,特别是肿瘤、化脓性感染等原因所致者,应先祛除病因,而后再辅以非手术治疗。

(一) 推拿治疗

1. 取穴与部位

头维、印堂、睛明、四白、阳白、太阳、攒竹、颧髎、迎香、人中、地仓、颊车、承浆、风池、合谷等穴,及眼轮匝肌、口轮匝肌、面部、颞部、颌部、下颌部、乳突、颈项部,即以解剖部位与穴位相结合的方法是疗效比较好的方法。

2. 常用手法

一指禅推法、指揉法、鱼际揉法、抹法、擦法、捏法等。

3. 操作

患侧治疗时可用少量护肤霜或用治疗巾以保护皮肤。手法要轻快柔和,特别是在发病一周内,以后可逐渐增强手法刺激。以患侧治疗为主,辅以健侧放松。

(1) 患者取仰卧位,头旋向健侧,充分暴露患侧。医师坐于患侧,以一指禅推法(若不能熟练掌握此手法者,可选用指揉法或鱼际揉法以面部治疗为主,结合穴位指揉),施治于面部诸穴,如太阳、头维、四白、阳白、地仓、颊车、颧髎、迎香等穴。一般遵循先从前额起步治疗,而后眼周、面颊、口周;如此往返重复治疗 10 min 左右。原则上患侧(麻痹侧)手法治疗时力度相对较大,要有得气感。

(2) 继以上体位对眼轮匝肌、口轮匝肌施以抹法(图 13-6)。重点按揉阳白、四白、颊

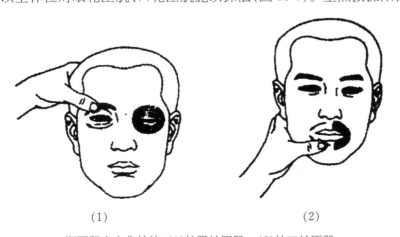

(1)　　　　　　　　　　　　(2)

顺匝肌方向作抹法:(1)抹眼轮匝肌　(2)抹口轮匝肌

图 13-6　抹眼轮、口轮匝肌

车、迎香、人中、承浆诸穴,2～3 min。对患侧面肌施以捏法(即捏脊法施于面部肌肉,无须捏三提一法①,图 13-7)3～5 遍。再指揉患侧乳突部(图 13-8),约 1 min。面肌施以擦法,以热为度。

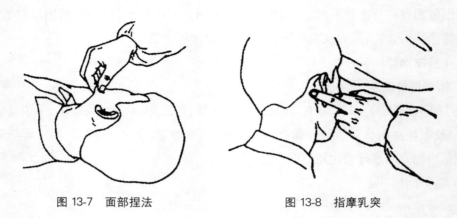

图 13-7　面部捏法　　　　　　　　　图 13-8　指摩乳突

(3) 患者仍取仰卧位,头旋向患侧,充分暴露健侧;医师坐姿无须变更。在健侧面部施以轻快柔和的鱼际揉法 3～5 min,以放松紧缩的面肌,防止瘫痪肌被健侧面肌过度牵引。

(4) 最后以拿风池、拿合谷结束治疗。

(二) 针灸治疗

1. 毫针治疗

以面颊部和足阳明经腧穴为主辨证取穴。针灸并用,平补平泻,以活血通络、疏调经筋为治则。选用阳白、四白、颧髎、颊车、地仓、翳风、合谷为主穴。风寒证加风池祛风散寒,风热证加曲池疏风泻热,抬眉困难加攒竹或阳白、鱼腰,鼻唇沟变浅加迎香,人中沟歪斜加水沟,颏唇沟歪斜加承浆。恢复期面部腧穴均行平补平泻法,加足三里施补法,以补益气血、濡养筋经。在急性期,面部穴位手法不宜过重,肢体远端的腧穴行泻法且手法宜重;(急性期为发病 15 天以内;恢复期为发病 16 天至 6 个月;联动期和痉挛期为发病 6 个月以上。)取下关穴、合谷穴温针灸。根据辨证,如气虚者加关元、气海温针灸。痰瘀患者加丰隆、脾俞、肾俞、温针灸,每穴 1 柱,每天 1 次,10 次为 1 个疗程。

2. 皮肤针治疗

叩刺阳白、颧髎、下关、地仓、颊车、翳风等穴,以局部潮红为度,适用于恢复期。

3. 刺络拔罐

用三棱针点刺阳白、颧髎、地仓、颊车,然后拔罐。每周 2 次,适用于恢复期。

---

① "捏三提一法"是捏脊手法之一。即每捏三次向上提拉一次以增强手法的强度。

4. 电针治疗

取太阳、阳白、地仓、颊车,针刺得气后接通电针仪,以断续波刺激 10～20 min,强度以患者面部肌肉微见跳动而能耐受为度,适用于恢复期。

5. 耳针治疗

取口、面颊、内分泌、肾上腺、眼等穴,并可用于急性期耳尖放血,也可于上穴以王不留行籽粘贴后每日自行按压数次。

6. 顽固性面瘫治法

(1) 针患侧无效或患侧感觉消失者,要刺灸健侧,待患侧感觉恢复时,再取患侧,可逐渐取效。

(2) 当患侧面肌松弛时,要多用补法或浅刺、点刺法。亦可置皮内针埋藏。

(3) 当患侧面部肌肤肿胀,触压痛甚者,多用泻法。或在患侧口腔内的咬合线处划刺出血。

(4) 取阳明经穴不见效时,可配取肝经经穴,加阳陵泉、筋缩穴。

(5) 见风流泪,可取太阳经穴。闭目困难者,配脾、胃经穴。

(三) 物理疗法

1. 急性期

发病 15 天以内为急性期。

(1) 超短波疗法。采用五官小型超短波圆形电极,对置于患侧面部或置于患侧乳突和耳前区,无热量和微热量,每次 8～12 mim,每天 1 次,共 12 次。

(2) 微波疗法。频率 2 450 MHz,辐射器中心点对准患侧乳突和耳前区,8～10 W,每次 10 min,每天 1 次,共 12 次。

(3) 红外线疗法。500 W,距离 5～10 cm,以患者有舒适的温热感为度,每次 15 min,每天 1 次,共 15 次。

2. 恢复期

发病 15 天至 6 个月为恢复期。

(1) 直流电药物离子导入疗法。如消炎可选用 1%碘化钾($-$),治疗面肌痉挛用 0.05 g 加兰他敏($+$)或 0.04%士的宁。将药物洒在半面具电极上置于患侧面部,每次 20 min,每天 1 次,共 15～20 次。

(2) 中频电疗法。将小圆极置于运动点上,如患侧鼻翼旁(颧处)、口角、下颌等,另一电极置于颈后。断调波,频率 10～20 Hz,调幅 100%,通断比 2：3,治疗时间为每个运动点 5～10 min,每天 1 次,共 15～30 次。

(3) 激光。105～400 mW He-Ne 激光穴位照射太阳、翳风、颧骨、合谷,眼闭合不好者加阳白,嘴角歪斜者加地仓、颊车,不能耸鼻者加迎香。穴位 10 min 每次治疗时间每日或隔日治疗 1 次,10～20 次为 1 疗程。

六、其他治疗方法

1. 内服

(1) 中药内服。以牵正散(白附子、僵蚕、全蝎)加减:在发病初期一周内可加清热解毒类药,如黄芩、连翘、板蓝根、大青叶、金银花等;两周后加益气活血类药,如黄芪、当归等,之后可将牵正散加工成散剂,每次服 6 g,热酒调服,每天 2 次。

(2) 西药内服

① 口服泼尼松每次 10 mg,每天 3 次,于起病早期 1～2 周内应用;以后递减直到停止。

② 维生素 B_1 每次 50 mg,每天 3 次。

③ 地巴唑每次 10 mg,每天 3 次。

2. 外治

病变乳突部在起病 1 周内,可外敷三黄膏或鱼石脂软膏,有消除炎症的作用;以后可红外线照射或短波透热,有利于改善局部血液循环,消除水肿。恢复期可给予碘离子透入治疗。

七、注意事项

(1) 面部推拿治疗时,可用护肤霜或用治疗巾或患者自带毛巾保护;医师不可留指甲,而且要注意指甲的修理,以防医源性损伤。

(2) 患者可使用眼罩、眼膏、眼药水等,以保护暴露的角膜,防止炎症的发生。

(3) 局部注意保暖,尤以冬季外出,要戴口罩。

(4) 患病后请及早医治,使神经功能早日康复。

第三节　面肌痉挛

面肌痉挛,又称面肌抽搐,表现为一侧面部不自主的抽搐病症。以中年女性多见。抽搐呈阵发性且不规则,程度不等,可因疲劳、精神紧张、意外刺激,致面部肌肉出现不能控制的痉挛。亦可因癫痫发作、原发性三叉神经痛发作时出现面部肌肉痉挛。

一、诊断要点

(1) 最早症状为眼睑跳动,发展成半侧颜面肌肉、眼睑肌肉呈现不自主的、不定时的、不同程度的痉挛性抽动。患者常形成小眼、歪嘴状,情绪紧张时抽动更频繁;入睡后痉挛可以完全消失。

(2) 无其他感觉和运动方面障碍。

(3) 除面肌抽搐外,无明显其他阳性体征。亦可有数天至数月的间歇期,间歇期如常人。

(4) 少数患者随病程的延长后可伴有患侧面部肌肉的轻度瘫痪。

(5) 必要时应对乳突、颅骨作影像学检查,以排除乳突、颅骨病变。

二、非手术治疗

由于本病的病因不明,且与精神因素有关,所以临床治疗效果不如面神经麻痹理想。

(一) 推拿治疗

(1) 推拿治疗可参照上一节面神经麻痹的治疗部分。但健侧可不必手法治疗。

(2) 在面神经麻痹推拿治疗的基础上,再加按揉百会、四神聪及神门诸穴,起镇静作用。

(二) 针灸治疗

1. 毫针治疗

(1) 辨证取穴。选翳风、攒竹、太阳、颧髎、合谷、太冲为主穴。只针不灸,泻法或平补平泻法,治以舒筋通络、熄风止搐。风寒阻络加风池祛风散寒,风热袭络加曲池、内庭以清泻郁热,虚风内动加太溪、三阴交滋养肾阴而熄风。先刺合谷,后刺翳风及面部穴,用捻转泻法;面部穴操作手法不宜重。

(2) 后溪透劳宫。取患侧后溪穴,快速进针向劳宫方向直刺1.5寸左右,施捻转提插手法,得气后用大幅度来回捻转2～3次,再行提插手法5～7次,有强烈针感,以患者能耐受为度。每隔3～5 min重复上述手法1次,待症状消失后,留针30 min。如果进针10 min后,症状无减轻者,可加取对侧后溪穴;用同样手法两侧施术。每日1次。不愈者,可埋针。

(3) 颊车透地仓。取患侧颊车用2.5寸毫针,向地仓透刺2寸,得气后行强刺激手法,以患者能耐受为度;配合患侧合谷穴用平补平泻法。留针30 min。

2. 皮内针治疗

选用翳风、攒竹、太阳等穴,将揿针埋入,胶布固定。3～5天后更换穴位,重新埋针。

3. 三棱针治疗

取颧髎、太阳、颊车等穴,用三棱针点刺出血,或加闪罐法。

4. 耳穴贴压治疗

主穴取神门、眼、面颊、口,配穴取肝、皮质下、脾、耳尖。每次选用 3～4 穴,用王不留行籽贴压。双耳交替使用。中等刺激,留针 30～60 min,每日或隔日 1 次。或用埋针法。或可每周同时配合耳尖放血 2 次,疗效更好。

(三) 物理疗法

1. 急性期

发病 14 天以内为急性期。

(1) 超短波疗法。采用五官小型超短波圆形电极,对置于患侧面部或置于患侧乳突和耳前区,无热量和微热量,每次 8～12 min,每天 1 次,共 12 次。

(2) 微波疗法。频率 2 450 MHz,辐射器中心点对准患侧乳突和耳前区,8～10 W,每次 10 min,每天 1 次,共 12 次。

(3) 红外线疗法。500 W,距离 5～10 cm,以患者有舒适的温热感为度,每次 15 min,每天 1 次,共 15 次。

2. 恢复期

发病 14 天以后为恢复期。

(1) 直流电药物离子导入疗法。如消炎可选用 1％碘化钾(一),治疗面肌痉挛用 0.05 g 加兰他敏(＋)或 0.04％士的宁。将药物洒在半面具电极上置于患侧面部,另一 20 min,每天 1 次,共 15～20 次。

(2) 中频电疗法。将小圆极置于运动点上,如患侧鼻翼旁(颧处)、口角、下颌等,另一电极置于颈后。断调波,频率 10～20 Hz,调幅 100％,通断比 2∶3,治疗时间为每个运动点 5～10 min,每天 1 次,共 15～30 次。

(3) 激光疗法。105～400 mW He-Ne 激光穴位照射太阳、翳风、颧骨、合谷,眼闭合不全者加阳白,嘴角歪斜者加地仓、颊车,不能耸鼻者加迎香。每次治疗时间为 10 min,每日或隔日治疗 1 次,10～20 次为 1 疗程。

三、注意事项

(1) 消除精神情绪紧张因素。

(2) 必要时服用适量镇静剂如安定。

(3) 无效者可考虑做面神经微血管减压术。

第四节　手部周围神经损伤

手部周围神经包括尺神经、桡神经和正中神经。按损伤病因可分为闭合性损伤和开放性损伤两大类。非手术疗法对闭合性神经挤压伤、神经挫伤和开放性损伤手术后遗症有一定的康复功能。

周围神经损伤后,根据损伤程度的不同,可发生运动和感觉功能障碍。运动障碍可表现为肌张力降低,肌力减退甚至消失,肢体弛缓,腱反射消失,逐渐出现肌肉萎缩,一般在损伤后3个月.可见明显肌肉萎缩,1～2年后达到顶点。感觉障碍包括各种深浅感觉。同时还伴有血管运动麻痹和交感神经营养障碍现象,如在损伤神经分布区域内皮肤变光滑、发红、无汗或少汗,皮肤、指甲、肌肉及骨关节萎缩改变,指甲粗糙,骨质疏松,关节强直。若属不完全性神经损伤,手部可保存一部分的功能,并有感觉过敏现象,轻者表现为感觉异常,重者轻微触按、针刺及冷热改变都可引起模糊、弥漫和放射性疼痛。肌肉和神经干对触压均很敏感。

臂丛是最复杂的神经丛,由颈5～颈8神经根的前支和胸1神经根前支所组成。它由前、中斜角肌间走出,行于锁骨下动脉后上方,以后经锁骨后方进入腋窝。由臂丛发支分布于胸、上肢带、背浅部肌(斜方肌除外),以及臂、前臂、手的肌肉和皮肤。

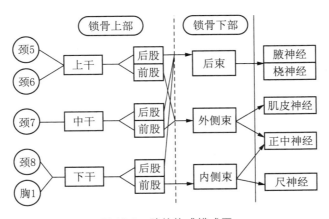

图 13-9　臂丛构成模式图

如模式图13-9所示,组成臂丛的颈神经根先合成上、中、下三个干。每个干在锁骨上方又分为前、后两股。由上干、中干的前股合成外侧束;下干前股自成内侧束;三干后股汇成后束。三束分别从内、外、后三面包围腋动脉。由内侧束发出尺神经、正中神经,由外侧束发出正中神经、肌皮神经,由后束发出桡神经和腋神经。

一、桡神经损伤

桡神经由颈5～颈8与胸1神经根构成,系臂丛神经后束的继续。经腋窝位于腋动脉后方,后伴肱深动脉入桡神经沟,沿肱骨桡神经沟下降,在肱骨外上髁上方穿外侧肌间隙至肘窝前面,分为浅、深两支后进入前臂。浅支主要是感觉支,支配手背桡侧皮肤,和桡侧两个半手指的背侧,但不包括远侧二节背面的皮肤。深支又名骨间背侧神经,支配桡侧腕短伸肌、旋后肌、指总伸肌、小指固有伸肌、尺侧腕伸肌、拇长展肌、拇短伸肌、示指固有伸肌。

(一) 病因病理

最多发生于肱骨中、下1/3骨折或肱骨髁上骨折,可分为断裂或挫伤;或因骨折后大量骨痂生长而产生挤压伤;或前臂桡侧(桡神经骨间背侧支)被钝器击伤,或上肢外展过久,头枕上臂入睡,使桡神经牵拉、压迫等,均能导致本病。

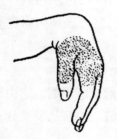 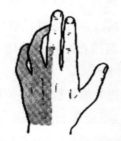 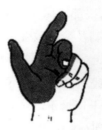 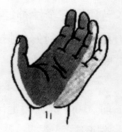

(1) 腕下垂(桡神经)　(2) "爪形手"(尺神经)　(3) 正中神经损伤　　(4) "猿手"(正中神经
　　　　　　　　　　　　　　　　　　　　　时的手形　　　　　与尺神经合并损伤)

图 13-10　桡、尺、正中神经损伤时的手形

(二) 临床表现

1. 症状

腕下垂[图 13-10(1)]是桡神经损伤最典型的症状;另外所有伸腕、伸指及拇指外展功能丧失。

2. 体征

手腕呈下垂状态,第一、第二掌骨背侧皮肤感觉障碍。肱三头肌腱反射、桡骨膜反射丧失。

(三) 诊断要点

(1) 具有桡神经损伤史。

(2) 手腕下垂。

（3）伸腕、伸指及拇指外展功能障碍。

（4）第一、第二掌骨背侧皮肤感觉障碍。

（5）肌电图可以明确提示传导速度减慢是周围神经损伤的表现，也是区别病变在脊髓前角细胞或周围神经的主要根据。

（四）非手术治疗

针灸推拿是一种良好的中医外治方法，如同理疗、体疗对周围神经损伤康复一样，具有积极的治疗效果；能防止肌肉萎缩、改善肌肉功能、防止肢体畸形及关节挛缩的发生。

1. 推拿治疗

（1）取穴与部位。曲池、手三里、外关、阳溪、合谷等穴，及前臂背面桡侧和第五、第六、第七、第八颈椎棘突旁，第一、第二胸椎棘突旁。

（2）手法。滚法、弹拨法、指揉法、拿法、捻法、抹法、摇法、擦法等。

（3）操作。

① 患者取坐位，患肢置于诊疗桌上，首先在患肢前臂部桡侧伸肌群用滚法治疗，并配合腕关节背伸的被动运动。再在手背、诸指背部用滚法治疗。并可将前臂背面桡侧、手背和诸指背当作一治疗整体，上下多次往返滚法治疗，5～8 min。

② 对桡侧伸肌群及手部伸肌腱可逐一施以弹拨法。对前臂背面桡侧伸肌施以拿法刺激。分别对曲池、手三里、外关、阳溪、合谷等穴施指揉法，每穴 50～100 次。同时可将以上弹拨法、拿法和指揉法交替重复施用，以增加手法刺激力度。另一方面以加强腕关节和拇指、示指的被动背伸运动。

③ 分别施捻法、抹法、摇法于拇指、示指的掌指、指间关节，拿合谷。

④ 以擦法施于第一、第二掌骨背侧及前臂桡侧伸肌群，以热为度。

⑤ 患者继续取坐位，医师立其后，分别在患侧第五、第六、第七、第八颈椎和第一胸椎棘突旁夹脊穴用指揉法，以有酸胀得气感为佳。此处正是脊神经后支分布部位，若能给予恰到好处的刺激，可以通过相应节段神经反馈机制，提高对周围神经的兴奋性，有利于神经功能的康复。

2. 针灸治疗

（1）毫针治疗取颈 4～胸 1 夹脊、消泺、尺泽、外关、曲池、手三里、温溜、合谷等穴。取上穴以宣通荣卫、活血通络。初期施泻法，以针感向远心端传导或局部酸胀为度。病程长者，施补法。

（2）温针治疗在上述穴位中选 1～2 穴，针后加艾灸，每次 20 mim。

（3）电针治疗在上述穴位中选颈 4～胸 1 夹脊阳明经穴，用脉冲电针仪，将每对导线上下连接，正极在近端，负极在远端，选密波或疏密波，电流由小至大，每次 30 mim，每天 1 次，10 次为一个疗程，休息 3 天。

（4）拔罐：可在肌肉萎缩的部位使用闪火法拔罐治疗，每次 2～3 个罐。

3. 物理疗法

（1）105～400 mW He-Ne 激光穴位照射曲池、手三里、外关、合谷、阳溪等穴，每次治疗 10 mim，每天或隔天治疗 1 次，10～20 次为 1 疗程。

（2）低频和中频电极片置于手三里和外关穴，手出现背伸即可。每次 20 min，10～20 次为一疗程。

4. 其他疗法

穴位注射。用维生素 B_1 100 mg、维生素 B_{12} 0.5 mg，每次选 2～4 个穴位，每穴注射 0.5 mL，每天 1 次，10 次为 1 个疗程，休息 3 天。

(五) 注意事项

（1）找出病源病因，尽早进行对应治疗。

（2）维生素 B_1 50 mg 口服，每天 3 次；或甲钴胺 0.5 mg，口服，每天 3 次。

（3）对有垂腕征患者应给予腕背伸 30°夹板或功能位短臂石膏托固定，以保持腕关节在功能位免受牵拉。

（4）积极而持之以恒地对腕关节、掌指关节、指间关节加强功能锻炼，避免关节强直。

（5）对于病程 2 年以上或经 3～6 个月保守治疗无效、关节畸形严重者，应行矫形手术。

二、正中神经损伤

正中神经由颈 5～颈 8 与胸 1 神经根构成，系臂丛外侧束的外侧头和内侧束的内侧头组合而成，沿肱二头肌内侧伴肱动脉下降至肘窝，在前臂正中神经位于桡侧腕屈肌和掌长肌腱之间，经腕管入手内。

肌支支配桡侧腕屈肌、掌长肌、指浅屈肌、指深屈肌桡侧半，拇短展肌、拇指对掌肌、拇短屈肌及第一、第二蚓状肌。皮支支配手掌中部、大鱼际皮肤、桡侧三个半指的掌面及中节和远节背面的皮肤。

(一) 病因病理

正中神经损伤常继发于肱骨髁上骨折与月骨脱位，多为挫伤或挤压伤。若继发于肩关节脱位者，多为牵拉伤。正中神经在手腕部较为表浅，甚易被锐器切割；此外正中神经位于狭窄的腕管内，可因腕部骨质增生、腕部骨折后骨痂生长过多，或腕横韧带肥厚等因素，而产生正中神经遭受压迫的症状。

(二) 临床表现

1. 症状

正中神经损伤平面若位于肘关节，则出现患肢前臂旋前功能障碍；桡侧屈腕，屈曲拇指、示指、中指的深肌功能障碍；大鱼际肌萎缩，拇指对掌功能丧失；桡侧 3 个半手指感觉消失，或常出现灼性神经痛。如果仅表现为拇指对掌功能丧失，则说明正中神经损伤位于前臂中、下 1/3 部。

2. 体征

(1) 桡侧 3 个半手指感觉消失。

(2) 大鱼际肌萎缩，手掌平坦[图 13-10(3)]。

(3) 拇指对掌功能丧失（拇指尖不能对触小指尖）。

(4) 拇长指屈肌，示指、中指的指屈深肌肌力明显下降。

(三) 诊断要点

(1) 有正中神经损伤病史。

(2) 大鱼际肌萎缩，手掌平坦。

(3) 拇指对掌功能丧失，拇指、示指、中指不能屈曲。

(4) 桡侧 3 个半手指感觉消失。

(5) 肌电图可明确提示正中神经损伤的诊断。

(四) 非手术治疗

1. 推拿治疗

(1) 取穴与部位为尺泽、孔最、臂中、二白、经渠、大陵、鱼际、劳宫等穴，前臂桡侧掌面、大鱼际处及第五、第六、第七、第八颈椎和第一胸椎棘突旁。

(2) 手法同桡神经损伤。

(3) 操作。

① 患者取坐位，患肢置于诊疗桌上，医师首先在前臂桡侧掌面屈肌群用揉法治疗，并配合前臂旋前和腕关节屈曲的被动运动。再在手掌部、指掌部，尤其是大鱼际及掌中部用揉法治疗。同样将前臂桡侧掌面、手掌面和诸指面作为一个治疗整体，上下多次往返揉法治疗，5～8 min。

② 对前臂桡侧掌面屈肌施以弹拨法和拿法。分别对尺泽、孔最、臂中、二白、经渠、大陵、鱼际、劳宫等穴施指揉法，每次 50～100 次。同时可将以上弹拨法、拿法和指揉法交替重复施用，以增加手法刺激力度。另一方面以加强腕关节屈曲的被动运动。

③ 分别施捻法、抹法、摇法于拇指、示指、中指的掌指、指间关节。拿鱼际、指揉鱼际。

④ 以擦法施于大鱼际肌及前臂桡侧掌面屈肌群，以热为度。

⑤ 最后取患侧第五、第六、第七、第八颈椎及第一胸椎棘旁夹脊穴施指揉法，以有酸胀得气感为佳，1～2 min。

2. 针灸治疗

(1) 毫针治疗。取颈 5～胸 1 夹脊、极泉、曲泽、郄门、间使、内关、大陵、劳宫、鱼际等穴。取上穴以宣通荣卫、活血通络。初期施泻法,以针感向远心端传导或局部酸胀为度。病程长者,施补法。

(2) 温针治疗。在上述穴位中选 1～2 穴,针后加灸,每次 20 min。

(3) 电针治疗。在上述穴位中选取部分阳明经或太阴经,或厥阴经穴,用脉冲电针仪,将每对导线上下连接,正极在近端,负极在远端,选密波或疏密波,电流由小至大,以患者耐受为前提,每次 30 min,每天 1 次,10 次为 1 个疗程,休息 3 天。

3. 物理疗法

(1) 激光疗法。105～400 mWHe-Ne 激光穴位照射尺泽、孔最、臂中、二白、经渠、大陵、鱼际、劳宫等穴,每次治疗时间为 10 min,每天或隔天治疗 1 次,10～20 次为 1 疗程。

(2) 低频电疗法和中频电疗法。电极片置于手三里和外关等穴,手出现背伸即可。每次 20 min, 10～20 次为 1 疗程。

4. 其他疗法

(1) 穴位注射。用维生素 B_1 100 mg、维生素 B_{12} 0.5 mg,每次选 2～4 个穴位,每穴注射 0.5 ml,每天 1 次,10 次为 1 个疗程,休息 3 天。

(2) 拔罐。可在肌肉萎缩的部位使用闪火法拔罐治疗,每次 2～3 个罐。

5. 注意事项

(1) 可取石膏托或夹板固定,将患手维持在腕部功能位和拇指对掌位。

(2) 对正中神经明显遭受骨痂压迫者,应早早手术治疗。

(3) 其余注意事项同桡神经损伤。

三、尺神经损伤

尺神经由颈 8 与胸 1 神经根构成,是臂丛内侧束的主要延续支。上臂无分支,经肘后,尺神经位于肱骨内上髁与尺骨鹰嘴之间的尺神经沟下降进入前臂。肌支支配尺侧腕屈肌、指深屈肌及尺侧半、小指展肌、小指短屈肌、小指对掌肌、全部骨间肌、第三、第四蚓状肌、拇收肌、拇短屈肌(尺侧头)。皮支支配手背尺侧皮肤,小指及环指尺侧皮肤。

(一) 病因病理

常见病因有颈肋、颈椎横突过长及麻风等病。另外肱骨髁上骨折、内上髁骨折、肘关节外侧脱位等,致尺神经挤压伤或牵扯伤。在腕部因外伤或尺管狭窄亦可致尺神经损伤。

(二) 临床表现

1. 症状

尺神经低位(腕部,同时包括尺管)损伤,主要出现小指及无名指尺侧一半手指感觉消失,小鱼际肌、骨间肌萎缩。各手指不能做内收、外展动作。由于无名指、小指间的骨间肌和蚓状肌的功能丧失,失去了与外展肌的平衡作用,所以出现掌指关节过伸、指间关节屈曲的特定爪形畸形[图13-10(2)]。尺神经麻痹过久后骨间肌,尤其是背侧骨间肌萎缩明显,手的外形犹如栅栏,故又称"栅栏征"。

尺神经高位(肘部)损伤,除出现上述症状外,尺侧腕屈肌、无名指、小脂的指屈深肌的功能亦丧失。

2.体征

(1)小指和无名指尺侧一半及手掌面尺侧感觉消失。

(2)小鱼际肌、骨间肌萎缩。

(3)掌侧骨间肌、背侧骨间肌肌力减退。

(4)夹纸试验阳性(图13-11)。

(三)诊断要点

(1)有尺神经损伤病史。

(2)小鱼际肌、骨间肌萎缩,呈爪形手。

(3)夹纸试验阳性。

(4)小指和环指尺侧一半及手掌面尺侧感觉消失。

(5)肌电图检查有利于对本病的诊断。

(四)鉴别诊断

主要与麻风病作鉴别。这是推拿禁忌证。麻风病有以下几方面特征。

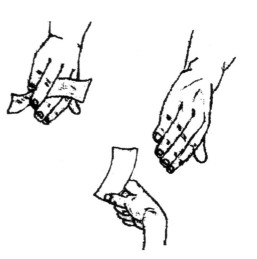

图13-11 夹纸试验

(1)麻风病有家族史,或有生长于麻风病地区,或去过麻风病疫区,或接触过麻风患者。

(2)当神经受损后逐渐发生痛觉过敏,感觉异常,最后感觉丧失。随之发生肌肉萎缩,腱反射减退或消失。因神经营养障碍使皮肤萎缩、干燥,指甲增厚,出现纵嵴,有时指(趾)端被吸收、坏死、溃疡、脱落。

(3)受损神经干变粗大,质地较硬,形成麻风结节。因不同神经受损,产生相应的畸形(周围型面瘫、爪形手、下垂足等)。

(4)皮损局部温度明显下降、发绀,眉毛、头发、胡须、腋毛、阴毛均先后脱落。

(5)对皮肤、黏膜、淋巴结和内脏穿刺进行细菌学检查,均可检出麻风杆菌。

(五)非手术治疗

1.推拿治疗

(1)取穴与部位为少海、小海、支正、神门、少府、阳谷、后溪、中渚、阿是穴等穴,以及前臂尺侧掌面屈肌群,掌侧骨间肌、背侧骨间肌和第八颈椎、第一胸椎棘突旁。

(2)手法同前。

(3)操作。

① 患者取坐位,患肢置于诊疗床上。医师首先在前臂尺侧掌面屈肌群施以㨰法治疗,并配合前臂的旋后和腕关节屈曲的被动运动。再在手掌、指掌部,尤其是小鱼际部着重施以㨰法治疗。同样前臂尺侧掌面、手掌、指掌部作为一个治疗整体,上下多次往返㨰法治疗,5~8 min。

② 对前臂尺侧掌面屈肌群施以弹拨法和拿法。分别指揉少海、小海、支正、神门、少府、阳谷、后溪、中渚、阿是穴等穴,每穴 50~100 次。同时可将以上弹拨法、拿法和指揉法交替重复施用,以增加手法刺激力度,另一方面以加强腕关节屈曲的被动运动。

③ 分别指揉每个掌侧骨间肌和背侧骨间肌,拿小鱼际肌。要以有酸胀得气感为佳,重复施治 3~5 遍。

④ 分别对小指、环指施以捻法、抹法、摇法于掌指、指间关节。

⑤ 以擦法施于背侧骨间肌、掌侧骨间肌、小鱼际肌及前臂尺侧掌面屈肌群,以热为度。

⑥ 最后取患侧第八颈椎、第一胸椎棘突旁夹脊穴用指揉法,以有酸胀感为佳,2~3 min。

2. 针灸治疗

(1) 取颈 7~胸 1 夹脊、极泉、青灵、少海、灵道、神门、小海、支正、阳谷、腕骨等。取上穴以宣通荣卫、活血通络。初期施泻法,以针感向远心端传导或局部酸胀为度。病程长者,施补法。

(2) 温针治疗。在上述穴位中选 1~2 穴,针后加艾,每次 20 min。

(3) 电针治疗。在上述穴位中选部分少阴、太阳经穴,用脉冲电针仪,将每对导线上下连接,正极在近端,负极在远端,选密波或疏密波,电流由小至大,一患者耐受为前提,每次 30 min,每日一次,10 次为一个疗程,休息 3 日。

3. 物理疗法

(1) 激光疗法。105~400 mW He-Ne 激光穴位照射小海、少海、支正、神门、少府、阳谷、后溪等穴,每次 10 min,每天或隔天治疗 1 次,10~20 次为 1 疗程;

(2) 低频电疗法和中频电疗法。电极片置于手三里和外关穴,手出现背伸即可。20 min,10~20 次为 1 疗程。

4. 其他疗法

(1) 穴位注射。用维生素 B_1 100 mg、维生素 B_{12} 0.5 mg,每次选 2~4 个穴位,每穴注射 0.5 ml,每天 1 次,10 次为 1 个疗程,休息 3 天。

(2) 拔罐。可在肌肉萎缩的部位使用闪火法拔罐治疗,每次 2~3 个罐。

(六) 注意事项

(1) 若因颈肋或横突过长所致尺神经受压迫者,或经较长时间(一般为 3 个月),保守治疗无效者,可考虑手术治疗。

(2) 若属腕部尺管综合征以局部治疗为主。当推拿治疗效果不显著者,可配合地塞米松 5 mg 尺管局部封闭。

四、正中神经与尺神经合并损伤

(一) 病因病理
此类损伤多见于上臂中部损伤或腕部损伤所致。

(二) 临床表现
前臂掌侧肌肉麻痹、萎缩;旋前、屈腕、屈拇、屈指等运动功能丧失;诸指的掌指关节轻度过伸,指间关节呈屈曲位;拇指第一掌骨与其他掌骨靠拢平行,丧失对掌功能;大小鱼际肌及掌侧骨间肌和背侧骨间肌均萎缩,呈"猿手"[图 13-10(4)]畸形。诸手指感觉消失。

本病由于是正中神经和尺神经的合并损伤,所以其诊断要点、推拿治疗注意事项从略,可分别参照正中神经损伤和尺神经损伤的有关部分。

第五节　下肢、足部周围神经损伤

下肢神经发自腰丛和骶丛前支(图 13-12)。

腰丛由第十二胸神经前支的一部分,第一、第二、第三腰神经前支和第四腰神经前支一部分共同构成,主要的分支有股神经和闭孔神经。

骶丛由第四腰神经前支一部分、第五腰神经前支(合成腰骶干)和全部骶、尾神经前支共同构成,主要的分支为坐骨神经,坐骨神经再分为腓总神经和胫神经,腓总神经又分为腓深(胫前)和腓浅神经。

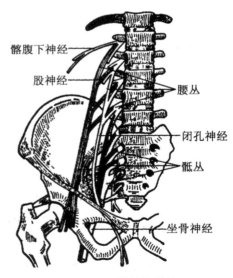

图 13-12　腰丛和骶丛

一、胫神经损伤

胫神经自坐骨神经分出后垂直向下,自股二头肌内侧缘穿出,沿腘窝中线下行,在小腿后面的浅、深层肌肉间伴胫后动脉下行,通过跟腱与内踝之间,经支持带深面进入足底,分成足底内侧神经和足底外侧神经。胫神经分支分布于小腿后肌群、足底肌和小腿后面及足底的皮肤。

(一) 病因病机

胫神经位于股部及小腿深部,发生损伤的机会较少。

(二) 诊断要点

胫神经损伤在临床上可出现两类症状。

一类以小腿后群肌肉瘫痪为主,出现足不能跖屈和内翻,走路时足跟离地困难,更不能快行;有仰趾、足外翻畸形,跟腱反射消失,小腿后外侧皮支丧失。

另一类以足底肌肉瘫痪为主,出现足趾跖屈功能丧失,足底易发生溃疡,行走不便,有弓状足和爪状趾畸形;足底部皮肤感觉障碍。肌电图检查可明确提示胫神经损伤诊断。

(三) 非手术治疗

1. 推拿治疗

(1) 取穴与部位。腰 4～腰 5 与骶 1～骶 3 夹脊穴、承扶、殷门、委中、承山、太溪、涌泉等穴,及股后、腘窝、小腿后及足底部。

(2) 手法。滚法、按揉法、弹拨法、拿法、擦法等。

(3) 操作

① 患者取俯卧位,在患侧腰、骶部(腰 4～腰 5、骶 1～骶 3)华佗夹脊穴施按压法、按揉法,两法交替。按压法主要是对脊神经后支产生一种刺激,手法力量偏重,要有酸痛的得气感。按揉法可减轻因按压法所产生的疼痛反应。

② 患者取俯卧位,踝前足背部垫一薄枕,自股后部,施滚法治疗经腘窝、小腿后部至足底部,重点是小腿后部至足底部上下多次往返;在小腿后部滚法治疗的同时,另一手辅以拿小腿后群肌肉,以酸痛得气感为佳,5～6 min。

③ 继续沿股后至足底部施以滚法治疗。并分别按揉承扶、殷门、委中、承山诸穴,每穴各 50～100 次。重点在小腿后和足底部施以滚法治疗,在足底部滚法治疗的同时,另一手辅以按揉涌泉、太溪等穴。分别对足底部肌肉(主要有趾屈肌、跗展肌、蚓状肌等),施弹拨法和按揉法,5～6 min,均要有酸痛得气感为好。

④ 最后在小腿部及足底施以擦法,以热为度,结束治疗。

神经功能不能恢复时,可行踝关节融合术。

二、腓总神经损伤

腓总神经自坐骨神经分出后,沿股二头肌内侧缘走向外下,绕腓骨颈穿腓骨长肌达小腿前面,分为腓浅神经和腓深神经两终支,分布于小腿前外侧群肌肉和小腿外侧、足背和趾背的皮肤。

(一) 病因病机

腓总神经损伤临床较为常见。如膝关节脱位、腓骨头骨折或石膏、夹板外固定时压迫,或手术不慎损伤,或重症患者长期卧床,下肢一直在外旋位等诸因素,都可造成腓总神经的损伤。及时解除压迫因素,可望得到恢复。

(二) 诊断要点

腓总神经损伤后由于小腿及足部的伸肌群(包括有胫前肌、趾长伸肌、踇长伸肌、第三腓骨肌、踇短伸肌、趾短伸肌和腓骨长、短肌等)瘫痪,有跨阈步态(走路时患侧膝部高举,足尖下垂先着地),出现足下垂(图 13-13),以及在感觉支分布区(小腿外侧足背和趾背)感觉消失。

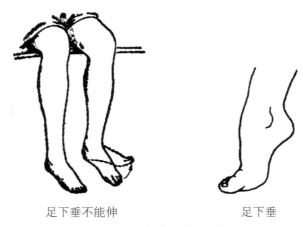

足下垂不能伸　　　　　　　　足下垂

图 13-13　右腓总神经损伤

(三) 非手术治疗

1. 推拿治疗

(1) 取穴与部位。腰1～腰5夹脊穴、承扶、殷门、委中、风市、阳陵泉、悬钟、解溪等穴,及股后、腘窝、小腿前外侧及足背等部。

(2) 手法。㨰法、按揉法、弹拨法、拿法、擦法、抹法等。

(3) 操作

① 患者取俯卧位,自股后部施㨰法治疗至腘窝部,上下多次往返。继而在患侧腰、骶部(腰4～腰5、骶1～骶3)夹脊穴施按压法、按揉法两法交替,以有酸痛得气感为佳。再分别按揉承扶、殷门、委中等穴,每穴各50～100次。

② 患者仰卧位,施㨰法治疗,自小腿前、外侧向下经外踝至足背上下多次往返。在小腿前、外侧㨰法治疗的同时,另一手以拇指按揉胫骨前肌、腓骨长肌、趾长伸肌等伸肌。弹拨风市、阳陵泉、悬钟诸穴;弹拨以胫骨前肌为主的小腿伸肌群,5～6 min。另一方面以加强踝关节背伸的被动运动。继而将手法治疗重点渐渐地转移至足背和趾背。在足背施㨰法治疗的同时,另一手以拇指按揉解溪穴和踇短伸肌、趾短伸肌。弹拨诸伸趾肌腱。抹足背、趾背,5～6 min。亦可将小腿前外侧治疗与足背、趾背部治疗交替操作。所有穴位、肌肉按揉、弹拨时均要有酸胀得气感。

③ 分别对足背部、小腿前、外侧部施以擦法治疗,以热为度,结束治疗。

若经非手术治疗神经损伤不定期能恢复者,可行三关节融合术。

2. 针灸治疗

(1) 毫针

① 胫神经损伤取腰 4～腰 5 与骶 1～骶 3 夹脊,承扶、殷门、委中、承山、太溪、涌泉等穴。

② 腓总神经损伤取腰 4～腰 5 与骶 1～骶 2 夹脊穴,承扶、殷门、委中、风市、阳陵泉、足三里、悬钟、解溪、太冲、侠溪等穴。取上穴以宣通荣卫、活血通络。初期施泻法,以针感向远心端传导或局部酸胀为度。病程长者,施补法。

(2) 温针治疗。在上述穴位中选用 1～2 穴,针后加艾灸,每次 20 min。

(3) 电针治疗。据不同的病种在上述穴位中选用 2～4 穴,将每对导线上下连接,用脉冲电针仪,选疏密波,电流以肌肉抽动且能耐受为准。每天 1 次,每次 20 min,10 次为 1 个疗程,休息 3 天。

3. 物理疗法

低频电疗法和中频电疗法。电极片置于足三里和悬钟,足出现背伸即可。每次 20 min,10～20 次为 1 疗程。

4. 其他疗法

(1) 穴位注射。每次取 2～4 个穴,用维生素 B_1 100 mg、维生素 B_{12} 0.5 mg,分注于穴内。隔日 1 次,交替使用。注射时必须注意针尖刺到神经时应将针退 0.5 cm 再推药。

(2) 拔罐。可在肌肉萎缩的部位使用闪火法拔罐治疗,每次 2～3 个罐。

第六节　多发性神经炎

多发性神经炎也称周围神经炎或末梢性神经炎,是以肢体远端的周围神经纤维髓鞘和轴突呈不同程度的变性,而出现不同程度的运动障碍,感觉障碍和自主神经功能障碍为特征的一种疾病。

本病两侧肢体的症状常为对称性或基本对称。有急、慢性之分。

一、病因病机

本病由多种疾病引起,病因较为复杂,常见病因有以下几类:

(1) 病毒性感染,如麻疹、腮腺炎、带状疱疹等。

（2）营养缺乏或代谢性疾病,如贫血、恶性贫血、脚气病、糙皮病、糖尿病、尿毒症、胃肠道慢性疾病等。

（3）中毒,金属类如铅、砷、汞、铋、铜、锑、金等引起的中毒。药物类如呋喃类、异烟肼、磺胺、链霉素等引起的中毒。化学物品如一氧化碳、二硫化碳、四氯化碳、苯胺、二硝基苯、甲醇、有机磷农药等引起的中毒。

（4）结缔组织疾病,类风湿关节炎、结节性多动脉炎、红斑狼疮、硬皮病等。

（5）变态反应性疾病,如血清病等。

（6）与遗传、癌症等疾病有关。

二、临床表现

本病由于病因不同,病程有急性、亚急性、慢性、复发性之分。本病可发生在不同年龄阶段,大部分患者症状在几周到几个月内发展。但临床症状大致相同。

1. 感觉障碍

在肢体的远端有异常感觉,如刺痛、蚁行感、灼热感、触痛等感觉。检查时可发现呈手套—袜子型(图 13-14)深、浅感觉障碍,病变处皮肤有触痛及肌肉压痛。

2. 运动障碍

肢体远端对称性无力,其程度可自轻瘫起,大多有垂腕、垂足的表现、肌张力减低,如果病程较久则可出现肌萎缩。

3. 腱反射

四肢腱反射常见减弱或消失。

4. 自主神经功能障碍

肢体远端皮肤菲薄、干燥、变冷、苍白或青紫,少汗或多汗,指(趾)甲粗糙、松脆。

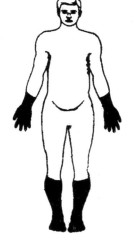

图 13-14　手套—袜子型

三、诊断要点

（1）四肢远端有明显的乏力,肌肉萎缩,腱反射减弱或消失,肌力减退,呈下运动神经元性瘫痪。

（2）四肢末端感觉异常,如蚁行感、针刺感、触电感等,检查可见四肢末端呈手套、袜套样分布。不少患者还有感觉过敏。

（3）自主神经功能障碍,患处皮肤菲薄或粗糙、脱屑,患肢苍白或轻度发绀,皮肤汗闭或多汗、浮肿;指甲失光泽、易断裂等。

（4）其他检查,腰椎穿刺对于多发性神经炎的诊断及鉴别诊断有帮助。多发性神经炎脑脊液正常。若脑脊液中蛋白—细胞分离现象,为急性多发性神经炎,又称格林-巴利(GBS)综合征,是儿科较常见的神经系统疾病之一。

四、鉴别诊断

(1) 周期性麻痹。无明显手套—袜子型感觉障碍；而且病程短暂，恢复迅速。

(2) 脊髓灰质炎。以一侧肢体弛缓性瘫痪为主，无肢体远端深、浅感觉障碍。

五、非手术治疗

非手术疗法可用于多发性神经炎和急性多发性神经根神经炎恢复期，对肢体功能康复起辅助作用，以减少肌肉萎缩及营养改变，促进肢体功能尽早日康复，减少畸形发生。

(一) 推拿治疗

1. 取穴与部位

上肢：曲池、内关、外关、合谷、后溪、鱼际、八邪、十宣等穴，及前臂、腕、手部。

下肢：足三里、阳陵泉、三阴交、昆仑、太溪、解溪、冲阳、八风、气端（十趾端、经外奇穴）等穴，及小腿、踝、足部。

2. 手法

滚法、拿法、按揉、弹拨、捻法、抹法、掐法、擦法等。

3. 操作

(1) 上肢治疗

① 患者取仰卧位，或取坐位将前臂置于治疗床上，在前臂的近端施以滚法治疗，并逐渐移向远端上下往返，掌侧和背侧交替治疗。在前臂滚法治疗的同时，可反复做前臂旋前、旋后的被动运动和肘关节被动屈伸运动。

② 分别按揉曲池、内关、外关诸穴；拿桡侧肌群和尺侧肌群；弹拨前臂伸肌群。均要求有酸胀得气感。

③ 腕、手部用滚法治疗，并配合腕背伸的被动运动。分别按揉合谷、八邪诸穴。拿合谷、后溪等穴。按揉背侧骨间肌、掌侧骨间肌。捻、抹手指，掐十宣穴。腕、手部是本病的治疗重点，其各项治法可重复交替操作。可将前臂、腕、手部操作作为一个整体治疗。

④ 最后以擦法施于手部和前臂，以热为度，结束治疗。共治疗 15～20 min。

(2) 下肢治疗

① 患者取俯卧位，自腘窝部起施以滚法推拿治疗，经小腿后部至跟腱足底，上下往返。在小腿后部滚法治疗的同时；另一手对小腿后部肌群施以拿法。

② 患者取仰卧位，在小腿前、外侧施以滚法推拿治疗，向下经踝至足背、足趾；并上下往返多次施治。下肢外展外旋位暴露足底，在足底部施以滚法推拿治疗。

③ 分别对阳陵泉、足三里、三阴交、昆仑、太溪、解溪、冲阳、八风诸穴施以按揉，弹拨阳陵泉、足三里，拿小腿三头肌，弹拨胫骨前肌、趾长伸肌及诸伸趾肌腱。

④ 足背、趾背部用滚法治疗，并配合踝关节背伸的被动运动。按揉拇短伸肌、趾短伸

肌,弹拨诸趾伸肌腱,按揉八风穴,捻、抹足趾,掐气端穴。足、踝部是下肢治疗的重点,其各项治疗可重复交替操作。可将小腿后部肌群作为一个整体以拿法操作治疗。

⑤ 最后以擦法施于足背、小腿前、外侧,以热为度,结束治疗。

(二) 针灸治疗

1. 毫针治疗

(1) 近部取穴,以远端肘膝以下腧穴为主。上肢取曲池、外关、合谷、后溪、八邪等穴,下肢取阳陵泉、悬钟、丘墟、足临泣、京骨、八风等穴。平补平泻法,每天 1 次,留针 30 min,10 次为 1 个疗程,休息 2 天。

(2) 辨证取穴,肺热加尺泽、鱼际,胃热加内庭,湿热加阴陵泉、内庭、行间、侠溪,脾胃虚弱加脾俞、胃俞、中脘、三阴交,肝肾亏损加肝俞、肾俞、悬钟、阳陵泉、太溪。

2. 电针治疗

以上穴为主,每次取 2～4 穴,痛重者用密波,肌无力用疏密波,电流以能耐受为度,每天 1 次,留针 30 min,10 次后休息 1 天。

3. 灸法

(1) 脾胃虚弱、瘀阻脉络型:取脾俞、气海、足三里、解溪等穴,隔姜灸,每穴灸 3～5壮,每天 1 次,15 次为 1 个疗程。

(2) 肝肾亏损、瘀阻脉络型:取肝俞、肾俞、阳陵泉、足三里、悬钟等穴,温和灸,每穴灸10～15 min,每天 1 次,10～20 次为 1 个疗程。

4. 皮肤针治疗

(1) 以四肢末端及病灶部为叩刺重点,在病灶周围由近及远沿经络路线作散刺,并叩刺后脑部位,叩刺时以不出血为度。每天或隔天叩刺 1 次,一般 10～15 次为 1 个疗程。

(2) 常规叩打督脉、膀胱经背俞穴及萎缩肌群。

5. 耳针治疗

颈椎、腰骶椎、指、趾、脾、肾、耳中、肾上腺、内分泌、耳轮 4～6。早期可用毫针刺法,后期多以耳压法处理。

6. 改良腕踝针治疗

一次选 2 阴 1 阳穴,另一次选 2 阳 1 阴穴,两组交替使用,一次治疗双手 6 针、双足 6针,针刺方向均向远端,以使气至病所。亦可腕踝针配以体针。

六、注意事项

(1) 先要找出致病原因,进行针对性的治疗。

(2) 加强神经营养药物如 B 族维生素的应用。

(3) 要防止垂腕、垂足等畸形的发生。

(4) 增强信心,积极主动进行肢体的功能训练。

Chapter *14* 第十四章
中医康复治疗的临床运用

　　中医学是前人经过长期、大量的医疗实践,在朴素的唯物论和辩证法的思想指导下逐步总结出来的传统医学。其精髓有二:一是整体观,二是辩证法。这两个基本点贯穿于内、外、妇、儿、针、推、伤各分学科,同时亦贯穿于临床、保健、预防和康复的全部医学范围。中医康复学的历史悠久,早在2千年前《黄帝内经》中就广泛应用了调摄情志、针刺、灸法、气功、导引、按摩、热熨、饮食、体育等康复方法,并总结出"杂合以治,各得其所宜"(《素问·异法方宜论》)的原则,说明当时的中医康复的内容丰富,又具有一定的水平。《素问·异法方宜论》又说:"其病多痿厥寒热,其治宜导引、按蹻。"针对"痿""厥"这一类肌肉挛缩,甚至瘫痪的患者,提出了采用导引、按蹻等方法来促进功能的康复。名医华佗在继承古代导引、行气、吐纳等功法的基础上,模仿虎、鹿、熊、猿、鸟等5种禽兽的神态和动作,创编了古代的医疗体操"五禽戏"(图14-1),既能防病健身,又能促使患者康复。它使传统的保健体育与医学紧密结合,受到国内外人士的关注。《圣经总录》是采辑历代医籍、民间验方和医家献方整理汇编而成的。其中188卷、189卷为食治门,载有一些属于病后康复医疗的内容,如食治虚劳、伤寒后诸病、脾胃虚弱诸症、产后诸症等,并收载药粥方113首,开创了药食同源的先河。该书还充分肯定了气功、导引及按摩的康复作用,指出导引有"斡旋气机,周流荣卫,宣摇百关,疏通凝滞"的作用;至于按摩,则"凡小有不安,必按摩挼捺,令百节通利,邪气得泄"。吴师机所著《理瀹骈文》在外治方法上为中医康复学的发展开辟了新途径。书中阐释和发展了薰、洗、熨、擦、敷、贴等具体的康复方法,明确指出"外治之理,即内治之理""须知外治者,气血流通即是补,不药补亦可",并运用各种外治调摄的方法,促使患者的康复。沈子复所著的康复医学专著《养病庸言》主要论述康复医疗的一般原则,列有康复措施20条,并且特别强调精神因素对恢复健康的意义,这反映了明清时期中医康复已达到较高水平。

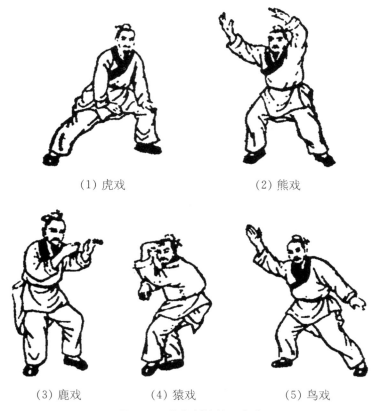

（1）虎戏 （2）熊戏

（3）鹿戏 （4）猿戏 （5）鸟戏

图 14-1 华佗创始的五禽戏

新中国成立后,中医学犹如枯木逢春,欣欣向荣。随着对中医药学的不断挖掘和整理,中医在康复医学方面的独特理论及多种行之有效的康复方法得到系统的整理和总结。中医康复学作为一门独立学科已经逐步形成。先后成立了荣军疗养院、荣军康复院,制定了革命军人的定级、抚恤和优待政策。开办了盲校、聋哑学校、残疾人工厂及福利院。综合性医院成立了物理治疗科、针灸科、按摩科,许多医学院校开设了理疗学、物理医学课程,20 世纪 50 到 60 年代物理医学的发展,为后来的康复医学打下了基础。

现代康复医学引进我国是在 20 世纪 80 年代初期,得到了政府和社会的重视,取得迅速发展。1983 年中国科学技术协会和卫生部批准成立了"中医康复医学研究会"。1984 年在石家庄召开了全国性的首届康复医学学术研讨会,并成立了"中国康复医学研究会"的三个专题委员会。1989 年 11 月又在北京召开了第一届国际传统康复医学学术会议。中医康复学的专著和杂志相继出版。例如,郭子光等主编的《中医康复学》、陈可冀主编的《中医传统康复医学》、张子游等主编的高等医学院校选用教材《中医康复学》。《中医康复学杂志》于 1986 年 2 月起公开发行。

在中医学中,以推拿疗法为主的中医外治法是结合热疗、水疗、电疗、体疗及各种被动运动,组成一种朴素的物理疗法,对骨关节运动系统疾病的康复和神经系统疾病的康复有较好的疗效。

第一节　骨折后的康复

在外力作用下致骨结构失去完整性或连续性,称为骨折,可见于四肢、头颅及脊柱。有创伤性骨折(包括软骨骨折)、疲劳骨折和病理骨折等。

一、康复评定方法

常用的康复评定方法有肢体围径和长度的测定、肌力测定、关节活动幅度的测定、日常生活活动能力的评定,以及肌电图、运动诱发电位、X线摄片等项目检查。

二、康复治疗

1. 治疗规则

(1) 良好的对位、对线是促进骨折愈合的基本要素。

(2) 强韧有效的固定,可维持骨折复位,是有利于骨折愈合的重要环节。

(3) 适时和正确的功能锻炼,有助于促进骨折的愈合,同时也有助于关节和肌肉的功能恢复。

2. 功能锻炼的作用

(1) 肌肉舒缩锻炼能促进局部血液和淋巴液循环,有利于消除血肿和渗出液的吸收,可减轻水肿和预防粘连的发生,同时还可以防止废用性肌肉萎缩的发生。另外在肌肉舒缩锻炼时所产生的生物电有助于钙离子沉积于骨骼,可促进骨折愈合,这就是康复医学中的主动运动。

(2) 关节功能锻炼能牵伸关节囊及韧带,可防止其挛缩;同时还能促使关节内滑液的分泌与代谢,从而预防关节内粘连的发生。

(3) 发挥患者的主观能动性,增强治疗信心,防止合并症的发生。

3. 治疗方法

(1) 骨折初期治疗,以整复、固定为主,辅以康复治疗。在伤肢整复、固定后,固定部位的肌肉应做有节奏的等长收缩锻炼,以防肌肉废用性萎缩。特别是肢体远端掌指、指间(跖趾、趾间)关节要做主动的屈伸运动,以防止关节挛缩。对累及关节面的骨折,为减少遗留关节功能障碍的程度,在固定 2～3 周后,如有可能应每天定时取下固定物,进行不负重的主动运动,并逐渐增加活动范围。对有坚定内固定的患者,可将患肢置于被动关节运动仪上,由医师帮助有限度、有节律地进行持续的关节被动运动,每天一次并逐渐增加活动范围。对单纯椎体压缩性骨折,以骨折部位为中心垫枕头(图 14-2),使患者保持脊柱过伸位姿势。再加 5 点支撑法[见图 6-37(1)]锻炼。若能坚持每天 3 次,每次 8～10 次,6～8 周后即可达到满意的复位效果。

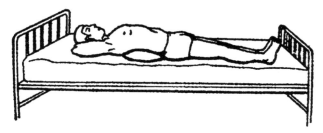

图 14-2　垫枕法

(2) 骨折后期,固定已解除,应以康复治疗为主。

① 进行主动和被动的关节功能运动,以松解关节内外粘连、挛缩,达到关节正常活动范围。要达到此目的,可以通过推拿、湿热敷、中草药熏洗、关节松动术、关节牵引等方法逐步改善。

② 拟定治疗方案,逐步恢复患肢的肌力。当肌力为 0～1 级时,可选用推拿、被动运动、助力运动、低频脉冲电刺激为主的治疗方法,有水疗条件者,可进行水疗及水中运动。

③ 当肌力为 2～3 级时,治疗方案应以患者主动运动为主及水中运动。

④ 当肌力为 4 级时,应以抗阻力运动为主,以争取肌力的最大恢复。

⑤ 可通过各种文体活动或作业治疗来改善动作技巧,早日恢复日常生活能力及工作能力。

三、常见骨折的康复

(一) 上肢常见骨折

1. 肱骨外科颈骨折

肱骨外科颈骨折是接近关节的骨折,周围肌肉比较发达,滑液囊较多,关节囊和韧带较松弛,骨折后容易发生软组织和关节粘连,关节挛缩,造成肩关节功能障碍。尤其是 50 岁以上中老年患者更要注意。早期整复、固定后即要主动做握拳及腕、肘关节的屈伸运动。4～6 周解除外固定后应积极主动做肩关节各个方向的活动,还可配合局部轻手法推拿和肩关节各个方向的被动运动,再加中药熏洗,以促进肩关节功能恢复,避免肩关节周围炎的发生。

2. 肱骨干骨折

易合并桡神经损伤,在早期整复、固定时即要加以重视。该骨折2周后应X线复查,若发现骨折断端出现分离现象,应及时矫正,医师可一手按肩,另一手按肘,沿纵轴轻轻挤压,使骨折断端逐渐接触,并适当延长木托板悬吊时间,直到分离消失、骨折愈合为止。骨折中期应逐渐进行肩、肘关节功能锻炼,使肩、肘关节活动范围逐渐增大。

3. 肱骨髁上骨折

肱骨髁上骨折主要发生于儿童,成人少见。无论是伸直型还是屈曲型骨折,都应常规检查有无肱动脉、正中神经、桡神经和尺神经损伤。复位、固定后,应检查有无桡动脉搏动存在,有桡动脉搏动存在,应做握拳、屈伸手指及肩关节的功能锻炼。待4～6周外固定解除后,要积极做肘关节屈伸功能锻炼,避免反复粗暴的被动屈伸运动。

4. 尺桡骨干双骨折

整复固定后应即做握拳运动,当肿胀消退后,尽可能做肩、肘关节的功能锻炼,并逐渐增加活动幅度及次数。待6～8周解除外固定后,要做前臂的旋前和旋后锻炼,直到前臂的旋转功能恢复正常。

5. 桡骨远端骨折

整复固定后应即做屈伸诸指和握拳运动;当肿胀减轻后做肩、肘关节运动;4周后做腕关节的主动屈伸活动;6周解除外固定后做腕关节大幅度屈伸和前臂旋转功能的锻炼。

(二) 下肢骨折

1. 股骨颈骨折

多见于老年人,常在骨质疏松症的基础上发生。也常因继发骨折不愈合和股骨头缺血性坏死及并发心血管病变,使治疗变得复杂和困难。通常在整复固定后,即可做股四头肌的等长收缩、踝关节的屈伸运动。保守治疗者,待牵引去除后,鼓励患者在床上做髋、膝关节的屈伸运动;3个月扶拐下地行走。手术治疗者,术后即可在床上做髋、膝关节屈伸运动;2周拆线后可扶拐下地或坐轮椅活动,但不宜过早负重。

2. 股骨干骨折

无论采用牵引或手术治疗,都必须强调早期股四头肌的舒缩训练。一般在牵引后或手术后第二天即可开始,并逐日增加训练的次数和强度,2～3周后可开始膝下垫枕,而且逐渐增高,为膝关节的屈伸功能训练创造条件。膝关节屈伸训练,以主动伸膝为主,屈膝活动为辅,且屈膝活动以顺重力运动为主,避免强力练习主动屈膝,以免造成骨折移位。早期开始股四头肌的收缩练习以及适时、正确地进行膝关节的屈伸锻炼,不仅有利于骨折的复位和愈合,而且可以避免发生伸膝无力和屈膝功能障碍,并可缩短疗程。

3. 髌骨骨折

应在整复固定后即可进行足趾及踝关节的屈伸活动并逐渐增加幅度。2周后可做股四头肌的舒缩活动,待外固定解除后可做膝关节的屈伸锻炼。4 周后可做髌骨的被动运动。

4. 胫腓骨干骨折

应注意有无神经血管损伤并判断软组织损伤的范围和程度。当整复固定后,即可做跖趾关节、踝关节屈伸的活动及股四头肌的舒缩活动。稳定性骨折从第二周开始可做抬腿和膝关节活动;从第四周后开始可扶双拐做不负重的步行锻炼。若属不稳定性骨折,则解除牵引后,仍需在床上先训练 1 周后,才可扶双拐做不负重的步行锻炼。此时患肢虽不负重,但足底要放平,不要足尖着地,免致远端骨折处受力引起骨折旋转或成角移位。经锻炼后,骨折部位若无疼痛,自觉有力,可改用单拐逐渐负重锻炼。并且密切观察患肢有否成角移位,若有成角发生,应即刻停止负重,并利用垫枕和肢体本身的重力来恢复胫骨的生理力线。若无成角发生,8～10 周后根据 X 线摄片及临床检查,达到临床愈合标准即可。

(三) 脊柱骨折

脊柱是负重、运动、吸收震荡及平衡肢体的重要结构,具有保护及支持内脏、脊髓等作用。对于稳定型单纯性胸、腰椎压缩性骨折者,应仰卧木板床上,并在骨折后突处垫一高约 10 cm 的软枕,数天后待疼痛稍有减轻即应开始做腰背肌锻炼[图 6-37(1)],以 5 点支撑法为主。胸腰椎骨折通过腰背肌锻炼,可以力争达到复位与治疗目的,不但能使压缩的椎体复原,保持脊柱的稳定,而且早期锻炼可增加腰背肌肌力,不致产生骨质疏松现象,亦可避免或减少慢性腰痛的后遗症状。

对合并脊髓损伤的胸腰椎不稳定骨折的治疗原则,争取在伤后 6 h 以内手术,要做到彻底减压、坚强固定及静脉给予类固醇、抗生素、脱水剂等药物的联合应用。

以上是针对常见骨折的早期康复和自我功能锻炼。对于骨折后遗症,如肌肉废用性萎缩、关节囊挛缩、关节屈伸功能障碍等症,必须选用以中医推拿为主的中医外治法,因为这是最佳、最理想和最有效的方法。

对骨折后遗症的推拿治疗,要明确几个问题:

第一,要掌握骨折的临床愈合和骨性愈合的标准,以免医疗事故的发生。

骨折的临床愈合标准如下:

(1) 局部无压痛,无纵向叩击痛。

(2) 局部无异常活动(包括主动和被动)。

(3) 在功能方面要达到解除外固定的情况下,上肢能平举 1 kg 达 1 min;下肢不扶拐杖平地连续徒步行走 3 min,并不少于 30 步。

(4) 连续观察两周骨折处不变形,则观察的第一天即为临床愈合日期。其中(2)(3)两项的测定必须慎重,以不发生变形或再次骨折为原则。

(5) X 线摄片显示骨折线已模糊,有连续性骨痂通过骨折线。

骨折的骨性愈合标准如下:

（1）具备临床愈合标准的条件。

（2）骨痂范围及密度逐渐增加，骨痂内的新生骨小梁逐渐增加，排列趋于规则。骨痂与骨皮质界线已分不清，骨折线完全消失，骨髓腔被骨痂封闭。

第二，要分析骨折后关节功能障碍的原因是什么？需辨证论治以提高疗效。

严重的关节内骨折可引起关节骨性僵硬。此种功能障碍推拿治疗效果欠佳或无效。

若是属于长期外固定引起的关节周围软组织粘连和肌腱关节囊挛缩，而致关节活动障碍推拿治疗效果相对较好。

第三，对骨折患者推拿康复过程不能急于求成，更不能以力取胜。否则会造成医源性伤害。下面想通过介绍几例真实的病例，以作警示。

1. 病例 1 前臂双骨折

蔡××，男性，46 岁，职员。

左前臂桡尺骨双骨折三月余，经多次闭合复位成功，以管形石膏外固定 8 周。经 X 线摄片复查：见对位、对线尚可，有少量骨痂生长。拆除石膏外固定后嘱加强患肢功能锻炼，1 个月来收效甚微，肘关节屈伸运动和前臂旋转功能均明显受限，前来门诊推拿治疗。专科检查：左肘关节屈曲畸形，关节屈伸活动度仅 10°～20°，前臂旋转功能极差，前臂肌肉废用性萎缩，腕关节运动亦有受限，手部握力减弱。

拟诊：前臂双骨折后遗症。在推拿治疗时，为了使肘关节尽快地恢复正常运动功能，医师与患者相对而坐，用胸部抵住患者前臂远端的背侧，双手紧紧地搂抱患者的双肩，对抗用力，急速地产生被动屈肘运动（图 14-3），当即一声巨响，失去阻力；患者剧痛难忍，面色苍白，再次出现畸形外观。经 X 线摄片证实桡、尺骨双骨折。

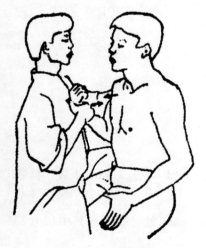

图 14-3　强行屈肘

2. 病例 2 股骨干骨折

男性，20 岁，农民，1970 年秋某日门诊。

两月前因拖拉机车祸致左侧股骨中段横形骨折，在外院曾做髓内钉固定术。手术后膝关节屈伸功能障碍，行走不便，希望早日恢复正常功能，要求推拿治疗。门诊检查：体格健壮，跛行，原手术切口愈合良好，股四头肌萎缩明显，膝关节屈伸运动范围仅 10°～15°，有僵硬感。X 线摄片提示股骨对位、对线及髓内钉固定均属良好，骨折断端已具有少量骨痂生长，骨折线模糊，膝关节间隙正常。

推拿治疗时患者取仰卧位，医师立于患侧，先在股四头肌施滚法、拿法、擦法治疗。最后以一手的前臂置于患肢的腘窝部，另一手紧握患肢的踝前部，双手做相反方向的对称用力，猛烈地被动屈膝关节

(图14-4)。瞬间一声骨响,患者疼痛不堪,患肢股部再次出现畸形和肿胀。经 X 线摄片证实:股骨中段原骨折处再次出现骨折,向前成角,原髓内钉亦向前成角弯曲。

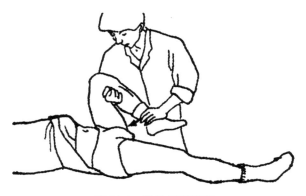

图 14-4　被动屈膝关节

通过上述两个实例可以看出,在临床工作中有部分医务人员对骨折后遗症病因、病机考虑不周、欠全面,只看到骨折经整复固定,外固定解除后,关节活动度受限,甚至发生障碍这一表面现象;而没有进一步去分析发生关节活动度受限或关节活动度严重障碍的原因是什么。

其实质是骨折经长期外固定后,引起关节活动度受限或活动度严重障碍的原因,并非是关节的本身,而是由于肌肉的长期不活动,产生了静脉和淋巴液的瘀滞,血液循环缓慢,组织发生水肿,浆液纤维素性渗出物的形成、增多,产生了关节囊和肌肉筋膜间的粘连。所以推拿康复时治疗的重点应该是肌肉、筋膜等软组织,而骨、关节只要做辅助治疗即可达到目的。

以上两个实例在治疗时本末倒置,将骨、关节治疗作为重点,采用了强大的暴力和不规范或超生理活动范围的被动运动,结果均酿成再骨折的医源性创伤。特别是后一例,除再骨折外,连同髓内钉都一起成角畸形了,其暴力、蛮力之大,简直不可理喻。

四、以推拿为主的中医外治法在骨折后的康复应用

(一) 推拿治疗

1. 开始治疗时间

何时可以接受中医推拿康复治疗?

当骨折已临床愈合和骨性愈合,解除外固定后,尽早接受推拿康复治疗。

2. 治疗要点

怎样进行中医推拿康复治疗?

了解病史,分析引起关节活动度受限和关节活动障碍的原因,辨证治疗,拟定治疗计

划,按计划有步骤地逐渐松解粘连。

中医推拿康复治疗的重点是肌肉、筋膜、肌腱、韧带、关节囊等软组织粘连挛缩所造成的关节活动度受限或关节活动障碍,并非是关节骨性强直所造成的关节活动障碍,所以中医推拿康复治疗的重点部位仍以肢体软组织为主;辅以诸关节的功能运动,具体操作可参照以上各相关章节的推拿治疗。

3. 推拿治疗的康复作用

中医推拿可达到哪些康复作用?

中医推拿对运动系疾病的康复主要依靠的是优质的推拿手法和科学的被动运动。这二者对疾病的治疗是互补关系,缺一不可。

优质的推拿手法对患肢进行有效的物理刺激,可以降低外周感觉神经的兴奋性而止痛。可使局部毛细血管扩张,加速静脉血液及淋巴液的回流,促进局部血液循环,有利于组织水肿及代谢产物的吸收,松解软组织粘连;对损伤的关节进行手法治疗,可以促进关节滑膜的分泌,改善软骨面的营养,并能促使关节腔内渗出物的吸收,改善关节功能等。

科学的被动运动是根据不同骨折,经长期固定后所出现的关节功能障碍,选用人体关节基本运动方向,即:关节在矢状面的屈和伸;关节在额状面的内收和外展;关节在水平面的左右旋转;以及多轴位的环转运动。在做被动运动时患者完全不用力,肌肉不要收缩,肢体处于放松状态,由外力完成的整个过程称之为被动运动。一切的被动运动都要在正常生理允许范围或解剖范围之内,这才是科学的。所做的一切被动运动,应遵循运动幅度由小开始、逐渐扩大、循序渐进的原则,最大限度地恢复和改善患者已减弱或丧失的运动功能。

鉴于以上功效,中医推拿除了用于骨折后遗症康复外,同样还适用于关节手术后、慢性颈肩腰腿痛、关节炎、骨质疏松、脊柱畸形等运动系疾病的康复。

(二) 中药熏洗

熏洗疗法是选用中药煎汤的热蒸汽熏蒸患处,待温热后以药液淋洗患部的一种外治方法。它是借助药力和热力,通过皮肤黏膜作用于肌体,使腠理疏通、气血流畅、脉络调和。通常可选用温经通络、活血祛风等类中草药。临床一般应用四肢损伤洗方(《中医伤科学讲义》经验方),其方组成由桑枝、桂枝、伸筋草、透骨草、牛膝、木瓜、乳香、没药、红花、羌活、独活、落得打、补骨脂、淫羊藿、萆薢。每次熏洗 20～30 min,每天 2～3 次。以上是一基础方,根据各人的病情可有所增减中药,同时可参阅第二章上肢损伤洗方、下肢损伤洗方、热敷方(第 20 页)。熏洗时请注意不要烫伤。

现代医学研究证明,熏洗时湿润的药液能加速皮肤对药物的吸收,同时使局部皮肤温度升高,毛细血管扩张,促进血液和淋巴液的循环,有利于血肿消散和松解软组织之间的粘连。

(三) 针灸治疗

针刺是通过对一定经络俞穴的刺激,以激发经络气血的运行,进而宣通经脉、调和阴阳。灸法(图 14-5)则是利用艾绒或其他药物灸疗于一定穴位,借助于火热和药物作用于人体,以温通经络,行气活血,祛除寒邪,培补正气。亦可将艾绒直接与毫针相结合,称谓温针灸(图 14-5)。即在针刺得气后,将毫针留在适当的深度,将艾绒捏在针柄的尾部,以火点燃,直到燃完为止。使热力通过针身传入机体,达到治病的目的。亦可以用电针治疗仪(图 14-6),即在针刺得气后,在针柄上通以微量电流,以加强对穴位的刺激,从而达到治疗目的的一种方法。本法可适用于多种疼痛性疾病、痹证及痿证等,也可用针刺麻醉。电针刺激量较大,需防止晕针,调节电流量时,应逐渐从小到大,不能突然增强,防止

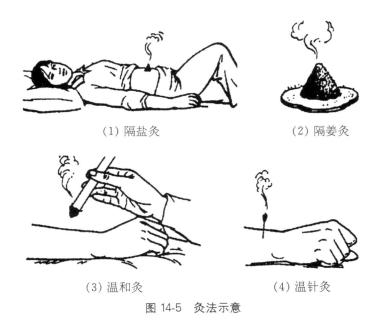

(1) 隔盐灸　　　　　　　　　(2) 隔姜灸

(3) 温和灸　　　　　　　　　(4) 温针灸

图 14-5　灸法示意

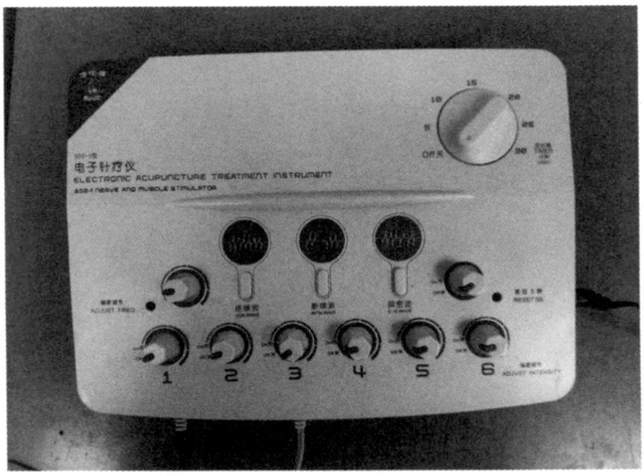

图 14-6　电针治疗示意

肌肉强烈收缩造成弯针或折针。电针机最大输出电压在 40 V 以上,最大输出电流应限制在 1 mA 以内,以免发生触电危险。直流电或脉冲直流电有电解的作用,易引起折针或灼伤组织,不宜作为电针机的输出电流。有心脏病者,不宜使用电针治疗;毫针的针柄如经过温针火烧后,表面氧化不导电,不宜再使用;若仍使用,输出线应夹持在针身上。

(四) 传统体育康复法

传统体育用于养生康复、防病治病,有着悠久的历史,其内容丰富,形式多样,为中华民族的繁衍昌盛做出很大的贡献。其中具有代表性的传统体育项目有:放松功、内养功、强壮功、五禽戏、易筋经、八段锦、太极拳等。患者通过以上体育运动的锻炼,可增强身体素质,促进身心健康。

传统体育康复十分注意动静结合、形神共养,通过多种形式的身体锻炼,内养精气神、外练筋骨皮,以平衡阴阳、畅通气血、调理脏腑,达到扶正达邪之目的。

医师必须根据每一个患者的身体素质、年龄、性别及身体状况、所患何病、有何功能障碍等情况综合分析后,拟定因人而异、具有个性的"运动处方",即锻炼计划。锻炼要先易后难,先简后繁,循序渐进,不可急于求成。为了提高体育锻炼的效果,医务人员还必须进行合理的组织和指导。

为防止运动外伤,锻炼前应检查场地、器械,采取有效安全措施。同时要注意安全教育,严格锻炼纪律,并嘱患者认真做好运动前的准备活动和运动后的放松活动。对于发热、患有传染病患者、外伤未痊愈者及严重失眠、精力不足者,可暂不接受其参加体育锻炼的要求。

第二节　关节炎的康复

关节炎病变种类甚多,本书仅介绍以推拿疗法为主的中医康复中较为有效的两种关节炎。

一、类风湿关节炎

类风湿关节炎是一种常见的以关节组织慢性炎症性、对称性、多关节同时发病为主要表现的全身性结缔组织病变。好发部位顺序为手、足、膝、肘、髋、肩等。往往自手足小关节开始,后侵及大关节,常为多发对称出现。其病因尚不明确,学说颇多,有的认为是甲型溶血性链球菌或病毒感染后机体变态反应的结果;也有认为与内分泌失调、遗传、神经营养、精神状态、寒冷、潮湿等因素有关。本病多见于女性,发病年龄多为 25～30 岁之间。

主要累及手、足等小关节,也可累及任何有滑膜的关节、韧带、肌腱、骨骼、心、肺及血管。本病在世界各国均属于发病率高、致残率高、死亡率低的疾病。其发病急、症状反复、病程较长,一旦罹患可延续终身,在急性发作后,逐渐转慢性。

(一) 病理

类风湿关节炎主要病理变化为关节滑膜的慢性炎症。早期有滑膜充血、水肿,而使滑膜增厚,关节内有渗液,关节周围软组织肿胀,继而微血管数量明显增多,血管之滑膜肉芽组织显著增生成绒毛状,称血管翳。血管翳可深入覆盖于关节面软骨的表面,使软骨营养摄取先受到障碍,继而软骨发生变性溶解。此外,软骨下也有肉芽组织增生,可使软骨两面受侵蚀而破坏。肉芽组织还可向骨深部蔓延,由于关节内压力增加,滑膜血管翳可自被破坏的关节软骨裂口嵌入骨内形成关节面下囊性破坏区。囊内不仅为纤维肉芽组织,也可有滑膜充填。随着病情的进展,破坏的囊腔可逐渐由小变大。关节内纤维组织的增生也可使受侵蚀损坏的软骨与关节骨端紧密粘连,最后关节腔大部分甚或全部被闭塞,发生纤维性关节强直,纤维组织骨化而成关节骨性强直。在关节病变进行的过程中,周围肌腱、韧带附着处,也同样有炎性反应引起的成骨细胞增生,造成周围软组织钙化、骨化。

由于关节滑膜增厚充血和关节内渗液,可致近端指间关节呈梭形肿胀,同时可伴有第二至第五掌指关节和腕关节肿胀;日久肌肉出现萎缩,可发生掌指关节半脱位或脱位,手指及腕关节向尺侧偏倾称类风湿手(图 14-7)。当关节疼痛而废用,以及骨代谢障碍等诸多因素的影响,还可出现骨质疏松,严重者长骨可因骨萎缩而变细小脆弱而容易骨折。

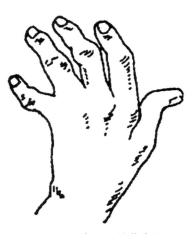

图 14-7 类风湿关节炎之
关节梭形变形

(二) 临床表现

类风湿关节炎起病和发展均很缓慢,病程可数月至数年甚至十数年,逐渐出现关节僵硬、肿胀、酸痛、皮下结节,常伴有全身不适和乏力、贫血,可有低热、淋巴结肿大、食欲减退及体重下降,晨僵为最典型的临床表现。

常发部位为手、足小关节,尤其是近端指(趾)间关节和掌指(跖趾)关节,而远端指间关节(此为与牛皮癣性关节炎的主要鉴别点)常不受侵犯。呈对称性多关节发病,但中轴关节通常不受侵犯。另外,类风湿关节炎还可出现关节外的表现,主要有心包炎、间质性肺炎、尿道炎、结膜炎等。

1. 局部体征

初期有游走性对称性小关节疼痛、肿胀,继而近端指间关节呈梭形(亦有称纺锤状)肿胀、关节活动受限。晚期可发生关节半脱位或脱位,诸手指呈鸡爪形状,最后产生关节强直。腕关节受累后,晚期可使关节向尺侧偏倾畸形,有时在肘、腕和手指关节等处可出现皮下结节。

2. X 线表现

早期除关节软组织梭形肿胀外,掌指指间关节间隙可因积液增宽,但间隙增宽出现时间很短,常不易被发现,而软骨损坏后关节间隙变狭和消失却是常见的征象,主要是滑膜血管翳对关节软骨侵蚀损坏所致。软骨下骨松质受累则出现关节边缘不规则破坏或关节面下不规则的透亮区。晚期关节明显狭窄、畸形,并可发生脱位、半脱位和关节强直。一般认为,小关节梭形肿胀、关节间隙改变及手、足小关节边缘部局限性骨吸收、破坏为较有价值的早期 X 线征象。

3. CT 表现

CT 检查可显示复杂的骨关节,特别是在 X 线平片上呈相互重叠的骨结构。对于类风湿关节炎,CT 有助于发现早期的骨侵蚀病变,即骨性关节面的凹凸不平,关节面的中断和小关节面下小的缺损,并可见骨质疏松的表现。

4. MRI 表现

MRI 具有良好的软组织分辨率,因此可清楚地显示关节、软骨及滑膜的累及情况,在这些方面要明显优于 X 线检查。在类风湿关节炎的早期,腕关节和掌指关节区滑膜有炎症性改变,可见滑膜增厚、毛糙,在增强的 T_1 加权像上表现为增强的滑膜覆盖着低信号的肌腱,滑膜外可见低信号的腱鞘内积液。

(三) 诊断

治疗和康复的基础是早期的正确诊断。完整病史和体格检查是正确诊断的重要环节。X 线检查和实验室检查可以了解疾病的程度和发展,并能判断预后。诊断仍然按照美国风湿病协会 1987 年 6 月所制定的有关类风湿关节炎的诊断新标准。比原先 1958 年旧标准(共 11 条)要简单。

诊断标准如下:

(1) 每天至少持续 1 h 以上的晨僵,并持续 6 周以上。

(2) 要有 3 个以上关节疼痛、肿胀,并持续 6 周以上。

(3) 腕、掌指关节、近端指间关节肿痛,持续 6 周以上。

(4) 对称性关节肿胀。

(5) 手和手指有典型类风湿关节炎的征象。

(6) 皮下结节。

(7) 类风湿因子阳性。

以上 7 项中只要具备 4 项即可诊断为类风湿关节炎。这个标准中特别重视手的改变。近年来经研究发现,本病与人体白细胞抗原 HLA-DR$_4$ 有关。

(四) 康复评价

对类风湿关节炎的评价要从患者的需要出发,医师要与其他工作人员紧密联系,并得到其尊重,才能发挥其职能。医师的主要职责是评价上下肢的功能及其发展;其次是指导制订基本的治疗方案,家庭成员也应理解和全面支持治疗的整个过程。

(五) 康复指征

(1) 减轻关节疼痛、消退关节肿胀等主要临床表现。

(2) 防止关节畸形进一步发展,尽可能改善关节功能、增强肌力。

(六) 康复方法

类风湿关节炎的康复医疗需要较长时间,要有耐心,持之以恒,坚持治疗,必有改善。以推拿为主的中医康复对纤维性强直有较理想的疗效,对于骨性强直的类风湿关节炎疗效差甚至是无效的,所以一定要争取早期治疗。

1. 推拿治疗

中医推拿对类风湿关节炎是一种有较好疗效的外治方法。通过各种手法的局部刺激,以及科学有效的被动运动和在医师指导下患者主动的关节功能训练,可防止肌肉萎缩,防止关节畸形的加重,缓解关节疼痛,力争保持患者关节正常的功能状态及日常生活活动能力。

医师在对患者进行推拿治疗前,需对患者的病史进行全面的了解,对病情作客观的评价。通常类风湿关节炎的早期或在纤维性强直阶段是中医推拿治疗的适应范围。下面就将类风湿关节炎手部的推拿治疗作一介绍。

(1) 手法。㨰法、推法、指揉法、捻法、抹法、摇法、分法、擦法等。

(2) 取穴与部位。外关、阳池、合谷、中诸、八邪、后溪等穴及整个手部。

(3) 操作。患者取仰卧位,将手置于身体两侧,手下垫柔质枕头;医师坐于患侧,对手背、手掌先施以充分的㨰法治疗,并可包括前臂远端的掌侧和背侧。若患者手部肿痛明显,不能忍受㨰法治疗者,可改用以一指禅推法或揉法为主的手法治疗,但治疗重点是腕关节、掌指关节和近节指间关节。

① 应用揉法治疗以部位为主时,可选指揉法对以上穴位进行手法刺激。如应用一指禅推法以穴位治疗为主时,可选用掌揉、鱼际揉或指揉法作配合。

② 在进行腕关节推拿治疗时,可配合腕关节屈伸的被动运动,尺偏、桡偏的被动运动和摇腕关节。

③ 在进行掌指关节和近节指间关节推拿治疗时,可配合掌指、指间关节屈伸的被动运动和捻法、抹法,分、抹手掌、手背。

④ 分别对腕关节、诸掌指关节、近节指间关节逐一进行擦法,并以热为度。对肿胀较明显的关节应进行重点治疗,此重点,一是指要有良好的手法刺激;二是指保证有一定的治疗时限。对类风湿关节炎的推拿治疗要记住"以柔克刚"四个字,绝不能以力取胜。笔者主张对关节功能障碍所做的被动运动以一个人完成为佳,不需两人甚至多人共同完成一项被动运动,以免发生医源性损害。

(4) 病例。下面举一个实例,可引以为鉴。吴××,女性,30 岁,农民,1966 年夏日初诊。

① 简病史。肢体远端小关节对称性肿胀疼痛三年余,有晨僵史,呈缓进型发展,关节运动功能日趋受限,行走不便,不能正常从事劳动,给生活带来极大的不便。从外地农村来沪就诊。

② 门诊检查。在家属搀扶下蹒跚地步入诊室,双侧手腕肿胀,屈伸、尺偏、桡偏运动均受限制;指间关节有不同程度的梭形肿胀,屈伸运动受阻;"4"字试验阳性,双踝关节肿胀、压痛。类风湿乳胶试验阳性,红细胞沉降率大于 40 mm/h。X 线摄片所见:构成诸关节骨组织均有不同程度的骨质疏松,关节间隙明显变狭窄。结合临床拟诊为类风湿关节炎。

③ 推拿治疗。该患者自从接受推拿治疗后,自觉一种比较轻松的感觉。所以对推拿治疗很有信心,每次都能忍痛接受治疗,主动配合。最后有一次强行做髋关节被动屈曲、外展、外旋时发生了股骨中段斜行骨折的意外。当时患者取仰卧位,患肢呈"4"字试验状,医师的一手在患肢股前内侧的近端用擦法治疗;另一手放置在患肢的膝部内侧做好向下按压的准备(图 14-8)。另一助手按压往对侧的髂前上棘,以免发生身体的晃动。准备就绪后,医师猛力向下按压膝部,一声巨响,患者剧痛难忍,即刻股部出现肿胀,畸形外观和畸形运动。急送骨科,经 X 线摄片检查,明确诊断为左侧股骨中段斜行骨折。

④ 教训。股骨是全身最长和最坚实的长管骨,呈圆柱状,骨干皮质较厚而又坚实,非猛烈暴力不足以造成骨折。然而我们的医师疏忽了对本病的病理基础的认识。在初诊时原先的 X 线报告已提示:"构成诸关节骨组织均有不同程度的骨质疏松,关节间隙明显变狭窄。"按理,是不可再强行使用强大的扭曲力量进行治疗的。对关节运动功能受限制者,可通过充分的手法治疗和热敷等外治法及适当的关节被动运动,完全可以逐渐地改善关节活动度,这样做比较安全有效。推拿作为一种外治疗法使病痛获得缓解,关节运动功能有所改善是可

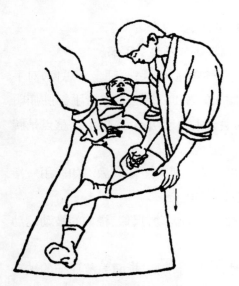

图 14-8　强行髋关节外展、外旋

能的,至于要完全恢复关节运动功能,一定要从实际出发(初起时的纤维性强直阶段,还值得一试;待已达到骨性强直阶段推拿疗法是徒劳的)。鉴于本病的病理基础,不需要很大的力量也能够使其造成骨折,更何况是两人以上的复合力量,增加了组织损伤的外源性因素。

2. 针灸治疗

传统体针以局部取穴为主,在针刺后尾部加艾,即为温针;每次以 3~5 壮即可。

局部可选隔姜灸或药饼(通常可用附子饼)灸,每次 3~5 壮,每天 1 次。

3. 中药外用熏洗

以祛风湿、活气血、利关节的藤类药为主,

拟方如下:

雷公藤 10 g　鸡血藤 12 g　海风藤 10 g　络石藤 10 g　忍冬藤 10 g

桂　枝 6 g　透骨草 10 g　伸筋草 10 g　路路通 10 g　当　归 10 g

中药置入布袋内,浸没于锅内,煮沸后先利用蒸气熏蒸手指、掌指、腕等诸关节,水温下降后,可用毛巾洗患手和湿敷患手。待水温下降后,可将全手浸入药液中,同时主动地做关节屈伸运动,直至药液变凉。每次 20~30 min 或更长时间。

药液冷却后,若有时间,可以再煮沸进行第二次熏洗治疗。用完药液不必倒掉,可煮沸后留置第二天再用。待药液明显变淡或药有异味,则必须及时更换。

4. 关节功能锻炼

美国一位类风湿病专家马斯克逊指出:①锻炼每个受害关节,一天至少一次,每次几分钟;②活动时一定要轻和慢,绝不要超过疼痛点;③如果手部关节受损就要尽量避免这段关节承受太重的重量;④每天锻炼和休息要均衡。战胜关节炎的要点是不要放弃锻炼,但要认识到改善是缓慢的;有规律的锻炼能带来显著的效果。这说明了患者能持之以恒的关节功能锻炼,可保持患者的关节功能状态。具体锻炼方法如下:

对下肢诸关节锻炼以水中运动为好,因为水有浮力,可避免关节的承重,不易发生关节损伤。

急性期患者的罹患关节应用矫形器、弹簧支架固定,要定时脱卸装具进行轻微的被动运动。

通常类风湿关节要进行主动运动及抗阻力锻炼,但均应在无痛范围内进行。每个关节的活动应达到其极限,每天训练时都要达到关节全范围运动,每天至少 1 次,但不要引起疼痛加剧。一般保证每小时中有 5 min 时间的锻炼,其效果比长时间锻炼要更好。在冬季每次锻炼前先给关节做热敷,或热水浸泡后进行。一切的关节功能锻炼要在医师的指导下,患者单独或在别人帮助下完成;医师要定期复查,根据病情修改锻炼计划。这种锻炼必须长期耐心、循序渐进地进行,才能取得效果。在手部锻炼的全过程中,应特别注意腕关节、掌指关节和近节指间关节的功能。

对类风湿关节炎的康复,单独应用以中医推拿为主体的外治康复法是不够的。还可选用控制关节症状非甾体抗炎病,如双氯芬酸钠;控制病情的药物,如氨甲蝶呤等;生物制剂药物,如肿瘤坏死因子拮抗剂等;严重时应在医师指导下使用糖皮质激素等。

对类风湿关节炎的外科治疗,手术要求很高,并且对术前评价要非常慎重。若关节置换术则需要较高的手术技能。类风湿关节炎病本身比较复杂,在疾病的不同阶段,有不同的手术方法。

二、骨关节炎

骨关节炎是一种关节软骨的退行性疾病。随着年龄的增加,发病率增高,常见于老年人,好发于承重的关节和多动关节。临床上往往没有显著症状,大多属于年龄增长之自然生理性改变。

(一) 病因

病因尚不明了,其发病可能与年龄、创伤、炎症、肥胖、遗传、代谢等因素有关。

原发性骨关节炎属老年的生理性改变,患者年龄大多在 40 岁以上,男性多于女性,常见于承重的大关节。这类患者在临床上往往无明显症状。可能由于正常组织的机械负荷过度和对机械力的异常反应,使关节软骨变性,继而边缘发生代偿性增殖,经钙化或骨化而形成本病。

继发性骨关节炎,外伤是发病的重要原因。可由一次严重的外伤或反复多次轻度的外伤累及所致,或由于身体姿势不正如脊柱侧突等,使一侧或个别关节持重过度,从而引起软骨损伤、变性而发生。此外,各种急、慢性关节炎,关节局部血运循环障碍、遗传、代谢障碍、内分泌疾患等均可加速骨关节炎的形成。

(二) 病理

骨关节炎使原来透明光滑的关节面发生绒毛样增生、表面粗糙,并可出现裂纹、凹陷和溃疡。软骨退化后,由于机体的代偿修复使软骨下骨质增生,关节边缘骨赘形成;在关节面的承重部位因负担增加而往往受压变扁,使骨端变形。关节面扁平又进一步影响血运,进一步促使骨质硬化。由于关节软骨损坏,关节皮质呈稀疏坏死,再加上关节囊内压力增高,使滑液在关节皮质的压力增大,对囊性的形成起着一定作用。在骨的关节端除软骨磨损、变薄外,X 线片上可见关节间隙变窄和数个小囊状透光区。

关节面变形,促进骨赘形成和骨质碎裂。当磨损的软骨或骨质碎裂,脱落入关节腔即形成关节游离体(或称关节鼠)。此游离体可刺激关节囊使其增厚,加速其纤维化及疤痕形成。软骨损伤后的绒毛样增生引起关节粘连、关节腔消失,导致关节活动功能障碍。关节在活动时刺激囊内神经而引起关节疼痛。

(三) 临床表现

骨关节炎多见于中老年人,好发于髋、膝关节和颈、腰椎。起病缓慢呈渐进性,不伴有全身症状。通常以某一个关节或一对关节发病,患者最初仅感关节轻度不灵便,当关节囊挛缩后,如剧烈运动时可刺激囊内神经而出现疼痛,甚至可发生持续性疼痛;进而可发生活动受限,久坐后感觉活动不便,关节局部有僵硬感,当活动后能自行缓解也是骨关节炎比较常见的症状。后期可出现关节畸形和关节功能障碍。

1. X 线表现

早期的软骨改变可无明显的 X 线表现。当关节软骨变薄后,关节间隙逐渐变狭窄;由于承重的不同,和关节软骨损坏的程度不一致,关节间隙可出现不对称狭窄(图 14-9)。

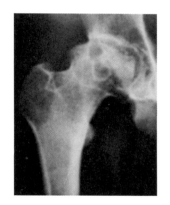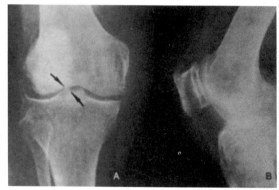

图 14-9   髋、膝部骨关节炎 X 线表现

以后出现关节面的硬化及关节面变形,关节边缘出现骨赘,骨赘由于关节屈伸牵拉,在相对关节面处稍弯曲靠拢如唇样,也可相连而成骨桥。磨损的软骨和关节边缘的骨赘脱落入关节游离体即关节鼠,通常呈类圆形,大小为数毫米至 1 cm 左右,以膝关节附近多见。软骨下囊变在 X 线平片上常表现为类圆形透亮区,周边可有骨质硬化区,此现象以髋关节多见。

2. MRI 表现

MRI 可发现骨关节炎的早期变化。在 MRI 图像(见第 380 页图 11-19)上可清楚地显示软骨下的小囊状改变,通常在关节狭窄出现前就可见到,这种囊变在 T_1 加权像上呈较低信号,在 T_2 加权像上呈较高信号。MRI 图像除可显示关节间隙的狭窄外,还可清楚地显示软骨的改变,可见软骨表面毛糙,凹凸不平及软骨的碎裂。无菌性坏死的出现在 MRI 图像上也可较早地检出,即在股骨有小斑状和小囊状的不规则信号出现。

(四) 康复指征

骨关节炎的康复,即指恢复患者的功能水平。

骨关节炎病症的跨度很大,轻者没有明显症状,重者关节功能丧失,特别是下肢的髋膝关节,必须通过人工关节置换术方能达到康复目的。所有内科、外科、理疗科,以中医推拿为主的康复治疗需互相补充、相辅相成。在统一全面的计划安排下,根据不同患者拟定具有个性的康复方案,才是对骨关节炎康复的一个重要而正确的模式。

康复治疗患者不论病程长短,如果没有明显症状,一般就不需治疗,但应注意保持身体的健康,预防骨质疏松的加重。若是多关节发生骨关节炎,治疗时应集中于影响功能最大的关节和疼痛最持久的关节,治疗模式应按功能障碍的严重程度,拟定具有个性化的康复方案。

对于本病的康复可包括以下两个方面:

(1) 以中、西医药物和以中医为主体的综合外治法构成一个非手术治疗的方法,可以说这是骨关节炎康复的主体。

(2) 在骨关节炎的后期,药物已达不到止痛作用,同时伴有关节畸形、运动受限,影响生活和工作,关节置换术可给患者带来新的生命。

(五) 中医康复

《素问·痹论》篇曰:"风寒湿三气杂至,合而为痹也。"由于感受风寒湿邪各有所偏盛,其中以风气胜者,因风性善行而数变,易使痹痛游走不定而成为行痹。以寒气胜者,因寒性凝滞收引,易使痹痛部位固定,疼痛较为剧烈而成痛痹。以湿气胜者,因湿性黏滞重着,易使肌肤、关节麻木重着,痛有定处而成着痹。

骨关节炎其痛多有定处,而且较为剧烈,但无关节红肿,尤其是发生在下肢髋关节、膝关节处,常可因痛而影响正常生活和工作。常因劳累、寒冷关节疼痛加重;休息保暖关节疼痛缓解;脉紧、舌白诸症从中医辨证而言属于痛痹范畴。治以温经散寒,祛风除湿可选乌头汤(川乌、麻黄、芍药、黄芪、甘草)加减。

本方以乌头配麻黄能搜剔入骨之风寒,川乌大辛大热,驱寒邪,止痹痛,麻黄发散驱逐偏于在表之寒邪,两者为方中主药;芍药、甘草缓急于止痛;黄芪益气固表,并能利血通痹。若关节发凉,疼痛剧烈可加附子、细辛、桂枝、干姜温经散寒止痛;若寒阻痰凝兼见麻木者,可配以半夏、桂枝、天南星等。

中药可按常法服用头煎、二煎。服完后药渣可再利用,作局部外熨治疗。

(六) 西医药康复方法

阿司匹林至今仍为最佳药物,既能止痛,又能消炎,是骨关节炎的首选药物。

若服用阿司匹林无效,可采用另一型消炎镇痛药,如吲哚美辛、布洛芬、双氯芬酸钠、塞来昔布等供选用,患者可能对一种药物反应无效,但也可能对另一种药物是有效的。另外在服用消炎镇痛药的同时,可适当辅以镇静剂,如艾司唑仑 2.5 mg,可起协同作用。

在短时期内使用消炎痛这一类消炎镇痛药虽然可以缓解症状,但不能过久地使用,因为这一类药物会引起胃肠道反应、肝功能损伤和白细胞减少症、再生障碍性贫血等。

系统性使用糖皮质激素类药物,如地塞米粉对骨关节炎亦可取得良好效果,但一经使用,就应制订好使用计划,用足量使用于一定阶段,病情控制好转后,应将剂量减少,一般先停用傍晚的1次,然后停用下午的1次,最后停用上午的药物,亦可改为隔日疗法,逐步减量,以至停用,既可使下丘胞-垂体-肾上腺轴(HPA)逐渐恢复,又可避免出现戒断综合征(恶心、呕吐、软弱、无力、烦躁不安、低血压、低血糖症,肌肉关节酸痛等)。过久持续使用糖皮质激素类药物会带来严重的顽固性的不良后果,应慎重。

骨关节炎疼痛明显并有关节积液时,可于关节腔内注射糖皮质激素类药物,每周1次,对止痛较为有效,共注射3～4次。若反复长期使用将影响关节软骨的营养,导致关节感染,甚至皮肤萎缩。

除药物治疗外,患者早期即可进行必要的肌肉收缩及舒张练习,增加关节活动范围,以保持关节的功能完好。

理疗能有效解除肌肉痉挛、缓解关节的压力,改善关节血液循环,能起到消炎、消肿、镇痛等作用。常用的方法有离子导入、超短波、蜡疗等。

直流电药物离子导入疗法兼具有直流电与药物的作用。电解质溶于水中时发生阳离子电离现象,根据电学“同性相斥”的原理,药物阳离子在阳极下导入人体,阴离子在阴极下导入人体。药物阳离子经皮肤上汗腺、皮脂腺管口或黏膜、伤口的细胞间隙进入人体,导入的药量不多,一般在皮下1 cm以内的深度形成“离子堆”,在局部可存留数小时或数天,因此作用浅而缓慢,但局部的药物浓度较高,对局部起治疗作用,导入的药物也可随血液、淋巴液进入较远的部位,通过经络、穴位或神经末梢产生治疗作用。

超短波的波长1～10m,频率为30～300MHz。应用超短波治疗疾病的方法称为超短波疗法。短波疗法与超短波疗法都属于高频电疗法。

超短波的作用深度深于短波,可达到骨组织,在脂肪层中产热较多,其主要治疗作用有促进血液循环、改善组织血供,有利于增强组织营养,加速炎症产物和水肿的消散。降低感觉神经的兴奋性而达到镇痛作用。随血液循环的改善,有利于减轻缺血性疼痛,也有利于致痛物质的排除。降低肌肉张力,缓解肌肉痉挛和促进组织生长修复。超短波大剂量时所产生的高热还有抑制和杀灭癌细胞的作用,常配合放疗、化疗协同治疗肿瘤。急性炎症每次8～10 min,每天1次,5～10次为1个疗程。慢性疾病每次治疗10～15 min,每天1次,5～10次为1个疗程。

蜡疗是取高分子碳氢化合物石蜡,经加热后以蜡饼法、浸蜡法、刷蜡法等不同的方法对肢体各部位进行治疗的一种方法。石蜡的热容量大,导热性小,加热后能吸收大量热,保温时间长,冷却凝固后缓慢放热,是良好的导热体。石蜡有较强而持久的温热作用,可以减轻疼痛,加强血液循环,促进炎症消散,缓解肌肉痉挛。石蜡还具有良好的可缩性、黏滞性和延展性,敷布于体表时可紧贴皮肤,冷却后体积缩小,对组织产生压迫作用,可促进水肿消退。

蜡疗每次 30～40 min,每天 1 次,每 20 次为 1 个疗程。

水疗法即应用水治疗疾病的方法。温水浴可使血管扩张充血,促进血液循环和新陈代谢,使神经兴奋性降低,疼痛减轻。水的静压力可增加呼吸运动,可压迫体表静脉和淋巴管,促使血液和淋巴液回流。水的浮力可使浸入水中的身体或肢体重量减轻,更便于活动和功能训练。水流对皮肤有温和的按摩作用,随治疗技术的发展,水疗法种类很多,如冲浴、浸浴、淋浴、蒸气浴、漩涡浴、蝶形槽浴、步行浴、水中运动等,因所应用的水温、成分以及作用方式、作用压力与作用部位不同,其治疗作用及适应范围也大不相同。水中运动尤其适用于躯干和下肢骨关节炎的患者,由于水有阻力,各种活动宜缓慢进行,可由医师保护和指导。每次治疗 5～30 min 不等,每天或隔天 1 次,15～20 次为 1 个疗程。

以中医推拿为主的外治康复方法(以膝部骨关节炎为例)。

膝关节为肢体承重较大的关节,退行性骨关节炎在年长者中极为常见。青壮年骨关节炎多继发于半月板组织的损伤。其主要症状是局部疼痛和关节屈伸不利。

其实膝关节由三个功能间室共同组成:髌股间室、外侧间室和内侧间室。膝部骨关节炎可波及一个或几个间室,最多见于髌股间室或内侧间室。膝部骨关节炎的具体表现和症状的严重程度对康复提出不同的具体要求。

患者一旦明确为膝部骨关节炎,即使无明显关节挛缩或关节狭窄,亦无明显畸形时,就应该即刻开始治疗和保护性使用。此时应以保守治疗为主。可服用中西药物(见前节)。轻手法推拿治疗,若病变以髌股间室为主,推拿治疗以股直肌为重点部位。内侧间室病变,推拿治疗以股内侧肌为重点部位。外侧间室病变,推拿治疗以股外侧肌为重点部位。推拿能够缓解膝痛和预防关节挛缩。每次治疗 20 min,隔天 1 次,10 次为 1 个疗程,停一周后,可再做下一个疗程。中药外敷、针灸、理疗等方法均可使用。除积极的各种治疗外,自我锻炼同样十分重要,方法有二,一是指导患者做直腿高举操练 100 次,每天做 1～2 次;二是可指导患者做股四头肌的舒缩(即收缩、放松反复进行)100 次,每天 1～2 次。自我锻炼是维持关节强度和稳定的重要措施,这一重要性一定要向患者讲清楚。在锻炼时以自我徒手为主,不要加抗阻训练,有学者认为抗阻训练可使应力强加于髌股关节而对疾病康复有利,实质上由于髌股关节已有一定程度的骨关节炎病变,症状也将因应力加于已有骨关节炎的关节上反而加重。还应注意,在平卧时,不能在腘窝部垫枕头,因为这样将导致发生进行性膝屈曲性挛缩。再则,就是要保护性使用,不要再参加登山郊游、踢球、跳跃、奔跑等剧烈大运动量活动,以减轻关节的负荷和不良刺激。

中等程度骨关节炎,可出现关节间隙狭窄,关节稳定性减弱,有成角畸形。在这一阶段仍然要继续先选用非手术治疗。特别是对于中年人,骨关节退变发生较早者,应尽可能保留患者自身的组织器官。保守治疗(第十一章第七节退行性膝关节病中非手术治疗部分)要更积极和更要注意膝部保护性的使用。除不能参加上述登山、奔跑等剧烈、大运动量活动外,最好要加手杖来帮助行走,以手杖来减轻膝关节负荷,同时也可减轻自身的重量。最佳的运动就是游泳训练。在保守治疗方面,可增加小腿的皮肤牵引,每天 2~3 次,每次 20~30 min,牵引重量 3~5 kg。对于经如此积极的保守治疗和采用保护性使用膝关节措施后,症状仍未改善者,应及时考虑手术治疗。关节缘骨赘较大,关节内有游离体影响功能者,可行关节扩创术。对疼痛严重,但关节破坏少,活动尚可的关节,可行神经关节支切断术。对关节畸形明显,尚有一部分关节面者,可行胫骨截骨术能有效恢复正常对线。由于症状和畸形是进行性的,若使畸形发展到连截骨术也不能达到正常对线,就悔之晚矣。因此,确定及早进行手术,不拖延时间是非常重要的。

对有严重畸形、多间室疾病、膝痛较甚、行走困难的老年患者,应做全膝关节置换术。

全膝关节置换术后不主张立即活动,一般是在术后 3~4 天后才开始活动。术后局部可用厚棉垫加压包扎,并用前后石膏托加以固定,这样就能限制患者的活动。但这绝不是在拖延康复时间,康复仍应在手术之日开始,即尽早做踝关节的自主活动,每小时 1~2 min,以防止静脉阻滞,有时需抬高床脚,此位置有利于静脉回流。可在踝后放一软垫,使后踝不承受压力。患者可同时使用预防性抗生素和抗凝药物。

常见的并发症是腓总神经受压,一般属神经震荡,这是由于在矫正外翻外旋挛缩时所引起的,最多见于术后的过紧包扎和不恰当地使用夹板和石膏托。若在术后很快发现,应立即松解并重新包扎,这样既能保持畸形的矫正,也能防止神经发生永久性损害。所有康复患者都应注意这一并发症的发生。

术后第三天,拔除引流管和压力敷料,重新包扎,使用膝关节的固定松紧带,可开始做股四头肌训练,每天 3~5 次,每次做 10 个舒缩动作。患者若能尽早恢复对关节的控制,术后的活动范围和关节功能的恢复也越好。

术后 3~4 天,可加用膝悬吊带进行训练,并做直腿抬举动作,为行走做好准备。用悬吊带支持大腿,借滑车来活动跟部,鼓励患者自动伸直膝关节,尽量做抗重力活动。每天 3~5 次,每次做 10 个动作。

术后第五天,患者可开始做自动抗力屈伸活动,患者可先坐于床沿进行,医师协助患者,每天 3 次。患者可尽量早进行活动,并希望尽早能恢复最大范围内的完全伸直和屈曲。但任何时候都不能进行猛力拉伸。

术后 5~7 天,患者可自由活动,股四头肌一旦出现良好的自动控制力,就可不用膝固定装置。患者可于坐位,屈膝关节。有时在夜间还需要使用膝固装置 6~8 周,以保证膝关节不丧失伸直功能。

术后 9~10 天,患者可下地活动,先用行走器行走,以后换用腋杖。术后 10~12 天可拆线,术后 14 天可出院。

患者出院时,用腋杖协助关节的活动膝关节,从 0°～5°伸直位至 80°～90°屈曲位。并且可进行上下楼梯锻炼。

患者出院后一周,进行第一次随访。一要检查伤口,二要对静脉有否阻滞和关节控制作出评价。若发现关节训练有问题,应在医师的指导下,及时纠正。若问题不大,患者应加强股四头肌等长和抗阻力训练,并于俯卧位,进行自动性膝屈曲活动,在行走时,逐渐减用腋杖。

术后第六周进行第二次随访,这时膝关节的平均活动弧度应有 95°～100°屈曲至完全伸直。

3～6 个月的随访,多数患者应有最好的运动范围,其平均活动弧度应达到 110°～120°屈曲和完全伸直程度。

若患者在术前已有一定关节挛缩,在一年后可能会出现一些运动受限的情况,特别会感到卧床时膝置于屈曲位而舒适,伸膝时往往会缺少 5°～10°。这时就需做膝关节的被动过伸手法,或麻醉下做被动过伸手法,手法后第二天,开始锻炼,短期服用抗炎药物,以协助手法效能。

第三节　中风后遗症的康复

中风又称脑卒中,属脑血管病变,是一组起病急、血管源性、引起持续的神经功能缺损的临床病症。中风按病理诊断可分为脑梗死、脑出血和蛛网膜下腔出血三大类。脑梗死又可分为短暂性脑缺血发作、腔隙性梗死、脑血栓、脑梗死。

中风是一种常见病,但又是死亡率高、致残率高和复发率高的危急疾病。据有关资料表明,我国城市和农村疾病死亡十大原因中,中风均居第二位,我国中风的发病率是世界第一,死亡率是急性心肌梗死的 4～6 倍。年龄、民族、性别和家族史与中风的发病有关。高血压病、心脏病、糖尿病、高脂血症等疾病及不良生活习惯如吸烟、饮烈性酒等均为中风的易发因素和中风复发的重要因素。治疗这些疾病,预防及纠正不良生活习惯,可以降低中风的发病和复发。

中风的存活者中有 70%～80%留有不同程度的功能障碍,主要有运动障碍、感觉障碍、言语障碍,更有甚者为认知障碍等,若病后处理不当可导致废用综合征和误用综合征。

中风是脑血管意外所引起的常见内科急诊问题,但随着症状的控制和病情的发展往往需要积极的康复治疗跟进。作为专业的中医推拿医师,特别是涉及康复者,有必要懂得脑卒中发展的过程和相应的病理变化。

一、康复评定

本病的康复评定内容广泛,有认知功能和语言功能的评定,运动功能评定,感觉功能评定,心肺功能评定,吞咽和排泄功能、神经心理功能、生活满意度和生活质量评定等,其中以运动功能评定为重点。目前有许多关于本病偏瘫运动功能的评定方法,其中临床上应用最多的是布伦斯特伦(Brunnstrom)法(表 14-1)。尽管此分级评定较粗略,但测定省时、方便、实用,这些分级已能显示运动功能恢复的进展。

在对中风患者进行康复治疗之前,正确评定剩留功能的潜在力量是非常重要的,在测定康复治疗方案之前,应注意患者有否严重内科问题,认知功能有否障碍,如有这些问题,患者是很难接受康复治疗的。

表 14-1　偏瘫运动功能 Brum strom 评定法

分期	上　肢	手	下　肢
1 期	弛缓,无随意运动	弛缓,无随意运动	弛缓,无随意运动
2 期	开始出现痉挛、肢体共同运动,不一定引起关节运动	稍出现手指屈曲	最小限度的随意运动,开始出现共同运动或其成分
3 期	痉挛显著,可随意引起共同运动,并有一定的关节运动	能全指屈曲,钩状抓握,但不能伸展,有时可反射性引起伸展	①随意引起共同运动或其成分;②坐位和立位时髋、膝、踝可协同性屈曲
4 期	痉挛开始减弱,出现脱离共同运动模式的分离运动:①手能置于腰后部。②上肢前屈 90°(肘伸展)。③屈肘 90°,前臂能旋前、旋后	能侧捏及松开拇指,手指能半随意地、小范围地伸展	开始脱离协同运动的运动:①坐位,足跟触地,踝能背屈。②坐位,足可向后滑动,使屈膝大于 90°
5 期	痉挛明显减弱,基本脱离共同运动,能完成复杂分离运动:①上肢外展 90°(肘伸展);②上肢前平举及上举过头顶(肘伸展);③肘伸展位前臂能旋前、旋后	①用手掌抓握,能握圆柱状及球形物,但不熟练;②能随意全指伸开,但范围大小不等	从共同运动到分离运动:①立位,髋伸展位能屈膝;②立位,膝伸直,足稍向前踏出,踝能背屈
6 期	痉挛基本消失,协调运动正常或接近正常	①能进行各种抓握;②全范围地伸指;③可进行单个指活动但比健侧稍差	协调运动大致正常:①立位髋能外展;②坐位,髋可交替地内、外旋,并伴有踝内、外翻

中风患者在正常恢复过程中,在初发的 48 h 内,可有肢体松弛表现,之后出现活跃的深反射,最后进入肢体的痉挛阶段。松弛阶段保持越长,预后也越差,若松弛状态持续 6

周,肢体功能恢复的希望不大。通常中风患者的正常恢复期为半年,所以在这半年最佳治疗期内能采取正确、有效的治疗,患者均能达到比较理想的康复;若半年以后则康复希望显著减少。偶尔可在病后 1 年半还有一些改善,但是 2 年以后再想康复就不太现实了。下肢至多是跛行,不像上肢那样需要有选择性控制,所以下肢的预后比上肢为佳。

1. 下肢潜能的估计

医师通过体格检查,对患者下肢行走潜能可提供估计。首先检查坐的平衡,因为如果坐不能平衡,站也不可能平衡。而后检查站立,患者能自然直立,两下肢均能保持平衡,再进行行走的检查,检查肢体能否向前移动,移动的步态是否稳定。中风后 20%～30%的患者可达到基本正常行走;75%的患者可基本恢复一定的行走能力。

行走有三个基本要求:第一,身体要平衡,中风后患者常出现肢体倾向健侧,这时健侧肢体可通过腋杖或手杖的支持,获得平衡,患者一定要在行走以前,先恢复站立。第二,需要有肢体向前迈步的能力,这应获得躯干控制的功能和髋屈肌的功能恢复。第三,髋关节、膝关节和踝关节要能稳定站立,这可以通过支具和手杖来克服,同时痉挛本身也可提供一定的稳定力。

2. 上肢潜能的估计

对中风患者来说,恢复下肢的使用和能够行走固然很重要,但同样重要的是患者能独立生活、处理日常生活,即恢复上肢功能。约 2/3 的患者可有一定程度的功能恢复,但只有 30%的患者能达到与健侧基本相同的功能控制。手部的自主活动恢复的确比较困难。手的正常要求是近侧关节应稳定,能将手悬挂于空中,有感觉反馈能力,能够握拳和撑开。

二、康复治疗

中风康复的目标是恢复或重建功能、防止并发症、减少后遗症、提高生活质量。同时一定要加强预防中风的宣传和教育工作,谨防复发。

(一) 及时救治

疾病初期一定要把握急救的黄金时机"三小时"。中风患者若能在 6 h 内果断采取措施,完全可以使出血止住或出血减少,从而挽救患者的生命。如果系脑梗死,人的脑血管被阻塞后,如在 3 h 内得到疏通,脑细胞活动可迅速恢复正常。但一般超过 3 h 以后,受影响的那部分脑细胞会因缺血坏死而无法复活。

(二) 预防并发症

(1) 在急救的同时要积极处理临床合并症;如冠心病、高血压、低血压、心梗、心衰、房颤、室性心律不齐等。

(2) 还要积极预防和处理临床的并发症,如肺炎、泌尿系感染、褥疮、静脉血栓、抑郁、肌肉骨骼疼痛等。这些并发症如不及时预防及处理将会影响康复治疗效果。

(三) 昏迷患者的康复治疗

(1) 定期翻身改变体位,以防褥疮的发生。足后跟、足内外踝、股骨大转子和骶骨等处是褥疮的好发部位。在昏迷和松弛期,由于持续的垂直重力,以上部位可发生褥疮。进入痉挛期后,由于剪切力和摩擦的作用,上述部位会发生水疱,继而形成褥疮。所以此类患者在以上骨性突起部位垫以气圈或软垫,可减少压迫;每隔 2~3 h 翻身一次,改变体位,并且对以上骨性突起部位做轻微的按揉手法,以增加局部的血液循环;再则要保持局部皮肤的干燥,可定时用 75% 酒精棉球按摩骨性突起部位。如已发生褥疮,应注意注意防止继发感染,定时更换敷药,直至创面闭合。

(2) 拍打胸背部,以防肺部并发症。在利用翻身改变体位的时候,可以虚掌(手指自然并拢,掌指关节微屈)平稳而有节奏地轻轻拍打胸背及两侧胸胁部,使肺内分泌物易于排出。

(3) 为防治呼吸道感染,可选用敏感抗生素。

(4) 保持正常关节的活动度,应每天对患侧肢体进行诸关节的全方位的被动活动,以改善肢体的血液循环,可预防关节的僵硬及挛缩。

(5) 正确的体位是防止肢体畸形的重要环节。保持肩关节外展位,可防止肩内旋和内收挛缩;腕关节伸直可防止屈曲性挛缩;髋、膝关节保持伸直位以防屈肌挛缩;踝关节可用石膏托或踝关节活动夹板(图 14-10)以防踝关节跟腱挛缩等。

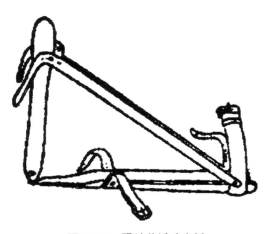

图 14-10　踝关节活动夹板

(6) 一旦患者清醒,生命指征恢复正常,应尽早主动练习诸关节,由坐位逐步过渡到站立位再到行走。与此同时,也可配合以中医推拿为主的外治法综合治疗,使患者早日康复。

(四) 后期偏瘫的康复治疗

随着患者的坐起或站立,瘫痪的上肢受地心引力的牵拉,易导致肩关节半脱位和肩痛;所以可用颈臂三角巾悬吊,以防止盂肱关节的半脱位,腕、手部以夹板固定,以保持腕、手的伸直位。这种悬吊和夹板固定只有在主动锻炼时或治疗时才可临时解除。

1. 推拿治疗

对中风后遗症偏瘫的治疗,原则上以肢体的屈肌群为主。

(1) 患者取仰卧位,上肢推拿治疗。

① 以三角肌前部为治疗(㨰法、指揉法、拿法、弹拨法等)重点,配合肩关节外展、外旋的被动运动。在三角肌后部为治疗(同上)重点,配合肩关节前屈的被动运动。尤其是对胸大肌外侧部拿法、弹拨法和外展、外旋的被动运动,可防止肩关节内收、内旋的挛缩。掌根按揉三角肌。

② 以肱二头肌为治疗(㨰法、掌根按揉法、拿法等)重点,配合肘关节过伸的被动运动。

③ 以前臂屈肌群为治疗(㨰法、掌根按揉法、拿法、弹拨法、擦法等)重点,配合腕关节过伸的被动运动。指揉肩髃、曲池、外关、合谷、阳池、后溪等穴。

④ 以前臂掌侧远端、腕掌部和手掌部屈肌群为治疗(㨰法、弹拨法、抹法、指揉法、擦法等)重点,配合腕关节、掌指关节、指间关节过伸的被动运动,再捻、抹、摇诸掌指、指关节,可防止腕关节和诸指间关节屈曲挛缩。

(2) 患者取仰卧位,下肢推拿治疗。

① 以股四头肌和内收肌为治疗(㨰法、掌根按揉法、拿法)重点,配合髋屈曲、外展、外旋、内旋位的被动运动,以防止髋关节屈曲挛缩。指揉伏兔、血海、髀关、风市、阳陵泉、足三里、丰隆、悬中、昆仑、解溪等穴。

② 对小腿前外侧及足部用㨰法、弹拨法和擦法,屈伸膝关节、摇踝关节,捻、抹、摇诸趾关节。

(3) 患者取俯卧位。

① 在背部骶棘肌自上而下反复用㨰法和掌根按揉法治疗 3～5 遍,指压背俞穴(大杼、膈俞、肝俞、脾俞、肾俞等穴)。

② 以股二头肌和半腱肌、半膜肌为治疗(㨰法、掌根按揉法、拿法等)重点,可防止膝关节屈曲畸形。

③ 以小腿三头肌特别是跟腱为治疗(㨰法、拿法、擦法等)重点,配合踝关节过伸的被动运动,可防止踝关节跖屈畸形。

④ 以足底跖筋膜为治疗(㨰法、抹法、擦法等)重点,防止跖筋膜的挛缩。

(4) 患者取坐位:在头部以拿五经、扫散法、推桥弓为主,可醒脑降压。有面神经麻痹者,还应加强面部治疗(可参阅本书第十一章第二节面神经麻痹的推拿治疗)。

2. 针灸治疗

(1) 头针治疗。头针又称头皮针,是通过刺激头部发际区域的特定部位治疗疾病的一种方法。经过大量的临床病历治疗证实,头针不仅方法简单、安全,而且对脑部引起的多种疾病有独特的功效,中风后遗症就是其中之一。头针法可每天或隔天 1 次,10 次为 1 个疗程,休息 3～5 天,再进行第二个疗程。

① 在运动区、足运感区取穴。

② 备用穴在感觉异常加感觉区、平衡失调加平衡区、失语者加语言区取。

③ 操作。除平衡区取双侧穴区外,其余都取对侧穴区。用 28～30 号长 1.5～2 寸毫针,快速推进至皮下,并迅速推进至帽状腱膜下层,并快速捻转,要求 180～200 次/min,各针连续捻转 3 min,隔 5～10 min 再捻转,加强刺激,重复 3 次后即可起针。针刺时,要求患者尽可能地活动肢体。由于快速捻转手法刺激量较大,有些患者确实难以忍受和配合,可采用以下方法之一增补。其一为电针法:将各穴区的针具与电针仪接通,可选用连续波,频率 250～300 次/min,强度以患者能忍受为度,每次电针治疗 15 min。其二为按摩法:当进针至一定深度后,不予捻转,仅在针上下的头针刺激区范围内按摩(医生以手轻柔地按摩头皮)5 min,休息 5～10 min 再按摩 1 次即可。其三为艾灸法:分开刺激区域的头发,用艾条在刺激区往返施以温和灸,每次 20 min。

(2) 体针法。体针即传统的针灸治疗方法。

① 取三组穴,一为肢体瘫痪组取穴:肩髃、曲池、外关、合谷、环跳、阳陵泉、足三里、解溪等穴。二为面瘫组取穴:颊车、地仓等穴。三为失语组取穴(无失语者可不用此组):哑门、廉泉等穴。

② 三组备用穴,一为肢体瘫痪组取穴:肩髎、肩内陵、阳池、后溪、居髎、风市、丰隆、悬中、昆仑等穴。二为面瘫组取穴:四白、迎香等穴。三为失语组(无失语者可不取此组)取穴:风府、天府等穴。

③ 操作以常用穴为主,酌情加备用穴,每次选 5～10 穴。一般仅取患侧,如效果不显时,可加刺健侧同样的穴位,即先针健侧,后针患侧,称之为:"补健侧,泻患侧。"为了增强针刺感觉的效应,一可选用透刺法,如外关透内关,合谷透后溪,昆仑透太溪等。二可加强提插捻转。亦可选用其中 1～2 对穴,接通电针仪,设定连续波,频率为 120 次/min,强度以患者耐受为度。每天 1 次,10 次为 1 个疗程,休 3～5 天后再进行下一疗程。

3. 物理疗法

(1) 透药。电流强度 6～10 mA(剂量治疗时一般有针刺感即停止增加电流),每次 15～20 min,每天 1 次,共 10～15 次。

(2) 低频或中频。上肢手三里和外关穴,手出现背伸即可。下肢足三里和悬钟穴,足出现背伸即可。20 min,10～20 次为 1 疗程。

4. 其他疗法

(1) 中药治疗。可选用补阳还五汤加味。本方以用大剂量黄芪(30～120 g)补气为主药,通过大补元气而起痿废;配合小剂量当归尾、赤芍、地龙、川芎、桃仁、红花多种活血祛瘀之药(其总量相加也不到一两),水煎,分两次服用。加川断、桑枝、牛膝、乌梢蛇、蟅虫、全蝎等以增强通经活络之力。如上肢偏废者,加桂枝、姜黄以通络。如下肢痿软无力甚者,加桑寄生、五加皮、杜仲、鹿筋等补肾壮筋之品。如伴患侧肢体肿胀者,加茯苓皮、泽泻、薏苡仁、防己等淡渗利湿。如肢体麻者,加桂枝、陈皮、半夏、茯苓、天南星、天麻以理气燥湿而祛风痰。如语言不利者,加郁金、菖蒲、远志以祛痰开窍。兼口眼歪斜者,加白附子、僵蚕、全蝎等以祛风通络。伴小便失禁者,加桑螵蛸、山茱萸、益智仁、五味子等以补肾收敛。有大便秘结者,加火麻仁、郁李仁、肉苁蓉等润肠通便。上述中药水煎,分两次服用后,对药渣还可以充分利用。将药渣置于布袋内,再多加入些水煮沸,取水以毛巾洗患侧肢体,待水温降低后可将手足浸入药液,边浸边动;凉后再煮,再重复使用。亦可取盛有药渣的热布袋外熨患侧肢体,边熨边活动肢体。亦可取盛有药渣的热布袋熨少腹气海、关元穴处,以固元气。

(2) 对患者进行坐、立、行训练。中风患者经抢救后血压恢复正常,生命指征稳定后,在康复治疗的同时,就应在医师的指导下,训练坐下、起立和行走。起坐训练可分为两步完成,然后进行起立和行走训练。

① 首先是半卧位的训练。将床的上半部抬高至 30°左右,并持续 5～10 min。随时向患者询问,有否不舒服及能否坚持,同时向患者说明训练目的,以得到患者的配合。若患者能达到 30°,持续 10 min 的目标后,每 1～2 天递增 10°,并持续 5～10 min;这样,经 7～10 天后可达 90°;当 90°能持续半小时,即可进入坐位训练。在这半卧位训练过程中要时刻注意患者的自觉症状、血压和心电图等变化,尤其是老年人应尽早训练起立。

② 坐位训练。坐位是行走训练的基础,要防止后倒及向患侧倒,这样便于向站位过渡。当患者床的上半部抬高至 90°,并能持续半小时,无任何不适时,就可帮助患者向健侧翻身,从床的另一侧坐起。而后再坐椅子、凳子。

③ 起立训练。当患者能在凳子上端坐持续 30 min 即可进入起立训练。先站立于床边,提高注意力及身体平衡,并且训练由患肢负重。

④ 行走训练。患者若能平衡站立 5 min 以上,就可在家属的帮助下围着床边训练行走;并可训练持拐杖室内、外行走。同时要不断地修正患者的体态和步态,使其日趋完善,近乎正常。此时患者自信心大增,一定会更主动地配合康复治疗,使肢体功能恢复得更快更好。

⑤ 另外,用吊带支持下在跑台上行走,是一种有效的步态训练方法。患者开始每次在跑台上行走 15 min, 1 周后可增加到 30 min。经过若干次的跑台训练,耐力、行走速度、步频、跨距均增加。跑台为患者提供练习全部行走周期的机会。

当然,在行走训练时往往已少不了必要的踝—足矫形器,以改善足的形态和位置,以保证理想的步态。其他行走的器具、各种矫形器、辅助器具和轮椅,对中风后遗症患者来说,也是非常重要的。因为这些各类器具对帮助中风后遗症患者改善自理水平有益。如日常生活中用以帮助穿衣、吃饭、行走、洗澡等。

第四节　中风后遗症康复治疗技术

一、急性期康复治疗

在神经内科常规治疗基础上,病情稳定 48 小时后尽早康复治疗主要是预防并发症和继发性损害,调控心理状态,促进各项功能障碍恢复。

1. 体位摆放及体位转换

定时翻身等改变体位及体位摆放有助于预防褥疮、痉挛、深静脉血栓形成等。

取仰卧位时,头枕在枕头上,不要有过伸、过屈和侧屈。患肩垫起,防止肩后缩,患侧上肢伸肘、伸腕、伸指,肩关节稍外展,掌心向下,患髋垫起防止后缩,患腿股外侧垫枕头防止患外旋。护理方便。

取健侧卧位时,头用枕头支撑,不让向后扭转。躯干大致垂直,上肢置于前面的枕头上,患侧肩胛带充分前伸,肩屈曲 90°～130°,肘和腕伸展。患侧髋、膝屈曲置于前面似踏出一步远的枕头上,足不要悬空。

取患侧侧卧位,有助于增加感觉刺激输入,头部用枕头舒适地支撑,躯干稍后仰,后方垫枕头,避免患肩被直接压于体下,患侧肩胛带充分前伸,肩屈曲 90°～130°,患肘伸展,前臂旋后,手自然地呈背屈位。患髋伸展,膝轻度屈曲。健侧上肢置于体上或稍后方,健腿屈曲置于前面的枕头上,注意足底不放任何支撑物,手不握任何物品。

由被动定时翻身渐变成主动翻身。

2. 床上活动

偏瘫肢体被动活动,从近端关节至远端关节,每天 2～3 次,每次至少 5 min。

3. 预防并发症

可使用翻身床、气垫床等预防褥疮、呼吸道感染、深部静脉血栓形成等,预防关节挛缩变形,预防异常模式的发展等。

二、恢复期康复治疗

急性期过后,患者生命体征稳定,意识清楚,即可进行功能训练,此期的目的在于进一步恢复神经功能,争取达到步行和生活自理。

1. 床上训练

翻身,上下左右移动身躯,腰背肌、腹肌及呼吸肌训练,伸髋训练(桥式运动),上下肢运动以及洗漱、进餐、使用便器等 ADL(activities of daily living, ADL)训练。

2. 坐起及坐位平衡训练

要求达到三级平衡。从坐到站起训练,掌握重心转移。要求患腿负重,体重平均分配。

3. 站立及站立平衡训练

目的是为步行做准备。要求能单腿独立负重,主动屈髋、膝和关节。可进行起立床训练,坐位提腿踏步,站立位双下肢重心转移,上下台阶及患腿向前向后迈步等训练。

4. 步行训练

可包括步行前准备活动,在扶持立位下患腿前后摆动,踏步,屈膝,伸髋训练,在患腿支撑期注意避免膝过伸。扶持步行或平衡杠内行走、徒手行走。改善步态训练上下台阶训练,健腿先上,患腿先下。复杂步行训练包括肌力、耐力、稳定性及协调性的训练。

5. 上肢及手功能训练

一般大关节活动恢复较早较好,手的精细动作恢复较慢较差,需进行强化训练,包括肩关节和肩胛带的活动。仰卧位上举手臂,并向不同方向移动,坐位直臂前举、上举、外展等。主要目的是训练肩关节控制力和防止肩胛骨的退缩、下降及不全脱位,肘关节活动。腕关节屈伸及桡尺侧偏移,掌指、指间关节各方向的活动以及对掌、对指等活动,手的灵活性、协调性和精确动作训练,如拍球、投环、写字和梳头等。

6. 作业治疗

主要是进行日常生活活动训练。

三、其他症状的处理

面肌运动的障碍如中枢性面瘫可行面肌按摩,主动运动训练,物理因子治疗或针灸等处理。如吞咽困难,或真性或假性延髓麻痹所致,表现为吞咽肌麻痹引起的饮水或进食误入气管而发生呛咳。患者宜采取坐位进食,并进行吞咽动作训练,亦可配合针灸治疗。严重者鼻饲管进食。

四、恢复后期康复治疗

发病 3 个月以后,此期继续训练和利用残余功能,防止功能退化,并尽可能改善患者的周围环境条件以适应残疾,争取最大限度的恢复日常生活自理能力。对有工作潜力的未退休的患者,酌情进行职业康复训练,使患者尽可能回归社会。

(1)继续进行维持性康复训练,以防止功能退化。

（2）适时使用必要的辅助器具（如手杖、步行器、轮椅、支具、功能性电刺激）以补偿患肢功能。

（3）对患者功能不可恢复或恢复很差者，充分发挥健侧的代偿功能。

（4）对家庭社会环境做必要的可能的改造。

（5）应重视职业、社会、心理康复。

参考文献

[1] 全国卫生专业技术资格考试委员会.2014 全国卫生专业技术资格考试指导:康复医学与治疗技术[M].北京:人民卫生出版社,2013.

[2] 燕铁斌.物理治疗学[M].北京:人民卫生出版社,2008.

[3] 江苏新医学院.中药大辞典(上册)[M].上海:上海科学技术出版社,1991.

[4] 郑思竞.人体解剖学(第二版)[M].北京:人民卫生出版社,1985.

[5] 徐恩多.局部解剖学(第三版)[M].人民卫生出版社,1990.

[6] 严振国.针灸、推拿应用解剖与临床[M].上海:上海中医药大学出版社,2000.

[7] 王树寰.临床骨科学[M].上海:上海科学技术出版社,2005.

[8] 裘法祖.外科学(第四版)[M].北京:人民卫生出版社,1996.

[9] 史玉泉.实用神经病学[M].上海:上海科学技术出版社,1994.

[10] 吴江.神经病学[M].北京:人民卫生出版社,2005.

[11] 杨克勤.脊柱疾患的临床与研究[M].北京:北京出版社,1993.

[12] 倪文才.颈椎综合征[M].北京:人民卫生出版社,1993.

[13] 赵定麟.下腰痛[M].上海:上海科学技术文献出版社,1990.

[14] 胡有谷.腰椎间盘突出症(第二版)[M].北京:人民卫生出版社,1995.

[15] 荣独山.X 线诊断学第三册(第二版)[M].上海:上海科学技术出版社,2000.

[16] 江浩.骨与关节 MRI(第二版)[M].上海:上海科学技术出版社,2011.

[17] 刘岚庆等.人体运动系统疾病的推拿治疗[M].上海:上海中医药大学出版社,2010.

[18] 王照浩,林明花,王铠.实用神经针灸学[M].广州:中山大学出版社,2011.

[19] 石学敏.针灸治疗学[M].北京:人民卫生出版社,2002.

[20] 何树槐.筋骨疼痛的针灸治疗[M].北京:人民卫生出版社,2015.

［21］邵福元,邵华磊.颈肩腰腿痛应用诊疗学［M］.郑州:河南科学技术出版社,2009.

［22］高维滨.神经疾病现代中医治疗［M］.北京:人民军医出版社,2011.

［23］国家中医药管理局医政司.22 个专业 95 个病种中医临床路径［M］.北京:［出版者不详］,2010.

［24］中医病症诊断疗效标准［S］.ZY/T001.1－94

［25］杨甲三.针灸腧穴学［M］.上海:上海科学技术出版社,1999.

［26］过邦辅.临床骨科康复学［M］.重庆:重庆出版社,1992.

［27］傅世恒.中医康复学［M］.上海:上海科学技术出版社,2003.

［28］唐汉钧.中国民间外治独特疗法［M］.上海:上海科学技术文献出版社,2004.

［29］董卫东.运用电生理技术正确诊断周围神经压迫症［J］.中华骨科杂志,1995,1(15):53.

［30］徐健广,顾玉东,李继峰.被动运动对失神经支配骨骼肌超微结构及酶组织化学影响［J］.骨与关节损伤杂志,2003, 1(18):27.

［31］陈裕光,李佛保,黄承达,等.牵引治疗腰椎间盘突出症的生物力学作用［J］.中华医学杂志,1994, 1:40.